主编◎郝桂君　刘辉辉　段海燕　庄颖慧　管西彩　刘锋春

内科疾病临床诊疗要点

NEIKE JIBING LINCHUANG
ZHENLIAO YAODIAN

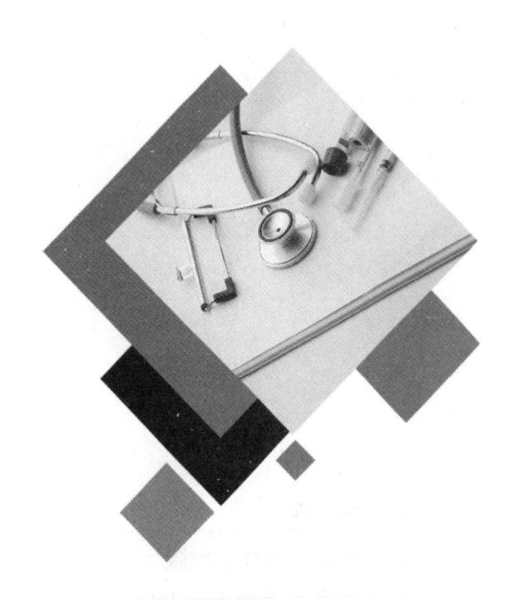

長江出版傳媒
湖北科学技术出版社

图书在版编目(CIP)数据

内科疾病临床诊疗要点 / 郝桂君等主编. — 武汉：湖北科学技术出版社，2023.5
ISBN 978-7-5706-2488-1

Ⅰ. ①内… Ⅱ. ①郝… Ⅲ. ①内科-疾病-诊疗 Ⅳ. ①R5

中国国家版本馆CIP数据核字(2023)第055090号

责任编辑：郑　灿　　　　封面设计：喻　杨

出版发行：湖北科学技术出版社　　　　电话：027-87679468
地　　址：武汉市雄楚大街268号　　　　邮编：430070
（湖北出版文化城B座13-14层）
网　　址：http：//www.hbstp.com.cn

印　　刷：湖北星艺彩数字出版印刷技术有限公司　　　　邮编：430070

787×1092　1/16　　　　18.5印张　433千字
2023年5月第1版　　　　2023年5月第1次印刷
定价：88.00元

《内科疾病临床诊疗要点》
编委会

主　编

郝桂君　济南市第四人民医院
刘辉辉　枣庄市立医院
段海燕　同济大学附属东方医院胶州医院
庄颖慧　日照市东港爱心中医医院
管西彩　莒县碁山镇卫生院
刘锋春　昌乐县人民医院

副主编

冯　雪　胜利油田中心医院
孙玉梅　济南市第五人民医院
郑兰芬　山东省淄博市沂源县人民医院
王肖琳　山东省日照市人民医院
徐　斌　泰安市岱岳区满庄镇卫生院
黄　谦　山东省巨野县人民医院
徐　伟　莱阳市吕格庄卫生院
郭红梅　四川宝石花医院
于洪杰　山东第一医科大学附属省立医院
李　蓉　成都市第四人民医院
姜敏捷　河北燕达医院
王延华　山东省滨州市滨城区
　　　　滨北街道社区卫生服务中心
朱洪波　山东省滨州市滨城区
　　　　滨北街道社区卫生服务中心
梁树超　济南市历下区人民医院
杜风丽　菏泽市第六人民医院

编　委

金振兴　连云港市第一人民医院

前　言

近年来随着基础医学理论与技术的蓬勃发展，临床医学内容的不断更新与深入，国人生活的环境条件不断变化，临床上常见病的疾病谱也在逐渐改变，疾病的诊断、治疗手段也在不断进步。为此，作者翻阅众多文献，并总结自身临床之经验而编写本书，以求从临床实用的角度出发，围绕常见病、多发病充实新技术和新理论。为了反映当前临床内科常见病的最新研究成果，更好地为临床工作服务，我们在广泛参阅了国内外权威文献资料的基础上，结合编者的经验，编撰了本书。

本书重点介绍了临床内科常见病，包括内科常见症状、呼吸内科疾病、消化内科疾病、肿瘤内科疾病等内容。本书涵盖内容广泛，条理清晰，具有科学性、实用性等特点。本书的编者均从事内科临床多年，具有丰富的诊疗经验和深厚的理论功底，希望本书能为各级医院内科医师及相关科室医护同仁使用。

编　者

目　　录

第一章　内科常见症状

第一节　咳 嗽 与 咳 痰

咳嗽是一种呼吸道常见症状，由气管、支气管黏膜或胸膜受炎症、异物、物理或化学性刺激引起，表现先是声门关闭、呼吸肌收缩、肺内压升高，然后声门张开，肺内空气喷射而出，通常伴随声音。咳嗽具有清除呼吸道异物和分泌物的保护性作用。但如果咳嗽不停，由急性转为慢性，常给患者带来很大的痛苦，如胸闷、咽痒、喘气等。咳嗽可伴随咳痰。

一、咳痰

(一)病因

咳嗽的形成和反复发病，常是许多复杂因素综合作用的结果。

1.吸入物

吸入物分为特异性和非特异性两种。前者如尘螨、花粉、真菌、动物毛屑等；非特异性吸入物如硫酸、二氧化硫氯氨等。职业性咳嗽的特异性吸入物如甲苯二异氰酸酯、邻苯二甲酸酐、乙二胺、青霉素、蛋白酶、淀粉酶、蚕丝、动物皮屑或排泄物等，此外，非特异性的尚有甲醛、甲酸等。

2.感染

咳嗽的形成和发作与反复呼吸道感染有关。在咳嗽患者中，可存在有细菌、病毒、支原体等的特异性 IgE，如果吸入相应的抗原可激发咳嗽。在病毒感染后，可直接损害呼吸道上皮，致使呼吸道反应性增高。

3.食物

由于饮食关系而引起咳嗽发作的现象在咳嗽患者中常可见到，尤其是婴幼儿容易对食物过敏，但随年龄的增长而逐渐减少。引起过敏最常见的食物有鱼类、虾蟹、蛋类、牛奶等。

4.气候改变

当气温、温度、气压或空气中离子等改变时可诱发咳嗽，故在寒冷季节或秋冬气候转变时较多发病。

5.精神因素

患者情绪激动、紧张不安、怨怒等，都会促使咳嗽发作，一般认为它是通过大脑皮层和迷走神经反射或过度换气所致。

6.运动

70％～80％的咳嗽患者在剧烈运动后会诱发咳嗽，称为运动诱发性咳嗽，或运动性咳嗽。临床表现有咳嗽、胸闷、气急、喘鸣，听诊可闻及哮鸣音。有些患者运动后虽无典型的哮喘表现，但运动前后的肺功能测定能发现有支气管痉挛。

7.咳嗽与药物

有些药物可引起咳嗽发作，如普萘洛尔等因阻断 β_2-肾上腺素受体而引起咳嗽。

(二)临床表现

咳嗽因原发疾病不同，表现亦有差异。可有发热、胸痛、咳痰、咯血、打喷嚏、流涕、咽部不适、气促等。

(三)检查

由于咳嗽是许多疾病的一种非特异性症状，临床上进行确诊时必须详细询问病史，全面查体，做胸部X线或CT、气道反应性测定、肺功能、心电图纤维支气管镜及一些特殊检查以排除一些可以引起慢性、顽固性咳嗽的其他疾病。

普通的X线摄片能检查出多数肺部病灶，根据病灶的部位、范围和形态有时也可确定其性质，如肺炎、肺脓肿、肺囊肿、肺结核、肺癌、尘肺等。对深部的病变用X线体层摄片、CT、MRI检查，CT扫描的优越性在于横断面图像无影像重叠，能够发现X线胸片未能显示的病灶。

支气管造影可直接诊断支气管扩张的部位、形态，也可间接诊断支气管肺癌，膈疝患者须需用钡餐检查加以确诊。支气管镜可以诊断支气管内异物、支气管内膜结核、支气管肿瘤；纵隔镜可以帮助诊断纵隔肿瘤和发现纵隔淋巴结肿大。

(四)诊断

症状和咳嗽的性质对于提示诊断线索很有帮助。

1.伴发症状

(1)咳嗽伴发高热的者，应考虑急性感染性疾病、急性渗出性胸膜炎或脓胸等。

(2)咳嗽伴发胸痛者，应考虑胸膜疾患，或者肺部和其他脏器疾患，如肺癌、肺炎及肺梗死等。

(3)咳嗽伴发咳黄痰者，应多考虑支气管炎、肺炎等；如果咳大量脓痰多考虑肺脓肿、支气管扩张、肺囊肿继发感染等。如果咳嗽伴发咳果酱色痰考虑肺阿米巴病和肺吸虫病等。

(4)咳嗽伴发咯血者，应考虑支气管扩张或空洞性肺结核，小量咯血或痰中带血考虑肺癌、肺结核等。

2.实验室检查

了解痰的量、色、气味及性质有诊断意义。痰中发现支气管管型、肺石、硫黄颗粒等分别对肺炎球菌肺炎、肺结核和肺放线菌病有助。痰显微镜下检查发现库施曼螺旋体，夏兰晶体对支气管哮喘病患者有益，痰中发现寄生虫卵可诊断肺吸虫病，发现包囊虫的棘球蚴的头可诊断肺包囊虫病，找到阿米巴滋养体可诊断肺阿米巴病等，痰的细菌学检查(涂片、培养、动物接种)对肺结核、肺真菌病等有重要意义；痰中发现癌细胞能明确支气管肺癌的诊断；结核菌素试验对儿童淋巴结结核有一定意义。

(五)鉴别诊断

应与以下疾病相鉴别。

1.持续性咳嗽

此种咳嗽是肺部疾病的前兆。这种咳嗽一旦开始就要两三个月才能痊愈，而且任何止咳药似乎都对它无能为力。

2.痉挛性咳嗽

表现为剧烈性阵咳，咳嗽一声连着一声，一阵咳嗽可从十几声到几十声持续相当长时间，咳时面部颈部憋得通红，呼吸受到影响，咳嗽暂停后常需深吸气，剧烈的咳嗽常引起声门痉挛，发生类似鸡叫的声音，持续剧烈的咳嗽常引起干呕，咳嗽一阵后稍安静一段时间，又开始咳嗽，可引起儿童舌系带溃疡，眼结膜下出血，严重者因咳嗽时腹压增高引起脐疝、腹股沟疝和脱肛，痉挛性咳嗽常见于百日咳、副百日咳及某些腺病毒感染。若有明显痉咳，外周血计数白细胞及淋巴细胞分类均明显增高，可做出百日咳的临床诊断。加之细菌培养阳性或血清学免疫学、PCR 检查阳性可以确诊百日咳。

3.湿性咳嗽

咳嗽时伴有痰液称湿性咳嗽。可见于肺炎、支气管炎、支气管扩张症、肺脓肿、纤维空洞性肺结核等。早期为轻度干咳，后转为湿性咳嗽，有痰声或咳出黄色脓痰，早期有感冒症状，如发热、打喷嚏、流涕、咽部不适。

4.干性咳嗽

咳嗽时无痰或痰量甚少。可见于急性咽喉炎、支气管炎、早期肺结核、胸膜炎等。

5.过敏性咳嗽

发作性指间断发生，不存在持续状态，发作性咳嗽是一种发作形式的描述，发作性咳嗽其实大多数是过敏性咳嗽，应与咳嗽变异型哮喘相鉴别。

6.变应性咳嗽

变应性咳嗽多为病毒感染后迁延不愈又合并细菌感染引起，并有过敏性因素参与。

(六)治疗

在治疗咳嗽时，首先要找出病因，在治疗原发病的基础上，选择恰当的止咳祛痰药，注意护理。当呼吸道黏膜受到异物、炎症、分泌物或过敏性因素等刺激时，即反射性地引起咳嗽，有助于排除自外界侵入呼吸道的异物或分泌物、消除呼吸道刺激因子，顽固性咳嗽可以选择中枢镇咳达到止咳目的，咳痰量多时不能单独使用止咳药，应合用化痰药。

二、咳痰

(一)原因及并发症

1.支气管疾患

急慢性气管支气管炎、支气管哮喘、支气管内膜结核、支气管扩张、原发性支气管癌、肝脓肿向胸腔破溃形成支气管瘘等。

2.肺部疾患

各种原因的肺炎（细菌性、病毒性、支原体性、真菌性等）、肺结核、肺脓肿、肺梗死、肺水肿、弥散性肺间质纤维化、结节病、尘肺等。

3.其他血液病

如白血病、霍奇金病、恶性组织细胞病等，及结缔组织病如类风湿关节炎、进行性系统性硬化症、系统性红斑狼疮、结节性多动脉炎、坏死性肉芽肿血管炎等均可累及肺脏，还有胸膜、横膈、纵隔病变（如大量胸腔积液，纵隔肿瘤、膈疝等），由于压迫支气管或通过反射引起的咳嗽，可有少量黏液或浆液痰。

(二)疾病鉴别

咳痰颜色不一样疾病也不一样,咳嗽吐出的痰是什么颜色在专业医生们眼中是个重要病症指标,不一样的痰可能排除掉很多病,也可能锁定某类病。

1.白痰可排除慢性支气管炎

(1)咳嗽也有很多情况,带颜色的一般都是炎症引起的。如果几个月来一直咳出含量不等而且带颜色的痰,就可能是患有慢性支气管炎了,如果痰是清澈透明或白色的,可能是空气污染造成的刺激或病毒感染,不大可能是慢性支气管炎。

(2)从中医角度出发,像风寒咳嗽的痰往往呈稀白色且有小泡沫出现,这是一个临床很有效的衡量标尺。风寒咳嗽即是着凉咳嗽,这种咳嗽较重,痰较清稀,发热往往伴随怕冷、不出汗、咽部发红等症状。医生们普遍认为,白色的痰往往代表受到的刺激还比较“单纯”,不是太严重。

2.黄痰与“热”相关表示受感染

如果痰很黏稠、量多、黄色很浓或带有绿色,表示人体已经受到感染,如细菌性感染、化脓性感染等。风热类咳嗽多是黄黏痰,而燥热类的痰也比较黄稠且很难咳出来,没有气泡产生。像风热类咳嗽常伴发热汗出、咽痛、吐黄稠痰、鼻流黄浊涕、舌质偏红苔。

如果吐黄痰的同时人体伴随发热则可以肯定是感染,至于是病毒性还是细菌性的则要根据发病时间长短、病情轻重程度以及相关化验结果等进一步确诊。

3.红痰为出血需紧急处理

红色的痰毋庸置疑肯定是痰中带血迹。医生提醒:任何出血性咳嗽都是需要紧急处理的症状,用力激烈地咳嗽也会使得喉咙后面的微血管破裂而导致出血。

4.粉色痰且带泡预示肺水肿

咳嗽时会咳出气泡而带有粉红色泽的痰,且同时有呼吸短促的现象发生,感觉像溺水般,很可能是肺水肿病征的警号,当心力衰竭导致肺部充满液体时,肺水肿就出现了。

5.锈色果冻状痰应为肺炎

如果所咳出的痰呈红褐色、锈色或咖啡色,且为果冻状,则病因应该是肺炎球菌导致的肺炎,患这种病时,往往同时伴有胸痛和发热。

6.没痰光干咳或是误吸异物

如果儿童突然发生干咳情况,要警惕其是否吸入整颗花生、大的硬糖果或零件之类的物体,这些异物都会塞住局部空气通道。这时候表现出来的症状就是儿童不断咳但始终咳不出东西,他们不会准确反馈情况,必须靠家长警惕判断送医。

第二节 发 绀

发绀是指血液中去氧血红蛋白增多使皮肤和黏膜呈青紫色改变的一种表现,也可称为发绀。这种改变常发生在皮肤较薄、色素较少和毛细血管较丰富的部位,如唇、指(趾)、甲床等。

一、发生机制

皮肤和黏膜的颜色随血流的颜色而变化。血液的红色是由于红细胞内含有血红蛋白。当血红蛋白充分地和氧结合，成为氧合血红蛋白时，它的颜色是鲜红的；当它放出了氧，成为去氧血红蛋白时，颜色就变为暗红。动脉和毛细血管里的血，含氧合血红蛋白多而去氧血红蛋白少，因此它的颜色鲜红，透过薄的黏膜和半透明的指甲，红色仍明显。

皮肤较厚，且含有色素，因而是白里透红或微棕色透红。静脉血因含去氧血红蛋白多、氧合血红蛋白少，所以它是暗红色，透过皮肤，就呈现青紫色。手臂上一条一条的一般所称的“青筋”就是静脉。苯胺、硝基苯和亚硝酸盐等化学品可使血红蛋白变为变性血红蛋白，这种血红蛋白本身就是紫色的。因此，凡黏膜、指甲和皮肤里的毛细血管和小动脉里血液的氧合血红蛋白减少，而去氧血红蛋白增多或出现变性血红蛋白的时候，都会出现发绀。

血液中去氧血红蛋白增多所致皮肤黏膜呈青紫的现象。通常毛细血管血液中去氧血红蛋白超过 50g/L 就可形成发绀。发绀可分为中央性、周围性及混合性。另外，药物及化学物品中毒导致血中异常血红蛋白衍生物的出现亦可形成发绀。

二、分类

(一)中心性发绀

此类发绀的特点表现为全身性，除四肢及颜面外，也累及躯干和黏膜的皮肤，但受累部位的皮肤是温暖的。发绀多由心、肺疾病引起呼吸功能衰竭、通气与换气功能障碍、肺氧合作用不足导致动脉血氧饱和度(SaO_2)降低所致。一般可分为：①肺性发绀，即由于呼吸功能不全、肺氧合作用不足所致。常见于各种严重的呼吸系统疾病，如喉、气管、支气管的阻塞、肺炎、阻塞性肺气肿、弥散性肺间质纤维化、肺淤血、肺水肿、急性呼吸窘迫综合征、肺栓塞、原发性肺动脉高压等；②心性混合性发绀，由于异常通道分流，使部分静脉血未通过肺循环进行氧合作用而人体循环动脉，如分流量超过心排血量的 1/3，即可出现发绀。常见于发绀型先天性心脏病，如 Fallot 四联症、Eisenmenger 综合征等。

(二)周围性发绀

此类发绀常由于周围循环血流障碍所致。其特点表现在发绀常出现于肢体的末端与下垂部位。这些部位的皮肤是冷的，但若给予按摩或加温，使皮肤转暖，发绀可消退。此特点亦可作为与中心性发绀的鉴别点。此型发绀可分为以下几种。

1.淤血性周围性发绀

常见于引起体循环淤血、周围血流缓慢的疾病，如右心衰竭、渗出性心包炎、心脏压塞、缩窄性心包炎、血栓性静脉炎、上腔静脉阻塞综合征、下肢静脉曲张等。

2.缺血性周围性发绀

常见于引起心排出量减少的疾病和局部血流障碍性疾病，如严重休克、暴露于寒冷中和血栓闭塞性脉管炎、雷诺病、肢端发绀症、冷球蛋白血症等。

(三)混合性发绀

中心性发绀与周围性发绀同时存在。可见于心力衰竭等。

三、病因和临床表现

(一)血液中去氧血红蛋白增高

1.中心性发绀

由于心、肺疾病导致动脉血氧饱和度降低引起。因呼吸系统疾病所引起的发绀称肺性发绀，常见于呼吸道阻塞、重症肺炎、肺淤血、肺水肿、大量胸腔积液、自发性气胸等。因心血管疾病引起的发绀称心性发绀，常见于法洛氏四联症等发绀型先天性心脏病。其临床特点为全身性发绀，除四肢末梢及颜面部（口唇、鼻尖、颊部、耳垂）外，躯干皮肤和黏膜（包括舌及口腔黏膜）也可见发绀，且发绀部位皮肤温暖，局部加温或按摩发绀不消失。

2.周围性发绀

由于周围循环血流障碍所致。见于体循环淤血、周围组织血流灌注不足、局部血液循环障碍，如右心衰竭、大量心包积液、重症休克、血栓闭塞性脉管炎、寒冷刺激等。其临床特点为发绀常出现于肢体末梢与下垂部位，如肢端、耳垂、鼻尖等，发绀部位皮肤发凉，加温或按摩使之温暖后，发绀即可减轻或消失。

3.混合性发绀

中心性发绀与周围性发绀同时并存，常见于全心衰竭。

(二)异常血红蛋白血症

1.高铁血红蛋白血症

可由伯氨喹、亚硝酸盐、磺胺类、硝基苯、苯胺等药物或化学物质中毒所致；也可因大量进食含有亚硝酸盐的变质蔬菜引起“肠源性发绀”。其临床特点是发绀急骤出现，暂时性、病情危重，氧疗青紫不退，抽出的静脉血呈深棕色，暴露于空气中也不能转变为鲜红色，若静脉注射亚甲蓝、硫代硫酸钠或大剂量维生素 C，均可使发绀消退。还有极少数高铁血红蛋白血症为先天性，患者自幼即有发绀，有家族史，身体健康状况较好。

2.硫化血红蛋白血症

凡能引起高铁血红蛋白血症的药物或化学物质均能引起硫化血红蛋白血症，但患者同时有便秘或服用硫化物，在肠内形成大量硫化氢为先决条件。此类发绀的临床特点是持续时间长，可达数月或更长时间，患者血液呈蓝褐色。

第三节　呼吸困难

呼吸困难是主观感觉和客观征象的综合表现，患者主观上感觉吸气不足、呼吸费力，客观上表现为呼吸频率、节律和深度的改变。严重时可出现张口呼吸、鼻翼扇动、端坐呼吸，甚至发绀。呼吸困难是呼吸衰竭的主要临床症状之一。

一、病因

(一)呼吸系统疾病

气道阻塞，肺疾病，胸壁、胸廓与胸膜疾病，膈疾病与运动受限。

(二)心血管系统疾病

其他心力衰竭、心脏压塞、缩窄性心包炎等。

(三)其他

肥胖、酸中毒、急性感染、血液病等也可引起呼吸衰竭。

二、临床表现

(一)肺源性呼吸困难

1.吸气性呼吸困难

表现为喘鸣吸气费力,重者可出现三凹征,即胸骨上窝、锁骨上窝和肋间隙明显凹陷。

2.呼气性呼吸困难

表现为呼气费力,呼气明显延长而缓慢,常伴有哮鸣音。

3.混合性呼吸困难

表现为吸气与呼气均感费力,呼吸频率加快,幅度变浅,常伴有呼吸音减弱或消失。

(二)心源性呼吸困难

表现为活动时出现或加重,休息时减轻或缓解,仰卧位可加重,坐位时可减轻。轻者短时间内可缓解,重者表现为哮喘,面色青紫,咳粉红色泡沫样痰。

(三)中毒性呼吸困难

可出现深长而不规则的呼吸,频率可快可慢。

第二章　呼吸内科疾病

第一节　普通感冒

普通感冒是最常见的上呼吸道病毒感染，主要病原体是病毒，临床表现为急性鼻炎和上呼吸道卡他症状。

一、病因

根据抗原分型感冒病毒有上百种，主要病原体为鼻病毒，其他为流感病毒、副流感病毒(1，3型)、呼吸道合胞病毒、腺病毒、冠状病毒和肠道病毒中的柯萨奇病毒 A_7 和 A_{21} 型、埃可病毒(Ⅴ型)，此外，尚有5～10种由肺炎霉浆菌引起。

二、流行病学

主要是通过飞沫传播，也可由手接触病毒而传染。1/3的鼻病毒和2/3冠状病毒的感染者无临床症状。鼻病毒感染后病毒复制48h达到高峰浓度，传播期则持续3周。个体易感性与营养健康状况和上呼吸道异常(如扁桃体肥大)及吸烟等因素有关，发病以冬季多见，与气候变化、空气湿度和污染及年龄、环境有关。但寒冷本身并不会引起感冒，而寒冷季节多见的部分原因与病毒类型有关，也可能因寒冷导致室内家庭成员或人群聚集增加及拥挤有关。感染症状受宿主生理状况影响，过劳、抑郁、鼻咽过敏性疾病、月经期等均可加重症状。

三、发病机制

(一)基本发病机制

普通感冒的病原体主要是鼻病毒，以鼻病毒为例，鼻腔或眼部是其进入机体的门户，鼻咽部是最先感染的部位。腺体淋巴上皮区域的M细胞含有鼻病毒细胞间黏附分子1(ICAM-1)受体，病毒首先在此黏附，并借鼻腔的黏液纤毛活动到达后鼻咽部。此时病毒迅速复制，并向前扩散到鼻道。鼻腔上皮细胞活检及鼻腔分泌物的研究表明，炎症介质(缓激肽、前列腺素)、白介素-1和白介素-8等分泌增加，可能与感冒的部分临床症状有关。组胺的作用尚不清楚，尽管组胺鼻内滴入可引起感冒症状，但抗组胺药治疗感冒的效果并不肯定。副交感神经阻滞药对解除感冒症状有效，表明神经反射机制在感冒发病机制中可能也存在着一定的作用。免疫反应(IgA、干扰素产生)通常是短暂的，加上病毒抗原的多样性及漂移，所以一生中可反复多次感冒。

(二)非典型发病机制

感冒病毒侵入鼻旁窦、中耳、支气管、消化道可引起相应部位的炎症反应，而出现非典型的感冒症状。

四、病理和病理生理

细胞的病理变化与病毒的毒力及鼻腔的感染范围有关。呼吸道黏膜水肿、充血，出现大量漏出液和渗出液，但细胞群并未发生任何重要变化，修复较为迅速，并不造成组织损伤。不同病毒可引起不同程度的细胞增生及变性，鼻病毒及肠道病毒较黏液性病毒更为严重。当感染严重时，连接呼吸道的鼻旁窦、中耳管道可能被阻塞，发生继发感染。

机体的抵抗力、生理状态如疲乏、全身状况、血管舒张神经的反应性、有否鼻炎等都影响机体的免疫力。鼻分泌液是第一道保护屏障，黏液的流动对呼吸道上皮有一定的保护作用，同时鼻分泌液含有IgG、IgA，IgA是主要的局部免疫球蛋白。受呼吸道病毒感染后，细胞能产生干扰素，从而抑制病毒的繁殖。

五、临床表现

(一)症状

1.常见症状

起病急骤，潜伏期短，临床表现个体差异很大。早期有咽部干燥、喷嚏，继以畏寒、流涕、鼻塞、低热。咳嗽、鼻分泌物是普通感冒的特征性症状，开始为清水样，以后变厚，黄脓样，黏稠。鼻塞4～5天。如病变向下发展，侵入喉部、气管、支气管，则可出现声音嘶哑、咳嗽加剧或有小量黏液痰，1～2周消失。全身症状短暂，可出现全身酸痛、头痛、乏力、食欲缺乏、腹胀、便秘或腹泻等，部分患者可伴发单纯性疱疹。

2.非典型症状

从病原分型发现感冒病毒有上百种，不同病毒感染，必然引起不同的临床表现，包括病程长短及程度轻重，但从临床上很难区分，加之个体的易感性不同，使得这些不同的微生物不可能引起固有的或特异的临床表现。因此在诊断方面应对非典型的临床表现加以重视，以防漏诊或误诊。以下列举几种类型的不典型表现。

(1)流行性胸痛：潜伏期为2～5天，主要表现为发热和阵发性胸痛，本病有自限性。

(2)急性阻塞性喉-气管-支气管炎：儿童多见，可出现痉挛性咳嗽，有大量分泌物，以致造成不同程度的呼吸道阻塞、哮喘和呼吸困难。呼吸道合胞病毒感染在幼儿中常表现为发热、咳嗽、气促、发绀和呼吸困难，需及时进行抢救，病死率为1%～5%。

(二)常见体征

体检鼻和咽部的黏膜充血水肿。

(三)并发症

1.鼻窦炎及中耳炎

在鼻旁窦及中耳液中可发现鼻病毒，但在治疗中应注意合并细菌感染所起的作用。

2.急性心肌炎

流感病毒、柯萨奇病毒和埃可病毒的感染可损伤心肌，或进入人体繁殖而间接作用于心肌，引起心肌局限性或弥散性炎症。一般在感冒1～4周出现心悸、气急、呼吸困难、心前区闷痛、心律失常，于活动时加剧。

六、辅助检查

白细胞计数正常或稍增，淋巴细胞稍升高。必要时进行病毒分离。

鼻旁窦及中耳、胸部X线摄片可协助诊断。心电图检查可出现心动过速、期前收缩、房室传导阻滞等。

七、诊断

根据病史及临床症状，并排除其他疾病如过敏性鼻炎、癌性感染、急性传染病前驱期的上呼吸道炎症症状，如脑炎、流行性脑膜炎、伤寒、斑疹伤寒等，进行密切观察辅以必要的化验，诊断并不困难。病原的确定需进行病毒分离，由于病毒培养和免疫血清学诊断需要一定的设备，费时耗材，因此在临床工作当中，分离出特异性病毒并不实际，只有在确定流行病因和鉴别继发性细菌感染和真菌感染，才做病毒分离。

八、鉴别诊断

(一)常见表现鉴别诊断

1.流行性感冒

急性起病，前驱期有乏力症状，很快出现高热(体温可达 39～40℃)、畏寒、寒战、头痛、全身肌肉关节酸痛等全身中毒症状，可伴或不伴鼻塞、流鼻涕、咽喉痛、干咳、胸骨后不适、颜面潮红、眼结膜充血等局部症状。流感病程通常为 4～7 天，少数患者咳嗽可能持续数周之久。儿童发热程度通常高于成人，患乙型流感时恶心、呕吐、腹泻等消化道症状较成人多见。新生儿可表现为嗜睡、拒奶、呼吸暂停等。

2.鼻炎

(1)过敏性鼻炎：临床很像伤风，所不同的是起病急骤，持续时间短，常突然痊愈。主要表现为喷嚏频作，鼻涕多，呈清水样，鼻腔水肿、苍白，分泌物中有较多嗜酸性粒细胞，经常发作，常伴有其他过敏性疾病如荨麻疹等。

(2)血管舒缩性鼻炎：无过敏史，以鼻黏膜间歇性血管充盈、打喷嚏和流清涕为特点，干燥空气能使症状加重。根据病史及无脓涕和痂皮等可与病毒性或细菌性相鉴别。

(3)萎缩性鼻炎：鼻腔异常通畅，黏膜固有层变薄且血管减少，嗅觉减退并有痂皮形成及臭味，容易鉴别。

(4)鼻中隔偏曲、鼻息肉：鼻镜检查可明确诊断。

3.急性传染病前驱期

麻疹、脊髓灰质炎、流行性脑膜炎、伤寒、斑疹伤寒、人类免疫缺陷病毒(HIV)等在患病初期常有上呼吸道炎症症状。在这些病的流行区及流行季节应密切观察，并进行必要的实验室检查以资鉴别。

(二)非典型表现的鉴别诊断

1.白喉

起病较缓，咽部有灰白色伪膜，不易拭去，剥离后易出血，但局部疼痛不剧烈。咽拭纸培养与锡克试验、亚碲酸钾快速诊断，结合流行季节病学资料等可协助诊断。

2.樊尚咽峡炎(奋森咽峡炎)

咽部有污灰色坏死组织形成的假膜，剥离后可见出血和溃疡。全身症状一般不重，可有中度发热，但局部疼痛较重。伪膜涂片检查可见梭形杆菌与樊尚螺旋体。

3.支气管哮喘

急性喉-气管支气管炎主要表现为吸气性呼吸困难和特征性哮吼声。支气管哮喘患儿可有家族过敏史，主要表现为发作性呼气性呼吸困难，典型体征为呼气哮鸣音，与呼吸困难同时出现与消失。β_2受体激动药和氨茶碱治疗后可迅速缓解，借此得以鉴别。

4.其他

在感冒期间出现急性心肌炎并发症时，应除外甲状腺功能亢进症、二尖瓣脱垂综合征，及影响心肌的其他疾病，如风湿性心肌炎、中毒性心肌炎、冠心病、结缔组织病、代谢性疾病以及克山病（克山病地区）等。如有条件必须进行上述任何一项病原学检查。

九、治疗

（一）常用对症治疗药物

1.抗感冒药

各种抗感冒药大多含有下述几种成分，但不同品种所含成分或剂量有差别，应根据临床症状特点选用相应品种。

（1）伪麻黄碱：作用于呼吸道黏膜α-肾上腺素受体，缓解鼻黏膜充血，对心脏和其他外周血管、α受体作用甚微。可减轻鼻塞，改善睡眠。

（2）抗组胺药：第一代抗组胺药物如马来酸氯苯那敏（扑尔敏）对减少打喷嚏和鼻溢有效，非镇静作用的抗组胺药缺少抗胆碱能作用，效果不肯定。

（3）解热镇痛药：发热和肌肉酸痛、头痛患者可选用。阿司匹林反复运用增加病毒排出量，而改善症状轻微，不予推荐。

（4）镇咳药：为保护咳嗽反射一般不主张应用，但剧咳影响休息时可酌情应用，以右美沙芬应用较多。

2.治疗矛盾

运用感冒药对症治疗旨在控制症状，防止疾病进一步发展。但抗感冒药中所含成分的不良反应对各种不同人群有着不同的影响，如伪麻黄碱在收缩鼻黏膜血管、减轻鼻塞的同时有可能导致较轻的兴奋、失眠、头痛。抗组胺药如氯苯那敏在减轻打喷嚏及鼻溢的同时有引起嗜睡的作用，最近研究还发现有影响血液系统的改变如血小板减少性紫癜等。解热镇痛药如对乙酰氨基酚（扑热息痛），长期使用或超量使用存在肾功能损害及慢性肾衰竭的风险。镇咳药如右美沙芬在止咳的同时也使痰不易咳出。有支气管哮喘、慢性阻塞性肺疾病等基础疾病者往往痰多黏稠，使用含有右美沙芬成分的感冒药，有可能引起痰液阻塞。

3.对策

选用感冒药应因人因症而异，即根据感冒的症状，抗感冒药的组成，感冒患者的年龄、生理特征、职业、并发症、基础病、伴随用药等多方面因素综合考虑。凡驾驶机动车船或其他机械操作、高空作业者在工作期间均应禁用含氯苯那敏的抗感冒药，以免引起嗜睡、头昏而肇事。小儿、老年人、有出血疾病的人，应慎用感冒通。高血压、心脏病、甲状腺功能亢进、青光眼、糖尿病、前列腺肥大患者，慎用含有伪麻黄碱成分的酚麻美敏（泰诺）、白加黑等感冒药。哺乳期妇女慎用速效伤风胶囊，以免引起闭乳，孕期前3个月禁用抗感冒药，全程避免使用速效伤风胶囊。有溃疡病的患者不宜选用含有阿司匹林、双氯芬酸等成分的药物，以免引起或加重溃疡出血。痰多不易咳出者可多饮水，使呼吸道炎性分泌物黏稠度降低，易于痰液的咳出，并注意室内温度和湿度；也可蒸汽吸入或超声雾化吸入，湿化痰液，有利于排痰；使用祛痰药，如氨溴索（沐舒坦）等稀释痰液。

(二)抗病毒治疗

1.利巴韦林(病毒唑)

其对流感和副流感病毒、呼吸道合胞病毒有一定的抑制作用,临床应用仅限于儿童下呼吸道感染呼吸道合胞病毒时。对鼻病毒和其他呼吸道病毒目前尚无有效的抗病毒药物。

2.治疗矛盾

利巴韦林最主要的毒性是溶血性贫血,在口服治疗后最初1～2周出现血红蛋白下降,其中约10%的患者可能伴随心肺方面不良反应。已经有报道伴随有贫血的患者服用利巴韦林可引起致命或非致命的心肌损害,并对肝、肾功能有影响,对胎儿有致畸作用。药物少量经乳汁排泄,对乳儿有潜在的危险。

3.对策

定期进行血常规(血红蛋白水平、白细胞计数、血小板计数)、血液生化(肝功能、甲状腺雌激素)检查,尤其血红蛋白检查(包括在开始前,治疗第2周、第4周)。对可能怀孕的妇女每月进行怀孕测试。不推荐哺乳期妇女服用利巴韦林。

严重贫血患者慎用,有珠蛋白生成障碍性贫血(地中海贫血)、镰刀细胞性贫血患者不推荐使用利巴韦林。有胰腺炎症状或明确有胰腺炎患者不可使用利巴韦林。具有心脏病史或明显心脏病症状患者不可使用利巴韦林。如使用利巴韦林出现任何心脏病恶化症状,应立即停药给予相应治疗。

肝肾功能异常者慎用。肌酐清除率<50mL/min的患者,不推荐使用利巴韦林。老年人肾功能多有下降,容易导致蓄积,应慎用。

利巴韦林对诊断有一定的干扰,可引起血胆红素增高(可高达25%),大剂量可引起血红蛋白降低。

(三)抗细菌治疗

1.抗生素的应用

一般不应该用、也不需要用抗生素,但婴幼儿患者、年老伴有慢性疾病患者或有继发细菌感染时,则可考虑选用适当的抗菌药物治疗。一项安慰剂对照的研究表明,鼻喉冲洗物培养有肺炎链球菌、流感嗜血杆菌或卡他莫拉菌生长。因此在有细菌定植、呼吸道分泌物中粒细胞增加,出现鼻窦炎、中耳炎等并发症,慢性阻塞性肺疾病(COPD)基础疾病和病程超1周者可适当选用针对肺炎链球菌、流感嗜血杆菌、卡他莫拉菌的药物治疗。

2.治疗矛盾

强调积极用药的必要性的同时带来不少不良用药甚至抗生素滥用的问题。造成抗生素滥用的原因在于对病原学的研究重视不够,盲目地经验性用药或对抗生素的应用缺乏必要的知识和训练。呼吸道吸入抗生素治疗虽可提高局部药物浓度,克服血液支气管肺屏障造成的呼吸道药物浓度不足,但局部应用易诱导耐药。

3.对策

使用抗生素应参考流行病学和临床资料,推测可能的病原体,有针对性地选择抗生素,不主张不加区别地普遍采取联合用药和无选择地应用"高级别"的抗生素。联合用药旨在通过药物的协同或相加作用，增强抗菌能力。根据药代学及药动学（PK/PD）的原理制订治疗方案。不推荐呼吸道局部吸入抗生素。

第二节　流行性感冒

一、概述

流行性感冒（简称流感）是由流感病毒引起的急性呼吸道传染病，病原体为甲、乙、丙三型流行性感冒病毒，通过飞沫传播，临床上有急起高热、乏力、全身肌肉酸痛和轻度呼吸道症状，病程短，有自限性，老年人和伴有慢性呼吸道疾病或心脏病患者易并发肺炎。流感病毒，尤以甲型极易变异，往往造成暴发、流行或大流行。自20世纪以来已有5次世界性大流行记载，分别发生于1900年、1918年、1957年、1968年和1977年，其中以1918年的一次流行最为严重，死亡人数达2 000万人之多。

二、病因

流感病毒属正黏病毒科，系RNA病毒，病毒颗粒呈球形或细长形，直径为80～120nm，有一层脂质囊膜，膜上有糖蛋白纤突，由血凝素（H）、神经氨酸酶（N）所构成，均具有抗原性。血凝素促使病毒吸附到细胞上，故其抗体能中和病毒，在免疫学上起主要作用；神经氨酸酶作用点在于细胞释放病毒，故其抗体不能中和病毒，但能限制病毒释放，缩短感染过程。

流感病毒的核酸是8个片段的单股RNA，核蛋白质具有特异性，可用补体结合试验将其区分为甲、乙、丙三型。抗核蛋白质的抗体对病毒感染无保护作用。除核蛋白质外，核心内还有3个多聚酶蛋白（P_1、P_2、P_3），其性质不明。核心外有膜蛋白（M_1、M_2）和脂质囊膜包围。

甲型流感病毒变异是常见的自然现象，主要是血凝素（H）和神经氨酸酶（N）的变异。血凝素有H_1、H_2、H_3，而神经氨酸酶仅有N_1、N_2，有时只有一种抗原发生变异，有时两种抗原同时发生变异，例如1946－1957年甲型流行株为（H_1N_1），1957－1968年的流行株为（H_2N_2）。1968年7月发生的一次流感流行由甲型（H_3N_2）毒株引起，自1972年以来历次流感流行均由甲型（H_3N_2）所致，与以往的流行株相比，抗原特性仅有细微变化，但均属（H_3N_2）株。自1976年以来旧株（H_1N_1）又起，称为“俄国株”（H_1N_1），在年轻人中（尤其是学生）引起流行。甲型流感病毒的变异，系由于两株不同毒株同时感染单个细胞，造成病毒基因重新组合，使血凝素或与神经氨酸酶同时发生变化，导致新型的出现，称为抗原性转变，例如在人群中流行株的血凝素基因与鸟型流感病毒基因重新组合；另一种称为抗原性漂移，在免疫系统压力下流感病毒通过变异与选择而成的流行株，主要的改变在血凝素上氨基酸的替代，1968年以来的H_3N_2各流行株都是如此。近年来又出现甲型流感病毒H_1N_1株、H_3N_2亚型的O相变异，即病毒株只能在麦丁达比犬肾（MDCK）细胞中复制，而难以在鸡胚中复制。由于MDCK的传代细胞有致癌性，这给疫苗的产生带来了困难。

三、发病机制

(一)流行病学

1.流行特点

发病率高,起病急且迅速蔓延,流行过程短但可反复多次。

2.流行环节

(1)传染源:患者是主要传染源,自潜伏期末即可传染,病初2~3天传染性最强,体温正常后很少带毒,排毒时间可至病后7天。病毒可存在于患者的鼻涕、口涎及痰液中,并随咳嗽、喷嚏排出体外。由于部分免疫,感染后可不发病,成为隐性感染。带毒时间虽短,但在人群中易引起传播,迄今尚未证实有长期带毒。

(2)传播途径:主要通过空气飞沫传播,病毒存在于患者或隐性感染者的呼吸道分泌物中,通过说话、咳嗽、喷嚏等方式散播至空气中,并可保持30分钟,易感者吸入后即能感染。其传播速度取决于人群的密度,通过污染食具或玩具的接触也可引起传播。

(3)易感人群:人群对流感病毒普遍易感,与年龄、性别、职业等均无关。抗体于感染后1周出现,2~3周达高峰,1~2个月后开始下降,1年左右降到最低水平,抗体存在于血液和鼻分泌物中,但分泌物中的抗体仅为血液中的5%左右。流感病毒3个型别之间无交叉免疫,感染后免疫维持时间不长,据临床观察,感染5个月后虽然血中有抗体存在,但仍能再次感染同一病毒。呼吸道所产生的分泌型抗体,能阻止病毒的侵入,但当局部黏膜上皮细胞脱落后,即失去其保护作用,故局部抗体比血液中的抗体更为重要。

(二)基本发病机制

带有流感病毒颗粒的飞沫(直径一般小于10μm)吸入呼吸道后,病毒的神经氨酸酶破坏神经氨酸,使黏蛋白水解,糖蛋白受体暴露,糖蛋白受体与血凝素(含糖蛋白成分)结合,这是一种专一性吸附。具有特异性,它能被血凝素抗体所抑制。在人的呼吸道分泌物中有一种可溶性黏液蛋白,具有流感病毒受体且能与血凝素结合,从而抑制病毒侵入细胞,但只有在流感症状出现后,呼吸道黏液分泌增多时,才有一定的防护作用。病毒穿入细胞时,其包膜丢失在细胞外。在感染早期,流感病毒RNA被转运到细胞核内,在病毒转录酶和细胞RNA多聚酶Ⅱ的参与下,病毒RNA被转录完成后,形成互补RNA及病毒RNA合成的换板。互补RNA迅速与核蛋白体结合,构成信息RNA,在复制酶的参与下,复制出病毒RNA,再移行到细胞质中参加装配。核蛋白在细胞壁内合成后,很快转移到细胞核,与病毒RNA结合成核衣壳,然后再移行到细胞膜部位进行装配。病毒成熟前,各种病毒成分已结合在细胞表面,最后的装配称为芽生,局部的细胞膜向外隆起,包围住结合在细胞膜上的核衣壳,成为新合成的有感染性的病毒体。此时神经氨酸酶可水解细胞表面的糖蛋白,释放N-乙酰神经氨酸,促使复制病毒由细胞释放出。一个复制过程的周期为4~6h,排出的病毒扩散感染到附近细胞,并使大量呼吸道纤毛上皮细胞受染、变性、坏死和脱落,产生炎症反应。

(三)非典型表现发病机制

流感病毒感染通过患者污染的呼吸道分泌物传染给易感者而获得。小颗粒气溶胶(直径小于10μm)在这种人与人传播的过程中十分重要。一旦病毒停留在呼吸道上皮,除非有特异性分泌抗体,非特异性黏液蛋白或黏液纤毛层机械运动保护,否则病毒将黏附其上通过胞饮作用穿透柱状上皮细胞，导致疾病的主要机制是病毒复制引起细胞死亡。病毒感染后血清和气管分泌物中特异性 IgG 和 IgE 上升，并出现气道反应性增高。

四、病理和病理生理

(一)典型表现病理和病理生理

单纯性流感的病理变化主要是流感病毒入侵呼吸道黏膜上皮细胞，在上皮细胞内繁殖，损害柱状上皮细胞、杯状细胞和分泌腺体，纤毛上皮细胞变性、坏死和脱落，黏膜局部充血、水肿和表浅溃疡等卡他性病变。起病 4～5 天后，基底细胞层开始增生，形成未分化的上皮细胞，2 周后纤毛上皮细胞重新出现和修复。

(二)非典型表现病理和病理生理

流感病毒性肺炎型则有肺脏充血和水肿，切面呈暗红色，气管和支气管内有血性分泌物，黏膜下层有灶性出血、水肿和细胞浸润，肺泡腔内含有纤维蛋白和渗出液，呈现浆液性出血性支气管肺炎，应用荧光抗体技术可检出流感病毒。若合并金黄色葡萄球菌感染，则肺炎呈片状实变或有脓肿形成，易发生脓胸、气胸。如并发肺炎球菌感染，可呈大叶或小叶实变，继发链球菌、肺炎杆菌感染时，则多表现为间质性肺炎。当合并中毒性休克时，肺部可出现肺水肿、肺不张、微血管阻塞，从而导致肺顺应性下降、生理分流及生理无效腔增加。如并发 Reye 综合征，可出现脑水肿和缺氧性神经细胞退行性变，肝细胞脂肪浸润。严重细菌感染的漫延可引起严重的后遗症如骨髓炎、海绵体血栓性静脉炎、硬脑膜外或硬脑膜下脓肿、脑膜炎或脑脓肿，但这些并发症极其少见。

五、临床表现

(一)症状

1.常见症状

本病的潜伏期一般为数 h 至 4 天，临床上可出现发热、肌肉痛和白细胞减低等全身毒血症样表现但不发生病毒血症。也可有急起高热，全身症状较重而呼吸道症状并不严重，表现为畏寒、发热、头痛、乏力、全身酸痛等，体温可达 39～40℃，一般持续 2～3 天后渐退。全身症状逐渐好转，但鼻塞、流涕、咽痛、干咳等上呼吸道症状较显著，少数患者可有鼻衄、食欲缺乏、恶心、便秘或腹泻等轻度胃肠道症状。

2.非典型症状

(1)肺部症状可有以下 3 种类型。

原发性病毒性肺炎：本病较少见，是 1918－1919 年大流行时导致死亡的主要原因。多见于原有心肺疾病患者(特别是风湿性心脏病、二尖瓣狭窄)或孕妇。肺部疾病以浆液性出血性支气管肺炎为主，由红细胞外渗、纤维渗出物和透明膜形成。临床上有高热持续不退、气急、发绀、阵咳、咯血等症状。

继发性细菌性肺炎：以单纯型流感起病，2～4 天后病情加重，热度增高并有寒战，全身中毒症状明显，咳嗽增剧，咳脓痰，伴有胸痛。

病毒与细菌混合性肺炎：流感病毒与细菌性肺炎同时并存，起病急，高热持续不退，病情较重，可呈支气管肺炎或大叶性肺炎，除流感抗体上升外，也可找到病原菌。

(2)肺外症状。

Reye 综合征:系甲型和乙型流感的肝脏、神经系统并发症,也可见于带状疱疹病毒感染。本病限于 2～6 岁的儿童,因与流感有关,可呈暴发流行。临床上在急性呼吸道感染热退数日后出现恶心、呕吐,继而有嗜睡、昏迷、惊厥等神经系统症状,但脑脊液检查正常。

中毒性休克综合征:多在流感后出现,伴有呼吸衰竭。

横纹肌溶解:系局部或全身骨骼肌坏死,表现为肌痛和肌弱。

(二)体征

1.常见体征

发热是最常见的体征,患者呈急病容,面颊潮红,眼结膜轻度充血和眼球压痛,咽部充血,口腔黏膜可有疱疹,肺部听诊仅有粗糙呼吸,偶闻胸膜摩擦音。症状消失后,仍感软弱无力,精神较差,体力恢复缓慢。

2.非典型体征

发生病毒性肺炎时,体检双肺呼吸音低,满布哮鸣音,但无实变体征。病程可长达 3～4 周,患者可因心力衰竭或周围循环衰竭而死亡。抗菌药物治疗无效,病死率较高。继发细菌性肺炎时,体检可见患者呼吸困难、发绀、肺部满布啰音,有实变或局灶性肺炎征。

发生 Reye 综合征时,有肝大,但无黄疸、无脑炎征,病理变化脑部仅有脑水肿和缺氧性神经细胞退行性变,肝细胞有脂肪浸润。病因不明,近年来认为与服用阿司匹林有关。

六、辅助检查

(一)血常规

白细胞总数减少,淋巴细胞百分比相对增加,嗜酸性粒细胞消失。合并细菌感染时,白细胞总数和中性粒细胞增多。

(二)免疫荧光或免疫酶染法检测抗原

取患者鼻洗液中黏膜上皮细胞的涂片标本,用荧光或酶标记的流感病毒免疫血染色检出抗原,出结果快、灵敏度高,有助于早期诊断,如应用单克隆抗体检测抗原则能鉴定甲、乙、丙型流感。

(三)聚合酶链反应(PCR)测定流感病毒 RNA

它可直接从患者分泌物中检测病毒 RNA,是个快速、直接、敏感的方法。目前改进应用 PCR-细胞免疫(PCR-EIA)直接检测流感病毒 RNA,比病毒培养敏感得多,且测定快速、直接。

(四)病毒分离

将急性期患者的含漱液接种于鸡胚羊膜囊或尿囊液中,进行病毒分离。

(五)血清学检查

应用血凝抑制试验、补体结合试验等测定急性期和恢复期血清中的抗体,如有 4 倍以上增长,则为阳性。应用中和免疫酶学试验测定中和滴度,可检测中和抗体,这些都有助于回顾性诊断和流行病学调查。

(六)血清肌酸磷酸酶升高和电解质紊乱

可有急性肾衰竭,表现为血肌酐、尿素氮升高。血液中可有流感抗体上升,气管分泌物可找到病菌,以金黄色葡萄球菌为多见。中毒性休克综合征患者血气分析可出现 I 型呼吸衰竭。

(七)影像学检查

单纯型流行性感冒胸部摄片无异常发现。流感肺炎型患者，X线检查双侧肺部呈散在性絮状阴影。中毒性休克综合征患者胸片可显示急性呼吸窘迫综合征，但肺炎病变不明显。Reye综合征者，腹部B超检查可见肝大，并有脂肪浸润。

七、诊断

当流感流行时诊断较易，依据为：①接触史和集体发病史；②典型的症状和体征。散发病例则不易诊断，如单位在短期内出现较多的上呼吸道感染患者，则应考虑流感的可能，应做进一步检查，予以确定。

八、鉴别诊断

(一)常见表现鉴别诊断

1.呼吸道感染

起病较缓慢，症状较轻，无明显中毒症状，因而局部症状较全身症状明显，血清学和免疫荧光学等检查可明确诊断。

2.流行性脑脊膜炎(流脑)

流脑早期症状往往类似流感，但流感有明确的季节性，儿童多见。早期有剧烈的头痛、脑膜刺激征、瘀点、口唇疱疹等均可与流感相鉴别。脑脊液检查可明确诊断。

(二)非典型表现鉴别诊断

1.军团菌肺炎

本病多见于夏秋季，临床上表现为重症肺炎，白细胞总数增高，并有肝肾并发症，但轻型病例类似流感。红霉素、利福平等抗生素对本病有效，确诊有助于病原学检查。

2.支原体肺炎

支原体肺炎与原发性病毒性肺炎的X线表现相似，但前者的病情较轻，冷凝集试验和MG链球菌凝集试验可呈阳性。

3.其他

在诊断Reye综合征时，必须排除其他原因引起的急性脑病及肝功能不全，如病毒性肝炎、肝性昏迷及其他遗传代谢性疾病如先天性高氨血症等。可根据其显著的肝功能异常，脑脊液无明显变化等，与化脓性、结核性或病毒性脑膜炎、脑炎区别；又根据本病肝功能虽异常但无黄疸，与重症肝炎、肝性脑病鉴别。某些遗传代谢病如尿素循环酶缺陷，有机酸尿症可酷似Reye综合征表现，可通过详细病史，针对代谢病的尿液筛查以及遗传学诊断进行鉴别。

九、治疗

(一)基本原则

1.尽早应用抗流感病毒药物治疗

现有流感药物有两类，即金刚烷胺及其衍生物金刚乙胺和神经氨酸抑制剂类。前者阻止病毒进入宿主细胞内，后者抑制流感病毒表面的神经氨酸酶，从而防止新的病毒颗粒自感染细胞释放，限制感染扩散。因此抗病毒药物治疗只有早期(起病1～2天)使用，才能取得疗效。

2.加强支持治疗和预防并发症

休息，多饮水，注意营养，饮食要易于消化，特别在儿童和老年患者应予充分强调。密切观察和监测并发症，抗生素仅在明确或有充分证据提示继发细菌感染时才有应用指征。

3.谨慎和合理应用对症治疗药物

早期应用抗流感病毒药物大多能改善症状。必要时联合应用缓解鼻黏膜充血药物（喷雾剂、滴剂或口服剂型，前两者使用不应超过3天）、止咳祛痰药物。儿童和少年（<20岁）忌用阿司匹林药物以及其他水杨酸制剂，因为该类药物与流感的肝脏和神经系统并发症即Reye综合征存在相关，偶可致死。

（二）抗流感病毒药物治疗

1.金刚烷胺和金刚乙胺

（1）用药方法：金刚烷胺特异性地抑制甲型流感病毒，阻止病毒进入细胞内，抑制病毒脱壳和释放其核酸，并能改变血凝素构型而抑制病毒装配。盐酸金刚烷胺对于成年人的推荐剂量为100mg（1片），每天2次。对于严重肝功能不全、肾衰竭（CLER≤10mL/min）和老年人家庭护理患者，推荐剂量为每天100mg（1片）。金刚乙胺的用药剂量与金刚烷胺相同，但其活性比金刚烷胺强4～10倍，且毒性低。早期应用此类药物半数以上患者能使症状减轻，症状持续时间缩短1～2天，并减少排毒量。对高危患者能否减少流感相关并发症尚无定论。在出现A型流行性感冒的症状和体征时，服用本品越早越好，在48h内服用本品治疗效果更好，从症状开始连续治疗约7天。

（2）治疗矛盾：在应用金刚烷胺和金刚乙胺治疗的同时可发生不良反应。如消化系统，腹泻、消化不良等；神经系统，注意力下降、运动失调、嗜睡、急躁不安、抑郁等；有的还会出现如步态反常、精神愉快、运动过度、震颤、幻觉、意识模糊、惊厥等；心血管系统，心悸、高血压、脑血管功能紊乱、心力衰竭、下肢水肿、心脏神经传导阻滞、心动过速、昏厥等；以及呼吸困难、非产后泌乳、皮疹、耳鸣等。目前还没有多剂量的数据可以证实对于肾或肝损伤的受试者是安全的。因为在多剂量期，金刚乙胺的代谢物有可能会积累。据报道，有癫痫病史的患者服用盐酸金刚烷胺后，癫痫的发病率增加。

（3）对策：虽然一般而论金刚烷胺的不良反应为轻度和一过性的，但在应用时必须根据患者年龄、体重、肾功能和基础疾病等情况，慎重用药和密切观察。对任何肾功能不全患者应监视其不良反应，必要时调整剂量。如有脑血管病或病史者，有反复发作的湿疹样皮疹病史、末梢性水肿、充血性心力衰竭、精神病或严重神经官能症、有癫痫病史者可增加发作概率。尤其对有癫痫发作史的患者，发现癫痫样发作仍有活动以及出现中枢神经系统功能失常应立即停药。由于有轻度嗜睡，故高空作业、驾车、机械操作者工作时不宜使用。

2.神经氨酸酶抑制药

（1）用药方法：神经氨酸酶抑制药目前有两个品种即扎那韦尔和奥司托维尔（商品名为达菲）被批准临床使用，目前在中国仅有奥司托维尔。神经氨酸酶抑制剂仅用于流感病毒，而对宿主、其他病毒和细菌的神经氨酸酶很少或者无作用。口服奥司托维尔100mg，3.7h后血清峰浓度达250μg/L，12h后为峰浓度的35%。与金刚烷胺相比，奥司托维尔发生耐药甚少，而且耐药速度产生缓慢，耐药突变株毒力显著降低。推荐剂量和疗程：成人奥司托维尔（胶囊）75mg，2次/d，应用5天。

（2）治疗矛盾：奥司托维尔在治疗的同时可出现恶心、呕吐等消化道反应。腹痛、头痛、头晕、失眠、咳嗽、乏力等服药后症状在试验组与安慰剂组的发生率无差异。

(3)对策：对奥司托维尔或药物的任何成分过敏者禁用。对肌酐清除率小于30mL/min的患者建议做剂量调整。目前尚缺乏足够数据评价怀孕妇女服用奥司托维尔后导致胎儿畸形或药物有胎儿毒性的潜在可能性。同时，也尚不知奥司托维尔及其代谢产物两者会不会从人乳中排出。因此肾功能不全患者及孕妇、哺乳期妇女用药应慎重。

3.利巴韦林

利巴韦林在组织培养中显示对甲型、乙型流感病毒有抑制作用，但临床不能肯定其治疗作用。

十、预防

(一)早期发现和迅速诊断流感

及时报告、隔离和治疗患者，凡遇到以下情况，应疑有本病流行，及时上报疫情。①门诊上呼吸道患者连续3天持续增加，并有直线上升趋势。②连续出现临床典型病例。③有发热感冒患者2例以上的家庭连续增多。遇上述情况，应采取措施，早期就地隔离，采集急性期患者标本进行病毒分离和抗原检测，以早期确诊和早期治疗，减少传播，降低发病率，控制流行期间应减少大型集会和集体活动，接触者应戴口罩。

(二)药物预防

金刚脘胺与金刚乙胺预防甲型流感有一定效果，乙型流感则无效，因此，在流行早期必须及时确定流行株的型别，对无保护的人群和养老院人员进行药物预防。也可试用中草药预防。

(三)疫苗预防

流感疫苗可分为减毒活疫苗和灭活疫苗两种，接种后在血清和分泌物中出现抗血凝素抗体和抗神经氨酸抗体或T细胞毒反应，前两者能阻止病毒入侵，后者可降低疾病的严重度和加速复原。减毒活疫苗经鼻喷入可在局部产生抗体，阻止病毒吸附，接种后半年至1年后可预防同型流感病毒作用，发病率可降低50%～70%。灭活疫苗采用三价疫苗皮下注射法，在中、小流行中对重点人群使用。由于流感病毒经常变异，疫苗使用中的主要问题是毒种的选择，制造疫苗的毒株力求接近流行株。

根据美国CDC实施免疫专家委员会的推荐，1994-1995年度的三价流感疫苗包括A/德克斯/36/1(H_1N_1)、A/山东/9/93(H_2N_2)和B巴拿马/45/90(乙型)三种毒株为宜。老年人除应用流感疫苗外，还应接种肺炎球菌疫苗，以防止下呼吸道并发症。MADERR等曾报道有3例接种流感疫苗后发生系统性脉管炎，虽属少见，但大范围接种应注意。

第三节　急性气管-支气管炎

急性气管-支气管炎是由生物、物理、化学刺激或过敏等因素引起的气管-支气管黏膜的急性炎症。临床主要症状有咳嗽和咳痰。常见于寒冷季节或气候突变时，也可由急性上呼吸道感染蔓延而来。

一、病因

(一)微生物

可由病毒、细菌感染致病。常见病毒为腺病毒、流感病毒(甲、乙)、冠状病毒、鼻病毒、单纯疱疹病毒、呼吸道合胞病毒和副流感病毒。常见细菌为流感嗜血杆菌、肺炎链球菌、卡他莫拉菌等,衣原体和支原体感染有所增加。也可在病毒感染的基础上继发细菌感染。

(二)物理、化学因素

过冷空气、粉尘、刺激性气体或烟雾(如二氧化硫、二氧化氮、氨气、氯气等)的吸入,对气管-支气管黏膜引起急性刺激和损伤。

(三)变态反应

常见的吸入致敏原包括花粉、有机粉尘、真菌孢子等;或对细菌蛋白质的过敏,引起气管-支气管炎症反应。

二、发病机制

气管、支气管的黏膜有纤毛并分泌黏液,具有清除异物的功能。气道分泌物中尚有非特异性的酶,如干扰素,能抑制病毒的复制。乳铁蛋白有抑菌作用。气管黏膜的浆细胞和淋巴细胞还能分泌 IgA,在补体和溶酶体存在下,有灭菌和中和病毒的作用。

当人体遇寒、受凉和过度疲劳时,可削弱呼吸道的生理性防御功能和机体的免疫功能而发病。

近年来有学者注意到急性支气管炎与气道高反应性之间的关系。复发性急性支气管炎的患者其哮喘轻度发作较正常人群为多。反之,急性支气管炎患者既往亦多有支气管哮喘或特异质病史,提示支气管痉挛可能是急性支气管炎患者咳嗽迁延不愈的原因。

三、病理

气管、支气管黏膜发生急性炎症,黏膜充血、水肿,黏液腺体肥大,分泌物增加并有淋巴细胞、中性粒细胞浸润,纤毛上皮细胞损伤、脱落,炎症消退后,气管、支气管黏膜的结构和功能可恢复正常。

四、临床表现

(一)常见表现

起病较急,常先有急性上呼吸道感染症状。

1.症状

全身症状一般较轻,可有发热,38℃左右,多于 3～5 天降至正常。咳嗽、咳痰,先为干咳或少量黏液性痰,随后可转为黏液脓性或脓性,痰量增多,咳嗽加剧。咳嗽、咳痰可延续 2～3 周才消失,如迁延不愈,可演变成慢性支气管炎。

2.体征

体征不多,呼吸音常正常,可以在两肺听到散在干、湿啰音。啰音部位不固定,咳嗽后可减少或消失。

(二)非典型表现

(1)咯血,少部分患者可以出现痰中带血。

(2)如支气管发生痉挛,可出现程度不等的气促,伴胸骨后发紧感,肺部可闻及哮鸣音。

五、辅助检查

周围血中白细胞计数和分类多无明显改变。细菌感染较重时，白细胞总数和中性粒细胞增高，痰培养可发现致病菌。X 线胸片检查，大多数表现正常或仅有肺纹理增粗。

六、诊断与鉴别诊断

根据病史、咳嗽和咳痰等呼吸道症状以及两肺散在干、湿啰音等体征，结合血常规和 X 线胸片检查，可做出临床诊断；进行病毒和细菌检查，可确定病因诊断。本病需与流行性感冒、其他急性上呼吸道感染、支气管肺炎、肺结核、肺癌、肺脓肿、麻疹、百日咳等多种疾病鉴别。

(一)流行性感冒

起病急，有流行病史，除呼吸道症状外，全身症状如发热、头痛明显，病毒分离和补体结合试验阳性可鉴别。

(二)上呼吸道感染

鼻塞、流涕、咽痛等症状明显，无咳嗽、咳痰，肺部无异常体征。

(三)支气管哮喘

急性支气管炎患者如伴有支气管痉挛时，可出现喘息，应与支气管哮喘相鉴别，后者有发作性呼吸困难、呼气费力、喘鸣及满肺哮鸣音及端坐呼吸等症状和体征。

七、治疗

(一)一般治疗

休息、保暖、多饮水、补充足够的热量。

(1)注意保证充足的睡眠和适当的休息，发病时应增加日间卧床休息时间，调整好饮食，保证足够的能量摄入。

(2)注意大量饮水，水是痰液最好的生理稀释剂，每天最少饮水 2.0L。如有发热，在此基础上还需增加。

(3)保持居室的温度、湿度适宜，空气新鲜，避免呼吸道的理化性刺激(如冷空气、灰尘、刺激性气味等)。

(二)抗生素治疗

无明确细菌感染证据，不应用抗生素。明确存在细菌感染者，根据感染的病原体及药物敏感试验选择抗菌药物治疗。一般未能得到病原菌阳性结果前，可选用大环内酯类、青霉素类、头孢菌素类和喹诺酮类等。

第四节　葡萄球菌肺炎

一、概述

葡萄球菌肺炎是由葡萄球菌引起的急性化脓性炎症，近年来有增多的趋势。金黄色葡萄球菌占社区获得性肺炎的比例为 0～5%，重症肺炎中最高报道为 11.1%。也是医院获得性肺炎的主要病原菌之一，许多研究估计占所有医院获得性肺炎的 15%～35%。与甲氧西林敏感的金黄色葡萄球菌(MSSA)相比,耐甲氧西林的金黄色葡萄球菌(MRSA)所致的社区和医院获得性感染的病死率明显增高,故更加引起了医学界的广泛关注。

二、病因和发病机制

葡萄球菌属含32种细菌,仅有一些对人体致病。为革兰阳性球菌,可分为凝固酶阳性的葡萄球菌(主要为金黄色葡萄球菌)及凝固酶阴性的葡萄球菌(如表皮葡萄球菌和腐生葡萄球菌)。葡萄球菌的致病物质主要是毒素与酶,如溶血毒素、杀白细胞素、肠毒素等,具有溶血、坏死、杀白细胞及血管痉挛等作用。凝固酶阳性的葡萄球菌致病力较强,随着医院感染的增多,由凝固酶阴性葡萄球菌引起的肺炎也不断增多。

金黄色葡萄球菌是毒力最强的葡萄球菌,广泛存在于自然界及人体,对外界有较强的适应能力,干燥环境下可存活几个月,常定植在健康人鼻前庭,带菌可达15%~50%,细菌胞壁上的部分胞壁酸有助于细菌在鼻前庭的细胞附着。除气管切开或烧伤患者外,虽然人群间的传播是否是通过直接接触和空气传播尚不清楚,但金黄色葡萄球菌很容易通过直接接触和空气产生播散。动物可以通过直接接触、环境污染或食物的作用,在人类MRSA感染中起到重要作用。

三、病理和生理

经呼吸道吸入途径所致肺炎呈大叶性或呈广泛的、融合性的支气管肺炎。支气管及肺泡破溃可使气体进入肺间质,并与支气管相通。当坏死组织或脓液阻塞细支气管,形成单向活瓣作用,产生张力性肺气囊肿。浅表的肺气囊若张力过高,可破溃形成气胸或脓气胸,并可形成支气管胸膜瘘。血源性金黄色葡萄球菌肺炎多发生于葡萄球菌菌血症患者。细菌栓子引起肺部多发的化脓性炎症病灶,进而发展成多发性肺脓肿,可侵及胸腔、心包,也可伴其他葡萄球菌引起的炎症,如脑膜炎、关节炎等。

四、临床表现及辅助检查

金黄色葡萄球菌的临床表现随患者感染途径而异,经呼吸道吸入感染者较少见,大多发生于流感后。血源性途径感染者常以原发病灶表现和毒血症状为主。院内获得性肺炎多发于体质严重虚弱、气管切开、气管插管、使用免疫抑制药或近期做过手术的患者。

(一)典型表现

(1)急骤发病,全身中毒症状严重,寒战、高热、咳嗽、脓痰、脓血痰、呼吸困难、发绀等。

(2)病情发展迅速,神志改变、谵妄、昏迷甚至休克,多见于由肺外感染至血行播散者。

(3)院内感染出现在手术后监护病房及长期住院者,起病隐匿。呼吸道症状较轻、低热、咳嗽少量脓痰。病情变化快。

(4)血源性葡萄球菌肺炎继发于肺外感染的血行播散,全身中毒症状重,可找到原发病灶和其他部位感染的症状和体征。累及胸膜则发生脓胸。

(5)体征。早期局部呼吸音减低,可闻及干、湿啰音。并发脓胸则有叩诊浊音,呼吸音减弱或消失。有气胸则叩诊鼓音,呼吸音减弱或消失。

(6)实验室检查。外周血白细胞在20×10^9/L左右,有些病例可高达50×10^9/L,中性粒细胞明显升高,有中毒颗粒、核左移现象。重症病例由于细菌分泌杀白细胞素导致白细胞计数减少。痰涂片革兰染色可见大量成堆葡萄球菌与脓细胞、白细胞。痰、血及胸液培养葡萄球菌生长。

血清胞壁酸抗体测定对早期诊断有帮助,血清抗体≥1∶4为阳性,特异性较高。

(7)X线表现。肺浸润、肺脓肿、肺气囊肿和脓胸、脓气胸为金黄色葡萄球菌肺炎的四大X线征象,在不同类型和不同病期以不同的组合表现。多发性小脓肿、肺气囊肿和脓胸、脓气胸为婴幼儿金黄色葡萄球菌肺炎的特征,且早期临床表现常与胸部X线表现不一致,即临床症状很重,而胸片表现不明显。但病变发展快,可于数h发展成为多发性肺脓肿、肺气囊肿、脓胸,并可产生张力性气胸、纵隔气肿。

原发性感染者早期胸部X线表现为大片絮状、密度不均的阴影。可成节段或大叶分布,亦有成小叶样浸润,病变短期内变化大,可出现空洞或蜂窝状透亮区,或在阴影周围出现大小不等的气肿性大泡。栓塞性葡萄球菌肺炎的特征是在不相邻的部位有多发性浸润,浸润易形成空洞,这些现象表示感染源来源于血管内(如右侧心内膜炎或脓毒性血栓性静脉炎)。通常,血源性感染者胸部X线表现呈两肺多发斑片状或团块状阴影或多发性小液平空洞。血源性葡萄球菌肺炎早期在两肺的周边部出现大小不等的斑片状或团块状阴影,边缘清楚,有时类似转移癌,但随病情发展,病灶周边出现肺气囊肿,并迅速发展成肺脓肿。

(二)非典型表现

(1)一些经血行感染者找不到原发病灶。

(2)部分患者亚急性起病,肺炎症状不典型。

(3)老年患者及有慢性基础疾病患者及某些不典型病例,呈亚急性经过,起病较缓慢,症状较轻,低热,咳少量脓性痰,有时甚至无临床症状,仅在摄胸片时发现肺部点状或边缘模糊的片状阴影。有时虽无呼吸系统症状及高热,而患者已发生中毒性休克,出现少尿、血压下降。

(4)有些金黄色葡萄球菌肺炎还可出现类似吉兰-巴雷综合征和多发性肌炎的肺外并发症表现。少数病例因出现腹痛被误诊为阑尾炎。

(5)影像学上有些肺上叶的病变易误诊为结核。

五、诊断和鉴别诊断

根据典型临床表现、X线征象、呼吸道分泌物涂片及培养,加上患者有金黄色葡萄球菌肺炎的易感因素,可做出诊断。但本病早期临床表现与X线改变不符合,病原学检查虽是确诊的依据,但需要一定的时间,也存在着敏感性和特异性的问题,早期诊断常有困难。X线检查随访追踪肺部病变动态变化对诊断有帮助。临床上应与其他疾病相鉴别。

(一)其他细菌性肺炎

如流感杆菌、肺炎克雷白杆菌、肺炎链球菌引起的肺炎。根据病史、症状、体征、胸部X线等检查可做出初步判断,但最终鉴别需病原学检查。

(二)肺结核

上叶金黄色葡萄球菌易与肺结核混淆,尤其是干酪性肺炎,二者症状、体征及影像学检查均相似。此外,发生于下叶的不典型肺结核也易误诊为金黄色葡萄球菌肺炎。应通过仔细询问病史、相关实验室检查以及对治疗的反应进行鉴别。

(三)真菌性肺炎

医院内获得性真菌性肺炎与金黄色葡萄球菌肺炎患者有相似的易感因素,症状体征及影像学改变区别不大,临床上判别有困难。确诊依赖于病原学诊断。

(四)其他非感染性疾病

发生于肺的其他非感染性疾病如肺肿瘤、肺栓塞、肺血管炎等疾病也可出现发热、外周血白细胞升高、胸部X线见肺浸润影,需通过病史及相关辅助检查进行鉴别。

六、治疗

(一)抗生素治疗

应根据痰培养及药物敏感试验结果选用抗生素。

1.MSSA治疗

可选用耐青霉素酶的半合成青霉素或头孢菌素,如苯唑西林、氯唑西林、头孢唑啉、头孢呋辛,也可选用克林霉素、复方磺胺甲噁唑(SMZCO),联合使用阿米卡星、磷霉素、夫西地酸钠、利福平、氟喹诺酮类等药物。由于医院获得性感染多为耐多药菌株,治疗时不宜选用β-内酰胺类、林可霉素类、氟喹诺酮类及SMZCO。

2.MRSA的治疗

(1)糖肽类药物:可选用万古霉素,成人剂量为1.0g/次,1次/12h,缓慢静脉滴注。也可选去甲万古霉素,成人0.8~1.6g/d,分2~3次缓慢静脉滴注。或替考拉宁0.4g/次,首3次剂量每12h静脉给药1次,以后则0.4g/d。两种药物的作用机制相似,在体外替考拉宁较万古霉素容易产生诱导耐药。常用剂量下替考拉宁的肾毒性低于万古霉素,其半衰期为40~70h,每天1次给药方案为门诊治疗提供了方便。

(2)噁唑烷酮类:利奈唑胺,成人0.6g/次,1次/12h,静脉或口服。最常见的不良反应为腹泻、头痛、恶心。

(3)甘氨酰四环素类:替加环素,起始剂量为0.1g,以后50mg,1次/12h。

(二)体位引流

脓气胸应尽早胸腔置管引流。肺脓肿应嘱患者按病变部位和全身情况做适当体位引流。

(三)其他

营养支持等均十分重要。伴随葡萄球菌心内膜炎患者在抗菌治疗症状改善后应尽早进行心脏赘生物的手术治疗。

1.治疗矛盾

(1)临床上有50%以上的肺炎患者找不到病原体,许多葡萄球菌肺炎患者早期临床表现并无特异性,因此在病原学诊断前或药敏结果未获得前决定是否要选用针对葡萄球菌的经验性抗菌治疗有一定困难,尤其是否选用针对MRSA的治疗药物更难下决心。不选怕耽误治疗,影响疾病预后;轻易用药又造成抗生素滥用,且增加了医疗费用。

(2)对于MRSA肺炎尤其是伴有心内膜炎的重症患者,宜选用杀菌剂如万古霉素治疗。但如这些患者同时伴有肾功能不全时,则使用这种药物有风险。

2.对策

(1)MRSA不是社区获得性肺炎(CAP)的常见病原体,对CAP的患者应采用常规的方案进行治疗。只有对于那些有葡萄球菌感染的高危因素、治疗反应差或从血液、痰或胸腔积液中培养出MRSA的患者才改用万古霉素进行治疗。同时应该记住,痰培养出的MRSA,可能是定植菌而非致病菌。

(2)对于肾功能不全的患者,使用万古霉素、替考拉宁均需调整剂量,或改用其他对肾损害小的药物如利奈唑胺等。

(3)万古霉素 MIC 在敏感范围上界(1～2μg/mL),如果仍选用万古霉素,可考虑联合应用利福平、夫西地酸或磷霉素等,也可改用其他种类的药物。还应掌握万古霉素应用的指征,积极预防耐药性的产生。美国疾病预防控制中心建议万古霉素应用的指征如下。①耐β-内酰胺类革兰阳性菌引起的严重感染。②革兰阳性菌感染,但对β-内酰胺类抗生素严重过敏者。③甲硝唑治疗失败或严重的抗生素相关性结肠炎。④美国心脏协会推荐在某些特定的阶段,用于心脏病的预防。⑤假体材料或装置的植入手术中,MRSA 或 MRSE(耐甲氧西林表皮葡萄球菌)感染的发生率较高,在操作过程中的预防用药。

七、预后

葡萄球菌肺炎的预后通常与感染菌株的致病力、患者的基础状态、肺部病变范围、诊断和治疗是否及时和正确,以及有无并发症如菌血症、心内膜炎、脑膜炎等均有密切关系。其病死率为10%～30%,年龄大于70岁的患者病死率为75%。痊愈患者中少数可遗留支气管扩张等。

第五节　军团菌肺炎

一、概述

军团菌肺炎是指由军团杆菌引起的细菌性肺炎。军团菌属由40多种组成,但只有不到一半可引起人类疾病,最常见的致病菌是嗜肺军团菌。我国自1982年在南京发现首例患者以来,发病例数日益增多,已受到普遍关注。军团菌肺炎在非典型肺炎中是病情最重的一种,未经有效治疗者的病死率可高达45%。军团菌致病几乎遍及全球,夏末秋初为高发季节,男性多于女性,任何年龄人群均可发病。孕妇、老年人、器官移植、免疫抑制药治疗、长期住院,以及免疫功能低下的慢性阻塞性肺疾病患者为好发人群。军团菌为水源中常见的微生物,并可以气溶胶的方式传播和感染人群。超声雾化设备、空调系统、冷却和暖水管道是该菌极易繁殖的场所。因此,暴发流行多见于医院和旅馆等公共场所。

二、病因

军团菌属水生菌群,存在于天然淡水、人工管道水及泥浆水中,在蒸馏水、河水、自来水中的存活时间分别是3～12个月、3个月、1年。军团菌至今已分离出40多种,其中至少19种可致肺炎,并有60余种血清型,但可引起人类肺炎的军团菌最多见的为嗜肺军团菌、米克戴德军团菌和博杰曼军团菌,其中嗜肺军团菌有15个型,以1、6、4、12等血清型致病最多见。吸烟、原有慢性肺部疾病和免疫功能低下(尤其是使用糖皮质激素)是产生军团菌肺炎的三大危险因素。

三、发病机制

(一)基本发病机制

军团杆菌在分类学上是一种独特的需氧革兰染色阴性杆菌,无荚膜,在普通培养基上不生长，属于细胞内寄生菌。当人吸入污染有嗜肺军团菌的气溶胶后，细菌可直接穿入呼吸系统细支气管和肺泡，先附着于吞噬细胞或中性粒细胞，然后进入细胞内形成吞噬小体，进行繁衍，直到细胞破裂，产生一些淋巴与细胞毒性因子，引起肺损害。另外，军团菌还可直接产生和释放各种毒素和酶，引起肺的持续性损害。如外毒素可溶解细胞；内毒素如脂多糖能阻止吞噬体与溶酶体的融合；毒素类物质可损害单核-巨噬细胞的杀菌功能；磷脂酶可影响细胞内第二信使的形成，从而抑制吞噬细胞的活化；蛋白激酶能影响吞噬细胞的活化和杀菌功能；蛋白酶能灭活白细胞介素-2 和裂解人 T 细胞表面 CD4，从而干扰 T 细胞活化和功能的发挥。本病的病变分布范围、破坏程度取决于宿主的抵抗力、病原菌的毒力及感染的剂量，可表现为支气管肺炎，大叶性肺炎，空洞形成。军团菌感染也可表现为无肺炎特征的急性自限性流感样疾病——庞蒂亚克热。

(二)非典型表现发病机制

由嗜肺军团菌引起的肺炎，以肺部感染为主，还可合并肺外多系统受损。军团菌进入肺终末细支气管和肺泡后产生炎症反应，细菌可逆行至较大的细支气管及大气道，也可扩展至肺间质、胸膜、淋巴管，还可能随淋巴管进入循环而形成全身感染。经菌血症播散军团菌可侵入肝、脑、甲状腺、胰、周围肌肉、睾丸、前列腺与心脏。多表现在胃肠道、肾脏、神经系统，少数病例可发生肝脏损害、心包炎、局灶性心肌炎、肛周脓肿、皮肤黏膜改变等。

四、病理

(一)肺内病理改变

急性期为纤维素性化脓性肺炎，急性后期表现为机化性肺炎。肺急性期病变主要分为两型，Ⅰ型为急性纤维素性化脓性肺炎(95%)，以大量纤维素渗出、嗜中性粒细胞崩解、细胞碎片及巨噬细胞为主；Ⅱ型为急性弥散性肺泡损伤，病变中可见肺泡上皮增生、脱屑及透明膜形成。与一般大叶性肺炎不同的是，同时出现的纤维素性化脓性支气管炎以及炎性渗出物中单核细胞及巨噬细胞明显。病变分布常为大叶和小叶病变混合存在。肺后期病变表现为，渗出物和透明膜机化及间质纤维化严重者可导致蜂窝肺。肺血管病变主要侵犯肺肌性动脉，病变呈灶状分布，为浆细胞、淋巴细胞和组织细胞浸润的非坏死性血管炎，可有内膜纤维化，也可形成动脉瘤。

(二)肺外病理改变

肺外病理改变分为炎症性病变、感染中毒性病变及继发性病变。包括多脏器脓肿形成、间质性肾炎、肾小球肾炎、肌溶解、肌炎以及化脓性纤维素性心包炎等。但军团菌肺炎病理组织学改变没有绝对特异性，因此必须结合病原学检查或其他有肯定意义的检测，才能做出正确诊断。

五、临床表现

(一)症状

1.常见症状

军团菌感染系全身性疾病，临床表现多样，轻者仅有流感样症状，重者则表现为以肺部感染为主的全身多脏器损害。军团菌肺炎的潜伏期为 2～10 天，有前驱症状，如乏力、嗜睡、发热，1～2 天后症状加重，出现高热、寒战、头痛、胸痛、咳嗽(干咳为主)，可伴少量血性痰，重者可有呼吸困难。

2.非典型症状

非典型症状主要是累及肺外器官所造成的肺外表现，如累及消化道可出现腹泻，呈水样便，无血及黏液，偶有剧烈腹泻伴腹痛、恶心、呕吐，重症者出现胃肠功能衰竭，甚至胃穿孔，偶有肝大、腹膜炎、肛周脓肿及阑尾脓肿。如累及神经系统可出现精神错乱、谵妄、幻觉、定向力障碍、震颤及昏迷，头痛多较重，常见于前额，罕有癫痫发作。此外，部分患者出现血尿、急性肾衰竭、关节痛、感染性心内膜炎、心包炎、血小板减少性紫癜，偶有溶血性贫血，皮肤损害表现为多形性红斑、弥散性丘疹、皮下组织感染等。

(二)体征

1.常见体征

急性面容，高热，相对缓脉，早期患者胸部体征有湿啰音，部分病例可闻及哮鸣音，而仅有部分患者叩诊出现异常浊音界，但实变体征少见。呼吸频率增快，严重者可出现呼吸困难和发绀。

2.非典型体征

有肺外损害的患者可出现相应受损脏器的体征：有胃肠道损害者可有腹部压痛甚至反跳痛，出现胃肠道穿孔者可有板状腹，腹部压痛反跳痛明显等；有肝损伤者可发现肝大甚至皮肤黏膜黄染，出现血尿或急性肾衰竭者可出现肾区叩压痛；神经系统受损者可有生理反射异常，并出现阳性的病理反射等。

六、辅助检查

(1)外周血白细胞明显升高，血沉增快，低钠血症常见。

(2)临床标本中分离培养出军团杆菌可获得可靠的诊断，目前标准培养基为活性炭酵母浸膏琼脂培养基(BCYE)；但由于军团菌生长条件要求严格，目前培养的阳性率较低。

(3)细菌抗原及 DNA 检测，对早期快速诊断有重要意义，如应用直接荧光抗体对痰、胸腔积液、气管抽吸物等临床标本直接进行染色，具有高度特异性，但阳性率不高；尿抗原测定是最重要的早期诊断方法之一，国外报告发病 3 天后 80%的军团菌肺炎患者可以用放射免疫法或酶联免疫法检测出尿军团菌抗原，特异性 100%，取浓缩尿可提高敏感性。应用 PCR 技术检测军团菌 DNA，其敏感性和特异性均很高，但应注意假阳性问题，目前主要用于流行病学研究。

(4)血清特异性抗体检测，为目前应用最广的诊断方法，IgM 抗体通常在感染后 1 周左右出现，而 IgG 抗体在发病 2 周后开始上升，1 个月左右达到高峰。诊断标准为双份血清抗体滴度呈 4 倍或以上增高，或间接荧光抗体(IFA)≥1∶128，或试管凝集试验(TAT)抗体≥1∶160，或微量凝集试验(MAA)抗体≥1∶64。

(5)部分严重患者可出现肝肾功能损害的实验室异常改变，如蛋白尿、转氨酶升高等，少数病例有黄疸。

(6)影像学检查。X 线胸片改变缺乏特异性，主要为肺实质性浸润阴影，少数病例在早期呈间质性浸润阴影。通常为弥散性斑片状阴影，亦可为结节状、索条状或网状阴影，见于单侧肺段或肺叶，重症可出现多叶受累，少数有空洞形成。部分患者(约 1/3)有胸液，单侧多见。

个别病例伴少量心包积液。

X线异常改变迟于临床症状表现，且肺部病灶吸收较一般肺炎缓慢，达1～2个月，其特征之一为临床治疗有效时X线病变常继续进展。少数病例有肺纤维化的表现。

七、诊断

军团菌肺炎临床表现复杂多样，缺乏特异性，而一般细菌培养基中军团菌又不生长，因此应结合患者的综合情况进行诊断。特异性实验室检查是诊断军团菌肺炎的重要依据，但如遇到以下肺炎情况时应考虑由军团菌引起的可能。①用青霉素、头孢菌素、氨基糖苷类抗生素治疗无效时。②痰革兰涂片仅见大量白细胞，罕见细菌时。③腹泻与精神神经症状一并出现时。④低钠血症（排除其他原因）。⑤在肺部阴影多变情况下伴有少量胸腔积液者。

1992年4月，中华医学会呼吸病分会制定了军团菌肺炎的试行诊断标准。

军团菌肺炎是一种革兰阴性杆菌——军团杆菌引起的肺部炎症。诊断军团菌肺炎的主要依据如下。

(1)临床表现为发热、寒战、咳嗽、胸痛等呼吸道症状。

(2)X线胸片具有炎症性阴影。

(3)呼吸道分泌物、痰、血或胸腔积液在活性酵母浸膏琼脂培养基（BCYE）或其他特殊培养基培养，军团菌生长。

(4)呼吸道分泌物直接免疫荧光法检查阳性。

(5)血间接荧光法（IFA）检查前后两次抗体滴度呈4倍或以上增高，达1∶128或以上；血试管凝集试验（TAT）检测前后两次抗体滴度呈4倍或以上增高，达1∶160或以上；血微量凝集试验检测前后两次抗体滴度呈4倍或以上增高，达1∶64或以上。

凡具有第一、二项，同时又具有第三、四、五项中任何一项者诊断为军团菌肺炎。

对于间接荧光抗体试验或试管凝集试验效价仅一次增高（IFA＞1∶256，TAT＞1∶320），同时有临床及X线胸片炎症表现的病例可考虑为可疑军团菌肺炎。

八、鉴别诊断

(一)常见表现鉴别诊断

应排除其他原因的肺炎，如其他细菌引起的肺炎、支原体肺炎、鹦鹉热、肺炎衣原体肺炎、Q热、流行性感冒、病毒性肺炎、肺结核、结核性胸膜炎等。

(二)非典型表现鉴别诊断

有明显神经精神症状和严重呕吐、腹泻者，应与中枢神经系统感染及急性胃肠炎相鉴别。

九、治疗

(一)药物治疗

军团菌肺炎为胞内感染，因此，治疗以红霉素为首选，疗效可靠，视病情0.5～1.0g/次，1次/6～8h，总剂量2～4g/d（儿童每天50mg/kg）。其他可供替换的药物有四环素（每次500mg，1次/6h）、米诺环素或多西环素（每次100mg，1次/12h）；利福平可作为重症肺炎的联合治疗药物（每次600mg，1次/12h），此药因易产生耐药性而不应单独使用。近年来，国外应用氟喹诺酮类抗菌药物治疗军团菌肺炎获得良好疗效，如环丙沙星(每次400mg，1次/8h)、氧氟沙星(每次400mg，1次/12h)、培氟沙星、左氧氟沙星(500mg/d)等。新型大环内酯类抗生素有更强的抗菌活性和更好的药代动力学特性，今后有望替代红霉素，如克拉霉素(每次500mg，1次/12h)、阿奇霉素(每次500mg，1次/24h)和罗红霉素(每次300mg，1次/12h)。也有学者应用亚胺培南(每天1～2g)、复方新诺明(每天2～3g)和克林霉素治疗成功的报道。抗生素治疗在开始5～7天宜静脉给药(红霉素易引起静脉炎，静脉给药时为每天1.0～1.5g)，以后改为口服，疗程10～14天，对免疫功能低下者不少于3周，有肺脓肿或空洞者需3～4周或更长。

(二)其他治疗

诸如降低体温、止咳、化痰，以及加强呼吸道引流等措施。

(三)少见症状的治疗

由于部分军团菌病患者病程中可出现神经、精神症状，腹泻、低钠血症等症状，因此针对这些临床症状应积极给予恰当治疗，如纠正低氧血症、纠正低钠血症等电解质和酸碱平衡紊乱，积极抢救休克、呼吸衰竭、DIC等；胸腔积液量多时，可穿刺或插管引流。急性肾衰竭时，应做血液透析治疗。一般不提倡使用肾上腺皮质激素。

十、预后

免疫功能正常者病死率为5%～30%，免疫功能低下者达80%，多死于呼吸衰竭、多器官功能衰竭。早期诊断和治疗者病死率可下降3～4成，因此早期诊断和治疗十分重要。早期正确治疗者肺功能可完全恢复正常，少数遗留肺纤维化。

第六节　克雷白杆菌肺炎

克雷白杆菌肺炎是肺炎克雷白杆菌引起的急性肺部炎症，亦称肺炎杆菌肺炎或Friedlander肺炎。肺炎克雷白杆菌呈全球性分布，是革兰染色阴性杆菌肺炎的最重要致病菌。其占革兰染色阴性杆菌感染的比例，在社区获得性肺炎中为18%～64%，医院内感染为30%。

大多数克雷白杆菌所致的下呼吸道感染发生年龄在40岁以上(平均年龄在52岁)，其中男性占90%，与种族、地理位置或季节变换无关。社区获得性肺炎克雷白杆菌肺炎在过度疲劳的中年人和酗酒的老年人中多见。医院内感染则主要为成人或儿童，婴儿多见，常为新生儿重症监护病房及免疫功能低下的住院患者。

近年来，肺炎克雷白杆菌的耐药率已显著上升，对第四代头孢菌素β-内酰胺酶抑制药复合物也呈升高趋势。目前，在西班牙肺炎克雷白杆菌对第三代头孢菌素的耐药率为20%，美国肺炎克雷白杆菌对第三代头孢菌素的耐药率约占20%，我国克雷白杆菌属对第三代头孢菌素的耐药率为29%～47%。

二、病因和发病机制

克雷伯菌属属于肠杆菌科家族中的成员克雷伯族。其命名来自19世纪一位德国微生物学家。克雷白杆菌生物学上分为7个亚种，肺炎克雷白杆菌是该属中临床上最重要的物种。

宿主抵抗细菌入侵的防御机制包括多形核粒细胞的吞噬作用和大多由补体介导的血清杀菌作用。补体的激活有经典途径和替代途径，后者不需要针对细菌抗原免疫球蛋白存在，是针对肺炎克雷白杆菌的主要激活途径。

克雷白杆菌通过几种途径逃脱宿主先天的免疫机制。荚膜由复杂的酸性多糖组成，这一粗厚的层状结构可避免多形核粒细胞的吞噬。另外，通过抑制补体成分特别是C3B的激活，荚膜也可避免血清因子的杀菌作用。细菌分泌的多种黏附分子，可使微生物吸附到宿主细胞。脂多糖通过激活补体，导致C3B选择性地在远离细菌细胞膜的脂多糖分子上沉积，从而抑制膜攻击复合物的形成，避免了膜损害和细菌死亡。细菌能通过分泌高亲和力低分子量的铁螯合物，有效地抑制宿主蛋白对铁的利用。

克雷白杆菌在自然界普遍存在，在人类中其在皮肤、咽部或胃肠道形成菌落，也可在无菌的伤口和尿液中形成菌落。

导致菌落形成和感染的因素包括如下方面。

(一)呼吸道与机体防御机制受损

上皮细胞间纤维连接蛋白和气道内免疫球蛋白IgA具有防止细菌黏附的功能，在疾病状态下，这些物质被白细胞产生的蛋白酶所破坏，上皮细胞表面的受体暴露，使细菌易于黏附。气管插管可直接损伤咽喉部，且跨越了咽喉部这一重要的防御屏障。气管插管还可削弱气道纤毛清除系统和咳嗽机制，抑制吞咽活动，易使胃液反流至气道，加重对上皮的破坏，使细菌更易黏附定植。

(二)口咽部定植菌随分泌物吸入下呼吸道

口咽部细菌定植与疾病严重程度、抗生素应用、胃液反流、大手术、基础疾病如慢性阻塞性肺疾病等相关。病情越重，定植率越高。一旦有细菌定植，口咽部菌群的误吸，再加上肺部正常清除机制的障碍，可导致肺部感染的发生。

(三)鼻旁窦、食管、胃内细菌等的微量误吸

胃是口咽部革兰阴性定植菌的主要来源。胃液pH与医院获得性肺炎发生率直接相关，$pH<3.4$，医院获得性肺炎发生率为40.6%；$pH>5.0$，医院获得性肺炎发生率则达69.2%。

(四)细菌生物被膜形成

近年来随着新型生物材料应用的增多，同位素标记研究显示，73%气管插管导管中发现含有细菌生物被膜(BF)，其中29%为需氧革兰阴性菌，而且细菌浓度达10^9cfu/mL。

三、病理

肺部病变为大叶或小叶融合渗出性炎症，渗出液黏稠，可引起肺组织坏死液化形成脓肿，侵犯胸膜发生脓胸。急性期多见胸膜表面有纤维素性渗出，镜下可见肺泡壁充血肿胀，肺泡渗出液黏稠，还可见到肺泡壁坏死，有实质破坏及脓肿形成。慢性期患者有多发肺脓肿伴肺实质显著纤维化，胸膜增厚及粘连。

四、临床表现

常起病急骤，常有咳嗽、胸痛、呼吸困难、发热和寒战。典型的痰液为黏稠血性，黏液样或胶冻样，临床描述为无核小葡萄干性胶冻样痰，量大，有时可发生咯血。社区获得性肺炎与其他肺炎不同，表现为肺的毁损性改变，病情重，起病急，早期即可表现为显著的中毒症状，衰竭和低血压，体温超过39℃，发生肺脓肿、空洞、脓胸和胸膜粘连的概率增加。医院内感染的症状和其他病原菌感染的类似，临床表现危重。可有呼吸急促和肺实变体征，典型的累及肺上叶中的一叶，社区获得性肺炎常为单侧胸部体征，大多数在上叶。明显的坏死性肺炎或肺不张可引起肺容积明显减少，引起患侧膈肌抬升、呼吸运动减弱。

五、辅助检查

(一)血常规

通常血白细胞计数增多，中性粒细胞核左移，但有时可正常或减少。如发生粒细胞减少，提示预后恶劣。白细胞增多持续存在提示肺脓肿形成。

(二)肝功能检查

肝功能异常或黄疸可见，可能与慢性酒精性肝病有关。

(三)血清学检查

此项检查对克雷白杆菌感染的诊断无用，必须进行病原学检查。

(四)病原学检查

克雷白杆菌典型表现为短粗革兰染色阴性杆菌，通常由荚膜包围表现为透亮区，由于有一很大的多糖荚膜，其菌落表现为非常黏稠。病原菌的鉴别依赖细菌培养，包括呼吸道标本培养、血培养、胸腔积液培养、保护性毛刷纤维支气管镜检查或肺泡灌洗液等。克雷白杆菌是微需氧菌，无须特殊培养条件，可在大多数普通培养基中生长。

耐药检测：检测ESBLs的方法是根据底物和抑制剂特征设计的，NCCLS规定同时检测头孢他啶(CAZ)和头孢噻肟(CTX)及其加克拉维酸(CA)的复方制剂以提高检出率。由于CA市面难以买到并极不稳定，目前国内难以推广。同时检测头孢他啶(CAZ)和头孢噻肟(CTX)、头孢吡肟和氨曲南(AZT)，只要这四种药物中两种以上抑菌圈直径达可疑标准即可考虑在检测报告单上提示该菌为产ESBL的菌株。叶惠芬等得出纸片扩散确证法和双纸片协同法检出率相似，但双纸片协同法的缺点是纸中心间距不好控制，ETEST ESBLs初筛试条检测ESBLs有一定局限性，纸片扩散确证法适合临床常规测定。

杨玉林等认为ESBLs测定复方阿莫西林和头孢曲松(或头孢他啶)之间的距离以15mm为最佳，底物亦可选择两种以上第三代头孢菌素，以提高ESBLs的阳性检出率。孙长贵等则认为三维试验检测敏感性最高，达95.6%，双纸片协同试验为86.7%，双纸片增效试验以头孢曲松和头孢噻肟为底物检出率相同，其敏感性与双纸片协同试验相近，为84.4%，而以头孢他啶为底物敏感性则为77.1%。关于仪器法，周铁丽等检测了48株肺炎克雷白杆菌中有24株ESBLs为阳性，用纸片协同法对照结果一致。检测102株大肠埃希菌中，仪器检出41株阳性，纸片协同法对照也为阳性，但仪器检测的61株阴性菌中，纸片协同法对照有19株为阳性。还认为Vitek-AMS检测ESBLs虽然特异性好，但灵敏度低，易造成漏检。

(五)影像学检查

与其他革兰阴性杆菌比较,克雷白杆菌肺炎的胸部X线表现独特。典型的为肺叶实变,常发生在上叶中的一叶,多在右侧,但下叶受累并不少见,50%患者累及多个肺叶。受累肺叶特征性的放射学表现为凝胶样沉重的痰液引起的叶间裂下垂,但这种表现在其他细菌如流感杆菌、某些厌氧菌、结核杆菌感染中也可见到。胸腔积液、脓胸、脓肿形成和胸膜粘连也可见。肺脓肿发生率为16%～50%,如有空洞形成,特别是存在单侧坏死性肺炎的情况下,应高度怀疑存在克雷白杆菌的感染。在对抗生素治疗无效或疗效欠佳的情况下应进行胸部CT检查。可发生于任何肺叶,表现为大叶阴影,密度均匀或有透亮区,病灶肺叶体积增大,叶间裂外凸征。也可表现为斑片状及融合阴影,病灶密度不均匀,边缘模糊,可合并胸腔积液。Moon认为克雷白杆菌肺炎表现实性和没有边缘的大小不等的空腔,其实质均是大小不等的脓腔,只是坏死组织和痰液黏稠不易咳出,才表现为大片状均质实性密度影。

影像学表现可分3种类型。①单纯肺纹理增多,模糊,这一组与一般的支气管炎难以鉴别,很难做出诊断。②单发的较其他肺炎清晰的大片状、蜂窝状、团片状实变影或伴有液化坏死。累及右上肺叶胸部X线呈"叶间裂下坠",于卧位胸片此征象不能显示,而表现为右上肺贴近水平裂的大片状模糊影,水平裂下缘清晰,位置不上移,CT表现为肺斜裂后突呈"钟乳石征",增强后病灶呈散在斑片状、条状不规则强化。③多病灶累及多肺叶呈弥散分布较其他肺炎清晰的大片状、蜂窝状、团片状实变影或伴有液化坏死。

六、诊断

(1)临床起病急,高热、寒战、胸痛,痰液黏稠不易咳出,典型者可呈砖红色、黏稠血性果酱样。多为老年人、体弱者、免疫力低下者。尤其是患有慢性消耗性疾病、长期酗酒和长期使用糖皮质激素的患者。一旦出现肺部多发脓肿和节段性肺炎,应用氨苄西林无效(此菌对氨苄西林天然耐药),应注意此病可能。

(2)在影像学上单发的较其他肺炎清晰的大片状、蜂窝状、团片状实变影或伴有液化坏死是较典型的影像特点。累及右上肺叶胸X线表现为右上肺贴近水平裂的大片状模糊影,"叶间裂下坠",于卧位胸片此征象不能显示,而表现为右上肺贴近水平裂的大片状模糊影,水平裂下缘清晰,位置移位不明显。CT表现为肺斜裂后突呈"钟乳石征"。增强后病灶有散在斑片状、条状不规则强化。弥散分布病灶可有单发病灶的特点,此类患者较前两类患者体弱、病情重。可伴有少量胸腔积液及胸膜增厚。

(3)克雷白杆菌肺炎的影像表现与其他细菌性肺炎相同,仅根据影像鉴别诊断困难,有赖于细菌学检查鉴别。但结合临床和影像学上的典型表现,对部分典型病例可做出正确诊断。

七、鉴别诊断

社区获得性肺炎克雷白杆菌肺炎主要与肺炎链球菌肺炎、军团菌肺炎鉴别。医院内感染应与假单胞菌感染、不动杆菌感染、沙雷菌感染鉴别。主要鉴别依据为病原学检查结果。

八、治疗

(一)抗生素治疗

及早使用有效抗生素是治愈的关键。因克雷白杆菌耐药率较高,目前病死率仍在20%左右。

1.头孢菌素和氨基糖苷类抗生素为首选药物

对重症患者多采用一种头孢菌素和一种氨基糖苷类抗生素联合治疗。头孢菌素首选第三代,常用药物有头孢拉啶、头孢曲松、头孢哌酮。氨基糖苷类可用阿米卡星。氨基糖苷类抗生素在支气管分泌物内的浓度仅为血浓度的5%～40%,且不易透过稠厚的痰液,因而影响疗效。也可用哌拉西林,分次给药或与氨基糖苷类合用。氟喹诺酮类抗生素如环丙沙星、氧氟沙星有较好效果。亚胺培南-西司他丁、氨曲南、替卡西林+棒酸也有较好效果。

2.治疗矛盾和对策

以往氨基糖苷类药物与β-内酰胺类药物合用曾作为治疗肺炎克雷白杆菌感染的一线药物。但近年来国外的分子生物学研究发现氨基糖苷类抗菌药物钝化酶可修饰抗菌药物分子中某些保持抗菌活性所必需的基团,使其与作用靶位核糖体的亲和力大幅降低,导致耐药的产生。这些钝化酶包括氨基糖苷酰基转移酶、氨基糖苷腺苷转移酶或氨基糖苷核苷转移酶和氨基糖苷磷酸转移酶等。这些酶的决定簇即使在没有明显遗传关系的细菌群间也能传播,一种药物能被一种或多种酶修饰,而几种氨基糖苷类药物也能被一种酶所修饰,因此,不同的氨基糖苷类药物间存在不完全的交叉耐药性。

氟喹诺酮类药物同样应用于肺炎克雷白杆菌肺炎治疗,氟喹诺酮类药物可抑制DNA拓扑异构酶活性,阻止DNA复制、修复,染色体分离、转录及其他功能,从而发挥杀菌作用。DNA拓扑异构酶Ⅱ又常称为DNA旋转酶,其基因突变可引起耐药。当拓扑异构酶Ⅱ、Ⅳ均发生变化,则耐药程度更大。因此临床治疗效果欠佳时,应注意交叉耐药存在,及时调整药物。

(二)对症和支持治疗

包括保持呼吸道通畅、祛痰、止咳、给氧,纠正水、电解质和酸碱失衡,补充营养等。

第七节　大肠埃希菌肺炎

一、概述

大肠埃希菌(简称大肠埃希菌)肺炎是大肠埃希菌引起的肺部感染。在社区获得性革兰阴性杆菌肺炎中发病率仅次于肺炎克雷白杆菌,也是医院内获得性肺炎的主要致病菌之一,占革兰阴性杆菌肺炎的9%～15%。

大肠埃希菌肺炎多发生在住院的衰弱患者,以迅速发展的融合性肺实变、坏死、空洞形成为其特点,常引起脓胸。

二、病因和发病机制

大肠埃希菌革兰染色阴性,直短杆状,多数有鞭毛,能运动,某些菌株有荚膜(微荚膜)和周身菌毛。该菌兼性厌氧,营养要求不高,在普通营养琼脂上生长良好,形成较大的圆形、光滑、湿润、灰白色的菌落,在血琼脂上某些菌株可产生溶血,在肠道选择培养基上可发酵乳糖,形成有色菌落。本菌能发酵多种糖产酸产气。

本菌的K抗原和菌毛与侵袭力有关。K抗原能抗吞噬,并有抵抗抗体和补体的作用。大肠埃希菌的细胞壁有内毒素活性，其毒性部位在脂类，与所有革兰阴性杆菌产生的内毒素一样，具有内毒素所特有的、相似的病理生理作用，如引起发热、休克、DIC等。

大肠埃希菌是医院内免疫功能低下患者并发革兰阴性杆菌肺炎的常见致病菌之一。大肠埃希菌多来自胃肠道感染或泌尿生殖系统感染灶经血源播散到肺部而发生肺炎，少数系由口腔或医院污染源吸入而致病。多数患者原有慢性肺部疾病、糖尿病、肾盂肾炎、胸腹部大手术、全身麻醉或意识障碍，以及长期使用多种抗生素而致菌群失调。

三、病理

大肠埃希菌肺炎主要呈现肺下叶的支气管肺炎改变，以两侧病变多见。病程6天以上者常有肺小脓肿、胸腔积液甚至脓胸改变。炎症累及气管-支气管黏膜较少，肺泡内由浆液和中等量的单核细胞填充。病程早期红细胞渗出多见，后期可见中性粒细胞、巨噬细胞等。可见肺泡壁增厚和坏死病变。部分病例可伴有大肠埃希菌引起的胆囊炎、肾盂肾炎或脑膜炎等病变。

四、临床表现

(一)症状

1.常见症状

可表现为寒战、发热、咳嗽、咳痰、胸痛、呼吸困难和发绀等。痰常为黏稠或脓性，可有腥臭味。常伴有胃肠道症状如恶心、呕吐、腹痛、腹泻，严重病例有意识障碍和末梢循环衰竭等。

2.非典型症状

部分病例可伴有肌痛和胃肠道症状，如恶心、呕吐、腹痛、腹泻等。严重病例可有嗜睡等意识障碍和末梢循环衰竭。

(二)体征

肺部体征可有双侧下肺呼吸音减低并有湿啰音，肺部实变体征少见。40%患者可伴发脓胸并可见相应体征，多发生在病变严重的一侧。

五、辅助检查

(一)血常规

外周血白细胞计数正常或轻度增高，中性粒细胞增多。

(二)痰涂片检查

直接涂片后革兰染色镜检，根据细菌的形态和染色性做出初步判断。

(三)分泌物培养

脓液、痰和其他分泌物标本可直接划线接种于血琼脂平板，35℃孵育18～14h后观察菌落形态。根据能发酵乳糖、葡萄糖产酸产气，吲哚形成试验、甲基红反应阳性、枸橼酸盐利用试验阴性即可鉴定大肠埃希菌。

(四)X线检查

表现为多叶性肺实变或弥散性斑片状阴影，以两下叶为主，中等大小的脓腔多见；40%伴脓胸，多发生在病变广泛的一侧。

六、诊断

有肺炎的症状表现，原有慢性疾病、长期使用抗生素或使用免疫抑制剂病史，伴有消化道症状，甚至精神症状，病情进展快且可并发脓胸，应考虑本病。

X线检查表现为多叶性肺实变或弥散性斑片状阴影，以两下叶为主，中等大小的脓腔多见；40%伴脓胸，多发生在病变广泛的一侧。

最后确诊需依靠病原学检查。痰涂片检查可区分病原体是否革兰阴性染色。两次合格痰培养分离到大肠埃希菌≥10^7cfu/mL，或采用环甲膜穿刺气管吸引(TTA)、防污染双套冠毛刷采样(PSB)、支气管肺泡灌洗(BAL)和经皮肺穿刺吸引(LA)等防污染下呼吸道标本采样技术采集到的标本分离到大肠埃希菌可确诊。胸腔积液和血标本培养出大肠埃希菌也可确诊。若肺炎继发尿路感染，且尿路和痰培养大肠埃希菌均阳性时，则也有诊断价值。

除了常规的痰培养以及药敏检测确定是否存在多重耐药外，根据现在的研究水平，也可检测基因盒-整合子系统。最常用的方法就是聚合酶链反应(PCR)技术。根据整合子的保守末端设计了特异性的寡核苷酸探针，结果发现在近75%(26/35)临床分离的耐氨基糖苷类抗生素的肠杆菌科细菌中存在整合子，同时设计了针对常见耐药基因的寡核苷酸探针，在这些细菌中发现了一些耐药基因的新的组合，用PCR成功地测出了耐药基因在两个保守末端之间的顺序，绘制出了整合子的基因图谱。

七、鉴别诊断

本病与其他细菌肺炎的鉴别诊断主要依靠病原学的确立，有时单靠临床表现鉴别比较困难。

八、治疗

(一)药物治疗

1.用药方法

(1)初始经验性抗菌药的选择：大肠埃希菌在社区获得性肺炎和医院内获得性肺炎(HAP)中均占有重要地位，尤其是HAP患者应提高警惕。大肠埃希菌初始经验性抗生素治疗的关键在于确定患者是否存在多重耐药菌(MDR)病原菌感染的危险因素，后者主要包括延长的住院时间(≥5天)，曾在健康护理相关机构住院，以及最近使用过较长时间的抗生素治疗。对没有MDR菌危险因素、早发性的HAP、VAP和HCAP患者，初始经验性抗生素可选择头孢曲松、左氧氟沙星、莫西沙星、环丙沙星、氨苄西林/舒巴坦或厄它培南；而对迟发性、有MDR菌危险因素的HAP、VAP和HCAP，产超广谱β-内酰胺酶(ESBL)的大肠埃希菌是常见病原体之一，初始经验性抗生素应选用抗假单胞菌头孢菌素(头孢吡肟、头孢他啶)、碳青霉烯类(亚胺培南、美罗培南)或β-内酰胺类/β-内酰胺酶抑制剂(哌拉西林-他唑巴坦)，加用抗假单胞菌喹诺酮类(环丙沙星或左氧氟沙星)或氨基糖苷类(阿米卡星、庆大霉素或妥布霉素)等。对MDR病原菌，初始必须接受联合治疗，以保证广谱覆盖和减少不适当初始经验性抗生素治疗可能性。但应当注意，如果患者新近曾使用过1种抗生素治疗，经验性治疗时应避免使用同一种抗生素，否则易产生对同类抗生素的耐药性。所有治疗都必须根据当地抗生素的耐药情况来选择药物，建立自己的最佳经验治疗方案，才能真正做到适当治疗。

初始抗生素的使用剂量和疗程：严重HAP或VAP患者必须使用充足剂量的抗生素以保证最大的疗效。ATS推荐，肾功能正常的成年患者，常用头孢吡肟和头孢他啶的充分治疗剂量是2g，Q 8H；而美罗培南的治疗剂量(1g，Q 8H)通常要略大于亚胺培南(0.5g，Q 6H，或1g，Q 8H)；哌拉西林-他唑巴坦的剂量不仅每次用药至少要4.5g，而且每天用药次数为4次；在氨基糖苷类药物中,阿米卡星的每天剂量为 20mg/kg;而喹诺酮类中环丙沙星为 400mg,Q 8H,左氧氟沙星为 750mg,QD。

(2)给药方式:了解常用抗菌药的药代动力学及药效学特性,有助于选择合适的给药方案。氨基糖苷类和喹诺酮类等药物是浓度依赖性杀菌剂,高浓度的情况下杀菌速度更快。而β-内酰胺类属于时间依赖性杀菌剂,其杀菌的程度取决于血清浓度高于细菌最低抑菌浓度(MIC)的持续时间。另一个差别是有些抗菌药具有"抗菌药后效应(PAE)",PAE 是指这些药物在抗菌药浓度低于对细菌的 MIC 之后还能够抑制这种细菌的生长。对于大肠埃希菌,使用氨基糖苷类和喹诺酮类药物的 PAE 比较长。β-内酰胺类抗菌药对革兰阴性杆菌没有 PAE 或 PAE 比较短。而碳青霉烯类抗菌药(亚胺培南或美罗培南)显示出有抗菌药后效应。

这些药效学作用导致针对具体药物制定具体给药方案。β-内酰胺类的杀菌作用对浓度的依赖性很弱,PAE 有限,所以如果浓度尽可能长时间地高于对感染病原菌的 MIC 则最为有效。这就需要给药次数多,甚至是连续滴注。另外,喹诺酮类和氨基糖苷类因为 PAE 比较长,且为浓度依赖性,所以每天 1 次给药为好。

(3)给药途径:所有患者的初始治疗应当静脉用药,临床有效和胃肠道功能正常的部分患者可以换用口服/肠道给药治疗。喹诺酮类等生物利用度高的药物在此类患者中可以很容易地换用口服药治疗。气管内滴药与雾化吸入给药只在多黏菌素 B 和氨基糖苷类药物有研究。

(4)联合治疗与单药治疗:如果患者可能被 MDR 病原菌感染,则应当采用联合治疗。联合治疗具有协同抗菌作用,可以预防耐药的产生,提供广谱的经验性治疗方案,避免治疗不当和无效。但上述作用仍待长期研究证明。应当尽可能采用单药治疗,因为联合治疗往往价钱昂贵,患者要暴露于不必要的抗菌药,因此增加 MDR 病原菌感染和不良事件的危险性。

(5)疗程:循证医学证据表明,如果经验性抗菌药治疗有效,治疗 6 天就可以达到很好的临床疗效,延长抗菌药治疗时间只会导致耐药菌的定植。如果患者接受了适当的初始抗菌药方案,并有良好的临床反应,感染的临床表现缓解,应努力将抗菌药的疗程从传统的 14～21 天缩短为 7～8 天。如果患者采用的联合治疗方案中包括了氨基糖苷类,只要病情有所改善,可以在 5～7 天后停用氨基糖苷类。

(6)对治疗反应的评价:一旦取得细菌学资料(血、痰培养),就要对初始使用的抗菌药进行调整。这既包括初始治疗未覆盖的致病菌(主要是耐药菌),又包括初始治疗有效,需要降阶梯换用窄谱抗菌药。初始抗菌药治疗无效可能有 3 种原因。①诊断错误,有很多其他原因临床上被误认为是 HAP,如肺栓塞、肺不张、肺泡出血、ARDS、肺肿瘤。②宿主原因,如高龄、机械通气时间长、呼吸衰竭、潜在致死性疾病、双侧肺浸润、抗菌药治疗史等。③病原体因素,初始治疗未覆盖某些耐药菌,如铜绿假单胞菌、不动杆菌属;或其他少见病原体,如结核分枝杆菌、真菌、呼吸道病毒等。另外,在治疗过程中可能出现导致发热的并发症,如鼻窦炎、静脉导管相关感染、伪膜性肠炎、泌尿系感染等。

对于初始治疗无效者,需扩大鉴别诊断的范围,同时重复下呼吸道分泌物细菌培养。如果发现耐药菌或少见致病菌,应根据药敏结果调整抗菌药。如果细菌培养阴性,要考虑其他并发症或非感染性因素。必要时需要更换深静脉插管,并取导管尖端、导管血进行培养,还要行尿培养。影像学检查可以帮助发现治疗失败的原因,如侧位胸片、B 超可发现胸腔积液(通过胸腔积液检查可排除脓胸)；腹部CT可帮助发现腹腔内的感染；鼻旁窦CT可发现鼻旁窦的气液平面，有助于鼻窦炎的诊断；另外还要特别警惕肺栓塞的可能。如果病原学和影像学检查均未发现异常，可考虑开胸肺组织活检。但在肺组织活检前，可先考虑行纤维支气管镜检查，如果纤维支气管镜检查也无任何阳性发现，可以先经验性地更换抗菌药。

2.治疗矛盾

表达超广谱β-内酰胺酶的大肠埃希菌，不论由实验室构建或野生，都存在对以下抗生素高的耐药：氨基青霉素类(氨苄西林、阿莫西林)、羧基青霉素类(羧苄西林、替卡西林)、脲基青霉素(哌拉西林)以及窄谱头孢菌素类(头孢噻吩、头孢噻啶、头孢呋辛)。同时对7A-甲氧基头孢菌素类(头孢西丁)和碳青霉烯类(亚胺培南、美罗培南)敏感。对含氧亚氨基的β-内酰胺类抗生素(头孢他啶、头孢噻肟和头霉素类)的水解能力因酶的基因型而异，同一基因型之间也略有差异。

3.对策

临床上应保护好易感人群，积极治疗基础病，严格执行消毒与隔离制度，控制环境污染，杜绝医院交叉感染的机会，进一步减少感染的发生率和病死率。

抗菌药限制使用可以限制特定耐药菌感染的流行。不同类别抗菌药搭配使用，包括正式的抗菌药轮换，可能有助于降低抗菌药耐药的总发生率。

(二)其他治疗

止咳、祛痰、止痛、止血，适量补充液体，维持水、电解质和酸碱平衡。注意保暖，保证睡眠，提供足够营养和易消化的食物。给氧。积极处理原发病和基础疾病。

对发生肺脓肿、胸腔积液或脓胸的患者应加大抗生素的剂量和疗程，脓胸形成者应进行引流，抗生素胸腔内注射等，防止胸膜增厚和粘连。并发休克、心肺功能不全者，应给予相应处理，必要时给予机械通气等。

第八节　绿脓杆菌肺炎

一、概述

绿脓杆菌(铜绿假单胞菌)肺炎是绿脓杆菌感染所致，常发生于免疫低下或伴有基础疾病的患者，是一种严重而又常见的医院内获得性感染。患者病情严重、治疗困难、病死率高，近年来发病率有明显上升趋势，成为医院内获得性肺炎的首位发病病因。

二、病因

绿脓杆菌是假单胞菌属的代表菌种，在琼脂平板上能产生蓝绿色绿脓菌素和荧光素，故称绿脓杆菌。本菌为无荚膜、无芽孢、能运动的革兰阴性菌，形态不一，成对排列或短链状，为专性需氧菌，本菌生长对营养要求不高，在普通培养基上生长良好，最适宜生长温度为37℃，致病性绿脓杆菌在42℃时仍能生长。菌体O抗原有两种成分：一种为内毒素蛋白，是一种保护性抗原；另一种为脂多糖，具有特异性。绿脓杆菌对外界环境抵抗力较强，在潮湿处能长期生存，对紫外线不敏感，湿热55℃持续1h才被杀灭。

三、发病机制

(一)基本发病机制

绿脓杆菌在自然界广泛分布，对人类而言，属条件致病菌。绿脓杆菌的多种产物有致病性，其内毒素则在发病上无重要意义。其分泌的外毒素A(PEA)是最重要的致病、致死性物质，进入敏感细胞后被活化而发挥毒性作用，使哺乳动物的蛋白合成受阻并引起组织坏死，造成局部或全身疾病过程。动物模型表明，给动物注射外毒素A后可出现肝细胞坏死、肺出血、肾坏死及休克等。绿脓杆菌尚能产生蛋白酶，有外毒素A及弹性蛋白酶同时存在时则毒力最大；胞外酶S是绿脓杆菌所产生的一种不同于外毒素A的ADP一核糖转移酶，可促进绿脓杆菌的侵袭扩散，感染产此酶的绿脓杆菌患者，可有肝功能损伤而出现黄疸。

(二)非典型表现发病机制

绿脓杆菌为条件致病菌，完整皮肤是天然屏障，活力较高的毒素亦不能引起病变，正常健康人血清中含有调理素及补体，可协助中性粒细胞和单核巨噬细胞吞噬及杀灭绿脓杆菌，故也不易致病；但如改变或损伤宿主正常防御机制，如皮肤黏膜破损、留置导尿管、气管切开插管，或免疫机制缺损如粒细胞缺乏、低蛋白血症、各种肿瘤、应用激素或抗生素的患者，在医院环境中常可从带菌发展为感染。烧伤焦痂下，婴儿和儿童的皮肤、脐带和肠道，老年人的泌尿道，经常是绿脓杆菌败血症的原发灶或入侵门户。

四、病理

病理变化主要表现为弥散性浸润及多发性小脓肿，绝大多数病变在下叶，累及双肺者为半数以上，且常有胸膜改变。镜下可见肺泡腔内有炎性渗出物，其内含有多核粒细胞与单核粒细胞，或主要是单核粒细胞混有坏死的中性粒细胞核碎片，以及大量革兰阴性杆菌密集菌丛。肺泡壁明显坏死，小脓肿，局限性出血。菌血症引起的肺炎可见小动脉壁明显坏死与动脉血栓。坏死动脉壁有较多革兰阴性杆菌。

五、病理生理

(一)基本病理生理

在正常人呼吸道防御机制遭到破坏后，绿脓杆菌借助于纤毛运动附着在损伤的呼吸道黏膜上。附着后产生蛋白溶解酶，其中弹性蛋白酶可分解动脉壁弹性蛋白，灭活补体、免疫球蛋白及凝血因子；胶原酶分解胶原纤维，导致基质破坏。其对巨噬细胞膜的附着性小，有的可产生膜外多糖导致巨噬细胞对其吞噬功能减弱，而不能被清除。有研究认为绿脓杆菌表面所产生的糖被膜物，在细菌表面形成生物被膜，进而降低抗生素的渗透性。因此提出“呼吸道生物被膜病”的概念。绿脓杆菌肺炎有3种感染途径：内源性误吸、外源性吸入、肺外感染灶播散至肺，以内源性误吸最常见，尤其是院内感染。

(二)非典型表现病理生理

留置导尿管使尿道黏膜受损，在角膜受到损伤或角膜抵抗力降低时，原有心脏病基础上，心脏手术、瓣膜置换术后，绿脓杆菌附着在损伤的尿道黏膜、角膜、心瓣膜上，其产生的弹性蛋白酶可引致组织坏死，并抑制巨噬细胞趋化性。最重要的是外毒素A，可见于临床分离得到的大部分菌株，其纯化物对哺乳动物具有高度致死性，它抑制易感细胞的蛋白质合成，并引起病变组织发生坏死。

六、临床表现

(一)症状

1.常见症状

常见症状有咳嗽、咳痰,多数患者咳黄脓痰,少数咳典型的翠绿色脓痰,可以据为诊断特征,咯血少见。有明显中毒症状,高热、嗜睡、乏力、衰竭等败血症样的全身表现。胸闷、气短、进行性发绀,心率相对缓慢。病情恶化时,可发生周围循环衰竭,进入休克状态。原有呼吸功能障碍的患者可发生呼吸衰竭。

2.非典型症状

由于绿脓杆菌分布广泛,正常人皮肤、手上、医院的床褥、医疗器械,特别是雾化器和人工呼吸器常可分离到该菌。可通过多种途径传播给人,因此可引起呼吸系统以外的各种并发症或感染。

(1)败血症:绿脓杆菌败血症相对较为多见,患者可有弛张热或稽留热,常伴休克、急性呼吸窘迫综合征(ARDS)、弥散性血管内凝血(DIC)等。

(2)心内膜炎:绿脓杆菌引起的心内膜炎常发生在原有心脏病基础上、心脏直视手术所装的人工瓣膜或静脉吸毒者的自然瓣膜上。炎症可发生在各个瓣膜,但以三尖瓣为多见。如发生在左心瓣膜有赘生物生长,则预后严重。

(3)尿路感染:绿脓杆菌所致尿路感染占院内感染尿路分离菌的第二位,特别常见于有过泌尿科操作的、尿路梗阻的或接受广谱抗生素的患者。40%的绿脓杆菌败血症的原发病为尿路感染。

(4)中枢感染:绿脓杆菌脑膜炎或脑脓肿其临床表现与其他细菌性中枢感染相同,但预后较差,病死率在60%以上。

(5)消化道感染:消化道绿脓杆菌感染是败血症的重要入侵门户之一,可在消化道的任何部位产生病变。可引起婴幼儿腹泻、成人盲肠炎、直肠脓肿。

(6)其他:绿脓杆菌还可引起角膜溃疡或角膜炎、中耳炎和乳突炎、鼻窦炎、多发性椎体骨髓炎等。

(二)体征

1.常见体征

肺部体征无特殊,与一般肺炎相同。因其病变为支气管肺炎,故啰音多为散在性。部分融合成较大片浸润者,也可出现叩浊及管状呼吸音等实变体征。

2.非典型体征

绿脓杆菌败血症皮肤出现坏疽性深脓疱为其特征性表现,周围环以红斑,皮疹出现后48~72h,中心呈灰黑色坏疽或有溃疡,皮疹可发生于躯体任何部位,但多发于会阴、臀部或腋下,偶见于口腔黏膜,疾病晚期可出现肢端迁徙脓肿。绿脓杆菌性角膜溃疡由于绿脓杆菌能分泌荧光素及绿脓色素,所以附着在溃疡面上的大量黏性分泌物呈淡绿色,成为本病的特征之一。绿脓杆菌所致尿路感染、蜂窝织炎和骨髓炎、外耳炎、心内膜炎体征与其他细菌所致类似,但预后较差,病死率高。

七、辅助检查

(一)血常规

发病时白细胞往往在正常范围,数天后升高,可见幼稚细胞。白细胞>20×10^9/L 仅占15%。中性粒细胞大多增高,嗜酸粒细胞也可增高,但对诊断无特异性。值得注意的是,白细胞的计数与预后有关,白细胞减少者经治疗逐渐升高则预后较好,临床治愈率可达76%,反之则为43%。

(二)血生化

血沉增快,可出现低钾、低钠、低氯血症,此可能与感染时潜在的抗利尿激素分泌失调综合征有关。可出现肝肾功能损害。

(三)病原学检查

1.痰涂片

痰涂片是简单快速的检查方法,肉眼观察呈翠绿色或黄绿色,有铜绿假单胞菌的特殊气味。涂片后进行革兰染色,可初步分辨革兰染色阳性与阴性菌,这对痰培养结果得出前指导抗生素的使用有一定的价值。

2.痰细菌培养

痰细菌培养是诊断病原体的主要方法。虽然痰从口咽部咳出时常被上呼吸道正常菌群污染,培养结果不能真正代表肺部感染的致病菌,但是通过改进痰液留取方法和培养方法,仍对临床诊断有重要价值。痰培养前涂片检查如每低倍视野鳞状细胞<10个,白细胞>25个,则痰标本来自下呼吸道可能性大。痰定量培养法以菌浓度>10^9 cfu/mL 为有意义的培养界阈。防污染下呼吸道分泌物标本分离到绿脓杆菌是诊断绿脓杆菌肺炎比较可靠的证据。

与其他细菌引起感染实验室检查类似,取感染部位标本,如脓液、血、尿、皮疹、穿刺物或渗出液等进行细菌培养,根据微生物特性进行鉴定,可确立诊断。

(四)影像学检查

最常见表现为弥散性、双侧支气管肺炎,可累及多肺叶,以下叶常见。病变呈直径为0.5~2cm 结节状浸润影或呈融合性斑片状浸润,其间可见多发性小脓腔,也可伴发少量胸腔积液,但极少有脓胸。

绿脓杆菌引起呼吸系统以外的各种并发症或感染,可行相关的骨关节照片、心脏B超等检查,但其表现与其他细菌所致类似。

八、诊断

一般而言,临床上如有下列情况应考虑绿脓杆菌肺炎。①有慢性肺部疾病史且久咳不愈,痰量多且为黄绿脓痰或脓血痰。②有较长期糖皮质激素、抗生素治疗史,出现发热、呼吸道症状加重。③胸部X线提示肺部病变广泛,两肺弥散结节状、网状改变或小脓肿形成。④连续两次痰培养检出单一或优势绿脓杆菌。

绿脓杆菌肺炎虽具有某些临床及X线特点,但确切的诊断仍有赖于病原学检查。绿脓杆菌可作为正常菌群的一部分寄生于上呼吸道,应用抗生素治疗或危重患者均可有绿脓杆菌生长。因此,普通痰培养发现绿脓杆菌往往难以确定为肺部感染的病原。经普通气管镜吸取下呼吸道分泌物也并不可靠,因气管镜经口腔或鼻腔时,其头部已被污染。故单一痰培养阳性尚不足以诊断绿脓杆菌肺炎；必须视菌落多少，连续培养的多次结果，以及临床情况包括患者的致病条件、病情发展与X线变化等进行综合判断而定。

九、鉴别诊断

(一)常见表现鉴别诊断

1.金黄色葡萄球菌肺炎

本病咳血痰者多见，胸片可表现为一个肺段或一个肺叶有实变征，有时可为小叶样浸润，浸润中可有一到多个透明区。其鉴别可通过痰涂片、痰和血培养检查。

2.其他革兰杆菌肺炎

发病诱因与临床特点与绿脓杆菌肺炎相似，鉴别主要靠病原学检查。痰涂片革兰染色可与肠杆菌科细菌加以鉴别，绿脓杆菌菌体较长，着色均匀，头尾相接，配对出现；肠杆菌科菌体较宽，多呈双极着色。此法简单迅速，准确率在80%以上。

3.军团菌肺炎

以高热、痰中带血，相对缓脉为常见表现，有时也可与绿脓杆菌肺炎混淆，但军团菌肺炎对红霉素治疗有效。可通过病原学检查、血清间接免疫荧光抗体测定，或支气管灌洗液直接荧光抗体检查加以鉴别。

(二)非典型表现鉴别诊断

与其他细菌引起的呼吸系统以外的感染做鉴别，鉴别主要靠病原学检查。

十、治疗

(一)选择敏感有效抗生素是本病治疗的中心环节

在病原培养及药敏试验未有结果前，可根据经验选用适当抗生素。

1.用药方法

对绿脓杆菌作用较强的抗菌药物有半合成青霉素，如羧苄西林、阿洛西林和哌拉西林，其中以哌拉西林为最常用。头孢菌素中以头孢他啶、头孢哌酮的作用较强。其他β-内酰胺类药物中亚胺培南及氨曲南；氨基糖苷类如庆大霉素、妥布霉素、阿米卡星；氟喹诺酮类如氧氟沙星、环丙沙星及氟罗沙星等。

2.治疗矛盾

临床上应用氨基糖苷类抗生素治疗时应该注意，阿米卡星和妥布霉素对绿脓杆菌虽然有较好效果，但由于此类抗生素具有相当的肾毒性及耳毒性，而绿脓杆菌性肺炎又多见于老年人或有较严重基础疾病患者，这些患者或多或少已有一定肾功能受损，因而在很大程度上限制了它们的使用。

3.对策

对老年人或有较严重基础疾病患者或已有一定肾功能受损患者，可先考虑使用半合成青霉素、头孢菌素或其他β-内酰胺类药物，如对上述药物过敏或必须选用氨基糖苷类和氟喹诺酮类的患者使用时应减量并密切观察肾功能变化，一旦出现肾脏受损加重应即时停用。

(二)绿脓杆菌性肺炎

均发生于有严重基础疾病或免疫功能低下者，故在抗感染的同时应加强对基础疾病的治疗，加强局部引流和全身支持治疗，提高免疫功能。如注意热量供应和蛋白质补充，糖尿病患者应积极控制血糖，重症患者或粒细胞减少者可间断输注新鲜血或白细胞。

十一、预后

一般而言，绿脓杆菌肺炎患者的预后取决于对抗菌药物治疗的反应与疾病的严重程度，如病变范围、机体反应性，有无合并败血症、呼吸衰竭，以及机体免疫防御功能的重建等有关。ICU 内的绿脓杆菌肺炎患者，由于感染菌株耐药率高、基础状况和免疫功能低下等原因，病死率通常高于普通病房内的绿脓杆菌性肺炎患者。研究也发现，绿脓杆菌性肺炎呈多叶病变或弥散性浸润者的病死率明显高于单叶病变者。

第九节　流感嗜血杆菌肺炎

一、概述

流感嗜血杆菌肺炎是由流感嗜血杆菌引起的肺部炎症，易发生在 3 岁以下婴幼儿，常并发化脓性脑膜炎。国外研究表明，流感嗜血杆菌引起小儿肺炎占 23%～45%，而在国内学龄前期儿童引起的肺炎中占 33.8%～34.3%。近年来成人的发病率呈日益增长的趋势（多发生在具有基础疾病的成人），据统计 10%～20%的社区获得性肺炎由流感嗜血杆菌引起，这可能与细菌分离技术的提高、耐药菌株的增加、细菌毒力的改变及免疫抑制药物的使用等因素有关。

二、病因

流感嗜血杆菌简称流感杆菌，又名费佛杆菌，是无芽孢、无动力的革兰阴性短小杆菌，新分离菌株呈球杆状、球状或短链状，陈旧培养物中则呈多形性。细菌为需氧菌，营养要求高，需依赖新鲜血液中的 X、V 生长因子，故在普通琼脂平板上不能生长，而在巧克力琼脂平板上生长良好，给予 5%～10%CO_2可促进生长。流感嗜血杆菌抵抗力弱，对一般消毒剂敏感，干燥时易死亡，加热 50～55℃经 30 分钟即被杀死。根据荚膜多糖抗原的不同，现已发现 SP90 个血清型，在人类引起疾病的多为 20 种血清型。根据有无荚膜分为定型和不定型（NTHI）两类，有荚膜菌株根据荚膜特异抗原的不同又可分为 A～F 六个血清型。B 型流感嗜血杆菌（HIB）主要引起儿童（尤其＜2 岁）严重的侵袭性感染，约 90%HI 脑膜炎的菌株为 B 型。B 型菌株荚膜的多核糖基核糖醇磷酸酯（PRP）具有抑制细胞吞噬功能，因而其毒力增强。临床 HIB 引起的肺炎最多见，F 型次之。但近来的研究显示，25%成人体内有无荚膜菌株的抗体。在慢性阻塞性肺疾病患者中，无荚膜型菌株和肺炎链球菌常在急性上呼吸道病毒性感染基础上引起基础疾病急性加重。

人类是流感嗜血杆菌的唯一宿主，其多寄居于正常人的上呼吸道，仅在呼吸道局部或全身免疫防御机制损害时才入侵下呼吸道导致肺炎，秋冬季节为发病的高峰，常发生于上呼吸道感染后。婴幼儿急性支气管炎时痰中可分离出该菌，成人常在慢性阻塞性肺疾病患者的痰中培养出该菌，可在原有疾病基础上发展为严重的支气管肺炎。

三、发病机制

(一)基本发病机制

流感嗜血杆菌的致病力与多种毒力因子有关，除内毒素外，流感嗜血杆菌还能产生组胺，使支气管平滑肌收缩，分泌黏液，上皮细胞的渗透性增加，并能破坏纤毛运动。致病性流感嗜血杆菌具有 IgA 蛋白酶，能水解呼吸道黏膜的分泌型 IgA 而发挥致病作用。通常情况下，寄殖的流感嗜血杆菌并不致病。细菌自口咽部吸入气管或支气管后即被纤毛运动排出体外。同时，呼吸道黏膜分泌物中的分泌型 IgA 可以保护机体免受感染。但当机体抵抗力降低、免疫功能不完善时即可造成感染，发生流感嗜血杆菌肺炎，甚至败血症、化脓性脑膜炎而危及生命。本病易发生于 6 个月～5 岁的婴幼儿，这与个体的免疫防御状态有关。大多数母乳培养的婴儿可以从母体中获得抗流感嗜血杆菌荚膜多糖抗体而得到被动免疫力，但随婴儿年龄增长而逐渐减弱甚至消失，年长儿和成年人由于免疫系统已健全，感染后获得了保护性抗体。因此，小于 6 个月的婴儿及年长儿、成年人流感嗜血杆菌肺炎较少见。成人流感嗜血杆菌肺炎的发生常伴发于糖尿病、肾病综合征、丙种球蛋白缺乏、酒精中毒或应用抗肿瘤化疗药物、免疫抑制药物者；在慢性阻塞性肺疾病、肺囊性纤维化及长期吸烟人群中，由于局部防御机制受损，流感嗜血杆菌易侵犯下呼吸道发生肺炎。

(二)非典型表现发病机制

多数流感嗜血杆菌的鼻咽部感冒难以识别，且多发生于 5 岁以下儿童。B 型菌株偶可侵入局部，引起会厌炎、肺炎、口腔蜂窝组织炎或通过血液直接从鼻咽部播散引起脑膜炎。细菌的密度(血液细菌的复制，经血液证实的细菌数＞103 个/mm^3，而不是原发感染局部生长的细菌)是发生脑膜炎的必要条件。B 型菌株本身的致病力主要归因于 PRP 包膜的抗吞噬活性。无荚膜菌株极少产生菌血症性感染，但可引起上呼吸道病变(中耳炎、鼻窦炎)及下呼吸道病变(肺炎、慢性支气管炎恶化等)。

四、病理

(一)基本病理变化

病理变化主要表现为支气管黏膜上皮坏死，部分黏膜与支气管分离，细支气管及周围淋巴细胞及中性粒细胞浸润，引起细支气管炎，侵犯肺泡并在肺泡内生长繁殖，引起肺毛细血管扩张、充血，肺泡水肿、渗出，中性粒细胞聚集吞噬，活动增强，伴随炎性渗出物的产生而导致肺实变。婴幼儿初期患者开始常为气管-支气管感染，后发展成化脓性支气管炎。成人患者病变多呈支气管肺炎表现，大叶性分布亦不少见，甚至可见两叶或两叶以上肺受累。可发生于任何部位，以下叶多见，病变融合引起肺组织坏死，甚至出现空洞，形成肺脓肿，延及胸膜则形成胸腔积液和脓胸。

(二)非典型表现病理变化

脑膜炎病理改变呈化脓性炎症改变，大脑表面炎性渗出，脑脊液被一层脓液覆盖，脑膜表面血管极度充血，常有血管炎，包括血管壁坏死、栓塞、破裂、出血。可出现硬脑膜下积液、脑积水、脑脓肿等。会厌炎、眼内炎均可出现充血、水肿及化脓性炎性渗出的改变。

五、病理生理

(一)基本病理生理

病原体入侵肺脏，引起肺泡腔内充满炎症渗出物，肺泡壁充血水肿而增厚，支气管黏膜水肿,管腔狭窄,从而影响换气和通气功能,导致低氧血症及二氧化碳潴留,为增加通气及呼吸深度,出现代偿性的呼吸与心率增快。由于病原体作用,重症常伴有毒血症,引起不同程度的感染中毒症状。缺氧、二氧化碳潴留及毒血症可导致循环系统、消化系统、神经系统的一系列症状以及代谢性和呼吸性酸中毒、水电解质平衡紊乱。

(二)非典型表现病理生理

脑膜炎时可表现出视盘水肿等颅内高压,严重脑水肿可形成脑疝,呼吸节律改变而导致中枢性呼吸衰竭。急性会厌炎由于高度充血水肿可使气道完全阻塞,呼吸困难,甚至窒息,表现出严重缺氧、发绀。

六、临床表现

(一)症状

1.常见症状

本病两个高发年龄组为6个月～5岁的婴幼儿和具有基础疾病的成人,起病前有上呼吸道感染史,婴幼儿发病多急骤,寒战、高热、咽痛、痉挛性咳嗽、咳脓痰、呼吸急促、发绀,迅速出现呼吸衰竭和末梢循环衰竭,累及胸膜者可出现胸痛。常并发于流感病毒或葡萄球菌感染时,全身中毒症状重。成人慢性疾病继发感染时,起病缓慢,发热,咳嗽加剧,咳脓性痰。免疫功能低下患者也有急性起病,其表现与急性肺炎相仿。老年患者多表现为低热,呼吸道症状不典型,伴有食欲减退或精神不佳。

2.非典型症状

(1)脑膜炎:婴幼儿较多见,危害最大,其发病率仅次于流行性脑膜炎。在未实施HIB偶联菌苗预防之前,美国CDC曾报道,当流脑散发时,由HIB所引起的脑膜炎在细菌性脑膜炎中占第一位;北京儿童医院资料表明,其占化脓性脑膜炎的28.9%。多数病例发生在2个月～2岁婴幼儿,成人病例较少。常并发于中耳炎、鼻窦炎、支气管炎、肺炎及宿主抵抗力下降时。呈散发性,多数患者具有明显的前驱症状,先有上呼吸道感染、支气管肺炎,经数日或1～2周出现头痛、呕吐等脑膜刺激征。其病死率在发达国家为5%左右,在发展中国家则可高达40%。流感嗜血杆菌脑膜炎可能并发硬脑膜下积液、脑积水、脑脓肿等,小于6个月婴儿易患脑室膜炎。该病可能造成单侧或双侧耳聋,病后发生的视力丧失、瘫痪等一般为暂时性的。

(2)急性会厌炎:以突发会厌水肿为其特点,导致喘鸣、呼吸困难、病变进展迅速,可完全阻塞呼吸道,成人则表现为咽痛、进行性吞咽困难,必须立即进行气管切开及抗菌治疗。

(3)败血症:在2岁以下的儿童中,本菌是引起无局部病灶败血症的主要病原体之一。年长儿童和切除脾脏后的成人及癌肿化疗后的患者也可患此病。

(4)流感嗜血杆菌感染引起的眼内炎,无荚膜流感嗜血杆菌引起的结膜炎可造成流行,表现为患眼红、烧灼感,或伴有畏光、流泪。国外文献报道即使及时给予玻璃体内细菌敏感性抗生素治疗,视功能仍严重受损。

(5)流感嗜血杆菌在女性生殖泌尿道的寄生率很低(<1%),但能频繁地传播,具有很强的潜在致病力,由于孕妇体内缺乏血清特异性抗体——抗荚膜多糖抗体(抗PRP抗体),易发生绒膜羊膜炎、产后子宫内膜炎、阴道炎、宫颈炎或败血症等,围生期新生儿HI感染的主要表现是败血症和(或)肺炎、结膜炎,50%由未定型菌株引起,母婴间垂直传播可能在宫内或经产道

时已发生，传播率>50%。

(6)流感嗜血杆菌还可引起蜂窝组织炎、骨髓炎及心内膜炎、化脓性关节炎等。起病突然，发病迅速。

(二)体征

1.常见体征

胸部体征有支气管肺炎征，呼吸音低，叩诊呈浊音，听诊可闻及支气管呼吸音、湿啰音。少数患者并发脓胸、脑膜炎与败血症，可有胸腔积液体征。

2.非典型体征

并发脑膜炎患儿可出现脑膜刺激征，严重者出现谵妄、神志不清，10%儿童有单侧或双侧耳聋，应做听力监测，其他如视力丧失、脑神经麻痹、瘫痪等一般为短暂性。急性会厌炎可见吸气性呼吸困难、鼻翼翕动和三凹征。体检咽部充血发红，会厌水肿，但必须强调的是儿童进行口腔内检查时可促发心脏呼吸骤停，故只能在手头备有立即能建立呼吸通道的设备时才能进行此项检查。眼内炎时可出现结膜充血，中等量黏脓性分泌物，还可并发卡他性边缘性角膜浸润或溃疡。

七、辅助检查

(一)血常规

外周血白细胞总数增高，中性粒细胞增多。重症患者白细胞计数可减低。

(二)病原体分离

正确诊断决定于检出病原菌，由于本菌营养要求高，故咽分泌物、痰、气管吸出液送检细菌培养时，除接种普通琼脂平板外，应常规接种于巧克力琼脂平板，以提高检出率。痰培养有流感嗜血杆菌生长，对儿童患者可能有一定的价值，但对成人患者则无临床意义。下呼吸道分泌物细菌培养，阳性结果虽不能确诊，但临床意义较大，胸腔积液或血液培养的阳性结果对流感嗜血杆菌肺炎并发菌血症或败血症等具有更大诊断价值。痰涂片革兰染色检查有利于与肺炎链球菌肺炎的鉴别。在需氧培养中，混有金黄色葡萄球菌时，往往在越靠近金黄色葡萄球菌处，流感嗜血杆菌菌落生长愈大，远离者较小，且不透明，呈灰白色。这一现象是金黄色葡萄球菌合成V因子，并在菌落周围扩散所致，称作“卫星现象”。这一特点有助于对此菌的鉴定。

(三)血清学检查

常用的主要有对流免疫电泳(CIE)、协同凝集(COA)、乳胶凝集(LA)以及外膜蛋白(OMP)抗原、抗体的ELISA法等。当细菌浓度大于100cfu/mL时，乳胶凝集试验即呈阳性，假阳性很少。细菌为苛养菌，营养要求高，所需时间长，阳性率低。除此之外，近年来国际上流行的免疫组化方法如单克隆抗体、DNA探针和PCR技术等方法检测患者体液(如痰、血、尿等)中的流感嗜血杆菌抗原，具有敏感、特异、简便、快速的特点，对疾病的早期病原学诊断、指导临床治疗具有极其重要的意义。

(四)脑脊液检查

开始常中度增高(200～300cm H_2O)，个别因急性脑水肿，脑压可急剧升高(超过450cm H_2O)。脑脊液细菌涂片见革兰阴性短小杆菌，阳性率达80%。细菌培养发现流感嗜血杆菌对诊断有价值。应用对流免疫电泳、酶联免疫吸附试验等免疫学方法检测脑脊液中荚膜多糖抗原,可迅速做出病原学诊断。

(五)涂片培养

感染部位的分泌物或脓液进行涂片及培养可分离出流感嗜血杆菌。

(六)影像学检查

X线胸片成人患者多表现为支气管肺炎改变,早期变化与急性毛细支气管炎相似,但随着间质炎症的加重,X线胸片可出现粟粒状阴影,呈两肺下叶浸润,表现为斑片状或多叶性浸润,少数患者呈一叶或多叶节段性肺炎及大叶性肺炎改变。婴幼儿患者则85%表现为大叶性或节段性肺炎,肺脓肿多见,少数表现为弥散性支气管肺炎或细支气管炎,间质水肿明显,呈“绒毛状”改变。早期可见局限性胸膜炎改变或少量胸腔积液。

由于脑膜炎常与鼻窦炎、中耳炎的原发感染灶有关,所以在抗菌治疗开始后,应选择适当的时机行以上部位的X线摄片。如怀疑有占位性病变时(脑脓肿、硬膜下积脓)存在时,应做CT扫描检查。心包炎心脏B超检查可发现心包积液及心包压塞的血流动力学改变。化脓性关节炎时关节摄片可见关节腔内有渗出。

八、诊断

流感嗜血杆菌是引起社区获得性肺炎最常见的致病菌之一,但临床表现缺乏特异性,胸部X线征象与其他病原体引起的肺炎相似,目前临床上主要依靠流感嗜血杆菌的分离培养确诊。痰液涂片革兰染色镜检见到短杆状或细小的多形性革兰阴性杆菌有提示诊断意义,并有利于与肺炎链球菌肺炎的鉴别。

痰培养有流感嗜血杆菌生长在儿童患者中可能具有一定意义,在成人患者中其意义需结合临床考虑,因为本菌在鼻咽部携带率非常高。应做痰定量培养或避开咽部污染的条件,直接取下呼吸道分泌物培养。

胸腔积液或血液培养的阳性结果对流感嗜血杆菌肺炎并发菌血症或败血症、胸膜炎等具有诊断价值(但血培养的阳性率仅为10%~15%)。上述培养结果行荚膜肿胀试验或免疫荧光试验对确诊及细菌分型更具参考价值。

并发脑膜炎患者脑脊液涂片检查可见极短小的革兰阴性杆菌,有的类似球菌。若在同一涂片上发现形态不同的细菌,或长或圆,或单或双,都应疑为流感嗜血杆菌,其他细菌都无这种多形性。

九、鉴别诊断

(一)常见表现鉴别诊断

本病的鉴别诊断主要是与其他各种病原体所致的肺炎,特别是常见的肺炎球菌肺炎、军团菌肺炎及衣原体肺炎鉴别,主要依据仍然是病原体检查,血清学检查有助于排除军团菌、衣原体感染,有赖于正确采集标本和选择培养基。

(二)非典型表现鉴别诊断

脑膜炎应与其他细菌或病毒引起的脑膜炎鉴别。流感嗜血杆菌脑膜炎主要是化脓性炎症,但起病较其他化脓性脑膜炎缓慢,病程初期仍可有呼吸道症状,经数天至2周出现脑膜炎症状。脑脊液检查具有鉴别意义。化脓性脑膜炎:糖明显下降,氯化物下降,蛋白明显升高,细胞数升高,以中性粒细胞为主。病毒性脑膜炎:糖正常,氯化物正常,蛋白升高,细胞数升高,以淋巴为主。结核性脑膜炎：糖明显下降，氯化物下降，蛋白明显升高，细胞数升高，以淋巴增高为主。但脑脊液的细菌涂片及培养是诊断的主要依据。对急性喉痛的患者，口咽检查无特殊病变发现，或口咽虽有炎症但不足以解释其严重症状者，应考虑到急性会厌炎，若发生于儿童则病情常较严重，应密切观察。

十、治疗

（一）药物治疗

1.用药方法

流感嗜血杆菌感染的首选药物为氨苄西林，成人剂量 6～12g/d，分次静脉注射。可酌情选用新型大环内酯类抗生素如阿奇霉素、克拉霉素、阿莫西林-克拉维酸、氨苄西林-舒巴坦钠等联合 β-内酰胺酶抑制药的复方制剂，以及多西环素、利福平、氨基糖苷类及磺胺甲噁唑/甲氧苄啶（SMZ/TMP）、喹诺酮类等。

目前针对流感嗜血杆菌脑膜炎，头孢曲松作为首选用药，100mg/(kg·d)，分 1～2 次静脉注射，疗程为 10～12 天，其不良反应为部分患者易出现腹泻，一般不需要停药。此外，氯霉素易于通过血脑屏障，且耐药株较少，剂量 75～100mg/(kg·d)，分 4 次给药，最初可静脉点滴，尽快改为口服。期间应每天或隔日检查末梢血常规，出现粒细胞减少要立即停药。一般治疗 26～36h 可见疗效，大部分第 5 天退热，48h 仍无好转应复查脑脊液，若怀疑对多种抗生素耐药，可试用 TMP 20mg/(kg·d)与 SMZ 100mg/(kg·d)，分 4 次口服。氨苄西林毒性小，常用剂量 200～300mg/(kg·d)，分 4～6 次静脉滴注，但近年报道耐药菌株逐渐增多，达 5%～10%以上。皮质类固醇对脑膜炎无治疗作用，但可抑制 TNF-α 和 IL-8 合成，作用是减轻炎症反应，减少耳聋，降低病死率。常用地塞米松 0.4～0.6mg/(kg·d)，连用 4 天。

2.治疗矛盾

随着抗生素的广泛使用，对氨苄西林耐药的菌株不断出现，其主要耐药机制是细菌产生了质粒介导的 β-内酰胺酶，由于产酶率的不断增加，其对氨苄西林的耐药率也明显上升。利福平虽然敏感性高，但利福平为第一线抗结核药物，不应滥用，应加以保护。氨基糖苷类敏感性也较高，但其具有耳毒性及肾毒性。由于喹诺酮类药物易产生耐药并交叉耐药严重，因此不主张把喹诺酮类作为一线的药物来应用。且儿童、孕妇和哺乳期妇女都不宜使用。氯霉素虽易通过血-脑屏障，但对骨髓的抑制作用使人望而却步，尤其是儿童。

3.对策

合理选用抗生素是治疗成功及减少并发症的关键。轻中度感染可采用第二代头孢菌素如头孢克洛、头孢呋辛、头孢丙烯；头孢克洛对流感嗜血杆菌的 MIC 值是头孢丙烯的 1/2。中重度感染可采用第三代头孢菌素头孢泊肟、头孢噻肟、头孢曲松及喹诺酮类莫西沙星等，疗效更为确切。极重症感染可应用第四代头孢菌素或碳青霉烯类。根据感染的不同部位及病情的严重性选用药物和给药途径，疗程一般为 7～14 天。氨基糖苷类药物 6 岁以下儿童禁用。不主张喹诺酮类药物用于 18 岁以下儿童，孕妇和哺乳期妇女也不宜使用，由于产生耐药并交叉耐药严重，因此不主张把喹诺酮类作为一线的药物来应用。使用氯霉素时应严密监测外周血常规的变化。肾功能不全及老年患者在使用氨基糖苷类、喹诺酮类药物时应监测肾功能的变化，并根据个体的具体情况进行剂量的调整。

(二)预防用药

1.用药方法

20世纪80年代起,流感嗜血杆菌B型(HIB)结合疫苗开始广泛应用,30年间取得了很好的预防效果。目前HIB结合疫苗主要开发出4种结合疫苗登记注册,在磷酸多核糖核酸(PRP)上分别加白喉类毒素(PHP-D)、破伤风类毒素(PRP- T)、CRM197蛋白(PRP-CRM或HBOC)、脑膜炎球菌外膜蛋白复合物(PRP-OMP)。婴幼儿接种程序因为使用种类而有所差别。推荐小于5岁儿童全程免疫,因为自然感染治愈后并不总是产生针对PRP的保护性抗体,所以流感嗜血杆菌侵入性感染后仍然推荐应用结合疫苗。在欧洲和美国由于推广流感嗜血杆菌联合疫苗(HIB)使得该病感染率下降了90%。我国初种年龄为7~11个月,用0.5mL菌苗臀部肌内注射,间隔2个月后加强注射1次。接种结合疫苗的不良反应很少,25%有一过性局部轻微疼痛,注射部位红肿,但24h全部恢复正常。有10%的儿童接种疫苗后,有局部轻微疼痛。国内也有报道出现高热惊厥、过敏性皮疹等罕见不良反应。

2.治疗矛盾

国外研究表明,接种疫苗可以防止由HIB导致的所有致命肺炎病例的1/3,还能防止90%以上其导致的脑膜炎病例。到2004年底已有94个国家将HIB结合疫苗纳入了国家计划免疫,而和许多发展中国家一样,我国未将其列入其中,原因之一就是对HI感染缺乏有效监测,对其引起的感染性疾病的认识还不够充分和深入。目前存在的问题为:①流感嗜血杆菌在亚洲,包括我国的流行病学资料还很少;②流感嗜血杆菌疫苗接种时间与DTP(百白破疫苗)和MMR(麻疹-腮腺炎-风疹)等同时,需要开发联合疫苗,即一针多苗;③结合疫苗价格较贵。

3.对策

由于尼古丁为流感嗜血杆菌的营养成分,戒烟为成年人预防本病的措施之一;避免滥用抗生素,防止耐药菌株的产生亦属重要预防措施,尤应引起临床医师重视。

十一、预后

预后与患者的年龄、有无基础疾病或并发症有关。婴幼儿患者病死率为5%,其中90%为多系统病变,如脑膜炎或急性会厌炎。年龄大于50岁具基础疾病的成人患者病死率为30%。婴幼儿患者肺炎吸收后可遗留肺气囊肿或肺大疱改变。

第十节 呼吸衰竭

呼吸衰竭(RF)是指外呼吸功能严重障碍,以致不能进行有效的气体交换,导致缺氧伴或不伴二氧化碳潴留而引起一系列的生理功能和代谢障碍的临床综合征。其标准为海平面静息状态呼吸空气的情况下动脉血氧分压($PA0_2$)<60mmHg伴或不伴有动脉血二氧化碳分压($PaCO_2$)>50mmHg。

呼吸衰竭必定有动脉血氧分压的降低。根据动脉血二氧化碳分压($PaCO_2$)是否升高,可将其分为低氧血症型(Ⅰ型)呼吸衰竭和伴有低氧血症的高碳酸血症型(Ⅱ型)呼吸衰竭。根据主要发病机制不同,可分为通气性和换气性呼吸功能衰竭。根据病因的不同,可分为肺衰竭和泵衰竭。根据原发病变部位不同,可分为中枢性呼吸衰竭和外周性呼吸衰竭。根据发病的缓急,可分为慢性呼吸衰竭和急性呼吸衰竭。

二、病因

肺气体交换涉及2个环节,首先为通气(依赖"通气泵"作用),其次为肺换气(肺泡和血液之间的气体交换过程)。根据气体交换的2个环节,可将常见的呼吸衰竭的病因分为通气功能衰竭和换气功能衰竭。

(一)通气功能衰竭

通气功能取决于呼吸泵功能和呼吸负荷。呼吸泵功能主要决定于胸廓、呼吸肌以及调节呼吸肌收维和舒张的神经系统的功能,是影响CO_2排出的主要因素,其主要功能是保持一定的跨肺压梯度。引起通气功能衰竭的常见病因如下。

1.呼吸肌疲劳或衰竭

气体阻力增加和肺顺应性降低导致呼吸肌过负荷。

2.胸廓和胸膜病变

严重气胸,大量胸腔积液,连枷胸,脊柱侧后凸,血胸,上腹部和胸部术后。

3.神经肌接头病变

重症肌无力,药物阻滞作用。

4.运动神经病变

脊髓损伤、脊髓灰质炎、吉兰-巴雷综合征、肌萎缩侧索硬化。

5.中枢神经系统抑制或功能紊乱

脑血管意外、病毒性脑炎、细菌性脑膜炎、药物中毒、脑水肿、颅脑损伤、中枢性通气功能不足综合征等。

(二)换气功能衰竭

换气功能衰竭是各种原因引起的肺泡气体交换不足的病理状态,主要表现为动脉血氧合不足,而无明显的二氧化碳潴留。引起肺衰竭的主要病因如下。

1.呼吸道气流受限

喉头水肿、喉痉挛、异物、肿瘤、外伤、感染等上呼吸道梗阻,以及支气管哮喘严重发作,慢性支气管炎、阻塞性肺气肿和肺心病等广泛和严重的下呼吸道阻力增加。

2.肺实质性疾病

严重肺部感染、毛细支气管炎、间质性肺炎、肺水肿、肺栓塞和各种原因引起的肺实质损伤及急性呼吸窘迫综合征等。

二、发病机制

呼吸衰竭包括肺通气障碍和(或)肺换气功能障碍,肺换气功能障碍又可以分为通气/血流(V/Q)比值失调和弥散障碍。

(一)通气功能障碍

呼吸系统排除CO_2的能力主要取决于肺泡通气量。肺泡通气量主要受到呼吸频率、潮气量和无效腔的影响。当潮气量或呼吸频率明显降低，或无效腔明显增加时，则肺泡通气量明显降低，引起呼吸系统 CO_2 排出明显减少，导致 CO_2 潴留。肺泡通气障碍的常见原因为阻塞性通气功能障碍和限制性通气功能障碍，主要见于下列情况，肺实质或气道的严重疾病（如COPD），影响呼吸中枢的疾病，抑制中枢神经系统的麻醉药或镇静药物过量，损伤呼吸肌功能的神经肌肉疾病，胸廓损伤。

（二）通气/血流（V/Q）比例失调

肺内气体交换有赖于单位时间内肺泡通气量和肺泡血流灌注量之间一定的比例。正常情况下 V/Q 值为 0.8，当病变引起局部肺通气发生变化而血流未相应变化，或局部血流变化而通气未相应变化时，即发生 V/Q 比例失调。凡累及气道、肺泡、肺间质的肺部疾病均可导致不同程度的肺部气体分布不均和 V/Q 比例失调，从而引起 PaO_2 下降。病理状态下，V/Q 比例失调常见的原因如下。

1.部分肺泡通气不足

慢性阻塞性肺疾病、哮喘、肺水肿、肺纤维化等往往引起肺泡通气严重不均匀，病变部分通气明显减少，而血流未相应减少，使得 V/Q 比例显著降低，流经这部分肺泡的静脉血未能充分动脉化便进入动脉血内，成为功能性分流。

2.部分肺泡血流不足

肺动脉栓塞、弥散性血管内凝血、肺血管痉挛等都可以使得肺部分血流减少或中断，V/Q 比例可显著高于正常或无穷大，肺泡通气不能被充分利用，成为无效腔样通气。

3.真性分流

正常情况下，一部分静脉血经支气管静脉成极少的肺动、静脉交通支直接流入肺静脉，即为解剖分流，这部分血液完全未经气体交换过程，属于真性分流。

（三）弥散功能障碍

是肺换气功能障碍的一种形式，指的是肺泡膜面积减少或肺泡膜异常增厚和弥散时间缩短而引起的气体交换障碍。气体弥散率取决于肺泡膜两侧的气体分压差，肺泡膜面积与厚度及气体的弥散常数，气体弥散量取决于血液与肺泡接触的时间。弥散障碍的常见原因如下。

1.肺泡膜面积的减少

正常成年人肺泡总面积约为 $80m^2$，面积减少 50%以上时才会发生换气功能障碍。常见于肺实变、肺不张和肺叶切除等。

2.肺泡膜厚度增加

健康人血液通过肺部毛细血管约需要 0.75 秒，而肺泡膜两侧的氧气仅需 0.25 秒即达到平衡。肺泡膜病变时，虽然弥散速度减慢，但通常不会发生血气异常。在体力负荷增加等使心排出量增加和肺血流加快时，血液和肺泡接触时间过于缩短才会导致低氧血症。

三、临床表现

对于一个呼吸衰竭的患者来讲，其显示的临床表现往往是缺氧和二氧化碳潴留共同作用的结果。

（一）呼吸功能紊乱

呼吸困难和呼吸频率增快往往是临床上最早出现的重要症状。表现为呼吸费力，伴有呼吸频率加快，呼吸表浅，鼻翼扇动，辅助肌参与呼吸活动，特别是COPD患者存在气道阻塞、呼吸泵衰竭的因素，呼吸困难更为明显。有时也可出现呼吸节律紊乱，表现为叹息样呼吸等，主要见于呼吸中枢受抑制时。呼吸衰竭并不一定有呼吸困难，严重时也可以出现呼吸抑制。

(二)发绀

是一项可靠的低氧血症的体征，但不够敏感。实际上当 PaO_2 50mmHg，血氧饱和度为80%时，即可出现发绀。舌色发绀较口唇、甲床显现得更早，更明显。发绀主要取决于缺氧的程度，也受血红蛋白量、皮肤色素及心功能状态的影响。

(三)神经精神症状

轻度缺氧可有注意力不集中，定向障碍；严重缺氧者特别是伴有二氧化碳潴留时，可出现头痛、兴奋、抑制、嗜睡、抽搐、意识丧失甚至昏迷等。慢性胸肺疾病引起的呼吸衰竭急性加剧，低氧血症和二氧化碳潴留发生迅速，因此可出现明显的神经精神症状，此时可为肺性脑病。

(四)心血管功能障碍

严重的二氧化碳潴留和缺氧可引起心悸、球结膜充血水肿、心律失常、肺动脉高压、右侧心力衰竭、低血压等。

(五)消化系统症状

包括溃疡病症状，上消化道出血，肝功能异常。上述变化与二氧化碳潴留、严重低氧有关。

(六)肾并发症

可出现肾功能不全，但多为功能性肾功能不全，严重二氧化碳潴留、缺氧晚期可出现肾衰竭。

(七)酸碱失衡和电解质紊乱

呼吸衰竭时常因缺氧和(或)二氧化碳潴留，以及临床上应用糖皮质激素、利尿药和食欲缺乏等因素存在，可并发酸碱失衡和电解质紊乱。常见的异常动脉血气和酸碱失衡类型包括严重缺氧伴有呼吸性酸中毒，严重缺氧伴有呼吸性酸中毒并代谢性碱中毒，严重缺氧伴有呼吸性酸中毒并代谢性酸中毒，缺氧伴有呼吸性碱中毒，缺氧伴有呼吸性碱中毒并代碱，缺氧伴有三重酸碱失衡。

四、治疗

呼吸衰竭的治疗原则是治疗病因，去除诱因，保持呼吸道通畅，纠正缺氧，解除二氧化碳潴留，治疗与防止缺氧和二氧化碳潴留所引起的各种症状。

(一)通畅气道、增加通气量

在有效抗生素治疗基础上常采用支气管扩张药治疗和雾化吸入治疗，必要时可采用气管插管或切开以及机械通气和治疗。

1.支气管扩张药

正确使用支气管扩张药对慢性呼吸衰竭患者通畅气道、改善缺氧是非常有益的。常用有吸入、口服用药，最好选用吸入方式给药，如沙丁胺醇、特布他林等；茶碱类的药物口服或静脉用药。

2.雾化吸入治疗

呼吸道的湿化和雾化疗法采用湿化或雾化装置将药物(溶液或粉末)分散成微小的雾粒和

雾滴，使其悬浮在气体中，并进入呼吸道及肺内，达到洁净气道、湿化气道、局部治疗及全身治疗的目标，起到较好的解痉、祛痰、通畅气道作用。常用湿化及雾化的药物有，祛痰药盐酸氨溴索；支气管扩张药，如β2受体激动药沙丁胺醇、特布他林和抗胆碱类药物；糖皮质激素等。

3.机械通气

机械通气是借助人工装置的机械力量产生或增加患者的呼吸动力和呼吸功能，是治疗急性呼吸衰竭和慢性呼吸衰竭急性加重最有效的手段。

机械通气的目的主要包括改善肺气体交换功能，纠正严重的低氧血症，缓解急性呼吸性酸中毒，以避免即时的生命危险，获得治疗肺、气道疾病以及原发病的机会；缓解呼吸窘迫症状，减少呼吸做功和氧耗量，改善呼吸肌疲劳；预防和逆转肺含气不全或不张，并根据压力、容量的关系改善肺顺应性，预防更进一步的肺损害；避免因呼吸衰竭而致的严重并发症。关于机械通气治疗的应用指征，目前仍没有广泛认可的指南，仍主要取决于临床医师的判断，医师根据患者的呼吸衰竭的程度、对重要器官的影响、预后的判断、一些呼吸动力学指标等决定是否进行机械通气。

机械通气时建立适当途径的人工气道是非常重要的，根据患者的具体情况选择合适的人工气道是合理应用机械通气的主要环节。人工气道的选择尽可能采用无损伤性的方法。可供选择的方法有：口、鼻面罩，经口或鼻导管插管，气管切开。

机械通气包括无创通气(NPPV)和有创通气。NPPV是通过面罩或鼻罩与患者连接而进行的人工通气方式，在临床上应用较广泛的是采用正压方式的无创通气，应用NPPV可减轻呼吸肌负荷、改善呼吸形式、增加氧合，以及促进二氧化碳的排出等。目前的应用经验表明，NIV应用于Ⅱ型呼吸衰竭时较为有效，特别是COPD者，可以减少或避免气管插管的有创机械通气，避免相关并发症(如呼吸机相关性肺炎、呼吸机相关性肺损害等)的发生，缩短住院时间，减少病死率；故目前认为，对于COPD患者它不应作为备选措施，一旦条件符合应尽快应用。但对于Ⅰ型呼吸衰竭者，NPPV的应用则存在较大争议。目前的临床观察发现对心源性肺水肿所致呼吸衰竭的疗效较为肯定，也是治疗睡眠呼吸障碍的理想手段，对手术后出现的呼吸衰竭也有一定帮助；但对其他的病因(如ARDS)所引起者则疗效不佳，对预后的帮助不大。应用NPPV时，患者的耐受性对疗效有很大的影响，耐受较差者对病情没有帮助，有时反而会加重病情，因为影响分泌物排出、增加反流误吸的发生率等。

有创机械通气是纠正严重低氧血症或二氧化碳潴留的最有效措施。但是，机械通气仅是应用于纠正严重呼吸衰竭，而对于原发病或其加重因素，一般无明显治疗效果，故在机械通气的同时，应加强原发病等治疗。应用机械通气治疗严重的呼吸衰竭，通气模式和参数的设置应根据患者的基础疾病种类、病情，以及患者的个体情况而定，总的来说应达到以下目标：达到充分的气体交换，维持合适的动脉血氧和二氧化碳水平；尽量减少机械通气对肺及其他脏器生理的影响，特别是循环系统；呼吸机与患者的呼吸努力尽量协调、一致，亦即是保持良好的同步性。若人与机不同步，或呼吸机参数设定不能满足患者的通气需求，会导致人机对抗，使患者呼吸做功增加。

当呼吸衰竭的原发病得到有效治疗，病情改善和呼吸功能恢复时，应尽早撤离呼吸机，这是公认的原则。撤机的决定和时机应根据患者呼吸功能和其他因素的综合评估而定，但须满足一定的前提条件，包括肺部感染得到有效控制、气道分泌物较少、患者有较强的气道保护能力等，这可增加撤机的成功率和避免再次插管。

(二)抗感染治疗

反复的支气管-肺部感染既是引起慢性呼吸衰竭的重要因素，又是呼吸衰竭加重的关键所在。积极的防治感染是成功治疗呼吸衰竭的关键。有条件者应尽快留取痰培养及药物敏感试验，明确致病菌和选用敏感有效的抗生素，必须明确痰培养的结果并不完全代表肺部感染病原菌，需结合病史、临床综合分析判断。

(三)氧气治疗

氧气治疗是应用氧气纠正缺氧的一种治疗方法，简称氧疗。理论上只要 PaO_2 低于正常就可给予氧疗，但实际应用中允许临床医师根据患者情况灵活掌握。临床上最常用、简便的方法是应用鼻导管吸氧，氧流量 1～3L/min，有条件者也可用面罩吸氧。对慢性呼吸衰竭应采取控制性氧疗，其吸氧浓度通常为 25%～33%。对于Ⅰ型呼吸衰竭的患者吸氧浓度可适当提高，尽快使其 PaO_2＞60mmHg。对于Ⅱ型呼吸衰竭的患者，宜从低浓度开始，逐渐增大吸氧浓度，其最终目标是 PaO_2＞60mmHg，而对升高的 $PaCO_2$ 没有明显加重趋势。

(四)呼吸中枢兴奋药的应用

缺氧伴有二氧化碳潴留的患者若出现精神症状及肺性脑病时，如无机械通气条件，可以使用呼吸中枢兴奋药。不仅可以达到兴奋呼吸中枢的目的，而且可以起到清醒意识，利于祛痰的作用。使用呼吸中枢兴奋药时，剂量不宜偏大，使用过程中应注意保持呼吸道通畅，必要时增加吸氧浓度。

第十一节　急性肺损伤与急性呼吸窘迫综合征

急性呼吸窘迫综合征(ARDS)是在严重感染、休克、创伤及烧伤等非心源性疾病过程中，肺毛细血管内皮细胞和肺泡上皮细胞损伤造成弥散性肺间质及肺泡水肿，导致的急性低氧性呼吸功能不全或衰竭。以肺容积减少、肺顺应性降低、严重的通气/血流比例失调为病理生理特征，临床上表现为进行性低氧血症和呼吸窘迫，肺部影像学上表现为非均一性的渗出性病变。以往认为，ARDS 是肺部遭受直接损伤的结果，目前认为各种原因导致的机体失控的炎症反应才是 ARDS 的根本原因，ARDS 并不是孤立的疾病，而是多脏器功能障碍综合征在肺部的表现。

一、流行病学

ARDS 是常见临床危重症。根据 1994 年欧美联席会议提出的 ALI/ARDS 的诊断标准，ALI 的发病率为 18/10 万，ARDS 为每年(13～23)/10 万。2005 年的一项研究表明，美国 ALI 和 ARDS 的发病率分别为 86/10 万和 64/10 万，且随着年龄的增长发病率逐渐升高。而在 ICU 中，10%～15%的患者符合 ARDS 的标准，机械通气的患者其比例甚至超过 20%。

不同研究中，ARDS 的病因构成、疾病状态和治疗条件的不同可能是导致其病死率不同的主要原因。

二、病因

多种因素可以诱发ARDS，其中感染是导致ARDS的最常见原因。有研究报道显示，ARDS患者中，约有40%与感染或全身性感染相关，30%与误吸相关，也有部分与肠道屏障功能障碍导致的肠源性感染相关。根据肺损伤的机制，可以将ARDS的病因分为直接性和间接性损伤。

(一)直接性损伤

(1)误吸。吸入胃内容物、毒气、烟雾等。

(2)弥散性肺部感染。细菌、病毒、真菌及卡氏肺囊虫感染等。

(3)肺钝挫伤。

(4)肺部手术。肺移植术后，肺部分切除术后。

(5)肺栓塞。血栓栓塞、脂肪栓塞、羊水栓塞等。

(6)放射性肺损伤。

(二)间接性损伤

(1)休克。低血容量性、感染性、心源性、过敏性休克。

(2)严重的非胸部创伤。头部伤、骨折、烧伤等。

(3)急诊复苏导致高灌注状态。

(4)代谢紊乱。急性重症胰腺炎、糖尿病酮症酸中毒、尿毒症等。

(5)血液学紊乱。弥散性血管内凝血、体外循环、血液透析、大量输血。

(6)药物。海洛因、噻嗪类、水杨酸类、巴比妥类药物等。

(7)神经源性因素。脑干或下丘脑损伤，颅内压升高等。

(8)妇产科疾病。妊娠高血压综合征、子宫肌瘤、死胎。

三、发病机制

目前认为，ARDS发病的基础是各种原因引起的肺泡毛细血管的损伤，是感染、创伤导致机体炎症反应失控的结果。外源性损伤或毒素对炎性细胞的激活是ARDS的启动因素，炎性细胞在内皮细胞表面黏附及诱导内皮细胞损伤是导致ARDS的根本原因。大量研究显示：细菌、内毒素或损伤刺激后，机体异常释放大量炎性介质；给动物注射炎性介质可以复制ARDS模型，注射炎性介质单克隆抗体可以防止动物发生ARDS。感染或创伤导致ARDS等器官功能损害的过程表现为2种极端，一种是大量炎性介质瀑布样释放，而内源性抗感染介质又不足以抵消其作用，结果导致全身炎性反应综合征(SIRS)；另一种是内源性抗感染介质释放过多，结果导致代偿性抗感染反应综合征(CARS)。CARS、SIRS作为炎症反应对立统一的两个方面，一旦失衡将导致内环境失衡，引起ARDS等器官功能损害。就本质而言，分析SIRS和CARS失衡的结果，在ARDS的防治过程中，积极控制原发病，遏制其诱导的全身失控性炎症反应，是预防和治疗ARDS的必要措施。

近年来对炎性反应在ARDS中的作用进行了大量的研究，炎性细胞，如多形核白细胞(PMN)、单核巨噬细胞的聚集和活化、炎性介质，如肿瘤坏死因子、白介素、血小板活化因子、花生四烯酸代谢产物等物质的合成与释放均为促进ALI和ARDS发生发展的主要因素。另外，国内外学者近年来又从信号传导、细胞凋亡、肺泡水肿液的清除和基因易感性等方面对ARDS的发生机制进行了探讨，取得了一定的成就。

四、病理及病理生理

（一）病理改变

各种原因引起ARDS的病理改变基本相同，需要经过3个阶段。第1个阶段是渗出期，其主要表现为弥散的肺泡损伤。7～10天后，进入增生期（第2个阶段），主要表现为肺水肿减轻，肺泡膜因Ⅰ型上皮细胞增生，间质中性粒细胞和成纤维细胞浸润而增厚，毛细血管数目减少，并出现胶原的早期沉积。有些患者会进展到纤维化期（第3个阶段），其主要表现为正常肺部结构的破坏，弥散的膝部纤维化形成。

（二）病理生理改变

正常的肺组织能够调节肺内液体的运动，以少量的组织间液来调节肺泡的干燥。这种调节机制被打破后，会造成肺间质及肺泡中大量液体的渗出，从而引起气体交换减少，顺应性下降及肺动脉压的升高。正常肺功能的实现需要维持肺泡的干燥，而这与适当的毛细血管灌注密切相关。正常情况下，肺的毛细血管内皮具有选择通透性：液体在静水压和胶体渗透压的控制下穿过细胞膜，而蛋白在血管内维持一定的胶体渗透压。ARDS造成了弥散的肺泡损伤，使得肿瘤坏死因子、白介素（IL）1、IL-6、IL-8等炎性因子大量释放，中性粒细胞活化并释放细胞毒性介质，破坏了毛细血管内皮及肺泡内皮，蛋白大量渗出，胶体渗透压梯度被破坏，导致液体大量渗入间质，使得肺泡腔中被大量血性的富含蛋白的水肿液及坏死的细胞碎片填充。同时，功能性的表面活性物质减少，导致肺泡表面张力增加，引起肺泡塌陷。

肺损伤会引起许多并发症，其中包括气体交换减少，肺顺应性下降及肺动脉压力的升高。另外，气道阻力（RAW）的增加也是ARDS的特征，尽管其临床重要性尚不明确。

1.气体交换减少

ARDS患者中气体交换的减少主要是由于通气血流的不匹配引起的；生理性的分流造成低氧血症，而生理性无效腔的增加使得二氧化碳清除减少。尽管高碳酸血症并不常见，但仍通常需要较高的分钟通气量来维持正常的动脉二氧化碳分压。

2.肺顺应性下降

肺顺应性的下降是ARDS的主要特点之一。它主要是由通气少或完全不通气的肺引起的，而与剩余的有功能的肺单位的压力容积特征无关。甚至是小潮气量都会超过肺的吸气能力从而引起气道压的显著升高。

3.肺动脉高压

在需要机械通气的ARDS患者中，超过25%的患者会出现肺动脉高压。其原因包括低氧引起的血管痉挛，正压通气引起的血管受压，间质的破坏，气道塌陷，高碳酸血症及肺动脉血管收缩药物的使用。肺动脉高压对ARDS患者的临床作用尚不确定，但严重的肺动脉高压会引起病死率的升高。

五、临床表现

（一）症状

ARDS的典型症状为在起病6～72h迅速出现的呼吸困难，并进行性加重。典型的症状为呼吸困难、发绀(如低氧血症),呼吸窘迫的症状通常非常明显,会出现呼吸频率增快,心动过速等症状。缺氧症状以鼻导管或面罩吸氧的常规方法无法缓解。此外,在疾病的后期多伴有肺部感染,表现为发热、畏寒、咳嗽和咳痰等症状。

(二)体征

疾病初期除呼吸频速以外,可无明显的呼吸系统体征,随着病情的进展,出现唇和指甲发绀,有的患者两肺可闻及干、湿啰音,哮鸣音,后期可出现肺实变体征,如呼吸音较低或水泡音等。

(三)并发症

ARDS 的患者出现并发症的风险很高。有些并发症是与机械通气相关,如压力性肺损伤、医源性肺炎,还有与疾病本身相关,如谵妄、深静脉血栓、消化道出血等。

六、辅助检查

(一)实验室检查结果

常规实验室检查无特异性,重要的特征表现为顽固低氧血症。动脉血氧分压降低,吸入氧气浓度>50%(FiO_2>0.5)时,PaO_2仍低于 8.0kpa(60mmHg),$PAAO_2$显著增加,当FiO_2=1.0时,PaO_2低于 46.7kpa(350mmHg),计算 QS/QT 常超过 30%,或 PaO_2/PaO_2≤0.2。$PaCO_2$可正常或降低,至疾病晚期方增高。pH 可升高、正常或降低,这取决于低血压和代谢性酸中毒是否出现。

(二)影像学检查

胸部 X 线早期可无明显变化或只表现为纹理增粗,常迅速出现双侧弥散性浸润性阴影,且受治疗尤其通气治疗干预影响很大。CT 可以更准确地反映病变肺区域的大小,从而较准确地判定气体交换和肺顺应性病变的程度。

(三)肺力学监测

是反映肺机械特征改变的重要手段,可通过床边呼吸功能监测仪监测。主要改变包括顺应性降低和气道阻力增加等。

七、诊断

长期以来,临床上一直广泛采用欧美联席会议提出的 ARDS 诊断标准。具体如下。①急性起病。②PaO_2/FiO_2≤200mmHg(不管 PEEP 水平)。③正位 X 线胸片显示双肺均有斑片状阴影。④肺动脉嵌顿压≤18mmHg 或无左心房压力增高的临床证据。如 PaO_2//FiO_2≤300mmHg 且满足上述其他标准则诊断为急性肺损伤。

2012 年提出的 ARDS 的柏林标准已经取代了以往的 ARDS 诊断标准,其主要的改变是取消了“急性肺损伤”的概念,并且取消了肺动脉嵌顿压的标准,同时加入了最小的呼吸机设定条件。

ARDS 的柏林定义需满足以下标准。

(1)呼吸症状必须在已知的临床损害 1 周内出现,或者患者在 1 周内出现新的症状。

(2)X 线或 CT 扫描示双肺致密影,并且胸腔积液、肺叶/肺塌陷或结节不能完全解释。

(3)患者的呼吸衰竭无法用心力衰竭或体液超负荷完全解释。如果不存在危险因素,则需要进行客观评估(如超声心动图)以排除静水压相关的肺水肿。

(4)必须存在中到重度的氧合下降,定义为动脉氧合指数(PaO_2/FIO_2)。低氧的程度决定了 ARDS 的严重程度。①轻度 ARDS,PaO_2/FiO_2=201~300mmHg,且呼气末正压(PEEP)或持续气道正压(CPAP)≤5cm H_2O。②中度 ARDS,PaO_2/FiO_2=101~200mmHg,且 PEEP≥5cm H_2O。③重度,PaO_2/FiO_2≤100mmHg,且 PEEP>5cm H_2O。

八、鉴别诊断

(一)心源性肺水肿

心源性肺水肿常见于高血压性心脏病、冠状动脉硬化性心脏病、心肌病等引起的急性左心室衰竭以及二尖瓣狭窄所致的左心房衰竭,它们都有心脏病或明显其他脏器疾病史和相应的临床表现,如结合胸部 X 线表现胸部浸润影在中央及血管根部增宽,心电图检查以及相应脏器功能损害化验检查等,诊断一般不难。心导管肺毛细血管楔压(PAW)在左侧心力衰竭时上升(PAW>2.4kpa),对诊断更有意义。

(二)急性肺栓塞

多见于手术后或长期卧床者,血栓来自下肢深部静脉或盆腔静脉。本病起病突然,有呼吸困难、胸痛、咯血、发绀、PaO_2下降等表现。但长期卧床、手术、肿瘤病史以及深静脉血栓病史等有提示作用;心电图异常(典型者 $S_{I}Q_{III}T_{III}$ 改变),放射性核素肺通气、灌注扫描等改变对诊断肺栓塞有较大意义。

(三)重症肺炎

肺部严重感染包括细菌性肺炎、病毒性肺炎、粟粒性肺结核等可引起 ARDS。然而也有一些重度肺炎患者(特别如军团菌肺炎)具有呼吸困难、低氧血症等类似 ARDS 临床表现,但并未发生 ARDS。这类疾病大多肺实质有大片浸润性炎症阴影,感染症状(发热、白细胞增高、核左移)明显,应用敏感抗菌药物可获治愈。

(四)特发性肺间质纤维化

有Ⅱ型呼吸衰竭表现,尤其在并发肺部感染加重时,可能与 ARDS 相混淆。本病胸部听诊有 velcro 啰音,胸部 X 线检查呈网状、结节状阴影或伴有蜂窝状改变,病程发展较 ARDS 相对缓慢,膝功能为限制性通气障碍等可做鉴别。

九、治疗

ARDS 是 MODS 的一个重要组成部分,对于 ARDS 的治疗是防治 MODS 的一部分。其原则为纠正缺氧,提高氧输送,维持组织灌注,防止组织进一步损伤,同时尽可能避免医源性并发症,主要包括液体负荷过高、氧中毒、容积伤和院内感染。在治疗上,可以分为病因治疗和支持治疗,后者可以分为一般的支持治疗和呼吸支持治疗。另外,国内外学者对一些药物在 ARDS 治疗中的作用也进行了大量的研究。

(一)病因治疗

原发病是影响 ARDS 预后和转归的关键,及时去除或控制致病因素是 ARDS 治疗最关键的环节。全身性感染、创伤、休克、烧伤、急性重症胰腺炎等是导致 ARDS 的常见病因。严重感染患者有 25%~50%发生 ARDS,而且在感染、创伤等导致的多器官功能障碍(MODS)中,肺往往也是最早发生衰竭的器官。目前认为,感染、创伤等原发疾病导致的全身炎症反应是导致 ARDS 的根本病因,也最终影响 AL/ARDS 预后和转归。控制原发病,积极控制感染,早期纠正休克,改善微循环。遏制其诱导的全身失控性炎症反应,是预防和治疗 ALIARDS 的必要措施。

(二)一般的支持治疗

只有少量 ARDS 患者仅死于呼吸衰竭。更常见的是,这些患者死于原发病或者继发的并发症,如感染或多器官功能衰竭。因此,ARDS 的患者需要细致的支持治疗,其中包括合理使用镇静药和肌松药物,血流动力学管理,营养支持,血糖控制,院内获得性肺炎的快速评估及治疗以及深静脉血栓(DVT)和消化道出血的预防。

1.镇静

对于 ARDS 的患者而言,镇静与镇痛可以提高患者对机械通气的耐受程度并减少氧耗。因为 ARDS 的患者往往需要数天或者更长时间的镇静,因此,可以选择一些长效的相对便宜的药物,如劳拉西泮。因为苯二氮草类的药物并没有镇痛作用,因此需要加用阿片类药物(如芬太尼或吗啡)来治疗疼痛。阿片类同时也有协同作用,可以减少苯二氮草类药物的用量。给药途径首选间断的静脉注射,对于需要反复给药的患者可以使用持续泵入的方式。另外,必要时可以使用氟哌啶醇以及丙泊酚等药物。

镇静深度可以应用 RASS 镇静评估量表来评价,对于不同的患者选择不同的镇静目标,以达到有效镇静的同时,减少过度镇静的风险。另外,采用每天唤醒策略,间断给药而不持续给药以及严格按照镇静、镇痛流程等方法都能够减少过度镇静,从而减少呼吸机使用时间和院内获得性肺炎的发生率。

2.肌松药

尽管大家已经广泛认识到,在 ARDS 患者中使用肌松药物有着明确的优点(改善氧合)和缺点(肌无力时间延长),但这 2 种效应对于患者预后的影响仍不明确。最近的一项多中心随机对照研究显示,在气体交换严重受累($PaO_2/FiO_2 \leq 120mmHg$)的 ARDS 患者短期使用(48h 内)肌松药物可能是安全有益的。但是要将其作为早期重症 ARDS 患者的常规治疗,仍需要进一步证据的支持。

3.血流动力学监测

对 ARDS 患者需要在监测下进行血流动力学的管理已经得到了大家的广泛共识。但研究表明,使用 PAC(肺动脉导管)进行血流动力学监测,并不优于中心静脉导管(CVC),反而导管相关的并发症明显增加,因此,不应该常规使用 PAC 对 ARDS 患者进行监测。

4.营养支持

ARDS 患者处于严重的分解状态,需要进行营养支持。在胃肠道可用的情况下首选肠内营养,可以降低血管内感染、消化道出血的发生率,保护肠道黏膜屏障从而减少肠道菌群移位的风险。需要注意的是,应该避免过度营养,因为其不但不能使患者获益反而会产生过量的二氧化碳。另外,患者进行胃肠营养时,保持半卧位以减少呼吸机相关肺炎的发生率,这一点也非常重要。

5.院内获得性肺炎

ARDS 患者的病程中常常会伴发院内获得性肺炎(如呼吸机相关性肺炎),它会增加 ARDS 患者的病死率,并且不恰当的治疗不仅给患者会带来不良后果,同时还会诱导耐药菌的出现。选择一种有效的可以覆盖可能的病原微生物的抗生素对于肺炎的治疗至关重要，而这需要结合各个医院的药敏谱来决定。因为 ARDS 的患者通常处于营养不良和免疫抑制状态，再加上正常的气道屏障被气管插管所破坏，而肺水肿又是细菌生长的一个良好的培养基，要预防院内获得性肺炎的发生非常困难。

如何降低 VAP 的发生率，目前已经提出了一系列的治疗策略。机械通气的患者，尤其是对于进行胃肠营养的患者保持床头抬高已经证实可以显著降低 VAP 的发生率。另外，避免不必要的抗生素的使用，注意口腔的护理，及时拔管以减少机械通气的时间，避免过度镇静，避免呼吸机管路的更换等措施也非常重要。而选择性的消化道去污，持续声门下吸引，密闭吸痰装置等措施是否能够降低 VAP 的发生率，目前尚不确切。

6.DVT 的预防

ARDS 患者 DVT 和肺动脉栓塞的发生率尚不明确，但其风险相当高。这些患者通常存在深静脉血栓的多个危险因素，包括长时间卧床、外伤、凝血途径的激活及原发病，如肥胖、恶性肿瘤。因此，需要警惕患者出现 PE 的风险，及时予以预防。

7.液体管理

高通透性肺水肿是 ARDS 的病理生理特征，肺水肿的程度与 ARDS 的预后呈正相关，由于肺毛细血管通透性增加和肺毛细血管静水压增加，加重肺水肿形成。适当利尿和限制液体输入，尤其应限制晶体液入量，保持较低前负荷，PAWP<1.6kpa，降低肺毛细血管静水压以减轻肺间质水肿。因此，通过积极的液体管理，改善 ALI/ARDS 患者的肺水肿具有重要的临床意义。研究显示，液体负平衡与感染性休克患者病死率的降低显著相关，且对于创伤导致的 ALI/ARDS 患者，液体正平衡使患者病死率明显增加。但是利尿减轻肺水肿的过程可能会导致心排出量下降，器官灌注不足。因此，AL/ARDS 患者的液体管理必须考虑到两者的平衡，必须在保证脏器灌注的前提下进行。

（三）呼吸支持治疗

1.氧疗

ARDS 及时进行氧疗，改善气体交换功能，保证氧输送，防止细胞缺氧。患者治疗的基本目的是改善低氧血症，使动脉氧分压（PaO_2）达到 60～80mmHg；但吸入氧浓度尽可能<60%，如吸入更高浓度氧尽可能<24h，一旦氧合改善就应尽快调整吸入氧浓度。根据低氧血症改善的程度和治疗反应调整氧疗方式，首先使用鼻导管，当需要较高的吸氧浓度时，可采用可调节吸氧浓度的文丘里面罩或带储氧袋的非重吸式氧气面罩。ARDS 患者往往低氧血症严重，大多数患者一旦诊断明确，常规的氧疗常难以奏效，机械通气仍然是最主要的呼吸支持手段。

2.无创机械通气（NIV）

可以避免气管插管和气管切开引起的并发症，近年来得到了广泛的推广应用，但 NIV 在 ARDS 急性低氧性呼吸衰竭中的应用却存在很多争议。迄今为止，尚无足够的资料显示 NIV 可以作为 ALI/ARDS 导致的急性低氧性呼吸衰竭的常规治疗方法。

当 ARDS 患者神志清楚、血流动力学稳定，并能够得到严密监测和随时可行气管插管时，可以尝试 NIV 治疗。如 NIV 治疗 1～2h 后，低氧血症和全身情况得到改善，可继续应用 NIV。若低氧血症不能改善或全身情况恶化，提示 NIV 治疗失败，应及时改为有创通气。在治疗全身性感染引起的 ALI/ARDS 时，如果预计患者的病情能够在 48～72h 缓解，可以考虑应用 NIV。

应用 NIV 可使部分并发免疫抑制的 ALI/ARDS 患者避免有创机械通气，从而避免呼吸机相关肺炎（VAP）的发生，并可能改善预后。免疫功能低下的患者发生 ALI/ARDS，早期可首先试用 NIV。

一般认为，ALI/ARDS 患者在以下情况时不适宜应用 NIV：神志不清；血流动力学不稳定；气道分泌物明显增加而且气道自洁能力不足；因脸部畸形、创伤或手术等不能佩戴鼻面罩；上消化道出血、剧烈呕吐、肠梗阻和近期食管及上腹部手术；危及生命的低氧血症。应用 NIV 治疗 ALI/ARDS 时应严密监测患者的生命体征及治疗反应。如 NIV 治疗 1～2h 后，低氧血症和全身情况得到改善，可继续应用 NIV。若低氧血症不能改善或全身情况恶化，提示 NIV 治疗失败，应及时改为有创通气。

3.有创机械通气

（1）机械通气的时机选择：ARDS 患者经高浓度吸氧仍不能改善低氧血症时，应气管插管进行有创机械通气。ARDS 患者呼吸功明显增加，表现为严重的呼吸困难，早期气管插管机械通气可降低呼吸功，改善呼吸困难。虽然目前缺乏 RCT 研究评估早期气管插管对 ARDS 的治疗意义，但一般认为。气管插管和有创机械通气能更有效地改善低氧血症，降低呼吸功，缓解呼吸窘迫，并能够更有效地改善全身缺氧，防止肺外器官功能损害。

（2）肺保护性通气：由于 ARDS 发生后大量肺泡塌陷，肺容积明显减少，常规或大潮气量通气易导致肺泡过度膨胀和气道平台压过高，加重肺及肺外器官的损伤。小潮气量通气要求是 ARDS 病理生理结果的要求。通气模式选择有研究提示压力控制通气模式比容量控制模式更少产生气压伤，更易达到人机同步，可选择的模式有压力控制反比通气、压力释放通气、双相气道正压通气。

由于 ARIDS 肺容积明显减少，为限制气道平台压，有时不得不将潮气量降低，允许动脉血二氧化碳分压（$PaCO_2$）高于正常，$PaCO_2$＜10.7kpa，即所谓的允许性高碳酸血症。允许性高碳酸血症是肺保护性通气策略的结果，并非 ARDS 的治疗目标。一般急性二氧化碳升高导致酸血症可产生一系列病理生理学改变，包括脑及外周血管扩张、心率加快、血压升高和心排出量增加等。但研究证实，实施肺保护性通气策略时一定程度的高碳酸血症是安全的。当然，颅内压增高是应用允许性高碳酸血症的禁忌证。此外，并发代酸患者其酸中毒严重影响血液 pH，警惕其对心血管严重抑制作用。酸血症往往限制了允许性高碳酸血症的应用，目前尚无明确的二氧化碳分压上限值，一般主张保持 pH＞7.20 接近 7.30，否则可考虑静脉输注碳酸氢钠。

（3）肺复张：充分复张 ARDS 塌陷肺泡是纠正低氧血症和保证 PEEP 效应的重要手段。为限制气道平台压而被迫采取的小潮气量通气往往不利于 ARDS 塌陷肺泡的膨胀，而 PEEP 维持复张的效应依赖于吸气期肺泡的膨胀程度。而且肺复张有利于减少肺泡反复开放与萎陷所致的损害。目前临床常用的肺复张手法包括控制性肺膨胀、PEEP 递增法及压力控制法（PCV 法）。其中实施控制性肺膨胀采用恒压通气方式，推荐吸气压为 30～45cmHg，持续时间 30～40 秒。临床研究证实肺复张手法能有效地促进塌陷肺泡复张，改善氧合，降低肺内分流。尽管一项RCT研究显示,与常规潮气量通气比较,采用肺复张手法合并小潮气量通气,可明显改善ARDS患者的预后。但一般而言复张效果较短暂,合理的PEEP也显得很重要,而且对预后影响仍有争议。

肺复张手法的效应受多种因素影响。实施肺复张手法的压力和时间设定对肺复张的效应有明显影响,不同肺复张手法效应也不尽相同。另外,ARDS病因也影响肺复张手法的效果,一般认为,肺外源性的ARDS对肺复张手法的反应优于肺内源性的ARDS;ARDS病程也影响肺复张手法的效应,早期ARDS肺复张效果较好。值得注意的是,肺复张手法可能减少心排出量,影响患者的循环状态,还可引起气胸,实施过程中应密切监测。

(4)PEEP的选择:ARDS广泛肺泡塌陷不但可导致顽固的低氧血症,而且部分可复张的肺泡周期性塌陷开放而产生剪切力,会导致或加重呼吸机相关肺损伤。充分复张塌陷肺泡后应用适当水平PEEP防止呼气末肺泡塌陷,改善低氧血症,并避免剪切力,防治呼吸机相关肺损伤。因此应采用能防止肺泡塌陷的最低PEEP。

ARDS最佳PEEP的选择目前仍存在争议。一般使用PEEP在5～15cm H_2O,合理选择目标是尽可能避免肺泡萎陷的趋势下将PEEP对机体不利影响降到最低。具体可以在维持吸入压不变的情况下,逐渐增加PEEP,观察潮气量以及循环的变化。Barbas通过荟萃分析比较不同PEEP对ARDS患者生存率的影响,结果表明PEEP＞12cm H_2O,尤其是＞16cm H_2O时明显改善生存率。其建议可参照肺静态压力-容积(P-V)曲线低位转折点压力来选择PEEP。Amoto及Villar的研究显示,在小潮气量通气的同时,以静态P-V曲线低位转折点压力＋2cm H_2O作为PEEP,结果与常规通气相比ARDS患者的病死率明显降低。若有条件,应根据静态P-V曲线低位转折点压力＋2cm H_2O来确定PEEP。

(5)自主呼吸:自主呼吸过程中膈肌主动收缩可增加ARDS患者肺重力依赖区的通气,改善通气血流比例失调,改善氧合。尽可能保有自主呼吸是有创呼吸中比较重要的趋势。一项前瞻对照研究显示,与控制通气相比,保留自主呼吸的患者镇静药使用量、机械通气时间和ICU住院时间均明显减少。因此,在循环功能稳定、人机协调性较好的情况下,ARDS患者机械通气时有必要保留自主呼吸,有助于降低气道峰压,促使肺泡复张,气道廓清并尽可能减少通气支持手段对循环和消化道的影响。

(6)俯卧位通气:俯卧位通气通过降低胸腔内压力梯度、促进分泌物引流和促进肺内液体移动,明显改善氧合。如无明显禁忌,可考虑采用俯卧位通气。具体实施可采用翻身床或人工垫枕于额、双肩、下腹和膝部。

严重的低血压休克、室性心律失常、颜面部创伤及未处理的不稳定性骨折为俯卧位通气的相对禁忌证。当然,体位改变过程中可能发生如气管插管及中心静脉导管以外脱落等并发症,需要予以预防,但严重并发症并不常见。

(7)高频振荡通气(HFOV):HFOV是指通过往复运动的活塞泵、扬声器隔膜或旋转球的方式产生正弦波,使气管内气体产生高频往返运动,将气体主动送入和吸出气道。ARDS患者实施HFOV的过程中,应用一定水平的驱动压,可保持肺泡持续处于膨胀状态,避免常规通气模式呼气时的肺泡塌陷,避免了肺泡反复塌陷复张导致的肺损伤,同时也避免了由于部分肺泡塌陷所致的肺内分流,有助于改善ARDS患者氧合。目前,HFOV尚不能作为ARDS的常规通气模式，对于积极的肺复张手法实施后仍难以改善其低氧血症的 ARDS 患者，可考虑应用 HFOV。

4.液体通气

部分液体通气是在常规机械通气的基础上经气管插管向肺内注入相当于功能残气量的全氟碳化合物，以降低肺泡表面张力，促进肺重力依赖区塌陷肺泡复张。目前认为可能是一种必要的补充策略。部分液体通气 72h 后，ARDS 患者肺顺应性可以得到改善，并且改善气体交换，对循环无明显影响，但患者预后均无明显改善，病死率仍高达 50%左右。部分液体通气能促进下垂部位或背部的肺泡复张，改善患者气体交换，增加肺顺应性，可作为严重 ARDS 患者常规机械通气无效时的一种选择。

5.体外膜氧合技术(ECMO)

建立体外循环后在肺外进行气体交换可减轻肺负担，有利于肺功能恢复。非对照临床研究提示，严重的 ARDS 患者应用 ECMO 后存活率为 46%～66%。但 RCT 研究显示，ECMO 并不改善 ARDS 患者预后。随着 ECMO 技术的改进，需要进一步的大规模研究结果来证实 ECMO 在 ARDS 治疗中的地位。

6."六步法"机械通气策略

缺乏统一、规范的治疗策略是重症 ARDS 治疗的临床医师们面临的重大难题。如小潮气量设定，最佳持续气道正压(PEEP)选择，肺复张频率、时机、压力都让临床医师十分困惑；另外，高频通气、俯卧位、体外膜氧合等抢救性治疗措施的适应证、应用时机等不明确可能是重症 ARDS 患者预后差的原因之一。2010 年珍妮特(JANET)和马特海(MATTHAY)等从现有资料、指南推荐和临床实施经验等角度总结归纳了重症 ARDS 治疗的具体步骤和实施方法，共 6 个步骤(简称"六步法")。

步骤 1：小潮气量肺保护性通气(6mL/kg，如果气道平台压仍高于 30cm H_2O，则潮气量可逐渐降低至 4mL/kg)，测量气道平台压力。如果＜30cm H_2O，进入步骤 2A。如果＞30cm H_2O，则进入步骤 2B。

步骤 2A：实施肺复张和(或)单独使用高 PEEP。

步骤 2B：实施俯卧位通气或高频振荡通气。

步骤 3：评价氧合改善效果，静态顺应性和无效腔通气。如果改善明显则继续上述治疗。如果改善不明显，则进入步骤 4。

步骤 4：吸入一氧化氮；如果数 h 内氧合及顺应性改善不明显，则进入步骤 5。

步骤 5：小剂量糖皮质激素(须权衡利弊)。

步骤 6：考虑实施体外膜氧合。人选患者通气高压机械通气时间＜7 天。

"六步法"使得重症医生在及时、准确判断 ARDS 患者病情严重程度的基础上，规范、有序地实施小潮气量通气、肺复张等治疗措施。重症 ARDS"六步法"将提高 ARDS 规范化治疗的可行性和依从性，有望降低患者病死率。

(四)药物治疗

目前对于 ARDS 的绝大多数治疗均为支持性的，目的在于改善气体交换，并预防治疗过程中的并发症。而一些药物在 ARDS 治疗中的作用近年来也进行了大量的研究，并取得了一定的成果。然而，由于疗效并不确切或者是否能够改善患者预后尚不明确，这些治疗方案均尚没有列入 ARDS 的常规治疗中，需要进一步研究证实。

1.肺泡表面活性物质

ARDS 患者存在肺泡表面活性物质减少或功能丧失，易引起肺泡塌陷。肺泡表面活性物质能降低肺泡表面张力，减轻肺炎症反应，阻止氧自由基对细胞膜的氧化损伤。因此，补充肺泡表面活性物质可能成为 ARDS 的治疗手段。然而在早产儿发生的 ARDS 中，替代治疗相当有效的前提下，对成年人效果却不明显。早期的 RCT 研究显示，应用表面活性物质后，ARDS 患者的血流动力学指标、动脉氧合、机械通气时间、ICU 住院时间和 30 天生存率并无明显改善。最近一项针对心脏手术后发生 ARDS 补充肺泡表面活性物质的临床研究显示，与既往病例比较，治疗组氧合明显改善，而且病死率下降。目前肺泡表面活性物质的应用仍存在许多尚未解决的问题，如最佳用药剂量、具体给药时间、给药间隔和药物来源等。因此，尽管早期补充肺表面活性物质，有助于改善氧合，还不能将其作为 ARDS 的常规治疗手段。有必要进一步研究，明确其对 ARDS 预后的影响。

2.抗氧化药治疗

观察发现，在 ARDS 的发生和发展过程中，活性氧自由基的产生及抗氧化屏障的部分破坏起着非常大的作用，因此，理论上抗氧化治疗应该能够改善 ARDS 患者的预后。有研究表明，通过肠道给 ARDS 患者补充 EPA、γ-亚油酸和抗氧化药，可以明显缩短机械通气时间，改善生存率。但是，更近期的研究显示，与安慰剂组相比，额外补充鱼油等抗氧化药没有发现任何临床结果的改善。因此，通过补充鱼油进行抗氧化治疗依然需要进一步研究的证实，尚未纳入 ARIDS 的常规治疗中。

另外，其他的一些抗氧化药，如利索茶碱、N-乙酰半胱氨酸也被证实对患者的临床终点没有任何的改善。

3.吸入性的血管扩张药

吸入性的血管扩张药(如一氧化氮、前列环素、前列腺素 E)可以选择性地舒张通气良好肺区域的血管，显著降低肺动脉压，减少肺内分流，改善通气/血流比例失调，从而改善氧合。

(1)NO：临床上 NO 吸入可以使得约 60%的 ARDS 患者氧合改善，同时肺动脉压，肺内分流明显下降，但是对平均动脉压和心排出量无明显改变。氧合改善效果一般仅限于开始 NO 吸入治疗的 24～48h。但 2 个随机对照研究证实 NO 吸入并不能改善 ARDS 的病死率。目前，吸入 NO 并不是 ARDS 的常规治疗手段，在一般治疗无效的严重低氧血症患者中可应用，可能会减少医源性肺损伤，为治疗赢得宝贵的时间。

(2)前列腺素 E(PGE)：不仅是血管活性药物，还具有免疫调节作用，可抑制巨噬细胞和中性粒细胞的活性，发挥抗感染作用，抑制血小板聚集，降低肺和体循环阻力，提高心排出量。但是 PGE 没有组织特异性，静脉注射 PGE_1 会引起全身血管舒张，导致低血压。静脉注射 PGE 用于治疗 ALI/ARDS，有研究报道吸入型 PGE，可以改善氧合，但这需要进一步 RCT 研究证实。因此，只有在 ALI/ARDS 患者低氧血症难以纠正时，吸入 PGE 才作为可以考虑的治疗手段。

4.抗感染治疗

全身和局部的炎症反应是ARDS发生和发展的重要机制,研究显示血浆和肺泡灌洗液中的炎症因子浓度与ARDS病死率成正相关。调控炎症反应不但是ARDS治疗的重要手段,而且也可能是控制ARDS、降低病死率的关键。

(1)糖皮质激素:对机体炎症反应有强烈的抑制作用,有减轻肺泡上皮细胞和毛细血管内皮细胞损伤,降低血管通透性,减少渗出的作用。长期以来,大量的研究试图应用糖皮质激素控制炎症反应,预防和治疗ARDS。但争议极大。

早期的3项多中心RCT研究观察了大剂量糖皮质激素对ARDS的预防和早期治疗作用,结果糖皮质激素既不能预防ARDS的发生,对早期ARDS也没有治疗作用。但对于过敏原因导致的ARDS患者,早期应用糖皮质激素经验性治疗可能有效。此外,感染性休克并发ARDS的患者,如并发肾上腺皮质功能不全,可考虑应用替代剂量的糖皮质激素。

持续的过度炎症反应和肺纤维化是导致ARDS晚期病情恶化和治疗困难的重要原因。糖皮质激素能抑制ARDS晚期持续存在的炎症反应,并能防止过度的胶原沉积,阻止肺纤维化的进展,从而有可能对"晚期"ARDS有保护作用。然而,最近的研究观察了糖皮质激素对晚期ARDS(患病7~24天)的治疗效应,结果显示糖皮质激素治疗[甲泼尼龙2mg/(kg·d),分4次静脉滴注,14天后减量]并不降低病死率,但可明显改善低氧血症和肺顺应性,缩短患者的休克持续时间和机械通气时间。对于晚期ARDS患者常规应用糖皮质激素治疗也有一定争议。

(2)他汀类:在动物模型中发现,他汀类药物能够降低促炎性细胞因子的浓度,减少间质的炎性浸润,从而改善生存率。然而,在随后的随机对照研究中,辛伐他汀组较对照组并没有显示出氧合和气道峰压的明显改善,对病死率也没有影响。其对于ARDS患者的治疗作用需要进一步的证据。

(3)大环内酯类药物:具有抗菌与抗感染双重效果,并且动物模型显示,这些药物对ARDS可能有一定的疗效。使用LARMA随机对照研究中的数据进行的观察性研究表明,使用大环内酯类药物的患者180天的生存率较不使用大环内酯药物的患者有显著的下降。但这需要随机对照研究的进一步证实。

需要注意的是,有一些曾经认为对ARDS患者的治疗有益的药物,已经被证实是无效的甚至是有害的,其中包括β受体激动剂、N-乙酰半胱氨酸、丙半胱氨酸、利索茶碱、静脉的前列腺素E、中性粒细胞弹性酶抑制药、酮康唑以及布洛芬。

十、预后

有文献统计,ARDS的病死率由20世纪80年代的50%~60%到21世纪初的30%~40%。既往治疗焦点集中于改善患者氧合,有趣的是经过治疗尽管很多患者低氧血症有明显的改善,但预后并未有大幅度改善,而唯一的发现是在治疗最初对治疗反应良好的患者(氧合在24h明显改善)预后相对较好。此外,近年认识到影响病死率的首要原因是易感因素,大都主张分为直接肺损伤和间接肺损伤两大类。

(一)直接肺损伤因素

常见为肺炎、胃内容物吸入;少见为肺挫伤、脂肪栓塞、淹溺肺栓子切除或肺移植后的再灌流性肺水肿等。

(二)间接肺损伤因素

常见为脓毒症、严重创伤伴休克及大量输血液;少见为心肺转流、急性胰腺炎、输注血液制剂等。由脓毒症所致的ARDS病死率高达70%～90%,多数ARDS患者死于脓毒症或多器官功能衰竭,并非死于呼吸衰竭。肺外脏器功能的衰竭程度在很大程度上影响ARDS的预后。

第三章　消化内科疾病

第一节　胃 良 性 肿 瘤

胃良性肿瘤占胃肿瘤的3%～5%，可分为上皮性肿瘤如腺瘤、乳头状瘤，间叶性肿瘤如平滑肌瘤、脂肪瘤、神经鞘瘤、神经纤维瘤、脉管性肿瘤、纤维瘤、嗜酸细胞性肉芽肿等。胃息肉是一个描述性的诊断，意指黏膜表面存在突向胃腔的隆起物，通常指上皮来源的胃肿瘤。

胃息肉胃息肉属临床常见病，目前随着高分辨率内镜设备的普及应用，微小胃息肉的检出率已有明显增加。国外资料显示胃息肉的发病率较结肠息肉低，占所有胃良性病变的5%～10%。

(一)组织学分类

根据胃息肉的组织学可分为肿瘤性及非肿瘤性，前者即胃腺瘤性息肉，后者包括增生性息肉、炎性息肉、错构瘤性息肉、异位性息肉等。

1.腺瘤性息肉

即胃腺瘤，是指发生于胃黏膜上皮细胞，大多由增生的胃黏液腺所组成的良性肿瘤，一般均起始于胃腺体小凹部。腺瘤一词在欧美指代上皮内肿瘤增生成为一个外观独立且突出生长的病变，而在日本则包括所有的肉眼类型，即扁平和凹陷的病变亦可称之为腺瘤。腺瘤性息肉约占全部胃息肉的10%，多见于40岁以上男性患者，好发于胃窦或胃体中下部的肠上皮化生区域。病理学可分为管状腺瘤(最常见)、管状绒毛状和绒毛状腺瘤。可根据病变的细胞及结构异型性将其病理学分为低级别上皮内瘤变与高级别上皮内瘤变。80%以上的高级别上皮内瘤变可进展为浸润性癌。

内镜下观察，胃腺瘤多呈广基隆起样，亦可为有蒂、平坦甚至凹陷型。胃管状腺瘤常单发，直径通常<1cm，80%的病灶<2cm。表面多光滑；胃绒毛状腺瘤直径较大，多为广基，典型者直径2～4cm，头端常充血、分叶，并伴有糜烂及浅溃疡等改变。胃绒毛状腺瘤的恶变率较管状腺瘤高。管状绒毛状腺瘤大多系管状腺瘤生长演进而来，有蒂或亚蒂多见，无蒂较少见，瘤体表面光滑，有许多较绒毛粗大的乳头状突起，可有纵沟呈分叶状，组织学上呈管状腺瘤基础，混有绒毛状腺瘤成分，一般超过息肉成分的20%，但不到80%，直径大都在2cm以上，可发生恶变。

2.增生性息肉

较常见，以胃窦部及胃体下部居多，好发于慢性萎缩性胃炎及BILLROTHⅡ式术后的残胃背景。组织学上由幽门腺及腺窝上皮的增生而来，由于富含黏液分泌细胞，表面可覆盖黏液条纹及白苔样黏液而酷似糜烂。多为单发且较小(<1cm)，小者多为广基或半球状，表面多明显发红而光滑；大者可为亚蒂或有蒂，头端可见充血、糜烂等改变。有时可为半球形簇状。增

生性息肉不是癌前病变,但发生此类病变的胃黏膜常伴有萎缩、肠上皮化生及上皮内瘤变等,且部分增生性息肉患者可在胃内其他部位同时发生胃癌,应予以重视。通常认为增生性息肉癌变率较低,但若息肉直径超过 2cm 应行内镜下完整切除。

3.炎性息肉

胃黏膜炎症可呈结节状改变,凸出胃腔表面而呈现息肉状外观。病理学表现为肉芽组织,而未见脉体成分。胃炎性纤维性息肉是少见的胃息肉类型,好发于胃窦,隆起病灶的顶部缺乏上皮黏膜,其本质为伴有明显炎性细胞浸润的纤维组织增生。炎性息肉因不含腺体成分,无癌变风险,临床随诊观察为主。

4.错构瘤性息肉

临床中错构瘤性息肉可单独存在,也可与黏膜皮肤色素沉着和胃肠道息肉病(Peutz-Jeghers 综合征、Cowden 病)共同存在。单独存在的胃错构瘤性息肉局限于胃底腺区域,无蒂,直径通常小于 5mm。在 Peutz-Jeghers 综合征中,息肉较大,而且可带蒂或呈分叶状。组织学上,错构瘤性息肉表现为正常成熟的黏膜成分呈不规则生长,黏液细胞增生,腺窝呈囊性扩张,平滑肌纤维束从黏膜肌层向表层呈放射状分割正常胃腺体。

5.异位性息肉

主要为异位胰腺及异位 Brunner 腺。异位胰腺常见于胃窦大弯侧,也可见于胃体大弯。多为单发,内镜下表现为一孤立的结节,中央时可见凹陷。组织学上胰腺组织最常见于黏膜下层,深挖活检不易取得阳性结果;有时也可出现在黏膜层或固有肌层。如被平滑肌包围时即成为腺肌瘤。Brunner 腺瘤多见于十二指肠球部,也可见于胃窦,其本质为混合了腺泡、导管、纤维肌束和 Paneth 细胞的增生 Brunner 腺。

(二)胃肠道息肉病

胃肠道息肉病是指胃肠道某一部分或大范围的多发性息肉,常多见于结肠。可见于胃的息肉病主要有以下几种。

1.胃底腺息肉病

较多见,典型者见于接受激素避孕疗法或家族性腺瘤性息肉病(FAP)的患者,非 FAP 患者也可发生但数量较少,多见于中年女性,与 HP 感染无关。病变由泌酸性黏膜的深层上皮局限性增生形成。

内镜下观察,息肉散在发生于胃底腺区域大弯侧,为 3～5mm,呈亚蒂或广基样,色泽与周围黏膜一致。零星存在的胃底腺息肉没有恶变潜能。需注意在那些 FAP 已经弱化的患者,其胃底腺息肉可发展为上皮内瘤变和胃癌。

2.家族性腺瘤性息肉病

为遗传性疾病,大多于青年期即发生,息肉多见于结直肠,55%的患者可见胃十二指肠息肉。90%的胃息肉发生于胃底,为 2～8mm,组织学上绝大多数均为错构瘤性,少数为腺瘤性,后者癌变率较高。

3.黑斑息肉病

为遗传性消化道多发息肉伴皮肤黏膜沉着病。息肉多见于小肠及直肠,亦可见于胃,为错构瘤性,多有蒂。癌变率低。

4.Cronkhite-Canada 综合征(CCS)

为弥散性消化道息肉病伴皮肤色素沉着、指甲萎缩、脱毛、蛋白丢失性肠病及严重体质症状。胃内密集多发直径 0.5～1.5cm 的山田Ⅰ型、Ⅱ型无蒂息肉,少数可恶变。激素及营养支持疗法对部分病例有效,但总体临床预后差,多死于恶病质及继发感染。

5.幼年性息肉病

为常染色体显性遗传病,多见于儿童,息肉病可见于全消化道,多有蒂,直径 0.5～5cm,表面糜烂或浅溃疡,切面呈囊状。镜下特征性表现为囊性扩张的腺体衬有高柱状上皮,黏膜固有层增生伴多种炎性细胞浸润,上皮细胞多发育良好。本病可并发多种先天畸形。

6.Cowden 病

为全身多脏器的化生性与错构瘤性病变,部分为常染色体显性遗传,全身表现多样、性质各异。诊断主要依靠:全消化道息肉病、皮肤表面丘疹或口腔黏膜乳头状瘤、肢端角化症或掌角化症确立。

(三)临床表现

胃息肉可发生于任何年龄,患者大多无明显临床症状,或可表现为上腹饱胀、疼痛、恶心、呕吐、胃灼热等上消化道非特异性症状。疼痛多位于上腹部,为钝痛,一般无规律性。较大的息肉表面常伴有糜烂或溃疡,可引起呕血、黑便及慢性失血性贫血。贲门附近的息肉体积较大时偶尔可产生吞咽困难,而幽门周围较大的息肉可一过性阻塞胃流出道引起幽门梗阻症状。很少见的情况是若胃幽门区长蒂息肉脱入十二指肠后发生充血水肿而不能自行复位时,则可能产生胃壁绞窄甚至穿孔。体格检查通常无阳性发现。

(四)诊断与鉴别诊断

胃息肉较难通过常规问诊及体格检查所诊断。粪便隐血试验在 1/5～1/4 的患者可呈阳性结果。上消化道钡剂造影对直径 1cm 以上的息肉诊断阳性率较高,由于该项检查对操作水平要求较高,有时可因钡剂涂布不佳、体位及时机不当、未服祛泡剂导致气泡过多等原因导致漏诊误诊。内镜与活组织病理学检查相结合是确诊胃息肉最常用的诊断方法。

胃镜直视下可清晰观察息肉的部位、数量、形态、大小、是否带蒂、表面形态及分叶情况、背景黏膜改变等特征。胃镜检查中使用活检钳试探病灶,可感知病变的质地。观察中需注意冲洗去附着的黏液、泡沫等,适当注气,充分暴露病变。判断息肉是否带蒂时,宜更换观察角度、内镜注气舒展胃壁,反复确认。胃镜下可对息肉的形态进行分类,其中最常用的描述性术语是参照结肠息肉,根据是否带蒂分为广基(无蒂)、亚蒂和带蒂三类。山田将胃息肉分为 4 型,其中 II 型和 I 型介于广基与带蒂之间。

中村结合了形态与组织学改变,将胃息肉分为 3 型。

由于胃息肉大多为良性,各类息肉的形态学特征又相互重叠,限制了以上分类方法的临床应用价值。

2002 年巴黎胃癌学会将日本胃癌学会提出的早期胃癌内镜下形态分型扩展到全消化道的上皮性肿瘤,具备上皮内瘤变的癌前病变同样适用该分型。因此,对于病理学伴有上皮内瘤变的胃息肉,按此可分为 0-Ⅰ型、0-ⅡA 型、0-ⅡA+ⅡC 型、0-Ⅰ+ⅡA 型等各种类型。

内镜观察后应常规对病灶行组织病理学检查。活检取材部位应选择息肉头端高低不平、色泽改变、糜烂处。若存在溃疡，宜取溃疡边缘。需取得足够组织量以便病理制片，并充分考虑到取材偏倚及病灶内异型腺体不均匀分布。约半数息肉中，活检标本与整体切除标本的组织病理学不一致，故内镜完整切除有助于最终明确诊断。鉴于未经活检而直接切除的息肉可存在癌变风险，切除后可用钛夹标记创面，并密切随访病理结果及切端情况。

胃息肉的其他诊断方法包括变焦扩大内镜、超声内镜及胃增强CT。变焦扩大内镜可将常规内镜图像放大200倍，可清晰观察腺管开口及黏膜细微血管形态。胃病变的变焦扩大内镜分型有多种，其与病理学的相关性不如结肠黏膜凹窝分型。超声内镜在鉴别病变的组织学起源方面具有重要作用，应用30MHZ的超声微探头可清晰显示胃壁9层不同的层次结构。从超声图像判断，胃上皮性息肉病变通常局限于上皮层与黏膜层，固有肌层总是完整连续。增强CT检查可发现较大的胃息肉，一定程度上可与胃壁内肿块、腔外压迫及恶性肿瘤相鉴别。

胃息肉的鉴别诊断主要包括如下几种。①与黏膜下肿瘤相鉴别，内镜下观察到广基、境界不甚清晰的隆起灶时，需注意同黏膜下肿瘤相鉴别。桥形皱襞，意指胃黏膜皱襞在胃壁肿瘤项部与周围正常组织之间的牵引改变，呈放射状，走向肿瘤时变细，是黏膜下肿瘤的典型特征。当鉴别存在困难时，宜行超声内镜检查。此外，可试行活组织检查，黏膜下肿瘤几乎不可能被常规活检取得，而仅表现为一些非特异性改变，如黏膜炎症等。少数情况下，需要同胃腔外压迫相鉴别。②与恶性肿瘤相鉴别，0-Ⅰ型、0-ⅡA型早期胃癌可表现为息肉样、扁平隆起型改变，但肠型隆起型早期胃癌通常＞1cm，表面多见凹凸不平、不规则小结节样，糜烂、出血或不规则微血管走行常见，活检钳触碰或内镜注气过程中易出血。弥散型胃癌极少呈现为0-Ⅰ型和0-ⅡA型。若内镜下观察到病灶周围的蚕食像及皱襞杵状膨大等改变，应高度疑及早期胃癌。全面、准确的活检病理是最佳鉴别方法。胃类癌多为1cm左右扁平隆起，一般不超过2cm，可多发，周围缓坡样隆起，中央可见凹陷伴有发红的薄白苔，深取活检可获阳性结果。③与疣状胃炎相鉴别，疣状胃炎又称隆起糜烂型胃炎，是临床常见病，多发于胃窦及窦体交界，呈中央脐样凹陷的扁平隆起灶，胃窦黏膜背景可见有增生肥厚呈凹凸结节、萎缩、血管透见、壁内出血等炎症改变。较大的疣状灶需要通过活检鉴别。

(五)治疗与预后

采取良好的生活方式、积极治疗原发疾病如慢性萎缩、化生性炎症有助于预防胃息肉的发生。散发的、小于5mm的胃底腺息肉通常认为是无害的。胃息肉大多可通过内镜切除而痊愈。切除方法包括活检钳咬除、热活检钳摘除、热探头灼除、圈套后电外科切除、氩离子凝固术(APC)、激光及微波烧灼、尼龙圈套扎后圈套切除、黏膜切除术(EMR)、黏膜下剥离术(ESD)等多种。较小的息肉可选择前3种方法。圈套切除是较大息肉的最常用方法，并可与黏膜下注射、尼龙圈套扎等其他方法合用，切除后创面可用APC或热探头修整。EMR术适用于小于2cm扁平隆起病灶的完整切除，更大的病变完整切除则需要行ESD术，术前需于病变底部行黏膜下注射以便抬举病灶，常用的注射液有0.9%氯化钠溶液、1∶10 000肾上腺素、50%葡萄糖、透明质酸钠、GLYCEOL(10%甘油果糖与5%果糖的氯化钠溶液)等，上述溶液中常加入色素以便于观察注射效果。有多种操作器械可进行EMR和ESD，具体使用因不同操作者喜好而定。需要强调的是若病变疑及胃癌，则需一次性完整切除，较大的病变应展平后固定于软木板上，浸于10%甲醛溶液中送病理行规范取材、连续切片，尤其是应注意所有切片的切缘情况。

若病理学提示病变伴有癌变，则按胃癌根治标准处理。

内镜治疗后应规范服用胃酸抑制药及胃黏膜保护药，并定期随诊。内镜治疗主要并发症为出血、术后病变残余及穿孔。通常切除术后的黏膜缺损能很快愈合，出血通常为暂时性。创面过深、不慎切除肌层、电凝电流过大、时间过长可导致急慢性穿透性损伤而致穿孔。预防性应用尼龙圈及钛夹可减少穿孔风险。切除后当即发生的急性穿孔可试行钛夹夹闭、非手术治疗及密切观察，延迟发生的穿孔几乎均需外科手术治疗。

以下情况可行外科手术：内镜下高度疑及恶性肿瘤；内镜下无法安全、彻底地切除病变；息肉数量过多，恶变风险较高且无法逆转者；创面出血不止，内科治疗无效者；创面穿孔者。外科术式可选择单纯胃部分切除术、胃大部切除术、胃癌根治术、腹腔镜下胃切除术等。

二、胃平滑肌瘤

胃平滑肌瘤在过去的大部分时间内均被认为是最常见的胃间叶性肿瘤。随着胃肠间质瘤(GISTs)的发现，绝大多数既往诊断的胃平滑肌瘤均被归入 GISTs 的范畴。尽管如此，胃平滑肌瘤仍是一类确实存在的疾病，但由于经病理证实的例数不多而缺乏人口统计学、临床特点或大体特点方面有意义的大宗资料。

组织病理学方面，胃平滑肌瘤由少量或中等量的温和梭形细胞构成，可能存在灶状的核异型性，核分裂象较少。细胞质嗜酸，呈纤维状及丛状。胃平滑肌瘤患者通常一般情况良好，无特殊不适主诉，或可因并存的上消化道其他疾病而产生相应的非特异性症状。

内镜下胃平滑肌瘤一般多为 2～3mm，大者可达 20mm，多见于胃底及胃体上部，大多为单发，少数可为多发。表面黏膜几乎总是非常光滑地隆起，呈半球形改变。体积较大、黏膜表面出现明显溃疡应疑及恶性 GISTs 或平滑肌肉瘤。内镜检查的重点在于从多个方向观察肿瘤，注意毛细血管透见的程度、用靛胭脂染色观察黏膜表面以排除上皮来源病变、用活检钳试探肿物的软硬程度及有无活动性，并与胃壁外压迫相鉴别。

超声内镜因可用于明确肿瘤的组织学起源而占有重要地位。超声内镜下肿瘤来源于胃壁 5 层结构中的第 4 层，呈现均匀的低回声团块，其余层次均完整连续。近年来开展的超声内镜引导下细针抽吸活检术(EUS-FNA)和切割针活检术(EUS-TCB)可提供细胞学和组织病理学诊断。肿瘤大小超过 1cm 时易被增强 CT 发现。增强 CT 或 MRI 可用于评价恶性平滑肌瘤(平滑肌肉瘤)的侵犯和转移情况。

胃平滑肌瘤的鉴别诊断主要包括如下几种。①与胃肠间质瘤(GISTs)及其他间叶性肿瘤相鉴别，GISTs 是最常见的胃肠道间叶性肿瘤，其特征为免疫组化 KIT 酪氨酸激酶受体(干细胞因子受体)阳性(CD117 阳性)，在 70％～80％的病例中可见 CD34 阳性。而平滑肌瘤仅有结蛋白和平滑肌肌动蛋白阳性，CD117 和 CD34 均阴性。其他间叶性肿瘤亦可表现为局限性的隆起病变，超声内镜检查可提供有价值的诊断线索，确诊依赖细胞学或组织病理学。②与平滑肌肉瘤相鉴别，平滑肌肉瘤多发于老年人，为典型的高度恶性肿瘤，其免疫组化指标同平滑肌瘤，但体积通常大于 2cm，镜下核分裂象＞10 个/10HPF，可伴周围组织侵犯、转移等恶性生物学特征。③与胃息肉相鉴别，表面光滑、外形半球状的胃息肉时可表现为形似黏膜下肿瘤。超声内镜是鉴别此两种疾病最准确的方法。④与胃腔外压迫相鉴别，胃腔外压迫多见于胃底，亦见于胃的其他部位。大多为脾压迫所致，此外胆囊、肝等亦可造成。

胃平滑肌瘤为良性肿瘤，恶变率低。对单发、瘤体直径<2cm者一般无须特殊治疗，临床观察随访大多病情稳定。或可行内镜下挖除治疗，但需注意出血或穿孔风险。对于多发、直径>2cm、肿瘤表面溃疡出血或伴有消化道梗阻症状、细胞病理学疑有恶变者，应予手术切除。手术方式可根据具体情况而定，选择肿瘤局部切除术、胃楔形切除术、胃大部切除术等，术中宜行冷冻切片排除恶性肿瘤。近年来开展的腹腔镜下胃部分切除术，创伤较小，疗效不逊于传统开腹手术。

三、其他胃良性肿瘤

(一)胃黄斑瘤

较多见，通常认为是由于慢性黏膜炎症引起胃黏膜局灶性破坏，残留的含脂碎屑被巨噬细胞吞噬并聚集而成的泡沫细胞巢结构。内镜下表现为稍隆起的黄色病变，表面呈细微颗粒状变化，通常直径<10mm。与高脂血症等疾病无特定关系，临床予观察随访。

(二)胃脂肪瘤

此瘤是比较少见的黏膜下肿瘤，胃脂肪瘤的发病率低于结肠。多数起源于黏膜下层，呈坡度较缓的隆起性病变，也可为带蒂息肉样病变，蒂常较粗，头端可伴充血。有时略呈白色或黄色。活检钳触之软，有弹性，即Cushion征阳性。超声内镜下呈均质中等偏高回声，多数来源于胃壁5层结构的第3层。临床通常无须处理，预后良好。

(三)胃神经鞘瘤

多见于老年人，可能来源于神经外胚层的schwann细胞和中胚层的神经内膜细胞，免疫组化标记为S-100阳性，结蛋白、肌动蛋白及KIT均阴性。组织学上，通常位于胃壁的黏膜肌层或黏膜下层。内镜下观察，肿瘤多发于胃体中部，亦见于胃窦和胃底部，胃小弯侧较大弯侧多见。大多单发，表现为向胃腔内隆起的类圆形黏膜下肿瘤，外形规则，少数以腔外生长为主。肿瘤生长缓慢，平均直径3cm，有完整的包膜。CT检查呈边缘光整的类圆形低密度影，肿瘤较大、发生出血、坏死时中央可呈不规则低密度灶，增强后无强化或边缘轻度强化。环状强化是神经鞘瘤的重要MRI征象。该肿瘤无特异性症状，或可因生长较大而产生溃疡、出血、梗阻、腹部包块等症状和体征。由于消化道神经鞘瘤存在一定的恶变概率，故需手术切除，预后佳。

(四)神经纤维瘤

起源于神经纤维母细胞，组织学上可见schwann细胞、成纤维细胞和黏多糖基质。肿瘤通常为实质性、没有包膜，囊性变和黄色瘤变少见，CT增强扫描常表现为均匀强化。肿瘤一般无特异性症状，常在上消化道钡剂或胃镜检查时偶尔发现，多位于胃体，小弯侧较大弯侧多见。由于肿瘤无包膜，故可侵犯周围邻近组织，但远处播散较少见。恶变率较低。除非肿瘤存在广泛播散，均应积极手术治疗，预后较佳。

(五)胃脉管性肿瘤

包括血管球瘤、淋巴管瘤、血管内皮瘤、血管外皮细胞瘤等，以血管球瘤最常见。该肿瘤由人体正常动静脉吻合处的血管球器结构中各种组织成分增生过度所致，好发于皮肤，发生于胃者少见。多见于胃窦，表现为直径1～4cm、小而圆的黏膜下层来源肿瘤，由于含有大量平滑肌成分，故质地坚硬，易被误认为恶性肿瘤。临床症状如上腹疼痛不适、黑便等多为肿瘤压迫胃黏膜所致。外科切除疗效良好，预后佳。

第二节 肠寄生虫

人类胃肠道是多种原虫和蠕虫的寄生部位。原虫为单细胞的真核动物，而蠕虫是多细胞动物，具有不同的分化成熟的细胞。寄生虫大多经口腔侵入人体内，最终寄生在消化器官，以肝脏和肠道最常见，干扰正常的消化吸收功能，出现腹痛、腹泻等症状，出现出血、穿孔或肠外并发症。

一、蓝伯贾第鞭毛虫病

(一)流行病学

蓝伯贾第鞭毛虫是消化道最常见的寄生虫感染，由摄入污染的水或食物而感染，人与人之间也可传播。为全球性传染病，世界各地感染率为1%～20%。包囊在环境中可以存活数月，并且可以抵抗加氯消毒。患者和包囊携带者为传染源。通过包囊污染水源或食物而传播。通常在夏季及早秋高发流行。危险人群为旅游者，在流行地区、免疫缺陷的患者以及同性恋。

(二)病因学

蓝伯贾第鞭毛虫的生活史包括滋养体和包囊期。滋养体呈纵切半梨形，含两个细胞核，腹面扁平，有向内凹陷的吸盘，吸盘吸附于肠黏膜，引起局部水肿，小肠绒毛破坏。主要寄生于小肠。包囊呈椭圆形，内含4～8个核，寄生于回肠及大肠，有厚囊壁对外界抵抗力强，可随粪便排出体外。

(三)病理

小肠黏膜可出现不同程度的灶性病变，固有层有中性粒细胞浸润，肠腺上皮呈局灶急性炎症反应，中性粒细胞和嗜酸粒细胞浸润，绒毛缩短增厚，重度可出现绒毛萎缩。

(四)临床症状

症状通常发生在感染1～2周后。患者通常表现为急性发病，包括水样泻、肠绞痛、恶心、食欲缺乏、腹胀等。腹泻有时是间歇性的，大便稀薄，有黏液，次数不多，有臭味。肉眼不见脓血，但镜检可见白细胞和红细胞，并可找见包囊。如原虫寄生在胆管系统，可引起发热、倦乏、厌食油腻，右季肋部隐痛，有时由于胆管痉挛而发生剧烈绞痛。多数患者有轻度肝大，质软，稍压痛，但肝功能大多正常，极少发生黄疸。少数患者由于长期严重感染，生长发育迟缓，甚至发生肝硬化，偶见幼虫侵入脑膜而发炎，可能由从肠黏膜受损处侵入血循环所致。患者症状可自动缓解或出现慢性症状，症状反复发作或持续腹泻。慢性者并发出现吸收不良表现，如消瘦、贫血、脂肪泻、体重下降等。一些患者可以成为无症状包囊携带者。

(五)辅助检查

大便常规化验：通常只有少量红、白细胞。用改良的抗酸染色可在粪便中发现病原体。患者急性水样泻的时候，多次大便检测滋养体及包囊有较高的敏感性。当患者为慢性症状或水样泻不明显时，粪便检测不敏感，可通过十二指肠液吸取或粪便进行蓝伯贾第虫抗原检测可能更好一些。采用针对虫卵的单克隆抗体的免疫荧光法或抗原包被的酶免疫法更敏感，其敏感性为85%～98%，特异性为90%～100%。

（六）诊断

夏季及早秋出现腹泻尤其水样泻的患者，或慢性腹泻的患者，旅游者、免疫缺陷的患者以及同性恋者出现腹泻症状都应排除该病的可能，确诊依据是找到虫体。

（七）鉴别诊断

1.阿米巴痢疾

本病的临床特点是起病缓慢，大便稀薄，呈暗红色似果酱，有脓血，味腥臭。腹部压痛部位多位于右下腹，而蓝伯贾第鞭毛虫病为稀便，味臭，但无脓血。腹部压痛可位于腹部任何区域。

2.细菌性痢疾

多有全身中毒症状，大便为脓血便，化验有大量红白细胞。而蓝伯贾第鞭毛虫病发病轻，为水样泻，大便臭但无脓血，化验可找到包囊或滋养体。

3.隐孢子虫病

常见于免疫功能低下患者或艾滋病（AIDS）患者，水样泻量大，甚至威胁生命，可依靠针对病原体特异性检查区别。

（八）治疗

给予甲硝唑250mg，3次/d，5～7天通常有效。无症状携带者接受治疗对患者无益，但可以帮助预防疾病的流行。幼儿园工作人员或卫生工作人员无症状携带者应接受治疗。

二、隐孢子虫病

（一）流行病学

隐孢子虫病是一种全球性的人兽共患寄生虫病，WHO于1986年将人的隐孢子虫病列为AIDS的怀疑指标之一，该病也被确定为引起人腹泻的六大病因之一，是目前各国重点研究的寄生虫病之一。AIDS患者或免疫功能不全的宿主易患，常经污染的水源感染，也可经人与人传播。可以抵抗加氯消毒剂，可以污染水源在城市流行。

（二）病因学

隐孢子虫是一种球形原虫，以卵囊形式从感染动物的粪便中排出，人吞食卵囊后，在小肠脱囊，其滋养体附着于小肠、结肠黏膜上，破坏绒毛。引起炎症，吸收不良。

（三）病理

小肠上皮细胞下面可见多发圆形嗜碱小体，绒毛高度减少，隐窝伸展，固有层有中性粒细胞、浆细胞、淋巴细胞浸润。

（四）临床表现

在绝大多数健康人表现为轻症并且是自限性，感染后7～10天可出现水样泻、恶心、痉挛性绞痛以及腹胀等，粪便间歇出现黏液，无出现血便及脓便。腹泻症状可以持续6周或更长，较多伴随头痛、发热、无力等。免疫功能低下、缺陷或免疫抑制的患者感染后，可引起严重胃肠炎并伴有水样腹泻，导致大量体液丢失而危及生命，是AIDS患者的重要致死因素之一。

(五)辅助检查

常用的隐孢子虫实验诊断方法包括病原学诊断、免疫学诊断及分子生物学检查等,随着免疫学、分子生物学技术的应用,后两者也有了较大的发展。可通过大便涂片酸染色查找卵囊,用糖悬浮法使虫卵数量浓缩后更易检出。酶联免疫吸附试验和免疫荧光试验具有高度的敏感性、特异性和重复性,目前为国外诊断隐孢子虫病最常用的方法之一。免疫印迹技术(ELIB):用于隐孢子虫病的临床诊断和特异性抗原、抗体分析,主要用于隐孢子虫病的血清学检查,该技术能分离出高分辨率、高度敏感和特异的隐孢子虫卵囊抗原,有利于提高隐孢子虫病的免疫学诊断效果,此法甚至被称为"金标准"。流式细胞术:是近来发展起来的一项新技术,将卵囊提纯后,用隐孢子虫的单克隆抗体荧光素标记,通过流式细胞计数仪计数。分子生物学检查法:聚合酶联反应(PCR),该技术已成为开发新一代诊断方法的基础,用于检查临床标本和环境水样本的隐孢子虫,优点是敏感、特异、能分辨基因型、简便易行。

(六)诊断

AIDS患者或免疫功能不全的患者出现腹泻,应考虑该病的可能,确诊依据是找到虫体或特异性诊断试验阳性。

(七)鉴别诊断

1.阿米巴痢疾

本病的临床特点是起病缓慢,大便稀薄,呈暗红色似果酱,有脓血,味腥臭。腹部压痛部位多位于右下腹,而隐孢子虫病多发生于免疫功能低下患者,为大量水样泻,无脓血。

2.细菌性痢疾

多有全身中毒症状,大便为脓血便,化验有大量红白细胞。而隐孢子虫病为水样泻,大便无脓血,大便化验可找到卵囊或针对隐孢子虫的酶联免疫吸附试验或免疫荧光试验阳性。

3.蓝伯贾第鞭毛虫病

二者临床症状相似,均为水样泻,但该病通常症状较轻,对甲硝唑治疗有效,而隐孢子虫病在AIDS患者发病重,治疗效果差。

(八)治疗

目前尚无治疗隐孢子虫感染的有效药物。硝唑尼特作为一种新的抗原虫药物,可广谱抗寄生虫和细菌感染,是近年来最有前途的治疗隐孢子虫病药物。美国于2002年11月22日批准硝唑尼特作为由隐孢子虫、蓝伯贾第鞭毛虫引起儿童腹泻的治疗药物上市,剂型为混悬剂。Bailey等研究表明,免疫正常的隐孢子虫患者对该药的应答率达70%,但免疫缺陷患者的应答率比较低。对症治疗:对既往健康的患者,给予对症支持治疗如补液,即可在2周内痊愈。免疫缺陷者可呈长期致命性腹泻,除支持治疗外,应给予止泻。临床常用的抑制肠动力药有苯乙哌定、吗啡和普鲁卡因,生长抑素及其类似物,含18碳8个氨基酸环状结构的肽,均为5-羟色胺(5-HT)拮抗药,具有减少肠道分泌、增加水和电解质吸收的作用。此类药用于治疗分泌性腹泻,包括AIDS并发隐孢子虫腹泻显示良好疗效,腹泻停止,营养状态改善。

三、肠阿米巴病

（一）流行病学

肠阿米巴病是溶组织阿米巴寄居于结肠内引起的疾病。进食污染的水源或食物而传染，本病流行于世界各地，流行情况与社会经济状况、卫生条件、居住环境、个人饮食习惯等有关。在全球范围内溶组织阿米巴感染率为0.37%～30%，拉丁美洲、非洲、印度等地区发病率高，同性恋者由于口交、肛交，其感染率在20%以上，AIDS患者粪检阿米巴原虫阳性率为对照组20倍以上。

（二）病因学

溶组织阿米巴有滋养体和包囊2期。滋养体分为大小两型，寄生于结肠肠腔和肠壁内，以二分裂法进行繁殖。大滋养体又称组织型滋养体，常见于急性阿米巴痢疾患者的粪便和病灶组织中，随着滋养体在肠内下降过程中逐渐停止活动，虫体团缩，并分泌出一种较硬的外壁，形成包囊。阿米巴包囊位于小肠及结肠，并随粪便排出体外。包囊为外传播型，对外界抵抗力较强，在一般温度和湿度中能生存2～4周。包囊被吞食后，经胰蛋白酶作用脱囊为小滋养体，若人体抵抗力低，小滋养体变为大滋养体侵入肠壁而致病。

（三）病理

1.急性期

病变好发部位依次是盲肠、升结肠、直肠、乙状结肠、其余结肠、阑尾和回肠末段。大滋养体侵入肠壁后依靠其伪足运动和分泌的溶组织酶破坏黏膜细胞，形成糜烂及浅溃疡，溃疡间可见正常黏膜。原虫易在疏松的黏膜下层侵袭扩展，形成黏膜下脓肿，脓肿破裂后形成特征性的烧瓶状溃疡。溃疡间可有窦道相连，病变可沿肠轴扩展，使大量组织坏死形成蜂窝样病灶。溃疡腔内的坏死组织碎片、黏液和大滋养体排出肠腔时即产生痢疾样便。严重病例病变侵袭肠壁血管可引起出血，病变也可穿破肠壁，造成穿孔，形成局限的腹腔脓肿或弥散性腹膜炎。

2.慢性期

若病变迁延不愈，肠黏膜上皮增生，溃疡底部出现肉芽组织，溃疡周围有纤维组织增生，肠壁增厚，肠腔狭窄，如果出现大块肉芽组织形成“阿米巴瘤”，阿米巴原虫可经门静脉侵入肝脏，在肝脏内形成脓肿。也可以栓子形式流入肺、脑、脾等组织形成迁徙性脓肿。

（四）临床表现

感染后7～21天可出现症状，如血样便、腹痛、发热、里急后重等，同时可出现侵袭性结肠炎。阿米巴结肠炎可表现轻度或暴发。10%患者由于阿米巴滋养体侵袭肠壁组织引起腹痛、腹泻、黏液血便、寒战、发热等症状，典型患者粪便呈暗红色糊状，似果酱样，为血、脓、黏液和粪质的混合物，称为阿米巴痢疾。部分患者出现腹痛伴水样泄，也可表现为次数较多的软便、腹胀等。本病易复发，迁延呈慢性，腹泻反复发作，大便呈黄糊状或软便，具腐臭味，带少量黏液。感染后多数患者无症状，或症状轻微，偶感腹痛或腹部不适，间断轻微腹泻，但大便中排出包囊，具有传染性，也称带包囊者。

（五）并发症

阿米巴肠炎可以发展为重症暴发型结肠炎和中毒性巨结肠。0.5%阿米巴结肠炎患者可出现中毒性巨结肠，幼儿、妊娠者、营养不良患者、皮质激素使用者等更易出现重症暴发型结肠炎和中毒性巨结肠。上述患者起病急骤,有明显的血性腹泻、腹痛、发热、血白细胞升高、腹膜刺激征阳性。75%以上重症暴发型结肠炎患者可以出现结肠穿孔。穿孔通常是缓慢渗漏,症状不典型。如果误诊为溃疡性结肠炎而使用激素患者病情加重更易出现并发症,所以应注意与溃疡性结肠炎鉴别诊断。并发大出血患者少见。如患者的病原体经血液侵入身体其他器官,可引起肠外并发症,如阿米巴肝脓肿、阿米巴肺脓肿、阿米巴脑脓肿等。阿米巴肝脓肿是最常见的肠外并发症,男性更常见,患者不一定有明确的结肠炎病史。局部感染通常由肉芽组织或厚的纤维帽包裹,似结肠癌。

(六)辅助检查

大便化验寻找阿米巴滋养体或包囊,只有1/3的患者1次粪便检查即为阳性,3次以上大便检查有助于诊断。血清学检测,大约85%患者间接血凝试验阳性,可持续数年。便抗原或溶组织性肠阿米巴DNA PCR检测敏感性更高一些。即使有经验的医师也难以在常规显微镜下鉴别这些非致病性阿米巴与溶组织性阿米巴,可以借助血清学试验或粪便PCR反应来鉴别。

结肠镜检查:急性期有弥散性黏膜脆性增加,颗粒形成,黏液脓性渗出,溃疡和充血等,易与溃疡性结肠炎混淆,将渗出液用生理盐水湿玻片检查或活检可发现滋养体。结肠镜检查也可发现小的孤立的表浅溃疡,直径3～5mm,表面覆盖黄白色渗出物。阿米巴结肠炎更多累及盲肠、升结肠而非直肠。阿米巴溃疡因为滋养体侵犯到黏膜而形成,从轻度到重度,边缘不清的溃疡到典型的烧瓶样溃疡。

(七)诊断

典型阿米巴肠病易诊断,可通过粪便或组织中检出病原体确诊。不典型患者往往需借助血清学、结肠镜、诊断性治疗等手段做出诊断。

(八)鉴别诊断

1.细菌性痢疾

起病急,全身中毒症状重,畏寒、发热、腹痛、腹泻、大便量少、里急后重等症状明显,腹痛以左下腹为主,大便化验可见大量白细胞。细菌培养可发现相应致病细菌。而阿米巴痢疾相对起病缓慢,腹痛以右下腹为主,大便粪质多,呈黯红色或果酱样,味腥臭,粪便检查可发现阿米巴滋养体或包囊,但白细胞较少。

2.肠结核

患者大多有原发结核病灶存在,伴发热、盗汗、营养不良等结核中毒症状,粪便呈黄色稀糊状,带黏液少脓血,腹泻与便秘交替出现。

3.溃疡性结肠炎

直肠、乙状结肠为常受累部位,或扩展至全结肠,病变弥散性充血、水肿,溃疡多易出血。应多次大便寻找病原体均呈阴性或抗阿米巴治疗试验无效方可做出诊断。

(九)治疗

甲硝唑750MG,3次/d,7～10天,是侵入性阿米巴病的首选治疗,治愈率可高达90%。严重结肠炎或肝脓肿可静脉给药治疗。包囊相对对甲硝唑耐药,需要配合其他药物治疗,如呋喃二氯尼特、巴隆霉素、双碘喹啉等。如果脓肿有破裂的危险或药物治疗效果不好,阿米巴肝脓肿可考虑穿刺引流。无症状性肠腔内感染的患者应给予二氯导特糠酸酯500mg,3次/d,连续10天。巴隆霉素25～30mg/kg,3次/d,连续7天;双碘喹啉650mg,3次/d,20天。重症暴发型阿米巴结肠炎、中毒性巨结肠、肠穿孔或严重出血内科治疗无效时,必须外科手术。

四、钩虫病

(一)流行病学

钩虫病遍及全球,尤以热带和亚热带地区多见,多见卫生条件差,居民习惯赤脚行走的地区。

(二)病因学

人钩虫病是由十二指肠钩虫或美洲钩虫寄生于小肠上段所引起。虫卵随大便排出后,发育成感染期蚴虫,土壤中次蚴虫接触皮肤后钻进皮肤,通过小静脉或淋巴管入血,依次到心、肺、支气管、咽喉、小肠上段,3～4周发育为成虫。成虫叮咬在小肠壁上吸血,导致钩虫性贫血。

(三)病理

小肠黏膜活检的组织学改变差异较大,可从正常黏膜到严重的扁平黏膜。

(四)临床表现

大多数慢性感染是无症状的。当感染钩虫数量增多,尤其是患者并发营养不良时,可出现失血性贫血和低蛋白血症。急性感染时有时并发瘙痒性红斑,或咳嗽、哮喘。成虫感染可表现为上腹部不适、食欲下降、腹泻、消瘦乏力等。多数患者有微量消化道出血,少数出血量多表现为黑便。

(五)辅助检查

血液学检查:呈缺铁性贫血,血细胞分类计数嗜酸性细胞比例明显升高。粪便:可找到虫卵,呈圆形带有透明菲薄的外壳。也可直接涂片法、饱和盐水漂浮法或虫卵计数法进行粪便检查。

(六)诊断

在流行区有赤足下地史和贫血等临床症状应考虑钩虫病。以粪便检测到虫卵为确诊依据。

(七)鉴别诊断

十二指肠溃疡:可有周期痛和节律性中上腹部饥饿性痛,伴反酸胃灼热等症状。而钩虫病由于血浆蛋白丧失可有不同程度的水肿甚至出现腹腔积液,可伴皮肤瘙痒性红斑或咳嗽、哮喘等肠外表现。

(八)治疗

钩蚴虫侵入皮肤,24h内仍稽留在皮下组织内,可予透热疗法杀死钩蚴虫。驱虫药有甲苯达唑,100～200mg,2次/d,3天。噻嘧啶:10mg/(kg·d),3天。

五、蛔虫病

(一)流行病学

蛔虫病患者与感染者是传染源,蛔虫卵污染的食物、水进入人体后传染。患者及肠道蛔虫感染者为传染源,虫卵经口吞入为主要传播途径,人群普遍易感,但以儿童感染最高。

(二)病因学

蛔虫是寄生人体内最大的线虫之一。雌雄异体,形似蚯蚓,主要寄生在小肠。虫卵进入小肠后孵化为蚴虫,进入门静脉,经肝、下腔静脉、右心、肺、气管到咽部咽下,经胃到小肠,发育成成虫,历时1～2个月。也可进入其他器官。

(三)临床表现

蚴虫迁移期表现为咳嗽、哮喘、气急、发热、痰中带血或咯血,重者可出现发绀、呼吸困难。肠蛔虫症状:寄生在小肠的蛔虫常为数条或数十条或更多,可无症状或仅轻微消化功能紊乱,如厌食、偏食、异食癖,可反复发作脐周疼痛,伴恶心、呕吐、腹泻或便秘、食欲缺乏、营养不良、生长发育迟缓等。亦可有顽固性荨麻疹等表现。

(四)并发症

蛔虫性肠梗阻:为最常见并发症,脐周阵发性绞痛,伴恶心、呕吐,有时吐出蛔虫,一般无大便。胆管蛔虫病:蛔虫钻入胆管,引起胆总管括约肌痉挛,患者突然出现右上腹剧烈绞痛,可放射至右肩和腰背部,屈体弯腰,面色苍白,常伴呕吐、吐出胆汁和蛔虫。可持续数分钟到数h。发作时腹部体征不明显。

(五)辅助检查

大便镜检发现蛔虫卵。血嗜酸性粒细胞增高。

(六)诊断

有吐虫或大便排虫史,反复发作的脐周疼痛,或突然发热、咳嗽、痰中带血、哮喘,伴有夜间磨牙、流涎、皮肤风疹团块、巩膜蓝斑、面部白色虫斑、唇内侧白色粟粒状小点、指甲花斑等。应考虑蛔虫病可能。

(七)鉴别诊断

胆管蛔虫病应注意与胆石症鉴别。急性胆囊炎多在饱餐或吃油腻食物后3～4h逐渐发作加重,疼痛位于右上腹,吸气咳嗽时加重,MURPHY征阳性;多数胆总管结石并发胆石症症状也是逐渐加重,表现为剑下闷痛伴恶心,典型症状呈绞痛伴发热黄疸,有时并发胆囊炎、胰腺炎,有明确体征。而胆管蛔虫病患者突然出现右上腹剧烈绞痛,常伴呕吐、吐出胆汁和蛔虫,可持续数分钟到数h,发作时腹部体征不明显。

(八)治疗

驱虫治疗:阿苯达唑,400mg,1次顿服;枸橼酸哌嗪,成人每次3～3.5g,儿童100～150mg/kg,睡前顿服或分1～2次服,连服2天;甲苯达唑,2岁以上儿童和成人顿服200mg。并发症治疗:①胆管蛔虫病,镇痛前解痉用阿托品、东莨菪碱或哌替啶,缓解后驱虫治疗;②蛔虫性肠梗阻,补液支持治疗;胃肠减压;驱虫治疗;内科治疗不缓解,手术治疗。

第三节 急性胰腺炎

急性胰腺炎(AP)是胰酶对胰腺组织自身消化导致的化学性炎症,常呈急性上腹痛,伴血淀粉酶升高,轻者病程1周左右,预后良好;重症患者可发展为多器官功能障碍,病死率高达15%。

一、病因

(一)胆管疾病

胆石症、胆管感染等胆管疾病至今仍是急性胰腺炎的主要病因,当结石嵌顿在壶腹部、胆管内炎症、胆石移行时损伤 ODDI 括约肌等,将使胰液不能正常进入十二指肠,导致胰管内高压。胆囊结石伴发感染时,细菌毒素、炎症介质通过胆胰间淋巴管交通支扩散到胰腺。

(二)酒精

酒精可通过缩胆囊素(CCK)介导,促进胰液分泌,大量胰液遇到相对狭窄的胰管,将增加胰管内压力。此外,过度饮酒还可使大量胰酶在腺泡细胞内提前活化,或当其在胰腺内氧化过程中产生大量活性氧(ROS),继而激活 NF-KB 等炎症介质,引发急性胰腺炎。

(三)胰管阻塞

胰管结石、蛔虫、狭窄、肿瘤(壶腹周围癌、胰腺癌)可引起胰管阻塞和胰管内压升高。胰腺分裂症系胰腺导管的一种常见先天发育异常,即腹胰管和背胰管在发育过程中未能融合,其在人群中的发生率大概为 10%。当副胰管经狭小的副乳头引流大部分胰腺的胰液,引流不畅导致胰管内高压。

(四)手术与创伤

腹腔手术、腹部钝挫伤等直接或间接损伤胰腺组织或导致胰腺微循环障碍,可引起急性胰腺炎。经内镜逆行胰胆管造影(ERCP)插管时导致的十二指肠乳头水肿、注射造影剂压力过高等也可引发本病。

(五)代谢障碍

高脂血症与急性胰腺炎有病因学关联,但确切机制尚不清楚。可能与脂球微栓影响微循环及胰酶分解三酰甘油致毒性脂肪酸损伤细胞有关。Ⅰ型高脂蛋白血症见于小儿或非肥胖非糖尿病青年,因严重高三酰甘油血症而反复发生急性胰腺炎。

甲状旁腺肿瘤、维生素 D 过多等所致的高钙血症可致胰管钙化、促进胰酶提前活化而促发本病。

(六)药物

可促发急性胰腺炎的药物有噻嗪类利尿药、硫唑嘌呤、糖皮质激素、磺胺类等,多发生在服药最初的 2 个月,与剂量无明确相关。

(七)感染

可继发于急性流行性腮腺炎、传染性单核细胞增多症、柯萨奇病毒感染、肺炎衣原体感染等,常随感染痊愈而自行缓解。

(八)其他

十二指肠球后穿透溃疡、邻近十二指肠乳头的肠憩室炎等炎症可直接波及胰腺。各种自身免疫性的血管炎、胰腺血管栓塞等血管疾病可影响胰腺血供。遗传性急性胰腺炎罕见,是一种有 80%外显率的常染色体显性遗传病,其发病被认为是阳离子胰蛋白酶原基因突变所致。少数病因不明者,称为特发性急性胰腺炎。

二、发病机制

在上述病因作用下,胰管内高压及胰腺微循环障碍都可使胰腺腺泡细胞内的 CA^{2+} 水平显著上升。细胞内钙的失衡，一方面使含有溶酶体酶的细胞器质膜脆性升高，增加胞内溶酶体与酶原颗粒融合；另一方面使消化酶原与溶酶体水解酶进入高尔基器后，出现“分选”错误；溶酶体在腺泡细胞内激活酶原，使大量胰酶提前活化，超过生理性的对抗能力，发生针对胰腺的自身消化。活化的胰酶、自身消化时释放的溶酶体水解酶及细胞内升高的 CA^{2+} 水平均可激活多条炎症信号通路，导致炎症反应，其中核因子-κB(NF-κB)被认为是炎症反应的枢纽分子，它的下游系列炎症介质如肿瘤坏死因子-α（TNF-α）、白介素-1（IL-1）、花生四烯酸代谢产物（前列腺素、血小板活化因子）、活性氧等均可增加血管通透性，导致大量炎性渗出；促进小血管血栓形成，微循环障碍，胰腺出血、坏死。

三、病理

(一)急性水肿型

此型较多见，占 90%以上。病变可累及部分或整个胰腺，以尾部为多见。胰腺肿大变硬，间质充血、水肿和炎细胞浸润是其组织学特点。

(二)急性出血坏死型

胰腺肿大变硬，腺泡及脂肪组织坏死以及血管坏死出血是本型的主要特点。肉眼可见胰腺内有灰白色或黄色斑块的脂肪组织坏死病变，出血严重者，则胰腺呈棕黑色并伴有新鲜出血。脂肪坏死可累及肠系膜、大网膜后组织等。常见静脉炎、淋巴管炎和血栓形成。

急性出血坏死型既可由急性水肿型发展而来，也可在发病开始即发生出血及坏死。急性出血坏死型胰腺炎的炎症易波及全身，故可有其他脏器如小肠、肺、肝、肾等脏器的炎症病理改变；由于胰腺大量炎性渗出，常有腹腔积液、胸腔积液等。

四、临床表现

临床上将急性胰腺炎分为下列两种类型。①轻症急性胰腺炎（MAP）：具备急性胰腺炎的临床表现和生化改变，而无器官功能障碍和局部并发症。②重症急性胰腺炎（SAP）：在 MAP 的基础上出现其他器官功能障碍甚至衰竭，病程 1 个月左右可出现局部并发症如假性囊肿或胰腺脓肿。

(一)MAP 的症状及体征

腹痛为主要和首发症状，常在饮酒、脂餐后急性起病，多位于中上腹及左上腹，也可波及全腹，常较剧烈，部分患者腹痛向背部放射。多数患者病初伴有恶心、呕吐。可有轻度发热，中上腹压痛，肠鸣音减少。患者因呕吐、胰腺炎性渗出，可呈轻度脱水貌。

(二)SAP 的症状

腹痛持续不缓解、腹胀逐渐加重。

(三)后期并发症

1.胰腺假性囊肿

重症急性胰腺炎胰内或胰周坏死、渗液积聚，包裹成囊肿，囊壁缺乏上皮，故称假性囊肿，多在重症急性胰腺炎病程进入 4 周后出现。胰腺假性囊肿通常呈圆形或卵圆形，亦可呈不规则形，大小为 2～30cm，容量为 10～5 000mL。小囊肿可无症状，大囊肿可出现相应部位的压迫症状。一般当假性囊肿＜5cm 时，约半数患者可在 6 周以内自行吸收。假性囊肿可以延伸至邻近的腹腔，如横结肠系膜、肾前、肾后间隙以及后腹膜。

2.胰腺脓肿

胰腺内或胰周的脓液积聚，外周为纤维囊壁。患者常有发热、腹痛、消瘦等营养不良症状。

3.肝前区域性门脉高压

胰腺假性囊肿压迫脾静脉或脾静脉栓塞导致胃底静脉曲张破裂出血。

五、辅助检查

(一)反映炎症及感染

1.白细胞

总数增加，以中性粒细胞升高为主，常有核左移现象。

2.C反应蛋白(CRP)

是一种能与肺炎球菌C多糖体反应形成复合物的急性时相反应蛋白。在各种急性炎症、组织损伤、细菌感染后数h迅速升高。CRP对急性胰腺炎诊断不具特异性，主要用于评估急性胰腺炎的严重程度。CRP正常值＜10mg/L，当CRP＞150mg/L时，提示重症急性胰腺炎。

(二)急性胰腺炎的重要血清标志物

1.淀粉酶

主要由胰腺及唾液腺产生。急性胰腺炎时，血清淀粉酶于起病后6～12h开始升高，48h开始下降，持续3～5天。血清淀粉酶超过正常值3倍可诊断急性胰腺炎。胆石症、胆囊炎、消化性溃疡等急腹症时，血清淀粉酶一般不超过正常值3倍。血清淀粉酶高低与病情程度无确切关联，部分重症急性胰腺炎血清淀粉酶可不升高。正常时约有3%淀粉酶通过肾脏排泄，急性胰腺炎时尿淀粉酶也可升高，但轻度的肾功能改变将会影响检测的准确性和特异性，故对临床诊断价值不大。当患尿淀粉酶升高而血淀粉酶不高时，应考虑其来源于唾液腺。此外，胰源性胸腔积液、腹腔积液、胰腺假性囊肿中的淀粉酶常明显升高。

2.脂肪酶

血清脂肪酶于起病后24～72h开始升高，持续7～10天，对就诊较晚的患者有诊断价值，其敏感性和特异性均略优于血淀粉酶。

(三)了解胰腺等脏器形态改变

腹部超声波是急性胰腺炎的常规初筛影像学检查，在没有肠胀气的条件下，可探及胰腺肿大及胰内、胰周回声异常。然而急性胰腺炎时，常有明显胃肠道积气，腹部超声波对胰腺形态学变化多不能做出准确判断。对于重症急性胰腺炎后期，腹部超声波也是胰腺假性囊肿、脓肿诊断、定位的重要方法。

腹部增强CT被认为是诊断急性胰腺炎的标准影像学方法。其主要作用有：①确定有无胰腺炎；②对胰腺炎进行分级；③诊断、定位胰腺假性囊肿或脓肿。

(四)了解有无胆管疾病作为急性胰腺炎的病因

诊断急性胰腺炎通常并不困难，但搜寻原因有时却颇费周折。胆管结石是急性胰腺炎的首要病因，腹部超声波较易发现大的胆石，但对于作为胆源性急性胰腺炎第一位原因的小胆石(＜5mm)、胆泥或微胆石，腹部超声波的敏感性较差。临床上对于急性胰腺炎胆管疾病病因的搜寻，多以腹部超声波为常规初筛检查，若无阳性发现，应选择准确率较高的非侵入性检查——磁共振胰胆管成像(MRCP)。若仍为阴性，而临床高度怀疑胆管疾病，则应继续应用超声内镜(EUS)或 ERCP 检查。内镜下 ODDI 括约肌切开术(EST)是检出胆泥或微胆石的金标准方法,集诊断与治疗为一体。

六、诊断

患者在入院后 48h 内应明确诊断,急性胰腺炎的诊断内容应包括下列内容。

(一)确定急性胰腺炎

一般应具备:①急性、持续中上腹痛;②血淀粉酶增高超过正常值 3 倍;③胰腺炎症的影像学改变;④排除其他急腹症。部分患者可不具备第 2 条。

(二)确定轻症抑或是重症

多数重症患者经历了不同时间的轻症阶段,因此,在起病 72h 内对轻症患者应密切观察病情变化,及时发现 SAP 的症状及体征,动态了解相关实验室检测数据及胰腺形态的改变。

出现下列任一情况,应考虑重症急性胰腺炎:①出现全身炎症反应综合征;②出现器官衰竭;③起病后 72h 的胰腺 CT 评分≥6 分;④APACHEII 评分≥8,可被视为重症。

(三)寻找病因

住院期间应使>80%患者的病因得以明确,尽早解除病因有助于防止病情向重症发展及避免日后复发。进食常作为诱因促发本病,潜在的病因需仔细排查。详细地了解病史对寻找病因甚为重要。胆管结石是急性胰腺炎的首要病因,若病史及体征高度提示胆源性急性胰腺炎,则应逐级采用腹部超声、MRCP、EUS、ERCP 甚至 EST 等使之明确。在应激状态下,血三酰甘油常升高。当血三酰甘油>11mmol/L 时,可考虑为急性胰腺炎的病因。

(四)确定并发症

近期并发症包括腹膜炎、败血症、急性肝损伤、ARDS、应激性溃疡、肾功能不全、胰性脑病等。后期并发症多在急性胰腺炎后 1 个月甚至更长时间得以诊断。

七、鉴别诊断

作为常见的急腹症之一,急性胰腺炎须与消化性溃疡、胆石症、急性肠梗阻、心肌梗死等鉴别。鉴别时应抓住各疾病的特点进行甄别,收集相关证据。

八、治疗

急性胰腺炎的治疗原则在于去除潜在的病因和控制炎症。

MAP 经内科治疗后多在 5~7 天康复。SAP 则需在内科治疗的基础上根据病情给予器官支持,后期并发症可通过内镜或外科手术治疗。如诊断为胆源性急性胰腺炎,宜在本次住院期间完成内镜治疗或在康复后择期行胆囊切除术,避免日后复发。

(一)内科治疗

1.监护

由于急性胰腺炎患者病情变化较多,细致的监护对及时了解病情发展很重要。病程初期监测内容除体温、血压、呼吸、心率、意识等生命体征外,腹痛、腹胀、肠蠕动、腹膜炎体征、血氧饱和度、尿量、粪便、胃肠减压引流物、有无黄疸及皮肤瘀斑等均应逐日记录。入院初即应检测前述反映病理生理变化的实验室指标,以后根据病情决定复查的间隔时间。有心律失常者应予心电监测。

对重症患者应给予肺、肾、循环、肝、肠等器官的功能支持,医院的重症监护室(ICU)可为此提供良好的条件。由训练有素、多学科组成的SAP专门治疗小组对患者选择最佳的多学科综合治疗至关重要。

2.补液

是维持血容量、水、电解质平衡的主要措施。重症患者胰周有大量渗液集聚，如果心功能容许，在最初的48h静脉补液量及速度为200～250mL/h。补液不充分被认为是胰腺炎向重症发展的重要原因之一。补液量及速度也可根据中心静脉压(CVP)进行调节。急性胰腺炎时常有明显腹胀、麻痹性肠梗阻，用股静脉插管测量的CVP可受腹腔压力影响而异常升高，不能代表真正的CVP，应予注意。重症患者还应根据病情补充清蛋白、血浆或血浆代用品，提高血浆胶体渗透压，才能有效维持脏器功能。

3.吸氧

动脉氧饱和度宜>95%。

4.镇痛

未控制的严重腹痛可加重循环不稳定。由于吗啡可增加ODDI括约肌压力，故临床常用哌替啶止痛，50～100mg/次，肌内注射。胆碱能受体拮抗药(如阿托品)可诱发或加重肠麻痹，也不宜使用。胃肠减压可在一定程度上减轻腹胀。

5.预防和抗感染

胰腺感染是病情向重症发展，甚至死亡的另一重要原因。导致胰腺感染的主要细菌来自肠道。预防坏死胰腺的感染可采取以下方法。①为减少肠腔内细菌过生长，可采用导泻，促进肠蠕动和清洁肠道。导泻药物可选硫酸镁，每次口服5～20g，同时饮水100～400mL；也可用磷酸钠等洗肠液，中药(大黄、番泻叶)导泻在临床也广为应用。在此基础上，口服抗生素(如诺氟沙星、多黏菌素等)清除肠腔内细菌。②尽早肠内营养，维持肠黏膜屏障的完整，减少细菌移位。③预防性全身给予抗生素(喹诺酮类或头孢类)。

当患者出现胰腺或全身感染，致病菌主要为革兰阴性菌和厌氧菌等肠道常驻菌，应选择喹诺酮类或头孢类抗生素，联合针对厌氧菌的甲硝唑。严重败血症或上述抗生素疗效欠佳时应使用亚胺培南等。要注意真菌感染的可能，可经验性应用抗真菌药。

6.减少胰液分泌

旨在降低胰管内高压，减少胰腺的自身消化。常用措施如下。

(1)禁食、胃肠减压：食物和胃液是胰液分泌的天然刺激物，禁食和胃肠减压则有助于减少胰液分泌。

(2)抑制胃酸：可用H2受体拮抗药或质子泵抑制药。

(3)生长抑素及其类似物：生长抑素是胃肠黏膜D细胞合成的14肽，它可抑制胰泌素和胆囊收缩素(CCK)刺激的胰腺基础分泌，使基础胰液分泌减少，胰液、碳酸氢盐、胰蛋白酶产量明显减少。生长抑素250～375μg/h静脉滴注；生长抑素类似物奥曲肽25～50μg/h静脉滴注，MAP一般持续静脉滴注2～3天，SAP则用药时间约1周甚至更长。

7.营养支持

轻症患者，只需短期禁食，通过静脉补液提供能量即可。重症患者在短期肠道功能恢复无望、为避免胰液分泌时，应先予肠外营养。每天补充能量约32kcal/(kg·d)，肥胖者和女性减

10%。热氮比以100kcal:1g或氨基酸1.2g/(kg·d)为宜,根据血电解质水平补充钾、钠、氯、钙、镁、磷,注意补充水溶性和脂溶性维生素,采用全营养混合液方式输注。

病情趋向缓解时,应尽早过渡到肠内营养。经口、胃或十二指肠给予的营养剂将促进胰酶和碳酸氢盐分泌,而经空肠者则不刺激胰液分泌。为此,初期肠内营养可借助内镜将鼻饲管置入空肠,并给予已充分消化的专用空肠营养剂。开放饮食从少量、无脂、低蛋白饮食开始,逐渐增加食量和蛋白质,直至恢复正常饮食。

(二)内镜治疗

对起因于胆总管结石性梗阻、急性化脓性胆管炎、胆源性败血症及胆管蛔虫的急性胰腺炎应尽早行EST等内镜治疗,取出胆管结石、蛔虫等,放置鼻胆管引流,胆管紧急减压,既有助于阻止急性胰腺炎病程,又可迅速控制感染。这种在ERCP基础上发展的内镜下微创治疗效果肯定,创伤小,可迅速缓解症状、改善预后、缩短病程、节省治疗费用,属对因治疗,可缩短病程,避免急性胰腺炎复发。

适宜于内镜治疗的其他导致急性胰腺炎的病因包括肝吸虫、胰管结石、慢性胰腺炎、胰管先天性狭窄、壶腹周围癌、胰腺癌、ODDI括约肌功能障碍及胰腺分裂等。对重症急性胰腺炎的后期并发症如胰腺假性囊肿和脓肿也可予以内镜治疗。

确定急性胰腺炎行ERCP治疗的指征应根据不同影像学资料确定。

(1)B超、MRCP或EUS发现胆总管结石、胆总管直径>0.7cm或胆囊切除术后胆总管直径>0.8cm,胆管蛔虫,胰管扩张、扭曲、狭窄等,这些均为ERCP治疗的明确指征。

(2)B超阴性,血三酰甘油<11mmol/L,排除酒精、高钙血症、药物、病毒感染等因素,应行MRCP或EUS。

(3)MRCP/EUS阴性,但有下列情况,应行ERCP。①TB升高,DB>60%,ALT升高,腹痛伴畏寒发热。②复发性胰腺炎。③胆囊切除术后,间歇发作性胆绞痛症状。④曾有胆管手术史。⑤胆囊小结石。

(4)ERCP发现胆总管微胆石、胆泥、ODDI括约肌功能障碍、胰腺分裂、胰管狭窄、壶腹周围癌、胰腺癌,这些均为ERCP治疗的明确指征。

(三)外科治疗

多数急性胰腺炎不需外科干预,即使是重症急性胰腺炎也应尽可能采用内科及内镜治疗。临床实践表明,重症急性胰腺炎时经历大的手术创伤将加重全身炎症反应,增加病死率。当重症患者内科及内镜治疗不能阻止胰腺进一步坏死时,可行经皮腹膜后穿刺引流,必要时以微创方式清除胰腺坏死组织。

与急性胰腺炎相关的主要手术治疗是胆囊切除术,以解决病因。目前胆囊切除术多采用腹腔镜完成。新近的临床研究认为,对于有1次急性胰腺炎发作史患者,有结石的胆囊即应切除;对轻中度胆囊结石相关急性胰腺炎,胆囊切除术应在本次胰腺炎恢复后10天左右实施,SAP则应在恢复后4周左右施行;不及时切除,在6~18周内,有25%~30%患者将再次发生急性胰腺炎。

微创治疗无效的胰腺假性囊肿、脓肿和脾静脉栓塞等并发症需要外科开腹手术治疗。

九、预后

轻症患者常在1周左右康复,不留后遗症。重症患者病死率约15%,经积极抢救幸免于死亡的患者容易发生胰腺假性囊肿、脓肿和脾静脉栓塞等并发症,遗留不同程度胰腺功能不全。未去除病因的部分患者可经常复发急性胰腺炎,反复炎症及纤维化可演变为慢性胰腺炎。

十、预防

积极治疗胆胰疾病,适度饮酒及进食,部分患者需严格戒酒。

第四节 慢性胰腺炎

慢性胰腺炎(CP)是以胰腺慢性炎症、纤维化、萎缩、钙化为特征,最终导致胰腺内外分泌功能不足的疾病。临床常表现为腹痛、腹泻、营养不良等。

一、流行病学

关于慢性胰腺炎发病率或患病率的数据尚不充分。尸检报道的患病率为0.04%~5%,基于CT、超声或ERCP报告的有明显的胰腺组织学异常的CP年发病率为(3.5~4)/10万。对于部分组织学变化不甚明显的CP,常不易被上述影像学技术发现而低估了CP的实际患病率和发病率。

二、病理

慢性胰腺炎的病理特征主要有:胰腺实质散在的钙化灶,纤维化,胰管狭窄、阻塞及扩张,胰管结石,胰腺萎缩,炎性包块,囊肿形成等。

三、病因

CP是多因素相互作用导致的疾病,仅一种危险因素很难引起CP。

(一)酒精

由于70%成年CP患者有酗酒史,因此长期过度饮酒一直都被认为是慢性胰腺炎的首要病因。然而根据慢性胰腺炎的病理及影像学标准,只有不到10%的酗酒者最终会发展成慢性胰腺炎。临床实践观察到,多数长期大量饮酒者并无CP的客观证据,仅表现为餐后腹胀、脂餐后腹泻等消化不良症状。进一步的动物实验表明,单纯长期摄入酒精并非导致慢性胰腺炎而是脂肪沉积等退行性变,伴有明显胰腺外分泌功能不足。

复发性急性胰腺炎常导致胰腺纤维化、胰管阻塞、导管扩张、胰腺组织萎缩而进展为CP。当患者胆、胰管异常持续存在,饮酒可诱发复发性急性胰腺炎,推动炎症慢性化。此外,CFTR、PRSS1及SPINK1等基因的突变可能改变酒精的代谢或调节胰腺对酒精所致炎症的反应性,从而促进CP的发生。因此,乙醇在CP的发生过程中只起到促进作用,而不是独立的致病因素。

(二)基因突变

目前认为,慢性胰腺炎与以下3种基因突变有关。

1.与散发的特发性胰腺炎有关的两种基因突变

囊性纤维化跨膜转导调节因子基因的突变，可能与胰管阻塞或腺泡细胞内膜的再循环或转运异常有关；胰蛋白酶促分泌抑制剂基因编码胰蛋白酶促分泌抑制剂的基因突变位点为N34S，其突变的后果是削弱了对抗正常腺泡内自身激活的少量胰蛋白酶的第一道防线。发病年龄较遗传性胰腺炎晚，并发症和需外科手术的机会较少。但最主要的区别是无家族病史。

2.与遗传性胰腺炎有关的基因突变

阳离子胰蛋白酶原基因编码人类胰蛋白酶原，它的突变使胰蛋白酶原容易被激活而常发生复发性胰腺炎，逐渐进展为CP。遗传性胰腺炎家系，主要集中在欧美地区，其PRSSI的两种突变(R122H和N291)系常染色体显性遗传，外显率80%。其临床特征为幼年发病的复发性急性胰腺炎，常进展为慢性胰腺炎并伴有高胰腺癌发病率。患者家族中至少还有另2例胰腺炎患者，发病可以相隔2代甚至几代。

一般认为，所有的慢性胰腺炎可能都有基因异常基础，其作用大小不等，取决于胰腺炎的类型。但是否对所有CP患者常规筛查基因突变，尚未达成共识，但对于有家族史的早发CP患者(＜35岁)进行筛查是合理的。

(三)自身免疫

40多年前，SARLES等第一次描述了自身免疫性胰腺炎(AIP)。60%的病例与其他自身免疫疾病有关，包括原发性硬化性胆管炎、原发性胆汁性肝硬化、自身免疫性肝炎和干燥综合征。淋巴细胞浸润是其主要的组织学特征之一。临床上，循环中免疫球蛋白G(尤其是免疫球蛋白G4)可上升至较高水平，尤其是在有胰腺肿块的情况下，且大多数患者对类固醇治疗有效。

值得一提的是，如果通过大鼠尾静脉注射能识别胰淀粉酶的$CD4^+$ T细胞，大鼠胰腺则会形成类似人类AIP的组织学特征。此实验结果支持$CD4^+$ T细胞在AIP发病中起重要作用的观点。

(四)吸烟

由于严重酗酒者通常都吸烟，所以很难将酗酒和吸烟的影响完全分开。吸烟不仅通过烟碱影响胰液分泌模式，而且诱导炎症反应，并通过其他成分发挥致癌作用。

(五)B组柯萨奇病毒

此病毒可引起急性胰腺炎，且病毒滴度越高，引起急性胰腺炎的可能性越大，若此时缺乏组织修复，则可能进展为慢性胰腺炎。这种缺陷与巨噬细胞和1型辅助性T细胞的优先活化有关。在B组柯萨奇病毒感染期间，饮酒可加重病毒诱导的胰腺炎，阻碍胰腺受损后的再生，饮酒剂量越大，持续时间越长，胰腺的再生就越困难。因此，酒精可能会通过增强组织内病毒感染或复制，影响组织愈合和使胰腺炎症慢性化。

(六)营养因素

人体内及动物实验认为，食物中饱和脂肪酸及低蛋白饮食可促进慢性胰腺炎或胰腺退行性病变的发生。

四、临床表现

慢性胰腺炎的组织及功能变化大多不可逆转，但临床表现也不总是进行性恶化。症状常呈慢性过程,间歇加重。

(一)腹痛

约80%的慢性胰腺炎患者自诉腹痛,其发生的频率、性质、方式和严重程度都没有固定的特征。腹痛常位于上腹部,为持续性钝痛,可放射至背部,持续的时间从数天至数周不等,前倾坐位可一定程度上缓解疼痛。如果患者的慢性炎症或假性囊肿主要局限在胰头,疼痛则多在腹中线右侧;若炎症病变主要在胰尾,疼痛则多在左上腹。如果慢性胰腺炎并发假性囊肿、胰管梗阻、明显胰头炎性包块及胰腺癌,疼痛将更剧烈,持续时间更长。

腹痛是慢性胰腺炎最严重的临床问题,可使食欲缺乏,摄食减少,导致消瘦、营养不良,是慢性胰腺炎手术治疗最常见的适应证。也有部分患者虽然有导管内钙化、导管扩张和假性囊肿等但却没有腹痛。因此,不能通过CT扫描或ERCP发现的异常来判断患者是否有疼痛。

(二)糖尿病

一般认为,80%以上的胰腺受损时,可出现糖尿病。慢性胰腺炎进入晚期后,对糖的不耐受更为明显。由于胰高血糖素可随着胰岛细胞的损伤而同时减少,因此,慢性胰腺炎常并发脆性糖尿病。外源性补充胰岛素易导致低血糖,而胰高血糖素储备不足又常妨碍血糖恢复至正常水平,使临床治疗难度增加。

(三)脂肪泻

理论上认为,当胰腺外分泌功能减退至正常的10%以下时,可能发生脂肪泻。严重慢性胰腺炎或胰管完全梗阻时,可有脂肪泻症状,患者可能会排出油腻的粪便甚至油滴(苏丹Ⅲ染色阳性),大便3～4次/d。多数患者因腹痛而畏食,脂肪泻不明显,常表现为大便不成形,每天次数略多,腹胀。

(四)营养不良

患者常消瘦明显,贫血,肌肉萎缩,皮肤弹性差,毛发枯萎,呼吸道、消化道、泌尿道等易患感染。

(五)并发症

1.复发性胰腺炎

通常是间质性炎症,偶尔也可能是坏死性胰腺炎。假性囊肿见于约25%的CP患者。假性囊肿压迫胃时,可引起一系列症状,如食欲减退、恶心、呕吐和早饱感;压迫胆总管时,可导致黄疸;压迫十二指肠时,引起腹痛或呕吐。约10%病例的假性囊肿与假性动脉瘤有关,可导致危及生命的大出血。脾静脉栓塞可导致胃底和食管下段静脉曲张,是CP患者并发消化道出血的原因之一。当假性囊肿伴发感染时,临床表现为腹痛、发热、白细胞增多。

2.十二指肠梗阻

约5%的CP患者并发有十二指肠狭窄。其常常由胰头纤维化引起,也可能由胰腺脓肿或假性囊肿造成。十二指肠梗阻最重要的症状是呕吐。另外,还可能有腹痛、黄疸等表现。

3.胰腺癌

CP是胰腺癌发生的危险因素之一。其并发胰腺癌的风险约为4%。因此,对CP患者腹痛加重或明显消瘦时,应警惕胰腺癌的存在。

五、诊断

当临床表现提示CP时,可通过影像技术获得胰腺有无钙化、纤维化、结石、胰管扩张及胰腺萎缩等形态学资料,收集CP的证据,并进一步了解胰腺内外分泌功能,排除胰腺肿瘤。

(一)腹部X线平片

腹部X线检查简单、无创、价格便宜。弥散性胰腺内钙化是慢性胰腺炎的特异性X线表现,但仅见于晚期慢性胰腺炎。而胰腺的局灶性钙化并非慢性胰腺炎所特有,还见于创伤、胰岛细胞瘤或高钙血症,故该检查对早期慢性胰腺炎不够敏感。

(二)腹部B超

可显示钙化、胰腺萎缩或明显的胰管扩张,但肠道内气体可能妨碍对胰腺的观察,其灵敏度因此而受到影响。

(三)腹部CT

是CP疑似患者的首选检查。它可以显示胰腺内钙化、实质萎缩、轮廓异常、胰管扩张或变形等慢性胰腺炎特征,还能发现慢性胰腺炎并发的假性囊肿、血栓、假性动脉瘤等,能有效地检测到炎症或>1cm的瘤样肿块。CT诊断典型的慢性胰腺炎灵敏度为74%~90%。

(四)磁共振胰胆管成像

可显示主胰管和胆总管,并重建胆管及胰管系统,可了解胰腺实质状况,其缺点是不能直接显示结石。与ERCP相比,MRCP具有无创的优点,因此在临床使用广泛。

(五)超声内镜

可显示慢性胰腺炎的异常表现,如主胰管扩张、直径<2cm的小囊肿及胰腺实质的非均匀回声。其灵敏性、特异性至少与CT、ERCP相当,甚至可能更高。胰腺实质的非均匀回声是慢性胰腺炎的特异性表现,而CT、MRCP却难以显示这方面病变。更重要的是,EUS引导下的细针穿刺有助于胰腺的炎性包块和肿瘤的鉴别诊断。

(六)ERCP

慢性胰腺炎的主要表现是主胰管及其分支的变化。最常见的变化包括导管扩张、狭窄、变形、充盈缺损和假性囊肿,晚期呈"湖泊链"的典型表现。ERCP是识别胰管病变最灵敏的检测方法,其灵敏性和特异性分别为67%~90%和89%~100%。由于ERCP的有创性,该方法多用于上述影像学结果不甚明确时。

(七)胰腺外分泌功能评价

消化不良、消瘦、脂肪泻都从临床的角度反映了胰腺外分泌功能不足,粪便的苏丹Ⅲ染色有助于了解是否存在脂肪泻。

下列试验有助于评价患者胰腺外分泌功能状态,但因检测方法较烦琐,灵敏度欠佳,尚未在临床成为常规检测手段。

1.胰腺功能间接试验

包括胰腺异淀粉酶检测、血清胰蛋白酶放射免疫测定、N-苯甲酰-L-酪氨酰-对氨基苯甲酸试验、粪便中糜蛋白酶检测、弹性蛋白酶及脂肪的含量分析等。这些检测常在胰腺外分泌功能损失达到90%后才能呈阳性结果,因此无助于慢性胰腺炎的早期诊断。

2.胰腺功能直接试验

给患者注射促胰液素或胆囊收缩素/雨蛙肽后，通过十二指肠降段置管，收集胰液，分析这些胰腺外分泌刺激物对胰液、胰酶产量的影响能力。研究表明，在诊断轻中型胰腺炎时，这些胃肠多肽激发试验比其他试验更准确、灵敏。

3.胰腺内分泌功能评价

慢性胰腺炎时，胰岛细胞受损，A 细胞分泌的胰高血糖素和 B 细胞分泌的胰岛素都严重不足。当空腹血糖浓度＞140mg/dL 或餐后 2h 血糖＞200mg/dL 时，可诊断糖尿病，也表明胰腺内分泌功能的明显不足。

六、鉴别诊断

(一)胆管疾病

常与 CP 同时存在，并互为因果。因此，在做出胆管疾病诊断时应想到 CP 存在的可能。临床常依靠超声、CT、MRCP、ERCP 等进行鉴别。

(二)胰腺癌

胰腺癌常并发 CP，而 CP 也可演化为胰腺癌。胰腺包块的良、恶性鉴别因缺乏特征性影像学改变，又难以取到组织活检，而在短期内鉴别诊断常较困难。血清肿瘤标志物 CA19-9＞1 000μmoL/mL 时，结合临床表现及影像学改变，有助于胰腺癌的诊断。

(三)消化性溃疡及慢性胃炎

二者的临床表现与 CP 有相似之处，依靠病史、胃镜及超声、CT 等检查，鉴别一般不困难。

(四)肝病

当患者出现黄疸、脾大时，需与肝炎、肝硬化与肝癌鉴别。

(五)小肠性吸收功能不良

临床可有脂肪泻、贫血与营养不良，可伴有腹部不适或疼痛、腹胀、胃酸减少或缺乏、舌炎、骨质疏松、维生素缺乏、低血钙、低血钾等表现。D-木糖试验有助于了解有无吸收不良，CP 患者主要呈消化不良，故 D-木糖试验结果正常。

(六)原发性胰腺萎缩

多见于老年患者，常表现为脂肪泻、体重减轻、食欲缺乏与全身水肿，影像学检查无胰腺钙化、胰管异常等，部分患者 CT 仅显示胰腺萎缩。若能取到活体组织标本，显微镜下可见大部分腺泡细胞消失，胰岛明显减少，均被脂肪组织替代，纤维化病变及炎症细胞浸润较少，无钙化或假性囊肿等病灶。

七、治疗

(一)疼痛

目前，对慢性胰腺炎疼痛治疗推荐阶梯式止痛疗法。首先需要评估疼痛频率、严重度、对生活和其他活动的影响程度。可忍受的疼痛或即使有剧痛但不频繁者，应劝患者戒烟、戒酒，给予低脂饮食，补充胰酶，同时抑酸。疼痛严重或发作频繁者及有服用麻醉药止痛倾向的患者，可在上述治疗的基础上根据患者影像学异常进行内镜治疗，如括约肌切开术、胰管取石术和胰管内支架置入术。内镜治疗无法解决的胰管结石、胰管狭窄及胰腺囊肿则建议外科治疗，胰管的形态学变化决定了不同的手术方式。值得注意的是，目前尚无足够证据表明随着治疗方式有创性的增加,慢性胰腺炎疼痛的缓解率因此而提高。腹腔神经丛阻断术似乎对慢性胰腺炎的效果也有限。

(二)脂肪泻

每餐至少补充 30 000U 的脂肪酶,能有效缓解脂肪泻。微球制剂的胰酶较片剂疗效好。还可用质子泵抑制药或 H_2受体阻滞药抑制胃酸分泌,提高胰酶的效应。脂肪泻严重的患者可用中链三酰甘油代替饮食中的部分脂肪,因为中链三酰甘油不需要分解而直接被小肠吸收。此外,应寻找是否伴有细菌过生长、贾第鞭毛虫病和小肠功能紊乱。

(三)糖尿病

口服降糖药仅对部分患者有效。如果需要胰岛素治疗,则目标通常是控制从尿液中丢失的糖,而不是严格控制血糖。因而,慢性胰腺炎相关性糖尿病患者需要的胰岛素剂量常常低于胰高血糖素分泌不足或胰岛素抗体缺失所致的糖尿病患者。只有高脂性胰腺炎患者才需要严格控制血糖,因为对于这些患者,糖尿病是原发病。控制这些患者的血糖有助于控制血清三酰甘油水平。

八、预后

慢性胰腺炎患者的生存率明显低于正常,死亡原因常与感染、胰腺癌等有关。

第五节　药物性肝病

药物性肝病或药物性肝损伤(DILI)是临床常见的肝脏疾病之一,但在我国尚缺乏有关的流行病学资料。据国外资料,DILI 占黄疸住院患者的 2%～5%,占所谓“急性肝炎”住院患者的约 10%,在老年肝病中可占 20%以上。在美国,每年发生急性肝衰竭(ALF)约 2 000 例,其中 50%以上由药物引起,其中 36%为非甾体消炎药引起,特别是对乙酰氨基酚。

一、病因

Ⅰ相反应为非极性(脂溶性)药物通过氧化、还原和水解等反应,生成极性基团。Ⅰ相代谢酶细胞色素 P450(以下称 CYP450)的氧化反应极为活跃,几乎能代谢所有脂溶性药物,但同时也会产生有毒性的活性代谢中间产物。由于肝脏的 CYP450 活性为其他脏器的数十倍,故药物有害反应最易导致肝脏损害。Ⅱ相反应为上述生成物与内源性高极性化合物结合,生成水溶性高、易于排泄的代谢产物。Ⅲ相为药物或代谢产物经肝细胞转运分泌并由胆汁排泄的过程。

二、发病机制

药物性肝损害可分为可预测性和不可预测性两种。前者主要是药物的直接毒性作用所致,一般通过自由基或代谢中间产物导致细胞膜脂质过氧化,从而产生肝细胞损伤,也可通过改变细胞膜或细胞内分子结构、激活凋亡途径等导致肝损伤。直接毒性有一定规律,常可预测,毒性与剂量成正比,自暴露于药物到出现肝损之间潜伏期通常较短,诊断相对较为容易。

大多数药物性肝损害系不可预测性,根据其发生机制又可以分为代谢特异体质和过敏特异体质两类。越来越多的证据表明，代谢特异质与个体的 CYP450 遗传多态性密切相关。而过敏特异质或免疫介导的药物性肝损害，通常是药物中间代谢物通过抗原递呈细胞（如树突状细胞）作用，经 HLA-Ⅰ类抗原激活特异性细胞毒性 T 淋巴细胞从而导致肝细胞损伤；另一途径为中间代谢产物与细胞内蛋白分子结合形成加合物，通过抗原提呈细胞作用并经 HLA-Ⅱ类抗原激活 B 淋巴细胞，使之产生抗加合物抗体，最终经抗体/补体依赖性细胞毒介导肝细胞损伤。本类药物性肝损伤与剂量无关，不可预测，潜伏期不定，诊断较难。

三、病理学

药物性肝病的病理表现复杂多样，可类似所有已知类型的急、慢性肝损伤。但肝活检对肝功能试验异常的鉴别诊断，特别是除外药物性肝病方面具有一定意义。药物性肝损害组织学一般特征如下。①局灶性（小叶中央）边界较为明显的坏死和脂肪变性，坏死灶严重程度与临床表现不成比例。②汇管区炎症程度较轻，可能有胆管破坏性病变。③多数为中性粒细胞或嗜酸性细胞浸润。④类上皮肉芽肿形成。⑤微泡性脂肪变（线粒体损伤）和脂肪性肝炎。

药物性肝损伤另一个作用靶位是肝窦内皮细胞，这些细胞受损时可导致肝窦阻塞综合征（SOS），也成为肝小静脉阻塞性疾病（VOD）。大剂量的化疗药物（如环磷酰胺、白介素等）和含有吡咯双烷类生物碱的中草药可导致此类肝损伤。

四、临床分类及临床表现

（一）临床分类

不同药物引起的肝病组织学、临床表现和生物化学特征可有所不同。

（二）临床表现

1.急性药物性肝病

急性药物性肝病可以是肝细胞性、胆汁淤积性或两者混合性，还有不少表现为亚临床性肝损伤。

（1）急性肝细胞性损伤：急性肝细胞性损伤的病理表现为坏死、脂肪变性或两者均有。其生化表现为血清 ALT 和 AST 水平升高（8～200 倍 ULN），ALP 水平轻度增高（低于 3 倍 ULN），血胆固醇水平通常正常或降低。

主要临床表现为乏力、不适、恶心和黄疸，黄疸可能是最早的肝损伤表现，类似病毒性肝炎。严重者可表现为急性和亚急性肝衰竭，包括深度黄疸、出血倾向、腹腔积液、昏迷和死亡。少数类似传染性单核细胞增多症，即急性肝细胞损伤伴有淋巴结肿大、淋巴细胞增多以及异型淋巴细胞的假性单核细胞增多症。

（2）胆汁淤积性损伤：药物诱导的胆汁淤积性损伤包括两种主要的病变类型，其生化特征均可类似于肝外梗阻性黄疸。通常不发生肝衰竭，急性期预后良好。死亡往往是原有疾病的结果，极少由肝振伤引起。

单纯性胆汁淤积：可由氯丙嗪、红霉素酯等药物引起。主要病变为胆管损伤，临床表现为黄疸明显和瘙痒；而转氨酶水平只有轻度升高，通常低于 5 倍 ULN，ALP 水平升高不超过 2 倍 ULN，胆固醇水平通常正常。因 ALP 升高相对轻微，可与完全梗阻性黄疸相鉴别。

炎症性胆汁淤积：多由同化激素和甾体类避孕药引起，主动病变为毛细胆管损伤，转氨酶升高不超过 8 倍 ULN，ALP 相对升高，通常超过 3 倍 ULN，胆固醇通常升高，临床与生化表现几乎同完全性肝外梗阻，故应注意鉴别。

(3)混合性肝细胞性胆汁淤积损伤：药物诱导混合型黄疸可能主要是肝细胞性黄疸伴胆汁淤积，混合性损伤更具有药物诱导损伤特征。应该注意的是，在药物撤除之后，部分胆汁淤积性损伤可持续1年之久，并且偶可发生胆管消失综合征。

(4)亚临床肝损伤：常仅表现为血清酶水平升高。一些药物可引起转氨酶和(或)ALP水平升高，其发生率为5%～50%，大多仅轻微升高(＜3倍ULN)，通常不会进展或在继续用药情况下自行缓解。但是对于已知有肝毒性的药物应监测血清酶水平，当酶水平升高至3～5倍ULN时则应停药。

2.亚急性药物性肝损伤

亚急性重型肝炎综合征的特点是严重的进行性肝损害，伴深度黄疸和肝硬化表现。其发展比急性损伤慢，又比慢性肝炎进展快。

3.慢性药物性肝病

据统计，即使撤除引起肝损伤的药物，仍有6%左右的患者可发生慢性肝病。慢性药物性肝病包括肝实质损伤、胆汁淤积、血管病变、肿瘤、肉芽肿性病变和间质病变。

4.中草药的肝脏毒性问题

当前，应用植物药及其瘦身或保健品引起的肝脏损害报道越来越多。现已发现至少有60种中草药制剂能引起肝脏损害，临床上所见中草药所致肝损害病例中以治疗皮肤病、关节炎及乳腺增生(或其他部位结节)的方剂或成药较常见。文献报道在女性患者中肝脏毒性较为常见，多数患者的年龄在45～58岁，仅少数发生在年龄较大的人群，说明高龄本身可能不是草药肝脏毒性的危险因素。另外，近来国外文献报道认为白鲜皮、牡丹皮、黄芩及柴胡等中草药亦可导致肝损害。

五、诊断

由于药物性肝病发病时间存在很大差异，临床表现与用药的关系也常较隐蔽，容易被患者和临床医师所忽视。

当前在无特异性诊断标志的情况下，诊断还主要依靠临床详细的病史和认真的分析和逻辑推理，即明确的用药史(先用药后发病)、肝细胞损害和(或)胆汁淤积的生化特征、停药后肝损害减轻(但胆汁淤积型损害可能恢复较慢)、排除其他病因，必要时进行肝活检以助诊断。

六、治疗

治疗药物性肝病最主要措施仍是立即停用有关药物和可疑药物、对症支持治疗并严密监测肝功能指标的变化，以及时发现肝衰竭征象。轻度药物性肝病多数能在短期内自行恢复，而肝功能损害严重或发生肝衰竭者需要进行积极处理。

治疗药物性肝损害的药物大多缺乏足够的循证医学依据。在临床上可酌情选用以下药物：非特异解毒剂如还原型谷胱甘肽、N-乙酰半胱氨酸、水飞蓟宾制剂。以肝细胞损伤为主者可应用甘草酸制剂、多不饱和卵磷脂制剂，以胆汁淤积为主者可选用熊去氧胆酸或腺苷蛋氨酸等。有学者认为，对于有明显过敏特异质征象(如发热、皮疹、球蛋白升高、嗜酸性粒细胞增多等)或肝内胆汁淤积者，可谨慎使用糖皮质激素，但应注意其可能导致的不良反应，不宜大剂量长时间应用。

根据美国肝病学会2005年有关急性肝衰竭临床指南，对急性对乙酰氨基酚中毒者应尽早给予N-Z酰半胱氨酸治疗，通常48h内仍有效。能口服者，先给予N-乙酰半胱氨酸140mg/kg的负荷药剂量稀释到5%的浓度口服，然而每4h给70mg/kg，连续17次。对于不能口服者，可将150mg的负荷量加入5%葡萄糖注射液中在15分钟静脉输完，然后将50mg/kg的维持量在4h内输入，最后将160mg/kg在16h内输完。

对肝衰竭者应加强对症支持治疗，包括采用人工肝治疗作为等待其自然恢复或进行肝移植的过渡桥梁。

第六节　酒精性肝病

酒精性肝病(ALD)是由于长期大量饮酒所致的肝脏疾病。初期通常表现为脂肪肝，进而可发展成酒精性肝炎、酒精性肝纤维化和酒精性肝硬化；严重酗酒时可诱发广泛肝细胞坏死甚至急性肝衰竭。ALD是我国常见慢性肝病之一，其发病率现仍呈增长趋势且有年轻化和女性化倾向，严重危害人民健康。

一、流行病学

ALD至今仍为西方发达国家肝脏疾病及肝病相关死亡的首要原因。由于大力宣传戒酒，多数西方发达国家ALD的发病率显著下降，但一些东欧和拉丁美洲国家的ALD患病率仍居高不下。此外，ALD低龄化和女性化的流行趋势值得关注。例如，在美国酗酒或酒精依赖者中有13%～33%为女性，而青少年饮酒的比例亦呈升高趋势。我国ALD的患病率较低，但近年来呈不断上升趋势。

长期过量饮酒(折合乙醇量男性≥40g/d，女性≥20g/d，连续5年以上)是ALD发病的前提条件，乙醇及其代谢产物乙醛的直接肝毒性是导致嗜酒者肝损害的基本原因。长期嗜酒者中60%～90%有脂肪肝，其中40%可能有酒精性肝炎；嗜酒20年以上者中肝硬化的患病率为5%～15%。然而，全球1 500万～2 000万嗜酒者中仅10%～20%有明显的肝脏损伤，而有些人少量饮酒(男性乙醇摄入>20g/d，女性10g/d)就可导致肝损伤，说明个体差异也很重要。

许多因素可影响嗜酒者肝病的发生和发展。①性别：女性对乙醇较男性敏感，女性安全的饮酒阈值仅为男性的1/3～1/2。②遗传易感性：乙醇主要在肝脏代谢，许多参与乙醇代谢的酶类(乙醇脱氢酶、乙醛脱氢酶)具有遗传多态性，因此安全的饮酒阈值的个体差异很大。③营养状态：营养不良、高脂饮食和内脏性肥胖均可促进酒精性肝损伤。④嗜肝病毒感染：嗜酒者对HBV、HCV感染的易感性增加，而乙醇又可促进嗜肝病毒在体内复制，从而促进肝硬化和肝细胞癌的发生。⑤与肝毒物质并存：饮酒可增加对乙酰氨基酚等药物的肝脏毒性，而甲苯磺丁脲、异烟肼以及工业溶剂则可增加乙醇的肝毒性，因此嗜酒者肝酶显著升高应警惕并发药物性肝损害的可能。⑥吸烟和咖啡：吸烟可增加酒精性肝硬化的发生，而经常喝咖啡则降低嗜酒者酒精性肝硬化的发生率，茶叶对酒精性肝病的防治可能亦有帮助。

二、乙醇的代谢途径

摄入体内的乙醇95%以上在体内代谢，其中90%以上要在肝脏代谢。在肝脏，主要有3种酶系参与乙醇代谢，以主次分别是胞质中的乙醇脱氢酶(ADH)、微粒体的乙醇氧化酶系统(MEOS)以及主要存在于过氧化物酶体和线粒体内的过氧化物酶。ADH有6种同工酶，其中ADH、ADH2和ADH与乙醇代谢最密切，代谢80%以上的乙醇。该酶有遗传多态性，可以解释为什么不同种族的人群对乙醇的清除率有差异。当血液中乙醇浓度高于10mmol/L时，MEOS也参与乙醇代谢，其主要参加成分是细胞色素P4502E1(CYP2E1)、CYP2E2。过氧化物酶的作用相对次要。乙醛在肝脏中经乙醛脱氢酶(AL-DH)氧化为乙酸。

乙醛是造成慢性进行性肝损害的主要因素，其毒性如下。①与肝细胞内的蛋白质分子形成复合物，影响肝脏代谢。②作为黄嘌呤氧化酶和乙醛氧化酶的底物被氧化产生自由基，使脂质过氧化、破坏细胞膜。③与细胞骨架蛋白质结合形成加合物导致微管损伤，使肝转运功能紊乱，细胞内蛋白质水分潴留、细胞肿胀。④减少谷胱甘肽的含量。⑤干扰线粒体氧化磷酸化和电子传递系统。⑥改变线粒体内钙离子浓度。⑦增加胶原合成。⑧刺激免疫反应，乙醛尚可能与肝细胞膜结合形成新抗原，造成自身免疫反应。

三、病理学

(一)酒精性脂肪肝

肝脏有不同程度的肿大、色黄、边缘钝。镜下可见>30%的肝细胞有大泡性脂肪变；早期或轻度患者，脂肪变主要见于肝腺泡3区，中、重度患者分别达到2区或者1区。中、重度嗜酒者的脂肪肝可伴有终末静脉周围纤维化。单纯性小泡性脂肪变多见于因急性肝损伤住院的嗜酒者，酒精摄入量多>170g/d。

(二)酒精性肝炎

酒精性肝炎发生于慢性嗜酒者，其病理特点如下。①肝细胞明显肿胀呈气球样变，有时可见巨大的线粒体。②肝细胞质内有凝聚倾向，可形成mallory小体。③汇管区和小叶内有明显的中性粒细胞浸润，并多聚集在发生坏死和含有mallory小体的肝细胞周围。④中、重度的坏死灶可融合成中央静脉-汇管区或中央静脉-中央静脉桥接坏死。⑤重度酒精性肝炎病变初期中央静脉周围肝细胞呈明显气球样变、有mallory小体形成、大量中性粒细胞浸润、窦周纤维化，其后肝细胞坏死、溶解、残留的mallory小体缓慢消失并被白细胞环绕，局部胶原沉积、终末门静脉闭塞，从而导致门静脉高压。

(三)酒精性肝纤维化和肝硬化

酒精中毒可直接引起肝纤维化，并由纤维化直接进入肝硬化。酒精性肝纤维化的病理特点是不同程度的窦周纤维化和终末门静脉周围纤维化。轻度者可见少数纤维间隔形成，小叶结构保留；中度者纤维化范围更广，纤维间隔形成增多，常致小叶结构紊乱，此阶段有些患者可出现门脉高压；重度者即早期肝硬化，常见广泛的终末门广静脉周围纤维化伴不同程度的终末门静脉闭塞，沿肝腺泡3区形成宽阔的含扩张血窦的血管纤维间隔，将肝腺泡分隔成微小结节。

典型的酒精性肝硬化呈小结节性肝硬化，肝大，再生结节大小较一致，为1～3mm。镜下可见结节内肝细胞再生不显著，肝索间仍可见窦周纤维化。有时结节内可见脂肪变性和酒精性肝炎改变，表明患者仍在继续饮酒。结节内可见铁颗粒沉积、铜颗粒或铜结合蛋白沉积。结节周围小胆管增生显著。由于酒精本身可抑制肝细胞再生，而戒酒后肝细胞再生可以得到恢复，故戒酒后可发展为大小结节并存的混合性肝硬化。

四、临床表现

(一)临床分型

过去将 ALD 分为 3 类，即酒精性脂肪肝、酒精性肝炎和酒精性肝硬化。我国和日本学者根据肝组织病理学改变，将 ALD 分为轻症酒精性肝病、酒精性脂肪肝、酒精性肝炎、酒精性肝纤维化、酒精性肝硬化五大类型。这些病理改变既可相继发生又可并发存在，例如酒精性肝硬化并发脂肪性肝炎。

根据 2006 年 2 月中华医学会肝病学分会修订的《酒精性肝病诊疗指南》，各型 ALD 的特征如下。①轻症酒精性肝病，肝脏生物化学、影像学和组织病理学检查基本正常或轻微异常。②酒精性脂肪肝，影像学诊断符合脂肪肝标准，血清 ALT、AST 可轻微异常。③酒精性肝炎，血清 ALT、AST 或 GGT 升高，可有血清总胆红素增高；重症酒精性肝炎是指酒精性肝炎中并发肝性脑病、肺炎、急性肾衰竭、上消化道出血，可伴有内毒素血症。④酒精性肝纤维化，症状及影像学无特殊。未做病理时，应结合饮酒史、血清纤维化标志(透明质酸、Ⅲ型胶原、Ⅳ型胶原、层粘连蛋白)、GGT、AST/ALT、胆固醇、载脂蛋白-A1、总胆红素、α_2巨球蛋白，铁蛋白、胰岛素抵抗等改变，进行综合考虑。⑤酒精性肝硬化，有肝硬化的临床表现和血清生物化学指标的改变。

(二)特殊类型

ALD 的特殊类型包括 ZIEVE 综合征(黄疸、高脂血症、溶血三联征)、肝内胆汁淤积综合征、假性布加综合征、酒精性泡沫样脂肪变性，以及饮酒相关代谢异常(低血糖症、高脂血症、高尿酸血症、血色病、卟啉症、酮症酸中毒)和脂肪栓塞综合征。

此外，ALD 患者亦可存在酒精中毒所致其他器官损伤的表现，例如酒精性胰腺炎、酒精性心肌病以及酒精相关的神经精神障碍和酒精戒断综合征。

(三)与其他病因共存的酒精性肝病

根据病因，嗜酒者肝损伤有以下几种可能。①经典的酒精性肝病，有长期过量饮酒史且无其他明确损肝因素存在的肝损伤。②酒精性肝病并发其他肝病，如慢性乙型肝炎、丙型肝炎、药物性肝病，甚至非酒精性脂肪性肝病(患者既符合酒精性肝损伤的诊断标准又符合其他肝病的诊断标准)。③混合病因肝损伤，即存在两种或多种损肝因素但任一因素单独存在均不足以导致肝损伤或难以满足任一肝病的病因诊断。④难以明确病因或分型，即嗜酒者并发其他尚未确诊的隐匿性肝病。肝活检以及严格戒酒一段时间后重新评估，有助于嗜酒者肝损伤病因的判断。

五、诊断与鉴别诊断

(一)诊断要点

1.长期过量饮酒

为诊断 ALD 的前提条件。ALD 患者通常有 5 年以上饮酒史，折合乙醇量≥40g/d(女性≥20g/d)；或最近 2 周内有大量饮酒史，折合乙醇量＞80g/d[含酒饮料乙醇含量换算公式

(G)-饮酒量(mL)×乙醇含量(%)×0.8]。应重视酒精性肝损伤的个体差异,除遗传易感性外,女性、营养不良或肥胖症、嗜肝病毒慢性感染、接触肝毒物质、吸烟以及肝脏铁负荷过重者对乙醇的耐受性下降,因而他们更易发生肝损伤,特别是重症酒精性肝炎和肝硬化。

2.确定酒精量

根据患者及其家属或同事饮酒史的回答来确定饮酒量有时并不准确。血清天门冬氨酸氨基转移酶(AST)与丙氨酸氨基转移酶(ALT)之比大于2,γ-谷氨酰转肽酶(GGT)和平均红细胞容积(MCV)升高,禁酒后这些指标明显下降,有助于酒精性肝损害的诊断。

3.ALD的临床特征与其疾病分型有一定相关性

酒精性脂肪肝通常表现为无症状性轻度肝大,肝功能正常或轻度异常。酒精性肝炎往往存在肝脏和全身炎症反应,表现为发热、黄疸、肝大,偶可出现腹腔积液、门脉高压相关性出血以及肝性脑病等失代偿期肝病征象,多有外周血白细胞总数增加;转氨酶增高但常小于400U/L,否则需警惕并发药物性肝损伤、病毒性肝炎、缺血性肝炎。酒精性肝硬化的临床特征与其他原因肝硬化相似,酗酒史有助于其病因诊断。

4.影像学检查

有助于发现弥散性脂肪肝以及肝硬化和门脉高压相关的证据,并可提示有无肝静脉血栓形成、肝内外胆管扩张、肝癌等其他疾病。

5.肝活检

有助于嗜肝病毒慢性感染的嗜酒者肝脏损伤病因的判断,可准确反映ALD的临床类型及其预后,并为激素治疗重症酒精性肝炎提供参考依据。ALD的病理特点为大泡性肝脂肪变、肝细胞气球样变、mallory小体、中性粒细胞浸润,以及窦周纤维化和静脉周围纤维化。

(二)病情评估

根据血清总胆红素和凝血酶原时间有助于判断ALD的严重程度,两者均在正常范围或仅有总胆红素轻度增高者为轻度,总胆红素明显升高(>85.5μmol/L)但凝血酶原时间正常者为中度,总胆红素升高同时伴有凝血酶原时间延长3秒以上者则为重度。

对于酒精性肝炎,根据凝血酶原时间-总胆红素计算获得的MADDREY指数[4.6×凝血酶原时间(秒)+血清胆红素(mg/dL)]有助于判断酒精性肝炎患者的近期预后。Maddrey指数大于32者4周内病死率高达50%以上,故又称重症酒精性肝炎(一旦有脑病者可属于重症酒精性肝炎)。

对于酒精性肝硬化,Child-Pugh分级是评估患者预后的简单方法,终末期肝病预后模型(MELD)则不仅有利于判断ALD患者的短期生存情况,还能判断肝移植等手术后的死亡风险。

六、治疗

(一)戒酒和防治戒酒综合征

戒酒治疗是最重要的治疗。ALD患者往往有酒精依赖,酒精依赖的戒酒措施包括精神治疗和药物治疗两方面。健康宣教简便易行,可由肝病科医师和接诊护士实施。具体措施包括:教育患者了解所患疾病的自然史、危害及其演变常识,并介绍一些改变饮酒习惯及减少戒断症状的方法。尽管这些措施比较简单,但其对部分ALD患者减少饮酒量或者戒酒确实行之有效，且具有良好的费用效益比。作为精神治疗的替代选择，一些患者对阿片受体拮抗剂等新型戒酒药物治疗有效。

戒酒过程中出现戒断症状时可逐渐减少饮酒量，并可酌情短期应用地西泮等镇静药物，且需注意热量、蛋白质、水分、电解质和维生素的补充。美他多辛可加速酒精从血清中清除，有助于改善酒精中毒症状和行为异常，并能改善戒断综合征。有明显精神或神经症状者可请相应专科医生协同诊治。

（二）营养支持治疗

ALD患者通常并发热量、蛋白质缺乏性营养不良，及维生素和微量元素（镁、钾和磷）的严重缺乏，而这些营养不良又可加剧酒精性肝损伤并可诱发多器官功能障碍。为此，ALD患者宜给予富含优质蛋白和B族维生素类、高热量的低脂软食，必要时额外补充支链氨基酸为主的复方氨基酸制剂。合并营养不良的重度酒精性肝炎患者还可考虑全胃肠外营养或进行肠内营养，以改善重症ALD患者的中期和长期生存率。

（三）保肝抗纤维化

甘草酸制剂、水飞蓟宾、多烯磷脂酰胆碱、还原型谷胱甘肽等药物有不同程度的抗氧化、抗感染、保护肝细胞膜及细胞器等作用，临床应用可改善肝脏生化学指标。S-腺苷甲硫氨酸、多烯磷脂酰胆碱对ALD患者还有防止肝脏组织学恶化的趋势。保肝药物可用于并发肝酶异常的ALD的辅助治疗，但不宜同时应用多种药物，以免加重肝脏负担及因药物间相互作用而引起不良反应。秋水仙碱现已不再用于酒精性肝硬化的抗肝纤维化治疗，中药制剂在肝纤维化防治中的作用及安全性有待大型临床试验证实。

（四）非特异性抗感染治疗

主要用于MADDREY判别函数＞32和（或）伴有肝性脑病的重症酒精性肝炎患者的抢救。首选糖皮质激素泼尼松龙（40mg/d×28天），旨在阻断或封闭重症酒精性肝炎患者肝内存在的级联瀑布式放大的炎症反应。对于并发急性感染（包括嗜肝病毒现症感染指标阳性）、胃肠道出血、胰腺炎、血糖难以控制的糖尿病患者，可考虑使用TNF-A抑制药——己酮可可碱（400mg，每天3次，口服，疗程28天）替代激素治疗。有条件者亦可试用抗TNF-α的抗体英夫利昔单抗治疗。据报道，这些措施可使重症酒精性肝炎患者的近期病死率从50％降至10％。

（五）防治并发症

积极处理酒精性肝炎和酒精性肝硬化的相关并发症，如食管胃底静脉曲张出血、自发性细菌性腹膜炎、肝肾综合征、肝性脑病和肝细胞肝癌（HCC）。对酒精性肝硬化患者定期监测甲胎蛋白和B超有利于早期发现HCC，但这并不能改善ALD患者的生存率。并发慢性HBV、HCV感染者更易发生HCC，但抗病毒治疗对嗜酒者HCC的预防作用尚不明确。

（六）肝移植

对于终末期ALD患者，肝移植术是较好的选择。在欧美，酒精性肝硬化是原位肝移植的主要适应证，术后1年生存率为66％～100％。ALD肝移植候选者的评估应谨慎，应由有经验的成瘾行为管理专家参与。戒酒至少3个月后再考虑肝移植，可避免无须肝移植患者接受不必要的手术；戒酒6个月后肝移植则可显著减少肝移植后再度酗酒的发生率。

七、预后

ALD的预后取决于患者ALD的临床病理类型、是否继续饮酒，以及是否已发展为肝硬化，大脑、胰腺等全身其他器官的受损程度，是否并发HBV和(或)HCV感染以及其他损肝因素。其中是否戒酒是决定预后的关键因素，而酒精性肝炎的严重程度是影响患者近期预后的主要因素，是否已发生肝硬化则是影响患者远期预后的主要因素。

第七节　急性重症胆管炎

一、基本概念

急性胆管炎是指由细菌感染所致的胆管系统的急性炎症，常伴有胆管梗阻。当胆管梗阻比较完全，胆管内细菌感染较重时，则发展为急性重症胆管炎(ACST)，也称为急性梗阻性化脓性胆管炎(AOSC)，是外科重症感染性疾病之一，主要是由于胆管结石、寄生虫等原因导致胆管梗阻、胆汁引流不畅、胆管压力升高、细菌感染胆汁并逆流入血，引起胆源性败血症和感染性休克。其早期主要临床表现为肝胆系统损害，后期可发展成全身严重感染性疾病，最终引起多器官功能衰竭。急性重症胆管炎病情重、病死率高，国外报道为17%～50%，国内报道为16.2%～19.35%，现仍为外科的一大难题。

二、常见病因

胆管的梗阻与感染是发病的两个主要因素。梗阻的常见原因是结石、寄生虫、胆管狭窄、肿瘤等。国内外报道有差异，国内主要是胆总管结石，其次为胆管寄生虫和胆管狭窄，而国外则主要是恶性肿瘤、胆管良性病变引起狭窄、先天性胆管解剖异常、原发性硬化性胆管炎等。近些年随着手术、内镜及介入治疗的增加，由胆肠吻合口狭窄、PTC、ERCP、置放内支架等引起者逐渐增多。梗阻部位可在肝内、肝外，最多见于胆总管下端。

急性重症胆管炎致病的细菌几乎都是肠道细菌逆行进入胆管。革兰阴性杆菌检出率最高。常见的是大肠埃希菌、副大肠埃希菌、绿脓杆菌、产气杆菌、葡萄球菌、肠球菌、链球菌、肺炎球菌等。在急性化脓时多为混合感染。有25%～30%并发厌氧菌感染。

三、发病机制

(一)胆管梗阻，细菌感染

当胆管因梗阻压力＞15cm H_2O时，细菌即可在外周血中出现；胆汁或血培养在胆管压力＜20cm H_2O时为阴性，但＞25cm H_2O时则迅速转为阳性。在梗阻的情况下，细菌经胆汁进入肝脏后大部分被肝的单核吞噬细胞系统所吞噬，约10%的细菌可逆流入血导致菌血症。从门静脉血及淋巴管内发现胆砂说明，带有细菌的胆汁也可直接反流进入血液，称胆血反流。其途径包括经毛细胆管，肝窦进入肝静脉，胆源性肝脓肿穿破到血管，经胆小管黏膜炎症溃烂至相邻的门静脉分支，经肝内淋巴管等。细菌或感染胆汁进入循环，引起全身化脓性感染，大量的细菌毒素引起全身炎症反应、血流动力学改变和多脏器功能障碍。胆管局部改变主要是梗阻以上的胆管扩张，管壁增厚，胆管黏膜充血水肿，炎性细胞浸润，黏膜上皮糜烂脱落形成溃疡。肝脏充血肿大,光镜下见肝细胞肿胀、变性,汇管区炎性细胞浸润,胆小管内胆汁淤积;肝窦扩张,内皮细胞肿胀;病变晚期肝细胞发生大片坏死,胆小管可破裂。

(二)内毒素血症和细胞因子的作用

内毒素是革兰阴性菌细胞壁的一种脂多糖成分,其毒性存在于类脂 A 中,内毒素具有复杂的生理活性,在急性重症胆管炎的发病机制中发挥重要作用。

1.直接损害

内毒素直接损害细胞,使白细胞和血小板凝集。内毒素主要损害血小板膜,亦可损害血管内膜,使纤维蛋白沉积于血管内膜上增加血管阻力,再加上肝细胞坏死释放的组织凝血素,因而凝血机制发生严重障碍。

2.产生肿瘤坏死因子(TNF)

内毒素刺激巨噬细胞系统产生一种多肽物质即 TNF,在 TNF 作用下发生一系列由多种介质参与的有害作用。①TNF 激活多核白细胞而形成微血栓,血栓刺激血管内皮细胞释出白介素和血小板激活因子,使血小板凝集,促进弥散性血管内凝血。②被激活的多核白细胞释放大量氧自由基和多种蛋白酶。前者加重损害中性粒细胞和血管内皮细胞而增加血管内凝血,同时损害组织细胞膜、线粒体膜和溶解溶酶体,严重破坏细胞结构和生物功能。后者损害血管内皮细胞和纤维连接素并释放缓激肽,增加血管扩张和通透性,使组织水肿,降低血容量。③TNF通过环氧化酶催化作用,激活花生四烯酸,产生血栓素和前列腺素,前者使血管收缩和血小板凝集,后者使血管扩张和通透性增加。④TNF 经脂氧化酶作用,使花生四烯酸产生具有组胺效应的白细胞三烯,加重血管通透性。

3.激活补体反应

补体过度激活并大量消耗后,丧失其生物效应,包括炎性细胞趋化、调理和溶解细菌等功能,从而加重感染和扩散。补体降解产物刺激嗜碱性粒细胞和肥大细胞释放组胺,加重血管壁的损伤。

4.产生免疫复合物

一些细菌产生的内毒素具有抗原性,它与抗体作用所形成的免疫复合物沉积在各脏器的内皮细胞上,发生强烈免疫反应,引起细胞蜕变、坏死,加重多器官损害。

5.氧自由基对机体的损害

急性重症胆管炎的基本病理过程(胆管梗阻、感染、内毒素休克和器官功能衰竭、组织缺血或再灌注)均可引起氧自由基与过氧化物的产生。氧自由基的脂质过氧化作用,改变生物膜的流动液态性,影响镶嵌在生物膜上的各种酶的活性,改变生物膜的离子通道,致使大量细胞外钙离子内流,造成线粒体及溶酶体的破坏。

(三)高胆红素血症

正常肝脏分泌胆汁的压力为 32cmH_2O。当胆管压力超过 35cmH_2O 时,肝毛细胆管上皮细胞坏死、破裂,胆汁经肝窦或淋巴管逆流入血,即胆小管静脉反流,胆汁内结合和非结合胆红素大量进入血循环,引起以结合胆红素升高为主的高胆红素血症。如果胆管高压和严重化脓性感染未及时控制,肝组织遭到的损害更为严重,肝细胞摄取与结合非结合胆红素的能力急剧下降,非结合胆红素才明显增高。

(四)机体应答反应

1.机体应答反应异常

手术中所见患者的胆管化脓性感染情况与其临床表现的严重程度常不完全一致,因此,仅仅针对细菌感染的措施,常难以纠正脓毒症而改善预后。

2.免疫防御功能减弱

吞噬作用是人体内最重要的防御功能。本病所造成的全身和局部免疫防御系统的损害是感染恶化的重要影响因素。

四、临床表现

起病急骤,病情发展迅速,主要临床表现为腹痛、寒战、高热、黄疸,早期出现精神症状和休克,严重者在数 h 内死亡。

(一)腹痛

最早出现的症状,常突然发生,开始可为阵发性绞痛,以后转为持续性上腹痛并阵发性加重。腹痛的性质可因原有病变不同而各异。如胆管结石和蛔虫多为剧烈的绞痛,肝胆管狭窄和肿瘤梗阻等则可能表现为右上腹、肝区的剧烈胀痛。

(二)寒战、高热

多在腹痛之后出现。寒战之后高热,体温一般在 39℃以上,不少患者达 40~41℃。每天可有数次寒战和弛张高热,呈多峰型。部分患者在病程晚期,可出现体温不升,在 36℃以下。

(三)黄疸

腹痛、高热后发生。多呈轻至中度黄疸,严重的黄疸少见,一旦发生,应注意恶性胆管梗阻的可能。急性发作者,小便多呈浓茶色,灰白色大便不常见,皮肤瘙痒亦少见。如为一侧肝胆管阻塞引起的急性重症胆管炎,可能不表现黄疸或黄疸较轻。

(四)精神症状

在休克前后出现,表现为烦躁不安、谵妄,以后转为表情淡漠,反应迟钝、嗜睡、神志不清,甚至昏迷。

(五)中毒性休克

多在病程晚期出现,收缩压在 67.5mmHg 以下。血压下降前,常有烦躁不安、脉搏加快(120 次/min 以上)、呼吸急促、四肢及口唇发绀,随之血压下降。同时有脱水、电解质紊乱、酸中毒、尿少或无尿等。

(六)多器官功能衰竭

为终末期的表现。可出现急性肝衰竭、急性肾衰竭、弥散性血管内凝血、急性呼吸窘迫综合征、急性胃黏膜病变等表现。

(七)体征

急性痛苦病容,体温在 39℃以上,脉搏 120 次/min 以上,收缩压在 67.5mmHg 左右,呼吸急促,烦躁不安或嗜睡,全身皮肤及巩膜轻中度黄染或无黄染,腹部检查发现主要为有上腹及剑突下区有明显压痛、肌肉紧张、肝大触痛及叩击痛等。有时可触及胆囊肿大、触痛,伴有多器官功能衰竭时可出现相应体征。

五、辅助检查

(一)实验室检查

白细胞计数升高，可超过 $20\times10^9/L$，中性粒细胞比例升高，胞浆内可出现中毒颗粒。肝功能有不同程度的损害，凝血酶原时间延长。动脉血气分析可有 PaO_2 下降、氧饱和度降低。常见有代谢性酸中毒及缺水、低钠血症等。

(二)B 超

是最常应用的辅助诊断方法，可显示胆管扩大范围和程度，发现结石、蛔虫、大于 1cm 直径的肝脓肿、膈下脓肿等。

(三)胸、腹 X 线片

有助于诊断脓胸、肺炎、肺脓肿、心包积脓、膈下脓肿、胸膜炎等。

(四)CT 扫描

不仅可以看到肝胆管扩张、结石、肿瘤、肝脏增大、萎缩等征象，还可发现肝脓肿。

(五)经内镜鼻胆管引流(ENBD)、经皮肝穿刺引流(PTCD)

既可确定胆管阻塞的原因和部位，又可做应急的减压引流，但有加重胆管感染或使感染淤积的胆汁溢漏进腹腔的危险。

(六)磁共振胆胰管成像(MRCP)

可以详尽地显示肝内胆管树的全貌、阻塞的部位和范围。图像不受梗阻部位的限制，是一种无创伤性的胆管显像技术，已成为较理想的影像学检查手段。

六、诊断与鉴别诊断

(一)诊断

目前，临床诊断仍沿用《1983 年重庆胆管外科会议制订的 ACST 诊断标准》，依据典型的 Charcot 三联征及 Reynolds 五联征，ACST 的诊断并不困难。但应注意到，即使不完全具备 Reynolds 五联征，临床也不能完全除外本病的可能。

(1)Reynolds 五联征＋休克。

(2)无休克者，满足以下 6 项中之 2 项即可诊断。①精神症状。②脉搏＞120 次/min。③白细胞计数＞$20\times10^9/L$。④体温＞39℃或＜36℃。⑤胆汁为脓性或伴有胆管压力明显增高。⑥血培养阳性或内毒素升高。将这一诊断标准应用于临床能提高大多数患者的早期诊断率，但对一些临床表现不典型者，当出现休克或血培养阳性结果时，病情已极其严重，病死率大大增加。

(二)鉴别诊断

与急性胆囊炎、消化性溃疡穿孔或出血、急性坏疽性阑尾炎、食管静脉曲张破裂出血、重症急性胰腺炎，以及右侧胸膜炎、右下大叶性肺炎等的鉴别，这些疾病中都难以具有急性重症胆管炎的基本特征，仔细分析，不难得出正确的结论。

七、救治治疗

非手术疗法能有效地控制感染、预防和治疗并发症，是降低病死率、提高治愈率的主要环节，既是治疗手段，又可作为手术前准备。

(一)抗感染

胆管感染选用抗生素的原则:根据抗菌谱、毒性反应、药物在血液中浓度及胆汁中的排泄而选择,理论上抗生素的选择应根据血培养的药敏结果。在细菌培养未出结果前,抗生素的选择主要根据临床经验及胆汁中最常见的细菌情况而采取联合用药的方法,包括抗需氧菌和厌氧菌的药物。抗需氧菌药物可选用庆大霉素、妥布霉素、广谱青霉素,或者第二、三代头孢菌素(如头孢曲松、头孢哌酮等);喹诺酮类及碳青霉烯类(如亚胺培南-西司他丁钠)较敏感。甲硝唑对厌氧菌有较强的杀菌作用,抗菌谱广,胆汁中浓度高。近年来,新型制剂替甲硝唑已应用于临床,未发现明显的胃肠道不良反应。

(二)并发症的防治

常见并发症是感染性休克、脓毒血症、多器官功能衰竭。

1.抗休克治疗

首先迅速补充血容量,静脉输液、输血。若血压仍偏低,可选用多巴胺等升压药物,尿少时应用此药物尤为必要。少数患者一旦停用升压药后,血压又趋下降,遇此情况,待血压上升后,将药物浓度逐渐减少,待血压稳定后再停用,有时需维持用药 2～3 天。有些患者出现代谢性酸中毒,经输液、纠正休克后酸中毒即可纠正,有时仍需适量应用碱性药物来纠正。

2.防治多器官功能衰竭

注意凝血功能的变化,积极防治 DIC 的发生及进展,运用抗凝药物阻断 DIC 的发生发展。保持呼吸道通畅,术后吸氧,预防肺部感染及肺不张。注意尿量,动态监测肾功能。防治肝功能异常,加强护肝治疗。为预防应激性溃疡出血常用抗酸剂、H_2 受体拮抗剂、质子泵抑制剂和胃黏膜保护剂。术后胃肠功能恢复慢,进食较晚,T 管引流易出现电解质失调及代谢紊乱,要及时给予纠正。要加强支持疗法,补充能量、清蛋白以及(或)血浆等提高机体免疫力,使患者早日康复。做好术后的护理,积极改善低蛋白、营养差状况,监测各重要器官功能以及时对症处理。

3.对症治疗

如降温、使用维生素和支持治疗。

4.其他

如经短时间治疗后患者仍无好转,应考虑使用肾上腺皮质激素保护细胞膜和对抗细菌毒素,应用抑制炎症反应药物等。

(三)血液净化治疗

即使规范性临床治疗,急性重症胆管炎的病死率仍相当高,因此,在经典治疗的基础上对急性重症胆管炎导致全身炎症反应综合征进行干预,阻断失控性炎症的恶性进展有重要意义。血液净化为首选方法,包括连续性血浆滤过吸附(CPFA)、连续 V-V 血液滤过(CVVH)或持续肾脏替代疗法(CRRT)等。

八、最新进展

急性重症胆管炎是外科常见的重症感染疾病,SIRS 是外科重症感染的基本病理生理变化,对其干预是治疗外科重症感染的关键。

(一)血液净化疗法

为首选方法,可广谱清除促炎和抗感染因子,明显改善和恢复单核巨噬细胞系统功能,重建机体免疫系统的动态平衡。

(二)免疫调节干预

SIRS是失控性炎症的主要病变过程,免疫调节的重点在于抑制促炎因子的释放或降低促炎因子水平,重建机体免疫的内稳状态,阻断SIRS的恶化进程。减少促炎基因的表达,中断细胞因子的瀑布效应,从而减轻组织损伤和炎症反应。

(三)合理应用糖皮质激素

可减少前炎症细胞因子合成,阻断细胞因子的释放,调节体内超强免疫反应,与抗感染因子联用有协同作用。临床证实,其具有降温、抗感染、降低SIRS发生率、缩短SIRS持续时间等作用,尤其在纠正顽固性休克、提升血压、降低死亡率方面效果显著,但无休克的感染患者尽量不使用糖皮质激素。

(四)胰岛素强化治疗

严重感染、SIRS时机体发生胰岛素抵抗,胰岛素强化治疗可抑制促炎介质的表达,降低SIRS患者的病死率。但要注意控制血糖水平不可过低,以免脑组织受损。

(五)免疫营养支持

应尽早改为胃肠道内营养(TEN),可增强免疫、选择性净化肠道,保护肠黏膜。

(六)其他药物

1.前列腺素E(PGE)

能有效上调抗感染因子、下调促炎因子水平。

2.还原型谷胱甘肽(GRIN)

可清除氧自由基,中断炎症恶性循环,无不良反应。

3.N-乙酰半胱氨酸(N-AC)

可增加细胞内GHS的含量,缓解SIRS造成的肺部损伤,配合超氧化物歧化酶、维生素C、丹参等抗氧化剂能明显缓解病变。

4.乌司他丁

近年来研究发现该药具有抑制促炎介质的过度释放和清除氧自由基等多种特殊药理作用。

5.γ-干扰素或人工重组胸腺素

单核细胞人类白细胞抗原(HLA-DR)<30%可认为患者进入SIRS晚期免疫麻痹,应用γ-干扰素或人工重组胸腺素等刺激剂可以增强免疫功能。

第八节 老年吸收不良综合征

吸收不良综合征是指由于各种疾病所致小肠对营养成分吸收不足而造成的临床综合征。老年人因细菌过度生长、胃酸分泌减少、肠道动力学异常及各种原因引起小肠消化吸收功能减损，导致小肠不能足够地吸收营养物质使其从粪便中排出，引起营养缺乏的综合征称为老年吸收不良综合征。其病因虽各异，但在临床表现和实验室检查方面有相同之处，即对脂肪、蛋白质、糖类、维生素和矿物质等营养物质的吸收障碍，常以脂肪吸收不良最为突出。一般是涉及多种营养物质的吸收不良，亦有只是一种营养物质的吸收不良。本病临床并不少见，但受诊断条件的限制，国内对此病诊断较少。

一、流行病学

老年吸收不良综合征因病因不同，其流行病学特点亦不同。热带口炎性腹泻发生于热带，以南美北部、非洲中西部、印度及东南亚各国为多发区域，男女患病率无明显差异，具有流行性。麦胶性肠病在北美、北欧、澳大利亚患病率较高，有遗传特征。多在婴儿期发病，童年后期可消失，20～60 岁症状可再发，因此在老年人仍有部分病例。

二、病因

以下病因分类中所列任何疾病均可引起老年吸收不良，但细菌过度生长是引发老年人有临床意义脂肪泻的最常见原因。老年人因为生长抑素水平增高，导致胃酸分泌减少，低酸或胃酸缺乏者，易使胃内细菌增生。此外，老年人胃肠黏膜萎缩，胃肠手术致解剖异常，消化间期胃运动综合波障碍导致小肠淤滞，同样易使细菌过度生长，这也是老年吸收不良综合征发病的一个重要因素。近年来糖尿病发病率有增高趋势，糖尿病自主神经病变、小肠黏膜表面病变及胃肠动力异常也是老年吸收不良综合征的病因。

因此诸多病因可导致老年吸收不良综合征。有些患者的吸收不良系多因素致病。按照病因可将其分为以下几类。

(一)消化机制障碍

1.胰酶缺乏

(1)胰腺功能不足：慢性胰腺炎、晚期胰腺癌、胰腺切除术后。

(2)胃酸过多致胰脂肪酶失活：胃泌素瘤。

2.胆盐缺乏影响混合微胶粒的形成

(1)胆盐合成减少：严重慢性肝细胞疾病。

(2)肠肝循环受阻：远端回肠切除、局限性回肠炎、胆管梗阻或胆汁性肝硬化。

(3)胆盐分解：小肠细菌过度生长(如胃切除术后胃酸缺乏、糖尿病或原发性肠运动障碍)。

(4)胆盐与药物结合：如新霉素、碳酸钙、考来烯胺、秋水仙碱、刺激性轻泻剂等。

3.食物与胆汁、胰液混合不均

胃-空肠吻合毕尔罗特Ⅱ式术后。

4.肠黏膜刷状缘酶缺乏

乳糖酶、蔗糖酶、肠激酶缺乏。

(二)吸收机制障碍

1.有效吸收面积不足

大段肠切除、肠瘘、胃肠道短路手术。

2.黏膜损害

乳糜泻、热带性脂肪泻等。

3.黏膜转运障碍

葡萄糖-半乳糖载体缺陷、维生素 B_{12} 选择性吸收缺陷。

4.小肠壁浸润性病变或损伤

whipple 病、淋巴瘤、放射性肠炎、克罗恩病、淀粉样变、嗜酸细胞性肠炎等。

(三)转运异常

1.淋巴管阻塞

whipple 病、淋巴瘤、结核。

2.肠系膜血运障碍

肠系膜动脉硬化或动脉炎。

(四)其他原因

类癌综合征、糖尿病、肾上腺功能不全、甲状腺功能亢进或减退、充血性心力衰竭、低球蛋白血症等许多疾病亦可引起吸收不良。

三、发病机制

小肠面积约 $4m^2$，其皱襞形成绒毛，绒毛表面的微绒毛形成刷状缘，由皱襞到微绒毛吸收面积约扩大 3600 倍，因此，小肠拥有极大的吸收面积。小肠黏膜还具有许多物质消化不可缺少的酶。所以小肠黏膜病变必然会导致各种营养物质吸收障碍。此外，营养物质由肠腔向血液和淋巴转运障碍、消化酶的缺陷也可导致消化吸收功能的障碍。

(一)消化机制障碍

主要指对脂肪、糖和蛋白质的消化不良，脂肪消化不良尤为突出。胰腺外分泌功能不全是老年重症吸收不良较常见的原因之一。由胰腺外分泌功能不全引起的吸收不良每天粪脂可达 50～100g。正常脂酶和胆酸分泌以及完整健全的小肠是脂肪有效吸收的必要条件。由胆盐浓度降低引起的脂泻一般较轻，胆盐缺乏时影响脂溶性维生素的吸收。急、慢性肝病都可因结合性胆盐的合成与排泄障碍发生脂肪泻。

(二)黏膜摄取和细胞内加工障碍

具有完整结构和功能的吸收细胞依靠细胞脂类组分的溶解性将与胆盐组成微胶粒复合体的脂肪摄入胞内，形成乳糜微粒。在热带脂肪泻、麦胶性肠病及病毒性肠炎时，吸收细胞受损，较不成熟的隐窝细胞增生以替代受损的吸收细胞。这些细胞加工脂肪的结构与功能不健全。

(三)淋巴血流转运障碍

whipple 病、α 重链病、溃疡性结肠炎、小肠多发性淋巴瘤、小肠淀粉样变等可致肠壁受损，使小肠绒毛剥脱或肿胀变形，导致肠淋巴回流障碍和脂肪吸收不良。

(四)肠黏膜异常

肠黏膜酶缺乏如乳糖酶、蔗糖酶、海藻糖酶缺乏及单糖转运障碍等均可影响小肠消化和吸收过程等而致吸收不良。

(五)小肠细菌过度繁殖

细菌分解营养物质产生小分子脂肪酸、羟基长链脂肪酸，分解胆盐使小肠吸收水和电解质障碍，并使肠黏膜细胞向肠腔分泌水、电解质增加，引起腹泻。

(六)摄入不易吸收的物质

多价离子的镁、磷、硫及甘露醇、乳果糖的大量摄入,可使肠腔渗透压上升而出现稀便甚至腹泻。

四、临床表现

(一)症状

老年吸收不良综合征以腹泻、体重减轻和营养不良为主要表现。腹泻可表现为脂泻、粪便量大、恶臭、苍白有泡沫,易漂浮于粪池,腹泻通常 3～4 次/d。腹泻原因主要为小肠分泌增加,水电解质吸收障碍及未吸收的二羟胆酸、脂肪酸增加。粪便中脂肪增加引起粪便量大、油腻、恶臭、不易冲掉。未吸收的三酰甘油增加见于胰腺外分泌功能不全时,可引起直肠渗油。有些患者体重下降而食欲尚好,其原因是吸收不良致热量不足。排气过多则是未吸收的糖类经细菌作用发酵产气的结果。尚可出现腹痛、炎症或组织浸润(如胰腺功能不全、克罗恩病、淋巴瘤等)引起弥散性腹痛,肠缺血多引起餐后(30 分钟)中腹痛。维生素 K 吸收不良易伴出血倾向;维生素 A 吸收不良可出现夜盲症、角膜干燥;维生素 D 和钙缺乏可致手足搐搦、感觉异常、骨质疏松;B 族维生素缺乏可致口炎、口角炎、维生素 B_1 缺乏病(俗称"脚气")等。

(二)体征

典型病例可见极度消瘦、营养不良、水肿、贫血外观、衰弱、皮肤粗糙、色素沉着、皮肤出血点、瘀点瘀斑、口腔溃疡、口角炎、淋巴结肿大、低血压、肝脾肿大。近年来由于生活条件、医疗环境及老年保健的加强,典型病例不断减少。

五、辅助检查

(一)血液检查

贫血常见,多为大细胞性贫血,也有正常细胞或混合性贫血,血浆清蛋白减低,低钾、钠、钙、磷、镁,低胆固醇,碱性磷酸酶增高,凝血因子时间延长。严重者血清叶酸、胡萝卜素和维生素 B_{12} 水平亦降低。

(二)粪脂定量试验

绝大多数患者都存在脂肪泻。粪脂定量试验是唯一证实脂肪泻存在的方法,一般采用 VAN DE KAMER 测定法,收集高脂饮食患者(每天摄入脂类 100g 以上)的 24h 粪便进行定量分析,24h 粪脂肪量小于 6g 或吸收率大于 90%为正常,但粪脂定量试验阳性只能提示有吸收不良综合征存在而不能说明其病理生理及做出有针对性的诊断。

(三)血清胡萝卜素浓度测定

正常值大于 100U/dL,在小肠疾患引起吸收不良时低于正常,胰源性消化不良时正常或轻度减低。

(四)小肠吸收功能试验

1.右旋木糖吸收试验

正常人空腹口服 D-木糖 25g 后 5h 尿液中 D-木糖排出量≥5g,近端小肠黏膜受损或小肠细菌过度生长者可见尿 D-木糖排泄减少,排出量 3～4.5g 为可疑不正常,＜3g 者可确定为小肠吸收不良。老年患者肾功能不全时尿中排出 D-木糖减少,但血中浓度正常,口服 2h 后血浓度正常值＞20mg/dL。

2.维生素 B_{12} 吸收试验

先肌内注射维生素 B_{12} 1mg,然后口服 ^{58}CO 或 ^{58}CO 标记的维生素 B_{12} 2μg,收集 24h 尿,测尿放射性含量,正常人 24h 尿内排出放射性维生素 B_{12} 大于＞7%。肠内细菌过度繁殖,回肠吸收不良或切除后,尿内排出量减少。

3.呼气试验

正常人口服 ^{14}C 甘氨胆酸,4h 内粪 $^{14}CO_2$ 的排出量小于总量的 1%,24h 排出量小于 8%,小肠细菌过度繁殖、回肠切除或功能失调时,粪内 $^{14}CO_2$ 和肺呼出 $^{14}CO_2$ 明显增多,可达正常 10 倍以上。乳糖 H_2 呼吸试验可检测乳糖酶缺乏。

4.促胰液素试验

用以检测胰腺外分泌功能,由胰腺功能不全引起的吸收不良本试验均显示异常。

5.胃肠 X 线检查

小肠可有功能性改变,空肠中段及远端肠管扩张,钡剂通过不良,黏膜皱襞粗大,肠壁平滑呈"蜡管"征,钡剂分段或结块(印痕征)。X 线检查还可排除肠结核、克罗恩病等器质性疾病。

6.小肠镜检查

在内镜下正常小肠黏膜与十二指肠黏膜相似,上段空肠黏膜为环形皱襞,向下至回肠末端皱襞减少。吸收不良患者小肠黏膜可无特异性改变,部分可有黏膜苍白、污浊、环形皱襞低平、数目减少。组织学改变可见绒毛萎缩、增宽,不同程度的绒毛融合、扭曲甚至消失,隐窝加深,布氏腺增生,固有层内有大量淋巴细胞、浆细胞浸润,上皮细胞由高柱状变为立方形,部分上皮细胞脱落,上皮内炎性细胞亦增多。超微结构改变除微绒毛萎缩外,尚有方向混乱,长短不一,微绒毛间呈量筒状或烧杯宽距,微绒毛融合或多根粘连呈"花束状",微绒毛部分或整根溶解。

六、诊断和鉴别诊断

(一)诊断

详细询问病史和认真进行体格检查,并结合化验及 X 线、小肠镜(黏膜活检)及特殊试验可做出诊断,了解引起消化吸收不良的器官及可能致病原因。详细的病史是诊断老年消化吸收不良的重要线索。老年人并发糖尿病应考虑糖尿病肠病,有胃肠手术者易致盲袢细菌过度繁殖,有小肠切除史往往出现短肠综合征。具有顽固溃疡伴腹泻和消化吸收不良应警惕胃泌素瘤。

(二)鉴别诊断

1.麦胶性肠病

北美、北欧、澳大利亚患病率较高,国内少见。女性多于男性,多发于儿童与青年。但近年来老年人发生本病的人数有所增加。本病与进食麦粉关系密切,麦胶是致病因素,患者对含麦胶的麦粉食物异常敏感,本病具有遗传倾向,与 MHC 基因密切相关。主要病理变化位于小肠黏膜,肠黏膜细胞中酶分泌减少。主要表现为乏力、消瘦、恶心、厌食、腹胀、稀便。无麦胶饮食时可控制症状,再进食麦胶可再次出现症状。根据粪便、X 线及小肠黏膜活检可初步诊断,经治疗试验可以说明与麦胶有关。

2.热带口炎性腹泻

好发于热带,病因未完全明确。可能由一种或多种病原微生物或寄生虫引起慢性小肠感染，有流行性、季节性，使用广谱抗生素治疗有效，但粪便、小肠内容物及黏膜中未发现病原菌。临床上表现为乏力、腹痛、腹泻、小肠吸收功能减损。

3.whipple 病

是一种系统性疾病，可出现多系统受累，在小肠受累症状出现前 1～10 年即可出现关节炎、发热、乏力及肺部表现，在小肠主要累及小肠黏膜固有层，表现为体重下降、腹泻、腹痛、腹胀，少数出现消化道出血。病变组织中有 PAS 阳性物质沉积。目前认为本病与感染有关，但仍未明确。抗生素治疗为首选治疗。

七、治疗与预防

老年吸收不良综合征的治疗主要在于改善低营养状态并根据病因进行治疗。诊断不明者对症治疗，有感染者给予抗生素治疗。对心血管等并发症予以积极治疗。

(一)治疗

1.营养支持治疗

根据消化吸收障碍程度和低营养状态来选择。每天粪脂肪量 30g 以上为重度消化吸收障碍，7～10g 为轻度，两者之间为中度。血清总蛋白和总胆固醇同时低下者应视为重度低营养状态。轻度时仅用饮食疗法可改善病情，饮食当选用低脂(10g/d)、高蛋白[1.5g/(kg·d)]、高热量[10 032～12 540kJ(2 400～3 000kcal)/d 或 167～209kJ(40～50kcal)/(kg·d)]、低纤维。对脱水、电解质紊乱、重度贫血和低蛋白血症等应采用静脉补液、输血来纠正。重度消化吸收障碍且肠道营养补给困难者应进行中心静脉营养。

2.病因治疗

(1)乳糖酶缺乏和乳糖吸收不良者限制含乳糖食物，乳糖酶制剂按 1g 对 10g 乳糖的比例给予。

(2)胰源性消化障碍为消化酶类药物的绝对适应证。消化酶用量宜大，为常用量的 3～5 倍。

(3)对因回肠末端切除等原因所致胆汁酸性腹泻，可用考来烯胺 10～15g/d。

(4)肠淋巴管扩张症脂肪转运障碍者限制长链脂肪酸摄入并给予中链脂肪酸。

(5)麦胶性肠病患者避免进食麦胶饮食，如大麦、小麦、燕麦及裸麦等，可将面粉中的面筋去掉再食用。

(二)预防

重点在病因预防，同时加强老年保健。

第四章　神经内科疾病的护理

第一节　短暂性脑缺血发作

短暂性脑缺血发作(TIA)是持续时间短暂并反复发作的脑局部供血障碍,导致相应供血区局限性神经功能缺失症状。以短暂性、发作性、局限性脑、脊髓或视网膜缺血引起神经功能缺失症状为主要临床特征。典型的临床症状持续时间不超过 1h,一般在 5～10 分钟,并且在影像学(特别是 DWI)上没有急性脑梗死的证据。TIA 的转归各占约 1/3,即反复类似的发作、以后发生脑梗死和痊愈各占约 1/3。TIA 是即将发生致残性卒中的一个危险信号或先兆。TIA 是缺血性卒中最重要的危险因素,90 天内发生卒中的危险性大约 17%,第 1 周内的危险性最大。颈内动脉系统 TIA 表现为一过性黑蒙,最易发作脑梗死,TIA 合并心房纤颤易发生栓塞性脑梗死。

一、病因和发病机制

目前 TIA 的发病原因尚不完全清楚,其危险因素与脑梗死相同,包括不可变更性和可变更的危险因素,前者如高龄、性别、种族和遗传因素。后者包括高血压、颈动脉狭窄、吸烟、体力活动减少、高脂血症、糖尿病和心脏病等。其病因及发病机制可以是单一的,也可由多病因及多途径所致。

(一)微栓塞

微栓子主要来源于颈内动脉系统动脉粥样硬化斑块和动脉硬化性狭窄处的附壁血栓的脱落、胆固醇结晶等,微栓子阻塞小动脉后出现相应缺血症状,当栓子破碎或自溶移向远端时,血流恢复,症状消失。

(二)脑血管痉挛

脑动脉硬化后的狭窄形成血流旋涡,刺激血管壁发生痉挛。

(三)血液成分及动力学改变

某些血液系统疾病如血小板增多症、白血病、真性红细胞增多症、贫血、S 蛋白及 C 蛋白缺乏等,各种原因所致的高凝状态及心律失常和低血压等引起的血流动力学改变等均可导致 TIA 的发生。

(四)其他

如血管炎、脑外盗血综合征、小灶出血和颈椎病所致的椎动脉受压等。

二、诊断与鉴别诊断

(一)临床表现

TIA 好发于 50～70 岁的中老年人,男性多于女性。常有高血压、心脏病、高脂血症和糖尿病病史。发病突然,迅速出现局限性脑、脊髓神经功能或视网膜功能障碍,持续时间短(一般在5～10分钟），多于5分钟左右达到高峰，症状一般不超过1h，恢复快，不留后遗症状，可反复发作，每次发作的症状相对较固定。通常不会表现为症状仅持续数秒钟即消失的闪击样发作。

1.颈内动脉系统TIA

（1）常见症状：对侧轻偏瘫或单肢无力，可伴对侧面部轻瘫，为大脑中动脉与大脑前动脉皮质支的分水岭区或大脑中动脉供血区缺血的表现。

（2）特征性症状：霍纳征交叉瘫（病变侧霍纳征、对侧偏瘫）；眼动脉交叉瘫（病变侧单眼一过性失明或黑蒙、对侧感觉障碍及偏瘫）；优势半球受累可出现失语症。

（3）可能出现的症状：对侧同向性偏盲，系大脑前动脉、中动脉、后动脉皮质支或大脑中动脉与大脑后动脉皮质支分水岭区缺血而使颞顶枕交界区受累所致；对侧偏身或单肢感觉异常，系大脑中动脉供血区缺血的表现。

2.椎-基底动脉系统TIA

（1）常见症状：眩晕、平衡障碍，不伴耳鸣，为脑干前庭缺血表现，少数伴耳鸣，累及内听动脉所致。

（2）特征性症状：①短暂性全面性遗忘症（TGA），短时间记忆丧失，对时间、地点定向障碍，患者有自知力，言语、书写和计算能力保留，是大脑后动脉颞支缺血累及边缘系统海马旁回和穹隆所致。②跌倒发作，表现为患者转头或仰头时，下肢突然失去张力而跌倒，无意识丧失，常可立刻自己站起来，为脑干网状结构缺血所致。③双眼视力障碍发作，系双侧大脑后动脉距状支缺血而致枕叶视皮质受累，引起暂时性皮质盲。

3.可能出现的症状

共济失调，构音不清，吞咽困难，意识障碍伴或不伴瞳孔缩小，一侧或双侧面、口周麻木或交叉性感觉障碍，复视和眼外肌麻痹，交叉性瘫痪。

（二）辅助检查

1.影像学检查

MRI、CT检查大多正常，部分患者可见脑内有腔隙性梗死灶或缺血灶。MRI弥散加权或PET可见片状缺血区。DSA/MRA/CTA或颈部彩超可见血管狭窄、动脉粥样硬化斑。

2.TCD检查

TCD微栓子监测适合频繁发作的TIA患者，有助于对动脉粥样硬化的易损斑块进行评价。

3.其他

血常规、生化、心电图及心脏彩超检查也是必要的。

（三）诊断要点

大多数TIA患者就诊时临床症状已消失，故TIA的诊断主要根据病史、临床表现（包括颈内动脉系统或椎-基底动脉系统神经功能缺失症状、持续时间、伴随症状）、既往史及相关检查结果进行综合判断不难诊断，但确定病因非常重要，大部分患者应当进一步完善某些辅助检查，有助于选择适当的治疗方法。

(四)鉴别诊断

1.部分性癫痫

尤其是单纯部分发作,常表现为从躯体一处开始并向周围扩展,持续数秒至数分钟的肢体抽搐,脑电图多有异常,CT/MRI检查可见脑内局灶性病变。

2.脑梗死

急性脑梗死超早期常表现为一侧偏瘫偏身感觉障碍或言语含糊不清,持续时间常超过30分钟,CT/MRI检查,尤其DWI可见脑内梗死病灶。

3.心脏疾病

严重心律失常如室上性心动过速、室性心动过速、多源性室性期前收缩、心房扑动、病态窦房结综合征等,阿-斯综合征,可因阵发性全脑供血不足,出现晕倒、头晕和意识丧失,但常无神经系统局灶性症状和体征,心电图、超声心动图和X线检查常有异常发现。

4.梅尼埃病

发病年龄多小于50岁,发作性眩晕、恶心呕吐与椎基底动脉TIA类似,但每次发作持续时间常超过24h,且常伴耳鸣、耳阻塞感、听力减退等症状,除眼球震颤外,无其他神经系统定位体征。

5.其他

如脑脓肿、脑肿瘤、慢性硬膜下血肿、脑寄生虫病等亦可出现TIA发作相似症状,原发或继发性自主神经功能不全亦可因血压或心律的急剧变化出现短暂性全脑供血不足,出现发作性意识障碍,应注意排除。

三、治疗

由于TIA的发病机制与临床表现与缺血性卒中尤其相似,因此国际上通常将TIA和缺血性卒中列入相同的预防及治疗指南中。治疗的目的是消除病因、减少及预防复发、保护脑功能。

(一)病因治疗

有明确病因者应尽可能针对病因治疗,如高血压患者达标血压应控制在<140/90mmHg,糖尿病患者伴高血压者血压宜控制在更低水平(<130/85mmHg);糖尿病患者推荐HBALC治疗目标为<7%;对于高脂血症患者,证据表明,当LDL-C下降≥50%或LDL-C≤1.8mmol/L(70mg/dL)时,二级预防更为有效。有效地控制血液系统疾病、心律失常等也很重要。

(二)预防性药物治疗

1.抗血小板聚集剂

阿司匹林(ASA):50～325mg,口服,每天1次。

氯吡格雷:75mg,口服,每天1次。或噻氯匹定:125～250mg,口服,每天1～2次。

2.抗凝药物

华法林:每次2～4mg,口服,每天1次,目标剂量是维持INR在2.0～3.0。低分子肝素:每次4 000U,腹壁皮下注射,每天2次。

新型口服抗凝血药包括达比加群、利伐沙班、阿哌沙班及依度沙班,可作为华法林的替代药物。

3.脑保护治疗(钙拮抗药)

盐酸氟桂利嗪:每次5～10mg,睡前服。

尼莫地平:每次20～30mg,口服,每天3次。

4.颅外颈动脉狭窄治疗

(1)对于近期发生TIA合并同侧颈动脉颅外段严重狭窄(70%～99%)的患者,如果预计围术期死亡和卒中复发<6%,推荐进行颈内动脉内膜剥脱术(CEA)或血管内介入支架成形术(CAS)治疗,CEA或CAS的选择应依据患者个体化情况。

(2)对于近期发生TIA合并同侧颈动脉颅外段中度狭窄(50%～69%)的患者,如果预计围术期死亡和卒中复发<6%,推荐进行CEA或CAS治疗,CEA或CAS的选择应依据患者个体化情况。

(3)对于近期发生TIA合并同侧颈动脉颅外段轻度狭窄(<50%)的患者,不推荐进行CEA或CAS治疗。

(4)颅外椎动脉狭窄伴有症状性颅外椎动脉粥样硬化狭窄的TIA患者,内科治疗无效时,可选择支架置入术作为内科药物治疗辅助技术手段。

5.其他治疗

中医中药包括丹参、川芎、红花、水蛭等单方或复方制剂。降纤治疗(巴曲酶、降纤酶、蚓激酶)、血管扩张药(如长春西丁、前列地尔等)、扩容药物(如低分子右旋糖酐)可根据病情酌情使用。

四、临床体会

(1)2009年美国卒中协会(ASA)更新了TIA定义:脑、脊髓或视网膜局灶性缺血所致的、不伴急性梗死的短暂性神经功能障碍。新定义认为有无梗死病灶是鉴别诊断TIA和脑梗死的唯一依据,而不考虑症状持续时间,新定义淡化了“时间-症状”的概念,强调了“组织学损害”。还将脊髓缺血导致的急性短暂性神经功能缺损也归入TIA的范畴。

(2)TIA患者发生卒中的概率明显高于一般人群,短期内频繁发作的TIA患者应及时进行相关检查及治疗。

(3)有明确病因者应尽可能针对病因治疗,如控制好血压、血糖及血脂,做好二级预防。

(4)发病在24h内,具有脑卒中高复发风险(ABCD2评分≥4分)的急性非心源性TIA,应尽早给予阿司匹林联合氯吡格雷治疗21天。此后阿司匹林或氯吡格雷均可作为长期二级预防一线用药。

(5)伴有心房颤动的TIA患者,推荐使用适当剂量的华法林口服抗凝治疗,维持INR在2.0～3.0。

(6)颅外颈动脉狭窄的患者需根据患者的情况考虑是否血管内介入或手术治疗。发病30天内伴症状性颅内动脉严重狭窄(狭窄率70%～99%)的TIA患者,应尽早给予阿司匹林联合氯吡格雷治疗90天。此后阿司匹林或氯吡格雷均可作为长期二级预防一线用药。如复查DSA或CTA未见狭窄改善者,可行CAS、CEA等。

第二节　脑　梗　死

脑梗死(CI)是由于脑部血液供应障碍，缺血、缺氧引起的局限性脑组织的缺血性坏死或软化。包括脑血栓形成、脑栓塞和腔隙性脑梗死等，占全部脑卒中的80%左右。

一、脑血栓形成

脑血栓形成(CT)又称动脉粥样硬化性脑梗死，是指脑动脉因动脉粥样硬化及各类动脉炎等血管病变导致血管的管腔狭窄或闭塞，进而发生血栓形成，造成局部脑供血区血流中断，发生相应脑组织缺血、缺氧，软化坏死，出现神经功能缺失症状和体征。是脑梗死中最常见的类型。

(一)病因和发病机制

2011年中国提出并发表了最新的CISS分型，根据病因分如下几种。

1.大动脉粥样硬化(LAA)

包括主动脉弓和颅内/外大动脉粥样硬化。

2.心源性卒中(CS)

潜在疾病包括心脏瓣膜置换，二尖瓣狭窄，既往4周内的心肌梗死，左心室室壁瘤，左心室附壁血栓，任何有记录的阵发性或永久性房颤或房扑、伴有或不伴有超声自发显影或左房栓子，病态窦房结综合征，扩张型心肌病，心内肿物，心内膜炎，卵圆孔未闭(PFO)。

3.穿支动脉疾病(PAD)

由于穿支动脉口粥样硬化或小动脉纤维玻璃样变所导致的急性穿支动脉区孤立梗死灶为穿支动脉疾病。

4.其他病因(OE)

存在其他特殊疾病(如细菌、病毒、钩端螺旋体等所致的感染性疾病，肌纤维发育不良、Binswanger病等遗传性疾病，血小板增多症、红细胞增多症、弥散性血管内凝血、白血病、血小板减少性紫癜等血液病，结缔组织病等各种原因所致的动脉炎，可卡因等药源性动脉炎；其他还有Moyamoya病、脑淀粉样血管病等)的证据，这些疾病与本次卒中相关，且可通过血液学检查、脑脊液(CSF)检查以及血管影像学检查证实，同时排除了大动脉粥样硬化或心源性卒中的可能性。

5.病因不确定(UE)

未发现能解释本次缺血性卒中的病因。一是无确定的病因。未发现确定的病因，或有可疑病因但证据不够强，除非再做更深入的检查。二是多病因。发现两种以上病因，但难以确定哪一种与该次卒中有关。三是检查欠缺。常规血管影像或心脏检查都未能完成，难以确定病因。如某些病例虽有明确的脑梗死临床表现和影像学证据，但却难以找到病因，其发生可能与蛋白C、蛋白S、抗心磷脂抗体以及抗血栓Ⅲ缺乏引起的高凝状态等有关。

在CISS分型体系中，进一步将颅内外大动脉粥样硬化所致缺血性卒中的潜在发病机制分为载体动脉(斑块或血栓)阻塞穿支动脉、动脉栓塞、低灌注/栓子清除下降以及混合机制。

(二)诊断与鉴别诊断

1.临床分类

根据患者的临床表现,脑血栓形成通常分为以下几类。

(1)大面积脑梗死:通常是主干(颈内动脉、大脑中动脉)或皮质支的完全性卒中,患者表现为病灶对侧完全性偏瘫、偏身感觉障碍及向病灶对侧的凝视麻痹,可伴有头痛和意识障碍,并呈进行性加重。

(2)腔隙性脑梗死:是指发生在大脑半球深部白质及脑干的缺血性微梗死,直径 0.2～15mm 的囊性病灶,约占脑梗死的 20%。因脑组织缺血、坏死、液化并由吞噬细胞移走而形成腔隙。

(3)分水岭脑梗死(CWSI):是相邻血管供血区之间分水岭区或边缘带的局部缺血。一般多为血流动力学障碍所致。结合 CT 或 MR 可分为以下几种。①皮质前型:为大脑前与大脑中动脉供血区的分水岭脑梗死,出现以上肢为主的中枢性偏瘫及偏身感觉障碍,一般无面舌瘫,可有情感障碍、强握反射和局灶性癫痫;优势半球病变可出现经皮质性运动性失语。②皮质后型:为大脑中与大脑后动脉,或大脑前、中、后动脉皮质支间的分水岭区,病灶位于顶、枕、颞交界区。以偏盲最常见,多以下象限盲为主,可有皮质性感觉障碍,偏瘫无或轻微;约一半患者有情感淡漠,可有记忆力减退和格斯特曼综合征(角回受损),主侧病变出现认字困难和经皮质感觉性失语,非主侧偶见体象障碍。③皮质下型:为大脑前、中、后动脉皮质支与深穿支间或大脑前动脉回返支(Heubner 动脉)与大脑中动脉的豆纹动脉间的分水岭区梗死,病灶位于大脑深部白质、壳核、尾状核等处,可出现纯运动性轻偏瘫和(或)感觉障碍、不自主运动等。

(4)出血性脑梗死:由于脑梗死供血区内动脉再灌注损伤或坏死后血液漏出继发出血,常发生于大面积脑梗死之后。

(5)多发性脑梗死:是指两个或两个以上不同的供血系统脑血管闭塞引起的梗死,多为反复发生脑梗死的后果。

2.临床表现

(1)一般特点。由动脉粥样硬化引起的多见于中老年人,动脉炎所致的以中青年居多。多在安静或休息状态下起病,部分病前有肢体麻木无力、眩晕、言语不清等 TIA 前驱症状。局灶性神经功能缺失症状多在发病后 10 余 h 或 1～2 天达到高峰。除脑干梗死和大面积脑梗死外很少出现意识障碍。

(2)不同血管闭塞所致脑梗死的临床表现。

颈内动脉闭塞:病灶侧霍纳征(颈上交感神经节后纤维受损)或同侧单眼一过性黑蒙,偶可因眼动脉缺血所致永久性视力障碍;眼或颈部血管杂音,颈动脉搏动减弱;对侧偏瘫、偏身感觉障碍和偏盲等三偏症状,优势半球受累可有失语症,非优势半球受累可出现体象障碍,甚至出现痴呆或昏厥发作。

大脑前动脉闭塞:病灶对侧中枢性面舌瘫及偏瘫,以面舌瘫及下肢瘫明显,可伴轻度感觉障碍,旁中央小叶受损出现尿潴留或尿急,额极与胼胝体受累出现淡漠、反应迟钝、欣快和缄默等,额叶受累常有强握与吸吮反射,优势半球受累可出现上肢失用及布罗卡失语。皮质支受累对侧下肢远端为主的中枢性瘫痪,可伴感觉障碍及肢体短暂性共济失调、强握反射和精神症状。深穿支闭塞出现对侧中枢性面舌瘫及上肢近端轻瘫(内囊膝部及部分前肢)。

大脑中动脉闭塞:病灶对侧中枢性面舌瘫及偏瘫、偏身感觉障碍和偏盲等三偏症状,上下肢瘫痪程度基本相等(主干闭塞),皮质支上分支受累面部及上肢重于下肢,布罗卡失语(优势半球)和体象障碍(非优势半球);下分支受累肢体无偏瘫,出现感觉性失语、命名性失语和行为障碍等。深穿支闭塞出现三偏症状(中枢性上下肢均等偏瘫)、面舌瘫及主侧半球病变侧皮质下失语。

大脑后动脉闭塞:病灶对侧偏瘫、偏盲和偏身感觉障碍(较轻)、丘脑综合征,优势半球病变可有失读症(主干闭塞),皮质支受累对侧同向性偏盲或象限盲,而黄斑视力保存(黄斑回避现象),两侧病变可出现皮质盲。优势半球出现命名性失语。深穿支闭塞:丘脑穿通动脉闭塞出现红核丘脑综合征,病灶侧小脑性共济失语、意向性震颤、舞蹈样不自主运动,对侧感觉障碍;丘脑膝状体动脉闭塞可见丘脑综合征,对侧感觉障碍,深感觉为主以及自发性疼痛、感觉过度、轻偏瘫,共济失调和不自主运动,可有舞蹈、手足徐动症和震颤等锥体外系症状;中脑支闭塞出现韦伯综合征,同侧动眼神经瘫痪,对侧中枢性偏瘫;或 BENEDIT 综合征,同侧动眼神经瘫痪,对侧不自主运动。后脉络膜动脉闭塞主要表现为对侧象限盲。

椎-基底动脉闭塞:主干闭塞常引起脑干广泛梗死,出现眩晕、呕吐、瞳孔缩小、共济失调、四肢瘫痪、昏迷等脑神经、锥体束及小脑症状,常伴消化道出血、肺水肿、高热等,甚至因病情危重死亡。

基底动脉尖综合征:由 Caplan(1980)首先报道。基底动脉尖端分出小脑上动脉和大脑后动脉两对动脉,其分支供应中脑、丘脑、小脑上部、颞叶内侧及枕叶,故闭塞后可出现以中脑病损为主要表现的一组临床综合征,多因动脉粥样硬化性脑血栓形成、心源性或动脉源性栓塞引起。临床表现为眼球运动及瞳孔异常,单侧或双侧动眼神经部分或完全麻痹、一个半综合征及眼球上视不能(上丘受累),瞳孔光反应迟钝而调节反应存在,类似阿罗瞳孔(顶盖前区病损)。意识障碍,一过性或持续数天,或反复发作(中脑及/或丘脑网状激活系统受累);对侧偏盲或皮质盲;严重记忆障碍(颞叶内侧损伤)。

中脑支闭塞出现韦伯综合征、Benedikt 综合征、脑桥支闭塞出现米亚尔-居尔勒综合征(外展、面神经麻痹,对侧肢体瘫痪)、福维尔综合征(同侧凝视麻痹、周围性面瘫、对侧偏瘫)。

小脑后下动脉或椎动脉闭塞综合征:延髓背外侧综合征是脑干梗死中最常见的类型。主要表现为眩晕、呕吐、眼球震颤(前庭神经核),同侧霍纳征(交感神经下行纤维受损),交叉性感觉障碍(三叉神经脊束核及对侧交叉的脊髓丘脑束受损),吞咽困难和声音嘶哑(舌咽、迷走神经受损),同侧小脑性共济失调(绳状体或小脑受损)。

双侧脑桥基底部梗死出现闭锁综合征,患者四肢瘫痪,意识清楚,不能讲话和吞咽,仅能以目示意。

小脑梗死:由小脑上动脉、小脑后下动脉、小脑前下动脉等闭塞所致,常有眩晕、恶心、呕吐、共济失调、眼球震颤、站立不稳和肌张力降低等,可有脑干受压及颅内压增高症状。

3.辅助检查

(1)颅脑 CT 检查。CT 显示脑梗死病灶的大小和部位准确率为 66.5%~89.2%,梗死灶为低密度,可以明确病变的部位、形状及大小,较大的梗死灶可使脑室受压,变形及中线结构移位，但脑梗死起病4～6h，只有部分病例可见边界不清的稍低密度灶，多数脑梗死病例发病后24～48h后逐渐显示与闭塞血管供血区一致边界较清的低密度灶，多数24h内或梗死灶小于8mm、小脑及脑干等颅后窝梗死不易为CT显现，皮质表面的梗死也常常不被CT察觉，脑CT检查往往不能提供正确诊断。必要时应在短期内复查，以免延误治疗。病后亚急性期（2～3周）梗死区处于吸收期，此时因水肿消失、巨噬细胞吞噬梗死区坏死细胞可导致病灶与脑组织等密度，CT上不能见到病灶，出现“模糊效应”，需强化方可显示。增强扫描能够提高病变的检出率和定性诊断率。出血性梗死CT表现为大片低密度区内有不规则斑片状高密度区，与脑血肿的不同点为低密度区较宽广及出血灶呈散在小片状。CT显示初期脑出血的准确率100%。因此，早期CT检查有助于排除脑出血。

（2）颅脑MRI检查。MRI对脑梗死的检出极为敏感，对脑部缺血性损害的检出优于CT，能够检出较早期的脑缺血性损害，可在缺血1h内见到。起病6h后的梗死几乎都能被MRI显示，表现为T_1加权低信号，T_2加权高信号。有研究发现，MRI弥散加权（DWI）15～20分钟即可发现脑梗死超早期缺血病变，MRI在DWI图上梗死区呈高信号，ADC图为低信号，急性脑梗死病灶在不同时期DWI信号均为高信号，超早期（≤6h）、急性期（6～24h）、坏死期（24～48h）、软化期（48h至3周）ADC值呈现类似“U”形改变：超早期下降、急性期及坏死期降至最低和软化期逐渐升高。DWI对诊断超早期和急性期缺血性脑梗死病灶非常敏感。各时期ADC值的变化反映了急性脑梗死不同时期的脑细胞由细胞毒性水肿向血管源性水肿演变的病理过程。磁共振ADC图对判断缺血梗死病灶的病程发展时期有很大帮助。

（3）数字减影全脑血管造影（DSA）、MRA、CTA均可发现血管狭窄和闭塞的部位，可显示动脉炎、烟雾病、动脉瘤和血管畸形等，但DSA为血管检查的金标准。

（4）特殊检查。经颅多普勒超声（TCD）及颈动脉彩色B超可发现颈动脉及颈内动脉的狭窄、动脉粥样硬化斑或血栓形成。脑脊液检查通常CSF压力、常规及生化检查正常，大面积脑梗死压力可增高，出血性脑梗死CSF可见红细胞。如通过临床及影像学检查已确诊为脑梗死，则不必进行CSF检查。

（5）常规检查。血、尿、大便常规及肝功能、肾功能、凝血功能、血糖、血脂、心电图等作为常规检查，有条件者可进行动态血压监测。胸片应作为常规以排除癌栓，以及是否发生吸入性肺炎的诊断依据。

4.诊断要点

中老年患者，多有高血压、糖尿病、心脏病、高脂血症、吸烟等脑血管病的相关危险因素病史，常在安静状态或睡眠中突然起病，迅速出现局限性神经功能缺失症状并持续24h以上，症状可在数h或数日内逐渐加重，神经症状和体征可以用某一血管解释，经脑CT/MRI排除脑出血、炎症性疾病和瘤卒中等，并发现梗死灶，即可确诊。

5.鉴别诊断

（1）脑栓塞：起病急骤，数秒或数分钟内症状达到高峰，患者常有心脏病史，特别是有心房纤颤、心肌梗死、急性细菌性心内膜炎或其他栓子来源时应考虑脑栓塞。

（2）脑出血：发病更急，常在活动中起病，数分钟或数h内出现神经系统局灶定位症状和体征，常有头痛、呕吐等颅内压增高症状及较重的意识障碍，血压明显增高。但轻型脑出血与一般脑血栓形成,大面积脑梗死和脑出血症状相似,可行头颅 CT 以鉴别。

(3)颅内占位病变:某些颅内肿瘤、硬膜下血肿、脑脓肿等发病也较快,可出现偏瘫等局限性神经功能缺失症状和体征,需与本病鉴别。可行 CT/MRI 检查鉴别。

(三)治疗

1.一般治疗

应保持安静、卧床休息,避免情绪激动和血压升高,严密观察体温、脉搏、呼吸和血压等生命体征,注意瞳孔和意识改变,保持呼吸道通畅,及时清理呼吸道分泌物或吸入物,有意识障碍、消化道出血患者应禁食 24~48h。有明确病因者应尽可能针对病因治疗,根据《中国缺血性脑卒中和短暂性脑缺血发作二级预防指南 2014》推荐,发病数天后如果收缩压≥140mmHg或舒张压≥90mmHg,应启动降压治疗(Ⅰ级推荐,A 级证据),发病 48h 内急性期强化降压并无显著获益,如急性期收缩压≥180mmHg 或舒张压≥110mmHg 或平均动脉压≥130mmHg,可适当降压,不主张过早过度降压以免加重脑缺氧,如高血压患者达标血压应控制在<140/90mmHg,糖尿病患者伴高血压者血压宜控制在更低水平(<130/85mmHg);糖尿病患者推荐 HBA1C 治疗目标为<7%;对于高脂血症患者,证据表明,当 LDL-C 下降≥50%或 LDL-C≤1.8mmol/L(70mg/dL)时,二级预防更为有效。有效地控制血液系统疾病、心律失常等也很重要。

2.超早期治疗

目的是解除血栓梗阻,通畅血管,迅速恢复血流,减轻神经元损伤。

(1)静脉溶栓治疗:根据《中国急性缺血性脑卒中诊治指南 2014》对缺血性脑卒中发病 3h 内(Ⅰ类推荐,A 级证据)和 3~4.5h(Ⅰ类推荐,B 级证据)的患者进行溶栓治疗有可能挽救缺血半暗带。常用的药物及其适应证与禁忌证如下。

重组组织型纤溶酶原激活药(RT-PA):是选择性纤维蛋白溶解药,与血栓中纤维蛋白形成复合物后增强了与纤溶酶原的亲和力,使纤溶作用局限于血栓形成的部位;每次用量为 0.9mg/kg(总量<90mg)静脉滴注,其中 10%在最初 1 分钟内静脉推注,其余 90%药物溶于 100mL 的生理盐水,持续静脉滴注 1h,用药期间及用药 24h 内应严密监护患者;此药有较高的安全性和有效性。2012 年发表的 IST-3 试验提示发病 6h 内静脉溶栓治疗急性缺血性脑卒中可能是安全有效的,发病后 3h 内 RT-PA 溶栓治疗的患者获益最大,ECASSII 试验提示发病后 3~4.5h 静脉使用 RT-PA 仍然有效。

尿激酶:常用量 100 万~150 万 U,加入 5%葡萄糖或生理盐水中静脉滴注,30 分钟至 2h 滴完,剂量因人而异。我国"九五"攻关课题"急性缺血性脑卒中 6h 内的尿激酶静脉溶栓治疗"试验显示 6h 内采用尿激酶溶栓相对安全、有效。

溶栓治疗适应证:①年龄≥18 岁;②有缺血性卒中导致的神经功能缺损症状;③症状出现<3h,尿激酶可酌情延长至 6h,排除 TIA(其症状和体征绝大多数持续不足 1h),无意识障碍,但椎-基底动脉系统血栓形成因预后极差,即使昏迷也可考虑;④NIHSS 5~25 分;⑤治疗前收缩压<200mmHg 或舒张压<120mmHg;⑥CT 排除颅内出血,且本次病损的低密度梗死灶尚未出现;⑦无出血性疾病及出血素质;⑧患者或家属签署知情同意书。

溶栓治疗禁忌证:①年龄>80 岁;②血压高于 185/110mmHg,血糖<2.7mmol/L;

③NIHSS评分＞26 分或＜4 分，瘫痪肢体的肌力在 3 级以上；④体温＞39℃，有意识障碍；⑤头颅 CT 见大片低密度影，＞1/3 大脑半球；⑥有出血倾向或出血素质，血小板＜100×10^9/L，INR＞1.7，APTT＞15 秒。

(2)血管内治疗：血管内治疗是急性缺血性卒中急性期治疗的重要手段之一，是 RT-PA 静脉溶栓治疗未通后一种有益的补救方法，近期 AHA/ASA 在 2013 年指南明确推荐，RT-PA 静脉溶栓与血管内支架取栓桥接治疗对急性缺血性卒中患者具有临床获益。符合静脉 RT-PA 溶栓的患者应接受静脉 RT-PA 治疗，即使正在考虑血管内治疗(Ⅰ类推荐，A 级证据)。

适应证：尚无统一标准，以下仅供参考。①年龄≥18 岁；②卒中前 MRS 评分为 0 分或 1 分；③NIHSS≥6 分；④大血管闭塞(血管直径≥2mm)或梗死是由颈内动脉或大脑中动脉 M1 段闭塞所致；DWI 显示梗死体积＜70mL，ASPECT≥6 分；⑤可在 6h 内起始治疗(腹股沟穿刺)，后循环可延长至发病 24h 内。

尽管获益尚不确定，对于特定的急性缺血性卒中患者在发病 6h 内利用支架取栓器进行血管内治疗可能是合理的，包括大脑中动脉 M2 或 M3 段、大脑前动脉、椎动脉、基底动脉或大脑后动脉闭塞患者(ⅡB 类推荐；C 级证据)。

3.抗血小板聚集治疗

阿司匹林(ASA)：100～300mg，口服，每天 1 次，可降低死亡率和复发率。

氯吡格雷：75mg，口服，每天 1 次。

噻氯匹定：125～250mg，口服，每天 1～2 次。

对于大血管病变可考虑氯吡格雷联合阿司匹林双抗降低脑梗死的复发率。

4.抗凝治疗

抗凝治疗能降低缺血性脑卒中的复发率，降低肺栓塞和深静脉血栓形成发生率，但被症状性颅内出血增加所抵消。心源性栓塞、动脉夹层可考虑使用抗凝治疗。常用药物如下。

华法林：每次 2～4mg，口服，每天 1 次，华法林的目标剂量是维持 INR 在 2.0～3.0。

低分子肝素：每次 4 000U，腹壁皮下注射，每天 2 次。

新型口服抗凝血药可作为华法林的替代药物，包括达比加群、利伐沙班、阿哌沙班及依度沙班，选择何种药物应考虑个体化因素。

5.降纤治疗

通过降解血中纤维蛋白原，增强纤溶系统活性，抑制血栓形成。国内常见的药物如下。

巴曲酶：首次剂量为 10BU，另两次各为 5BU，隔日 1 次，共 3 次。使用前用 250mL 生理盐水稀释，静脉滴注 1h 以上。用药前血纤维蛋白原浓度应高于 100mg/dL 者。

降纤酶：急性发作期，1 次 10U，每天 1 次，连用 3～4 日。非急性发作期，首次 10U，维持量 5～10U，每天或隔日 1 次，2 周为 1 个疗程。使用前用注射用水或 0.9%氯化钠溶液适量使之溶解，加入至无菌生理盐水 100～250mL 中，静脉滴注 1h 以上。

安克洛酶：一般皮下注射，也可静脉滴注。开始 4 天内每天 1U/kg，第 5 天后，每天 1～2U/kg，10 天后每次 4U/kg，每周 2～3 次。以血浆纤维蛋白原为监测指标，使其下降至0.7～1.0G/L，疗程一般 3～4 周。

蚓激酶：60 万 U(2 片)，口服，每天 3 次。

6.脑保护治疗

在缺血瀑布启动前超早期针对自由基损伤、细胞内钙离子超载、代谢性细胞酸中毒、兴奋性氨基酸毒性作用和磷脂代谢障碍等进行联合治疗。可采用自由基清除剂(依达拉奉、丁基苯酞等)、钙离子通道阻滞药、抗兴奋性氨基酸递质和亚低温治疗。

7.脱水治疗

脑水肿高峰期为发病后48h至5天,根据临床观察或颅内压监测,给予20%甘露醇125～250mL,6～8h1次,静脉滴注;亦可用呋塞米20～40mg或清蛋白50mL,静脉注射。

8.外科治疗

对于大面积脑梗死和小脑梗死用内科保守治疗效果差且有脑疝征象者,宜行开颅减压治疗。对于存在同侧颈动脉颅外段严重狭窄(70%～99%)的患者,如果预计围术期死亡和卒中复发<6%,推荐进行颈内动脉内膜剥脱术(CEA)或CAS治疗,CEA或CAS的选择应依据患者个体化情况。对于合并同侧颈动脉颅外段中度狭窄(50%～69%)的患者,如果预计围术期死亡和卒中复发<6%,推荐进行CEA或CAS治疗,CEA或CAS的选择应依据患者个体化情况。对于合并同侧颈动脉颅外段轻度狭窄(<50%)的患者,不推荐进行CEA或CAS治疗。

9.康复治疗

对于生命体征平稳的急性缺血性脑血管病患者应尽早进行体能和针灸按摩等康复理疗,以降低患者的致残率,增进神经功能恢复,提高生活质量。

(四)临床体会

(1)脑梗死具有高复发率、高致残率及高死亡率的特点,且脑卒中为急症,可根据《柳叶刀神经病学》中风120快速识别方法减少院前延误,为获得最佳疗效应力争超早期溶栓或血管内治疗。

(2)脑梗死3h内RT-PA静脉溶栓治疗的患者获益最大,3～4.5h静脉使用RT-PA仍然有效。6h内采用尿激酶溶栓相对安全、有效。

(3)脑梗死应在发病后6h内行血管内治疗,后循环可延长至发病24h内;如静脉RT-PA溶栓治疗后血管未再通,血管内支架取栓桥接治疗对急性缺血性卒中患者具有临床获益。

(4)对于卒中(NIHSS≤4分)急性期或TIA的患者,阿司匹林联合氯吡格雷治疗21天降低卒中复发风险的效果优于阿司匹林单药治疗,且不增加严重出血风险;对于大血管病变可考虑氯吡格雷联合阿司匹林双抗降低脑梗死的复发率。

(5)对于生命体征平稳的患者应尽早进行肢体功能训练和针灸、按摩等康复治疗,以降低患者的致残率,提高生活质量。

(6)有条件的医院应组建卒中单元,将脑卒中的急救、治疗、心理和康复等结合为一体,使患者发病后能第一时间得到有效、规范的诊治,改善预后。

二、脑栓塞

脑栓塞是指各种栓子随血流进入颅内动脉系统使血管急性闭塞引起相应供血区脑组织缺血坏死及脑功能障碍。约占脑梗死的15%。

(一)病因和发病机制

1.病因

按栓子来源分3类。

(1)心源性:在脑栓塞中最为常见,占脑栓塞的60%~75%。常见的原因是心房纤颤、感染性心内膜炎、风湿性心膜病、心肌梗死、心房黏液瘤、心脏手术(心脏移植及瓣膜置换)、先天性心脏病(房室间隔缺损、卵圆孔未闭等异常通道引起的脑栓塞,称为反常栓塞)、心肌病等。

(2)非心源性:由动脉粥样硬化斑块的脱落、血管内的附壁血栓、骨折或手术时脂肪栓和气栓、肺静脉血栓或血凝块、败血症等引起,其他少见的栓子有癌细胞、寄生虫卵、羊水、颈动脉纤维肌肉发育不良和异物等。

(3)来源不明:约30%脑栓塞利用现有检查手段和方法不能确定原因。

2.发病机制

各种栓子阻塞血管,使该供血区脑组织缺血、水肿或坏死,导致神经功能缺失。同时栓子可刺激血管发生广泛痉挛,继发性血栓形成可导致脑梗死范围扩大、症状加重。

(二)诊断与鉴别诊断

1.临床表现

(1)以青壮年多见,任何年龄均可发病。发病前多有风湿性心脏病、心房颤动或大动脉粥样硬化等,多在活动中突然发病,是发病最急的脑卒中,常在数秒至数分钟内发展到高峰,个别病例容易继发出血或反复发生栓塞,于发病后数天内病情呈进行性加重。

(2)多数患者意识清楚或仅有轻度意识障碍,大脑中动脉或颈内动脉主干的大面积脑栓塞可发生抽搐发作、严重脑水肿、颅内压高及昏迷;椎基底动脉系统栓塞也可导致昏迷,病情危重。

(3)栓塞动脉供血区的功能障碍导致局限性神经功能缺失症状。

(4)多数患者伴有栓子的原发疾病,如风湿性心脏病、心房纤颤和严重心律失常,部分患者有骨折、心脏手术或剖宫产等病史,或伴有脑外多器官栓塞症状,如肠系膜、肾、肺等。

2.辅助检查

(1)颅脑CT及MRI检查可显示缺血性梗死或出血性梗死的病灶,出血性梗死更支持脑栓塞的诊断。多数患者继发出血性梗死,需定期复查头颅CT以便早期发现梗死后出血,及时调整治疗方案。

(2)DSA、MRA、CTA均可发现栓塞血管的部位,但DSA仍为血管检查的金标准。

(3)特殊检查。经颅多普勒超声(TCD)及颈动脉彩色B超可发现颈动脉及颈内动脉的狭窄、动脉粥样硬化斑或血栓形成。脑脊液检查通常CSF压力正常,出血性脑梗死CSF可呈血性或镜下见红细胞;亚急性细菌性心内膜炎等感染性脑栓塞CSF可见白细胞增高,脂肪栓塞者CSF可见脂肪球。如通过临床及影像学检查已确诊为脑梗死,则不必进行CSF检查。

(4)常规检查。血、尿、粪常规,以及肝功能、肾功能、凝血功能、血糖、血脂、心电图等作为常规检查,心电图检查可发现风心病、心肌梗死、冠心病、心肌炎和心律失常的证据,超声心动图检查可证实心源性栓子的存在,有条件者可进行D-二聚体检查。胸片可发现肺部肿瘤为癌栓提供诊断依据。

3.诊断要点

根据突然起病，数秒至数分钟内出现失语、偏瘫、一过性意识丧失、肢体抽搐等局灶性症状，有心脏病或发现栓子来源，同时发现其他脏器栓塞，心电图、D-二聚体及心脏彩超异常均有助于诊断，不难做出诊断。脑 CT 或 MRI 可明确脑栓塞部位、数目、范围及是否继发出血。

4.鉴别诊断

应注意与脑出血、脑血栓形成相鉴别。

(三)治疗

1.急性期的治疗

发生在颈内动脉或大脑中动脉主干的大面积脑梗死可发现严重的脑水肿，继发脑疝，应积极行甘露醇和呋塞米脱水、降颅压治疗，必要时请神经外科会诊进行去骨瓣减压术。常用的药物如下。

(1)脑水肿高峰期为发病后 48h 至 5 天，根据临床观察或颅内压监测，给予 20%甘露醇 125～250mL，6～8h 1 次，静脉滴注；亦可用呋塞米 20～40mg 或清蛋白 50mL，静脉注射。

(2)血管内治疗。血管内治疗是脑栓塞急性期治疗的重要手段之一，是 RT-PA 静脉溶栓治疗未通后一种有益的补救方法，近期 AHA/ASA 在 2013 年指南明确推荐，RT-PA 静脉溶栓与血管内支架取栓桥接治疗对急性缺血性卒中患者具有临床获益。符合静脉 RT-PA 溶栓的患者应接受静脉 RT-PA 治疗，即使正在考虑血管内治疗(I 类推荐，A 级证据)。

(3)抗凝治疗。

华法林：每次 2～4mg，口服每天 1 次，华法林的目标剂量是维持 INR 在 2.0～3.0。

低分子肝素：每次 4 000U 腹壁皮下注射，每天 2 次。

新型口服抗凝血药可作为华法林的替代药物，包括达比加群、利伐沙班、阿哌沙班及依度沙班，选择何种药物应考虑个体化因素。

2.预防治疗

并不是所有的脑栓塞患者都耐受抗凝治疗，当患者不能耐受抗凝药物可使用抗血小板聚集治疗。

阿司匹林：100～300mg，口服，每天 1 次，可降低死亡率和复发率。

氯吡格雷：75mg，口服，每天 1 次。

(四)临床体会

(1)心源性栓塞、动脉夹层可考虑使用抗凝治疗，临床上常采用 2016 年欧洲卒中学会指南建议心源性卒中抗凝启动时间："1-3-6-12"原则，TIA 后，当天就可以抗凝；轻度卒中(NIHSS＜8 分)，3 天后抗凝；中等卒中(NIHSS 8～15 分)，6 天左右后抗凝；严重卒中(NIHSS≥16)，12 天以后抗凝。

(2)脑栓塞二级预防首选华法林。氯吡格雷联合阿司匹林降低卒中再发风险的作用明显劣于华法林，两者严重出血的发生率相近。

(3)华法林抗凝治疗应监测 INR 指标，控制在 2～3 为宜。

(4)出血并发症的处理，使用维生素 K(拮抗华法林)、鱼精蛋白(低分子肝素钙拮抗药)。

第三节 脑 出 血

脑出血(ICH)是指原发性非外伤性脑实质内出血。高血压是脑出血最常见的原因,高血压常伴发脑内小动脉病变,血压骤升引起动脉破裂出血称为高血压性脑出血。脑出血占全部脑卒中的20%~30%。

一、病因和发病机制

(一)病因

(1)常见病因是高血压,以高血压合并小动脉硬化最常见。

(2)脑动脉粥样硬化、动脉瘤、动静脉畸形、脑淀粉样血管病变、血液病(白血病、血小板减少性紫癜、再生障碍性贫血、红细胞增多症、血友病和镰状细胞病等)、脑动脉炎、烟雾病、夹层动脉瘤、颅内静脉窦血栓形成、抗凝或溶栓治疗、梗死性脑出血、原发或转移性肿瘤等。

(二)发病机制

高血压性脑出血的发病机制并不完全清楚,目前主要认为如下。

(1)较多认为长期高血压导致脑内小动脉或深穿支动脉壁脂质透明变性或纤维素样坏死、微夹层动脉瘤或小动脉瘤形成,当血压骤然升高时,血液自血管壁渗出或动脉瘤破裂,血液进入脑组织形成血肿。

(2)高血压引起远端血管痉挛,导致小血管缺氧坏死及血栓形成,斑点状出血及脑水肿,出血融合即形成血肿,可能为子痫等高血压性脑出血的机制。

(3)脑内动脉中层肌细胞较少,且缺乏外弹力层,随年龄增长,脑内小动脉变得弯曲呈螺旋状,使深穿支动脉成为出血的好发部位,豆纹动脉自大脑中动脉呈直角分出,易受高压血流冲击发生粟粒状动脉瘤,是脑出血的最好发部位,其外侧支被称为出血动脉。

二、诊断与鉴别诊断

(一)临床表现

常发生于50~70岁,男性略多,冬春季发病较多,多有高血压病史。通常在活动和情绪激动时发病,出血前多无预兆,患者常出现剧烈头痛,常伴恶心、呕吐,血压升高,临床症状因出血部位及出血量不同而异,常在数分钟到数h内达到高峰,少数患者出现局灶性痫性发作,重症者发病后头痛剧烈、瞬时呕吐,迅速转入意识模糊或昏迷。临床表现的轻重与出血量及出血部位密切相关。

1.基底节出血

占全部脑出血的70%左右,以壳核出血最为常见(占全部的60%),丘脑出血占全部脑出血的10%。二者出血常累及内囊,故称为内囊区出血,内囊损害体征尤为突出,壳核又称为内囊外侧型,丘脑又称内囊内侧型出血。壳核出血系豆纹动脉尤其是其外侧支破裂所致。表现为病灶对侧偏瘫、偏身感觉障碍和同向性偏盲,双眼球向病灶对侧同向凝视不能,优势半球出血伴有失语,出血量大可能意识障碍,出血量小可仅表现为纯运动或纯感觉障碍,不伴头痛、呕吐等颅内高压表现。与腔隙性梗死常不易鉴别。丘脑出血系丘脑膝状动脉和丘脑穿通动脉破裂所致。常表现为突发对侧偏瘫、偏身感觉缺失、偏盲等内囊三偏症状。可伴有眼球偏斜或分离性斜视、上视障碍或凝视鼻尖、无反应性小瞳孔和眼球会聚障碍等特征性眼征，意识障碍多见且较重，丘脑中间腹侧核受累可出现帕金森综合征、运动性震颤等表现；累及丘脑底核或纹状体可出现偏身舞蹈-投掷样运动；主侧丘脑出血可出现丘脑性失语。

2.脑干出血

脑桥出血最为常见，约占脑出血的10%，中脑及延髓出血较为罕见，脑桥出血多由基底动脉脑桥支破裂所致，出血多位于脑桥基底与被盖部间，小量出血可无意识障碍，表现为共济失调性偏瘫和交叉性瘫痪，两眼向病灶侧凝视麻痹或核间性眼肌麻痹；大量出血（血肿>5mL）累及双侧被盖和基底节，破入脑室患者迅速出现昏迷、双眼针尖样瞳孔、中枢性高热（体温持续>39℃，躯干热四肢不热）、呕吐咖啡样胃内容物、四肢瘫痪、中枢性呼吸衰竭、眼球浮动和去大脑强直等，多在48h内死亡。

3.脑叶出血

约占脑出血的10%，常由烟雾病、血管淀粉样病变、脑动脉畸形、脑肿瘤等所致，出血以顶叶最常见，其次为颞叶、枕叶、额叶，也可多脑叶同时出血。常表现为头痛、呕吐、癫痫、脑膜刺激征及出血脑叶的局灶定位症状，额叶出血出现偏瘫、摸索、淡漠、布罗卡失语等；颞叶可有感觉性失语、精神症状及癫痫等；顶叶有偏身感觉障碍、失用、失认及空间构象障碍；枕叶可有视野缺损。

4.小脑出血

多由小脑齿状核动脉破裂所致，占脑出血的10%左右，起病初期常无意识障碍，表现为眩晕、频繁呕吐、平衡障碍和枕部剧烈头痛等，但无肢体瘫痪为其临床特点。出血量少者除上述表现外，常伴有两眼向病灶对侧凝视、吞咽及发音困难。出血量较大者，常发病后12～24h出现昏迷及脑干受压征象，病情迅速进展者，常出现面神经麻痹、双眼凝视病灶对侧、四肢锥体束征，病侧或对侧瞳孔缩小、对光反应减弱，晚期瞳孔散大，中枢性呼吸衰竭，最后枕骨大孔疝死亡。

(二)辅助检查

1.颅脑CT检查

可清楚显示出血部位、出血量、血肿形态、是否破入脑室及血肿周围有无低密度水肿带和占位效应、梗阻性脑积水和脑组织移位等情况，是临床疑诊脑出血的首选检查。1周后血肿周围有环形增强，血肿吸收后呈低密度或囊性变，对进展型脑出血患者需进行CT动态观察。

2.MRI检查

急性期对幕上及小脑出血的价值不如CT，对脑干的出血和监测脑出血的演变过程优于CT扫描。4～5周后CT不能辨认脑出血时，MRI仍可明确分辨，故可区别陈旧性脑出血和脑梗死，且可显示血管畸形的流空现象。MRA较CT更易发现血管瘤、脑血管畸形及肿瘤等出血原因。SWI对发现海绵状血管瘤优势明显。

3.数字减影全脑血管造影(DSA)

怀疑血管炎、烟雾病、动脉瘤、脑血管畸形等可行DSA、MRA、CTA检查，但DSA仍为血管检查的金标准，尤其是血压正常的年轻患者应尽力查明病因，以防复发。

4.特殊检查

脑脊液检查有诱发脑疝的危险，仅在不能进行头颅 CT 检查且临床无明显颅内压增高表现时进行，CSF 压力增高，CSF 多呈洗肉水样均匀血性或黄色；怀疑小脑出血禁行腰穿。

5.常规检查

血、尿、粪常规，以及肝功能、肾功能、凝血功能、血脂、心电图等作为常规检查，特别凝血活酶时间和部分凝血活酶时间异常提示凝血功能障碍，胸片可为瘤性卒中发现原发肿瘤的证据。

(三)诊断要点

50 岁以上中老年高血压患者在活动或情绪激动时突然起病，迅速出现偏瘫、失语等局灶性神经缺失症状，应首先考虑脑出血的可能。头颅 CT 检查可提供脑出血的直接证据。

(四)鉴别诊断

1.脑梗死

中老年患者，常有高血压、糖尿病、高脂血症等病史，休息或安静状态中起病，常在数分钟或数 h 内出现局灶性神经缺血症状，做 CT 检查未见出血首先考虑为脑血栓形成。如患者有心脏病史，特别是心房纤颤、心肌梗死、急性细菌性心内膜炎或其他栓子来源时，起病更急骤，数秒钟或数分钟内症状达到高峰，常应考虑脑栓塞。

2.蛛网膜下隙出血

好发于 30～60 岁中老年患者，血管畸形青少年多见，常不伴高血压病史，活动或情绪激动时起病，起病急骤，常在数分钟内出现剧烈头痛，重症患者短时间内出现昏迷，查体颈强，克尼格(K 征、布鲁津斯基征均阳性，做 CT 检查可见脑池、脑室及蛛网膜下隙内高密度影，腰穿检查见均匀一致的血性脑脊液。

3.外伤性颅内血肿

外伤性颅内血肿多有明确外伤史，头颅 CT 可发现血肿。

4.其他昏迷患者

对发病突然、迅速昏迷且局灶体征不明显者，应注意与(酒精、药物、一氧化碳)全身性中毒及(肝性昏迷、糖尿病、低血糖、尿毒症)代谢性疾病引起的昏迷鉴别，头颅 CT 无出血性改变，病史及相关实验室检查可提供诊断线索。

三、治疗

采用积极合理的治疗，以挽救患者生命，减少神经功能残疾程度和降低复发率、死亡率。

(一)内科治疗

1.一般治疗

应保持安静，卧床休息 2～4 周，避免情绪激动和血压升高，严密观察体温、脉搏、呼吸和血压等生命体征，注意瞳孔和意识改变，保持呼吸道通畅，及时清理呼吸道分泌物或吸入物，必要时行气管插管或切开术，有意识障碍、消化道出血患者应禁食 24～48h。

2.控制脑水肿，降低颅内压

脑出血后脑水肿约在 48h 达到高峰，维持 3～5 天后逐渐缓解，脑水肿可使颅内压增高致脑疝形成，是影响脑出血死亡率及功能恢复的主要因素。积极控制脑水肿、降低颅内压是脑出血急性期治疗的重要环节，必要时行 ICP 监测。常见的脱水药如下：20% 甘露醇 125～

250mL,6～8h 1次,静脉滴注,疗程7～10天;亦可用呋塞米20～40mg,每天2～4次,静脉注射;甘油果糖氯化钠250mL,每天1～3次,静脉滴注;清蛋白50mL,每天1～2次,静脉注射。

3.控制高血压

对于收缩压150～220mmHg的患者,在没有急性降压禁忌证的情况下,快速降压至140mmHg可能是安全的,并可改善患者的功能预后。如钙离子拮抗药氨氯地平缓释片、ACEI、卡托普利、β受体阻滞药倍他乐克、利尿药氢氯噻嗪等。对于收缩压＞220mmHg的患者,在持续性静脉输注和密切监测血压的情况下,进行积极降压治疗是合理的,在急性期脑出血后颅内压(ICP)增高的情况下收缩压一般控制在140～180mmHg。

4.并发症的防治

积极预防肺部感染、上消化道出血、下肢深静脉血栓形成;保持水电解质平衡;中枢性高热者宜以物理降温为主。

(二)外科治疗

(1)脑出血的外科治疗对挽救重症患者的生命及促进神经功能恢复有益。应根据出血部位、出血量、病因及患者年龄、意识障碍、全身状况决定,手术宜在超早期(发病后6～24h内)进行。手术适应证:幕上,脑叶或壳核＞40mL或中线结构移位超过5mm,同侧侧脑室受压闭塞超过1/2;幕下,脑干＞10mL、小脑半球＞15mL、蚓部血肿＞6mL,血肿破入第四脑室或脑池受压消失,出现脑干受压症状或急性阻塞性脑积水征象者;脑室出血致梗阻性脑积水;有明确的动脉瘤、动静脉畸形和海绵状血管瘤等血管病变患者。脑桥出血一般不宜手术。

(2)常用的手术方法。开颅血肿清除术、钻孔扩大骨窗血肿清除术、锥孔穿刺血肿吸除术、立体定向血肿清除术、脑室引流术。

(三)康复治疗

对于生命体征平稳的脑出血患者应尽早进行体能和针灸、按摩等康复理疗,以降低患者的致残率,增进神经功能恢复,提高生活质量。

(四)脑卒中单元

有条件的医院应由多学科医师参与,将脑卒中的急救、神经内外科治疗、心理和康复等结合为一体,使患者发病后能第一时间得到有效、规范的诊断、治疗、护理、心理及康复,降低患者的病死率、致残率,改善预后,缩短住院时间,减少花费和社会负担,提高生活质量,让患者早日回归社会。

四、临床体会

(1)CT检查对急性脑出血的诊断有优势;MRI检查对监测脑出血的演变过程有优势,SWI序列对发现海绵状血管瘤优势明显。

(2)脑出血后脑水肿高峰期在2～5天,控制脑水肿,降低颅内压是减少脑出血死亡率及改善预后的主要因素。

(3)脑出血后血压升高是对颅内压增高情况下保持相对稳定的血流量的脑血管自动调节反应,降血压与降颅压应同步进行。对于老年人降压多选用钙离子拮抗药、利尿药等,对于肾素-血管紧张素醛固酮系统活跃的青壮年患者,使用ACEI类、β受体阻滞药等控制血压效果更好。

(4)老年性脑叶出血若无高血压及其他原因,需考虑脑血管淀粉样病变所致。

(5)脑出血的预后与出血部位、出血量及并发症密切相关。

第四节　蛛网膜下隙出血

蛛网膜下隙出血(SAH)是多种病因引起脑底部或脑及脊髓表面血管破裂导致急性出血性脑血管疾病,血液直接流入蛛网膜下隙,又称原发性或自发性 SAH。是神经科最常见的急症之一。继发性 SAH 是脑实质内出血、脑室出血或硬膜下血管破裂,血液穿破脑组织和蛛网膜流入蛛网膜下隙,还可见外伤性 SAH。SAH 约占急性脑卒中的 10%,占出血性脑卒中的 20%。

一、病因和发病机制

(一)病因

1.动脉瘤破裂

最常见,约占 85%。包括先天性动脉瘤、动脉硬化性动脉瘤。颈内动脉系占 90%,椎-基底动脉系占 10%。颅内多发性动脉瘤约占 20%,以 2 个多见,亦有 3 个以上者。

2.非动脉瘤性中脑周围出血

发生于 20 岁以上,多在 60～70 岁时发病。1/3 的患者症状出现前有大强度的活动。

3.不常见病因

动脉夹层分离(透壁性)、脑动静脉畸形:多见于青年人,90%位于小脑幕上,多见于大脑外侧裂及大脑中脉分布区。脑底异常血管网:占儿童 SAH 的 20%;硬脑膜动静脉瘘、脊髓周围血管性病变、脓毒性动脉瘤、颅内肿瘤、垂体卒中、滥用可卡因和苯丙胺、结缔组织病脑血管炎、血液病及凝血障碍性疾病、妊娠并发症、颅内静脉系统血栓、抗凝治疗。

4.原因不明

约占 10%。

(二)发病机制

(1)先天性动脉瘤可能与遗传及先天性发育缺陷有关,尸解发现约 80%的人 Wills 环动脉壁弹力层和中膜发育异常或受损,随着年龄增长,在动脉壁粥样硬化、血压增高及血流涡流冲击等因素影响下,动脉壁弹性和强度逐渐减弱,管壁薄弱部分逐渐向外膨胀突出,形成囊状动脉瘤。动脉瘤发病率随年龄增加,有颅内动脉瘤家族史、常染色体显性遗传多囊肾患者发病率更高。动脉瘤体积是决定是否破裂出血的危险因素,直径＜3mm 出血机会少,直径 3～7mm 为高度风险,有临床症状患者发生出血风险更高,典型动脉瘤仅由内膜与外膜组成,薄如纸状。

(2)脑血管畸形是胚胎期发育异常所致的畸形血管团,血管壁极薄,处于破裂的临界状态,激动或不明显诱因可引起破裂出血。

(3)动脉炎或颅内炎症引起血管壁病变可破裂出血,肿瘤或转移癌可直接侵蚀血管导致出血。

二、诊断与鉴别诊断

（一）临床表现

1.性别、年龄

任何年龄均可发病，青壮年更常见，动脉瘤破裂所致者好发于30～60岁，女性多于男性，血管畸形多见于青少年。

2.起病情况

突然起病，以数秒钟或数分钟速度发生的头痛是最常见的起病方式。患者常能清楚地描述起病的时间和情景。发病前多有明显诱因，如剧烈运动、情绪激动、用力、排便、咳嗽、饮酒等；少数可在安静情况下发病。约1/3患者动脉瘤破裂前数日或数周有头痛、恶心、呕吐等症状。

3.临床表现

SAH典型临床表现为突然发生的剧烈头痛、恶心、呕吐和脑膜刺激征，伴或不伴局灶体征。剧烈活动中或活动后出现爆裂性局限性或全头部剧痛，难以忍受，呈持续性或持续进行性加重，有时上颈段也可出现疼痛。其始发部位常与动脉瘤破裂部位有关。常见伴随症状有呕吐、短暂意识障碍、项背部或辖制疼痛、畏光等。绝大多数病例发病后数h内出现脑膜刺激征，以颈强直最明显，克尼格征、布鲁津斯基征可阳性。眼底检查可见视网膜出血、视盘水肿，约25%的患者可出现精神症状，如欣快、谵妄、幻觉等。还可有癫痫发作、局灶神经功能缺损体征如动眼神经麻痹、失语、单瘫或轻偏瘫、感觉障碍等。部分患者，尤其是老年患者头痛、脑膜刺激征等临床表现常不典型，而精神症状较明显。原发性中脑出血的患者症状较轻，CT表现为中脑或脑桥周围脑池积血，血管造影未发现动脉瘤或其他异常，一般不发生再出血或迟发型血管痉挛等情况，临床预后良好。

4.常见并发症

（1）再出血：是SAH的急性严重并发症，病死率为50%左右。出血后24h内再出血危险性最大，发病1个月内再出血的风险都较高。2周内再出血发生率为20%～30%，1个月为30%。再出血原因多为动脉瘤破裂。入院时昏迷、高龄、女性、收缩压超过170mmHg的患者再出血的风险较大。临床表现：在病情稳定或好转的情况下，突然发生剧烈头痛、恶心呕吐、意识障碍加深、抽搐、原有症状及体征加重或重新出现等。确诊主要依据上述表现、CT显示原有出血的增加或腰椎穿刺脑脊液含血量增加等。

（2）脑血管痉挛：是死亡和致残的重要原因。20%～30%的SAH患者出现脑血管痉挛，引起迟发性缺血性损伤，可继发脑梗死。早发性脑血管痉挛出现于出血后，历时数分钟或数h缓解；迟发性脑血管痉挛始发于出血后3～5天，5～14天为高峰，2～4周逐渐减少。临床表现为意识改变、局灶神经功能损害（如偏瘫、失语等），动脉瘤附近脑组织损害的症状通常最严重。

（3）脑积水：15%～20%的SAH患者会发生急性梗阻性脑积水。急性脑积水于发病后1周内发生，由于血液进入脑室系统和蛛网膜下隙形成血凝块阻碍脑脊液循环通路所致，属畸形阻塞性脑积水；轻者表现为嗜睡、精神运动迟缓和记忆损害，重者出现头痛、呕吐、意识障碍等。急性梗阻性脑积水大部分可随出血被吸收而好转。迟发性脑积水发生于SAH后2～3周，为交通性脑积水。表现为进行性精神智力障碍、步态异常及尿便障碍。脑脊液压力正常，故也称正常颅压脑积水,头 CT 或 MRI 显示脑室扩大。

(4)其他:5%~10%患者可发生抽搐,其中 2/3 发生于 1 个月内,其余发生于 1 年内。5%~30%患者可发生低钠血症和血容量减少的脑耗盐综合征,或者发生抗利尿激素分泌增多所致的稀释性低钠血症和水潴留,上述两种低钠血症需要在临床上进行鉴别;还可出现脑心综合征和急性肺功能障碍,与儿茶酚胺水平波动和交感神经功能紊乱有关。

(二)辅助检查

1.影像学检查

(1)头颅 CT:是诊断 SAH 的首选方法,CT 显示蛛网膜下隙内高密度影可以确诊 SAH。根据 CT 结果可以初步判断或提示颅内动脉瘤的位置,动态 CT 检查还有助于了解出,血的吸收情况,有无再出血、继发脑梗死、脑积水及其程度等。CT 对于蛛网膜下隙出血诊断的敏感性在 24h 为 90%~95%,3 天为 80%,1 周为 50%。

(2)头颅 MRI:当病后数天 CT 的敏感性降低时,MRI 可发挥较大作用。4 天后能清楚地显示外渗的血液,血液高信号可持续至少 2 周,在 FLAIR 像则持续更长时间。因此,当病后 1~2 周,CT 不能提供蛛网膜下隙出血的证据时,MRI 可作为诊断蛛网膜下隙出血和了解破裂动脉瘤部位的一种重要方法。

2.脑脊液(CSF)检查

均匀血性脑脊液是蛛网膜下隙出血的特征性表现,且似新鲜出血,如 CSF 黄变或者发现吞噬红细胞、含铁血黄素或胆红素结晶的吞噬细胞等,则提示已存在不同时间的 SAH。

3.脑血管影像学检查

(1)脑血管造影(DSA):是诊断颅内动脉瘤最有价值的方法,阳性率达 95%,可以清楚显示动脉瘤的位置、大小与载瘤动脉的关系、有无血管痉挛等,血管畸形和烟雾病也能清楚显示。

(2)CT 血管成像(CTA)和 MR 血管成像(MRA):CTA 和 MRA 是无创性脑血管显影方法,但敏感性、准确性不如 DSA。主要用于动脉瘤患者的随访以及急性期不能耐受 DSA 检查的患者。

(3)其他:经颅超声多普勒(TCD)动态检测颅内主要动脉流速是及时发现脑血管痉挛(CVS)倾向和痉挛程度的最灵敏的方法。

4.实验室检查

血常规、凝血功能及 D-二聚体肝功能及免疫学检查有助于寻找出血的其他原因。

(三)诊断要点

突发剧烈头痛,并伴有恶心、呕吐、意识障碍、癫痫、脑膜刺激征阳性及头颅 CT 检查发现蛛网膜下隙呈高密度影,即可确诊 SAH。若头痛不严重,脑膜刺激征不明显,头颅 CT 检查未发现异常,但仍怀疑 SAH,则尽早行腰椎穿刺检查,腰椎穿刺结果提示为均匀血性脑脊液,亦可确诊 SAH。

(四)SAH 诊断和处理流程

SAH 是神经科急症之一,需要迅速、正确地诊断和处理。

(五)鉴别诊断

1.脑出血

深昏迷时与SAH不易鉴别,脑出血多于高血压,伴有偏瘫、失语等局灶性神经功能缺失症状和体征。原发性脑室出血与重症SAH临床难以鉴别,小脑出血、尾状核头出血等因无明显肢体瘫痪易与SAH混淆,仔细的神经功能检查、头颅CT和DSA检查可资鉴别。

2.颅内感染

各种类型的脑膜炎如结核性、真菌性、细菌性和病毒性脑膜炎等,虽有头痛、呕吐和脑膜刺激征,但常先有发热,发病不如SAH急骤,CSF形状提示感染而非出血,头型CT无蛛网膜下隙出血表现等特点可以鉴别。

3.瘤卒中或颅内转移瘤

约1.5%脑肿瘤可发生瘤卒中,形成瘤内或瘤旁血肿合并SAH,癌瘤颅内转移、脑膜癌病或CNS白血病有时可谓血性CSF,但根据详细的病史、CSF检出瘤/癌细胞及头部CT可以鉴别。

4.其他

有些老年人SAH起病以精神症状为主,起病较缓慢,头痛、颈强直等脑膜刺激征不明显,或表现意识障碍和脑实质损害症状较重,容易漏诊或误诊,应注意询问病史及体格检查,并行头颅CT或CSF检查以明确诊断。

三、治疗

(一)一般治疗

1.呼吸管理

保持呼吸道通畅,给予吸氧。如果呼吸功能障碍,有必要气管插管,以维持气道通畅,保持正常血氧饱和度。

2.血压管理

SAH急性期且合并未处理的破裂动脉瘤收缩压应控制在160mmHg以下。破裂的已处理的动脉瘤血压控制参考急性缺血性卒中的血压管理,除非血压出现极度升高的情况,一般不予降压。已经发生症状性血管痉挛、灌注下降的患者应给予诱导性的升压治疗,通过这种升压治疗可以使2/3患者的症状得到改善。根据文献报道诱导收缩压至140～240mmHg,多数认为平均动脉压提升20%～30%,相对安全,但升压幅度应在保证安全的前提下个体化处理。已处理破裂动脉瘤合并未破裂动脉瘤的情况下,如果出现症状性血管痉挛、灌注下降,给予诱导性升压治疗是安全的,但应参考未破裂动脉瘤的位置、大小、形态给予个体化治疗。影像发现的无症状血管痉挛、灌注下降在治疗上可参考症状性血管痉挛、灌注下降。SAH急性期后不管是动脉瘤破裂引起的SAH还是非动脉瘤性SAH以及动脉瘤是否得到处理,都应积极控制血压至正常范围。

3.心电监护

对于急性SAH患者,应重视心电监护,采取积极的预防措施,保护心功能,改善患者的预后。

4.水电解质平衡

SAH 后发生低钠血症的概率为10%～30%,治疗上要注意保持水电解质平衡,特别注意是否存在低钠血症。

5.其他并发症

(1)发热:多为中枢性发热,宜采用物理降温。亚低温治疗却未能显示改善预后的治疗作用。

(2)高血糖:一般建议空腹血糖控制在10mmol/L以下。

(3)贫血:输注单采红细胞能提高SAH患者脑氧运输和脑氧利用率。

(4)肝素诱发的血小板减少症:发生率约为5%,如有发生只能减少肝素的使用改为使用其替代物。

(5)深静脉血栓形成和肺栓塞:是SAH尤其是有意识障碍的危重患者的常见并发症。可以使用弹力袜,高危患者可使用间断的充气压力装置进行预防。如确需使用低分子肝素,应评估再出血风险,严格掌握适应证,并控制在动脉瘤手术或栓塞12h以后。

(6)头痛:严重头痛影响患者的情绪和睡眠,甚至促进血压升高,必要时可给予镇痛药治疗。

(二)动脉瘤介入和外科手术治疗

(1)外科手术夹闭或弹簧圈栓塞均可降低动脉瘤再破裂出血的风险。

(2)应尽可能选择完全栓塞治疗动脉瘤。

(3)动脉瘤的治疗方案应由经验丰富的神经外科与神经介入医师根据患者病情与动脉瘤情况共同商讨后决定。

(4)对于同时适用于介,人栓塞及外科手术的动脉瘤患者,应首先考虑介入栓塞。

(5)支持手术夹闭的因素。年轻、合并血肿且有占位效应以及动脉瘤的因素(位置:大脑中动脉和胼胝体周围血管的动脉瘤;宽颈动脉瘤;动脉分支直接从动脉瘤囊发出)。支持栓塞的因素:年龄超过70岁,不具有占位效应的血肿存在,动脉瘤因素(后循环、窄颈动脉瘤、单叶型动脉瘤),WFNS量表评分为Ⅳ级和Ⅴ级的危重患者。

(6)早期治疗可降低再出血风险,球囊辅助栓塞、支架辅助栓塞和血流导向装置等新技术可提高早期动脉瘤治疗的有效性。

(三)预防再出血的药物和其他治疗

(1)针对病因治疗是预防再出血的根本措施。

(2)绝对卧床、保持情绪稳定、大小便通畅。

(3)早期、短疗程抗纤溶药物。氨基己酸1支,静脉滴注,每天1次;氨甲环酸0.25g,静脉滴注,每天1次。

(四)血管痉挛的监测和治疗

1.血管痉挛的判断和监测

(1)血管痉挛在出血后的3～5天开始出现,5～14天达到高峰,2～4周后逐渐缓解。

(2)新发的局灶性神经功能缺损,难以用脑积水或再出血解释时,应首先考虑为症状性血管痉挛。平均动脉压增高可能间接提示血管痉挛的发生。

(3)DSA 判断血管痉挛的标准。大脑中动脉主干或大脑前动脉 A1 段直径小于 1mm，或大脑中动脉和大脑前动脉的远端支直径小于 0.5mm。

(4)TCD 判断标准。TCD 平均流速超过每秒 120cm 或 2 次检查增加每秒 20cm 与血管痉挛相关。

(5)推荐 CT 或 MRI 灌注成像明确脑缺血的范围。

2.血管痉挛的治疗

(1)常规微量泵 24h 持续泵入尼莫地平，每小时 4mL 起始，根据血压情况可个体化调整泵入速度，可有效防止动脉痉挛。

(2)维持有效的循环血容量可预防迟发性缺血，不推荐预防性应用高容量治疗和球囊扩张。

(3)动脉瘤治疗后，如发生动脉痉挛性脑缺血，可以诱导血压升高，但若血压已经很高或心脏情况不允许时则不能进行。

(4)如动脉痉挛对高血压治疗没有反应，可酌情选择脑血管成形术和(或)动脉内注射血管扩张药治疗。

(五)脑积水的治疗

急性脑积水(＜72h 内脑室扩张)发生率在 15%～87%，临床评分或 FISHER 量表评分较差的病例更易出现急性脑积水。约 1/3 的急性脑积水患者没有症状，大约 1/2 的患者在 24h 内脑积水会自发缓解。但如果脑积水导致病情恶化或有脑疝风险，需要尽快行脑室外引流或者腰椎穿刺放液治疗，使颅内压维持在 10～20mmHg。在脑室引流后，有 40%～80%意识水平下降的患者有不同程度的改善，脑室引流与再出血的相关性尚未确定。在下列情况下需考虑脑室引流或脑脊液分流术治疗：①伴第三、四脑室积血的急性脑积水患者可考虑行脑室引流；②伴有症状的慢性脑积水患者可行临时或永久的脑脊液分流术。

(六)癫痫样发作的治疗

(1)有明确癫痫发作的患者必须用药治疗，但是不主张预防性应用，一般选用丙戊酸静脉滴注或口服；钠离子通道阻滞药如卡马西平、奥卡西平等。

(2)不推荐长期使用抗癫痫药物。但对既往有癫痫、脑出血、脑梗死、大脑中动脉动脉瘤破裂的癫痫样发作的高风险人群，可考虑长期使用抗癫痫药物。

四、临床体会

(1)以急性头痛首诊的患者，应首先完善头部 CT，如果出血量少或者起病时间较长，CT 检查无阳性发现，而临床可疑蛛网膜下隙出血的患者需要行腰穿检查 CSF，以防漏诊 SAH。

(2)确诊为 SAH，应尽早行 DSA 检查。造影时机宜避开脑血管痉挛和再出血的高峰期，即出血 3 天内或 3～4 周后进行为宜。

(3)部分 SAH 患者首次 DSA 无法明确病因，应在治疗 2 周后复查以助于明确出血原因。海绵状血管瘤或一些隐匿性血管畸形，DSA 检查阴性，可配合 CTA、MRI 检查明确。

(4)当 SAH 患者的血容量不足时，推荐使用等渗液体维持正常的血容量，避免使用含糖液体。

(5)对动脉瘤性 SAH 可选择进行动脉瘤夹闭或对破裂的动脉瘤行血管内栓塞。

第五节 颅底静脉窦及脑静脉窦血栓形成

脑静脉与静脉窦血栓形成(CVST)是一种少见的脑血管疾病,其虽属缺血性脑血管病范畴,但病因、病理生理及临床表现均与脑动脉血栓形成有明显差异。血栓可起源于颅内静脉系统的任何部位,可累及多部位、多血管,占所有脑卒中的 0.5%~1%。成人发生率为(3~4)/1 000 000,儿童约 7/1 000 000。尸体解剖发现,10%的脑血管疾病死亡的原因是 CVST。CVST 的危险因素包括遗传性及获得性因素,还有一些病因不明,这些因素可引起血液高凝、静脉血流异常和静脉壁炎性反应。CVST 导致颅压增高、局灶性或弥散性脑组织损伤极大地影响神经功能,甚至危及生命,约 10%的 CVST 患者有死亡或严重残疾的风险。

一、病因和发病机制

(一)病因

(1)性别相关的危险因素。口服避孕药、妊娠、产褥期及激素替代治疗。

(2)遗传性血栓形成。首先是凝血酶原及 LEIDENV 因子 G20210A 突变,其次是蛋白 S、蛋白 C、抗凝血酶Ⅲ缺乏。

(3)感染。中耳炎、乳突炎、脑膜炎或脑炎、系统性感染。

(4)医源性因素。腰椎穿刺后低颅压、颈静脉置管、神经外科操作、药物治疗(门冬酰胺酶、类固醇激素等)。

(5)系统性疾病。肿瘤(尤其是血液系统恶性肿瘤)、炎性肠病、系统性红斑狼疮、甲状腺疾病、白塞病、抗磷脂抗体综合征。

(6)其他。硬脑膜动静脉瘘、动静脉畸形、颅内肿瘤、脱水、贫血、特发性高颅压。

(7)约 13%的 CVST 患者病因不明确。

(二)发病机制

生理学研究显示,蛛网膜在硬脑膜窦(主要是上矢状窦)的两侧形成许多颗粒状突起,突入窦内者称为蛛网膜粒,脑脊液经此结构渗入窦内而回流静脉。静脉窦血栓形成导致脑脊液回流受阻,局部或大面积脑组织水肿而出现颅内高压症状;脑组织局部静脉回流受阻引起脑组织内静脉血淤滞,使局部脑组织缺血、缺氧、肿胀、变性坏死,导致静脉性脑梗死,有时伴有出血,发生脑梗死以及脑梗死严重程度主要取决于梗阻部位与范围,也与侧支状态有关。

二、诊断与鉴别诊断

(一)临床表现

CVST 大多为亚急性(48h 至 30 天)或慢性(30 天以上)起病,症状体征主要取决于静脉(窦)血栓形成的部位、性质、范围以及继发性脑损害的程度等因素。

1.主要临床表现

(1)颅内高压和其他全脑损害:头痛是 CVST 的最常见症状,约 90%的病例可出现头痛,多由颅内高压或颅内出血引起。20%左右的患者因颅内压增高入院时即有意识障碍,入院时昏迷是预后不良的强烈预测因素。认知功能障碍可出现于 30%以上的患者,特别是在深部

CVST 和持续性脑实质受损时。

(2)局灶性脑损害:由于静脉回流受阻,可导致静脉性梗死或出血性脑损害。局灶性神经功能缺损是 CVST 的常见表现,可单侧或双侧,或左右交替出现,包括中枢性运动障碍、感觉缺失、失语或偏盲等,见于 40%～60%的患者。

(3)痫性发作:部分性或全身性痫性发作有时可作为 CVST 的唯一表现,40%的患者可有痫性发作,围生期患者甚至高达 76%,较动脉性卒中多见。

(4)硬脑膜动静脉瘘的临床表现:CVST 常与硬脑膜动静脉瘘同时存在,其发生率可达 39%,血栓多位于动静脉瘘的附近或引流静脉的下游,窦的回流则多以皮质静脉为主,出现头痛、搏动性耳鸣、颅内出血等表现,而在静脉(窦)血管再通后,瘘口常可闭合。部分 CVST 经治疗后血流虽已部分或完全恢复,但在数月或数年后仍可在血栓部位附近形成硬脑膜动静脉瘘。一般认为,CVST 所致的静脉(窦)高压可促使硬脑膜生理性动静脉分流开放,形成病理性动静脉短路,并通过局部大量生成的血管生成因子促使新生血管生成,进而形成动静脉瘘。

总之,对急性或反复发作的头痛、视物模糊、视盘水肿、一侧肢体的无力和感觉障碍、失语、偏盲、痫性发作、孤立性颅内压增高综合征,不同程度的意识障碍或认知障碍以及不明原因的硬脑膜动静脉瘘均应考虑 CVST 的可能。

2.不同部位 CVST 的临床表现

(1)上矢状窦血栓形成:大多为非炎性,以婴幼儿、产褥期妇女和老年患者居多。临床表现与血栓形成部位、引流区受累范围以及基础病变有关。常为急性或亚急性起病,早期即可出现颅内压增高的表现,如头痛、呕吐、视盘水肿等。婴幼儿可见喷射状呕吐,颅骨缝分离,囟门隆起,面、颈、枕静脉怒张。血栓部位靠上矢状窦后方者,颅内高压更为明显,可出现不同程度的意识障碍。如累及脑皮质静脉,可出现局限或全身性癫痫、偏瘫、偏身感觉障碍、双下肢瘫伴膀胱功能障碍、失语等表现。

(2)横窦、乙状窦血栓形成:可为炎性或非炎性,血栓向远端延伸,累及上矢状窦或直窦;向对侧延伸,形成双侧横窦、乙状窦血栓。血栓向近端延伸,导致颈静脉血栓形成。如果继发于化脓性中耳炎、乳突炎,除原发疾病的炎症表现(如局部皮肤红肿、疼痛、压痛)外,主要表现为头痛、呕吐、视盘水肿等颅内高压症状和体征,也可伴有精神症状。若炎症向岩窦扩展,可出现三叉神经和外展神经瘫痪;向颈静脉扩展,则可出现颈静脉孔综合征;少数可累及上矢状窦而出现癫痫、偏瘫、偏身感觉障碍等。主要并发症有脑膜炎、脑脓肿、硬膜下或硬膜外脓肿等。颅内同时或先后多个静脉窦血栓形成,病情往往更加危重。非炎性血栓多继发于高凝状态,部分患者仅表现为隐匿起病的所谓"良性颅内高压症"。

(3)直窦血栓形成:多为非炎性,病情进展快,迅速累及大脑大静脉和基底静脉,导致小脑、脑干、丘脑、基底节等深部结构受损,临床少见但病情危重。多为急性起病,主要表现为无感染征象的高热、意识障碍、颅内高压、癫痫发作、脑疝等,常很快进入深昏迷、去大脑强直、去皮质状态甚至死亡,部分可以突发幻觉、精神行为异常为首发症状。存活者多遗留有手足徐动、舞蹈样动作等锥体外系症状。

(4)单纯脑静脉血栓形成:单纯大脑皮质静脉血栓形成少见,约占所有 CVST 的 6%,以 Labbe 和 Trolard 等吻合静脉受累较多,可无临床表现,当局部皮质或皮质下水肿、梗死或出血时，常出现亚急性头痛和局灶性神经功能障碍（如癫痫、轻偏瘫、偏盲等），多无明显颅内高压，血栓也可进展至静脉窦而出现相应静脉窦受累表现，临床易误诊为肿瘤、血管畸形等病变。单纯脑深静脉血栓形成约占所有 CVST 的 10%，以大脑内静脉和大脑大静脉受累较多，多合并存在皮质静脉或静脉窦血栓，由于深部静脉回流障碍，丘脑常出现水肿或出血，临床表现多样，以头痛、意识障碍和认知心理障碍等为主。

(5)海绵窦血栓形成：多为炎性，常继发于鼻窦炎、鼻旁及上面部皮肤的化脓性感染，近年来少见报道。急性起病，临床表现具有一定特异性。由于眶内静脉回流受阻可出现眶内软组织、眼睑、眼结膜、前额部皮肤水肿，眼球突出；因动眼神经、滑车神经、展神经和三叉神经眼支行于海绵窦内，当其受累时可出现相应的症状，表现为患侧眼睑下垂、眼球各向活动受限或固定、瞳孔散大、对光反射消失、三叉神经眼支分布区感觉减退、角膜反射消失等。视神经也可受累而引起视力障碍，眼底可见淤血、水肿、出血等改变。如炎症由一侧海绵窦波及对侧，则可出现双侧症状。常见并发症有脑膜炎、脑脓肿、颈内动脉病变、垂体和下丘脑功能病变等。

(二)辅助检查

1.影像学检查

(1)头颅 CT：CT 作为神经系统最常用的检查手段，在静脉窦血栓的诊断中同样发挥着重要作用。单纯皮质静脉血栓患者 CT 扫描直接征象为位于脑表面蛛网膜下隙的条索状或三角形密度增高影。CT 平扫间接征象包括弥散的脑组织肿胀（脑回肿胀、脑沟变浅和脑室受压）、静脉性梗死和特征性的脑出血（位于皮质和皮质下脑组织之间，常双侧对称）。增强 CT 呈现典型的 δ 征（中间低密度，周边高密度）。

(2)头颅 MRI/MR 静脉成像(MRV)：可直接显示颅内静脉和静脉窦血栓以及继发于血栓形成的各种脑实质损害，较 CT 更为敏感和准确，但血栓表现随发病时间不同而变化：急性期(1～5 天)T_1WI 等信号、T_2WI 低信号，亚急性期(6～15 天)T_1WI 高信号、T_2WI 高信号，慢性期(≥16 天)T_1WI 低信号、T_2WI 低信号，其中又以亚急性期的血栓高信号对 CVST 诊断较为可靠。头颅 MRV 可发现相应的静脉窦主干闭塞，皮质静脉显影不良，侧裂静脉等侧支静脉扩张，板障静脉和头皮静脉显像等征象。在大多数情况下，MRI/MRV 已可对 CVST 进行准确诊断，且所用增强剂更安全又没有 X 线辐射，被认为是诊断和随访 CVST 的最佳手段。

(3)数字减影脑血管造影术(DSA)：是 CVST 诊断的金标准，但不是常规和首选的检查手段。DSA 具有 CT/MRI 等无法比拟的优势，但有创性的操作、操作不当（应用高压注射器施行窦内造影等）导致的颅内压增高风险限制了其普遍应用。在其他检查不能确定诊断或决定同时施行血管内治疗时可行该项检查。然而，DSA 对诊断单纯皮质静脉血栓形成不具优势。

2.腰椎穿刺脑脊液检查

CVST 患者脑脊液压力大多增高，可伴不同程度的细胞数和蛋白量增高，这种改变对 CVST 诊断虽无特异性，但在部分由于炎症或感染而引起的 CVST 中，脑脊液检查可帮助了解 CVST 的可能病因并指导治疗；此外，腰椎穿刺检查可明确是否存在颅内高压，且行简单的压颈试验即有助于判断一侧横窦和乙状窦是否受累。

3.D-二聚体

研究表明 D-二聚体增高有助于 CVST 的诊断，但仍有 10%患者的 D-二聚体小于 500μg/L，认为D-二聚体正常并不能除外CVST，血清D-二聚体升高诊断急性CVST敏感度和特异度分别为94.1%和97.5%。因此，D-二聚体可作为CVST辅助诊断的重要指标之一，且对鉴别血栓与非血栓性局部静脉窦狭窄也有帮助。

4.其他检查

如同时发现有血栓形成倾向的易患因素，如V因子LEIDEN突变，凝血酶G20210A突变，蛋白C、蛋白S或抗凝血酶Ⅲ缺陷，慢性炎性病变，血液系统疾病，肾病综合征，癌肿或长期口服避孕药物等。

(三)诊断要点

CVST临床诊断需综合病史、临床症状、体征、腰椎穿刺、影像学改变确立。大部分CVST患者脑脊液检查提示颅内压增高，蛋白和白细胞数正常或轻度增高，感染性原因导致的患者脑脊液白细胞和蛋白可明显增高；约46%的CVST患者血液D-二聚体检测阳性，D-二聚体阴性并不能排除CVST存在。急诊疑似CVST病例首选颅脑CT检查，虽缺乏特异性，但可排除部分脑出血、蛛网膜下隙出血、脑梗死、脑肿瘤等疾病；核磁共振(MRI)结合磁共振静脉成像(MRV)检查是目前CVST最常用和适用的诊断与随诊手段，特异性较高；数字减影血管造影(DSA)被认为是CVST诊断的金标准，但存在有创性、费用高、射线辐射等缺点，不作为常规筛查手段。

(四)鉴别诊断

CVST要与脑炎、感染性心内膜炎、中枢神经系统血管炎、脑脓肿、良性颅内压增高、颅内占位性病变、动脉性脑梗死及引起眼部症状的疾病如眼眶内球后蜂窝织炎、球后占位性病变等鉴别。

三、治疗

(一)抗凝治疗

抗凝治疗早期可使用普通肝素(按剂量调整)或低分子肝素(按公斤体重调整剂量：体重＜50kg，4 000U，0.4mL；体重50～70kg，6250U，0.6mL；体重＞70kg，10 000U，0.8mL)。均为皮下注射，每天2次。常规使用2周，使活化部分凝血活酶时间及激活全血凝血时间延长至正常值的2倍；同期口服华法林，控制国际标准化比值(INR)至2.0～3.0(血浆凝血酶原时间延长至正常值的2倍)。对于病因明确且临床症状改善的患者，华法林可使用3个月；对于病因不明确的高凝状态可服用华法林6～12个月；对于复发性CVST患者可考虑终身抗凝。

(二)溶栓治疗

1.系统性静脉溶栓

尿激酶每天50万～150万U，5～7天(同时检测纤维蛋白原≥1.0g)；R-TPA，0.6～0.9 mg/kg，总量≤50mg。

2.静脉窦接触性溶栓

将微导管通过股静脉入路置于血栓内，一方面显著提高了血栓内溶栓药物的浓度，另一方面对于血栓形成时间较长、溶栓速率较慢的患者，将微导管置于血栓远端，进行缓慢持续泵入尿激酶溶栓治疗，使尿激酶反复循环溶栓，可增加静脉窦再通率，缩短静脉窦再通的时间。

用量:尿激酶每天50万~150万U,静脉点滴,每天2~4次,3~7天,具体用药时间根据患者临床症状改善情况、影像学证实静脉窦是否基本通畅确定。

3.动脉溶栓

深静脉或小静脉血栓、静脉窦溶栓不能接触到的血栓采用动脉溶栓。尿激酶用量:经颈动脉穿刺,每天10万U,每天1次,5~7天,10~25分钟缓慢注射,交替穿刺颈动脉;或经股动脉入路;溶栓总量以50万U为宜。

4.机械碎栓

该治疗是目前治疗颅内静脉窦形成的新进展。静脉窦内注入UK20万~30万U后,如血栓形态无明显变化,且患者病情危重,必须尽快开通静脉窦者,可行此方法。该法多用于血栓形成时间较长,尿激酶溶栓效果不显著或伴有颅内出血,而严格限制尿激酶用量的患者。但治疗过程中应防止栓子进入肺循环。

5.支架成形术

这是近年来治疗静脉窦、血栓或颅内高压的新方法。对于外伤性、手术损伤或肿瘤累及所致局限性静脉窦狭窄和对尿激酶不敏感的局限性陈旧性血栓形成的患者,支架辅助的静脉窦成形术更为有效。静脉窦内支架成形术的关键是术前必须证实颅内压升高是否由于局限性静脉窦狭窄所致,术后予抗血小板聚集和抗凝治疗。

四、临床体会

(1)抗凝治疗仍然是CVST的首选治疗,对无抗凝禁忌的患者应尽早进行抗凝,常选用低分子肝素皮下注射,持续1~4周后可改为华法林抗凝。

(2)MRI的影像学表现分为直接和间接征象。直接征象表现为静脉窦内血流信号缺失的低血流信号,静脉窦显影不清或者闭塞,间接征象则表现为静脉回流障碍,静脉性脑梗死、脑出血、脑水肿、病变远端侧支循环形成等。

(3)CVST约1/3的患者有≥2个静脉窦同时受累。DSA是目前诊断CVST的金标准,一般通过CT、MRI、MRV等检查来确定诊断,无法确诊者可选择DSA。

(4)抗凝和溶栓治疗可明显改善患者的临床症状,其获益远远大于其引起出血的危险性,无论有无出血性梗死都应进行抗凝及溶栓治疗。

第六节　脑底异常血管网病

脑底异常血管网病又名烟雾病(MMD),是一种少见的、病因不明的以双侧颈内动脉(ICA)末端或大脑中动脉(MCA)、大脑前动脉(ACA)起始部进行性狭窄或闭塞,伴有软脑/膜和脑底部烟雾状、细小代偿血管形成为特点的慢性脑血管疾病。这种脑底异常血管网在脑血管造影图像下形似“烟雾”,由日本学者Takeuchi和Shimizui于1957年首先报道并描述其脑血管造影特点。随后在1965年Suzuki根据脑血管造影表现,率先将该病命名为烟雾病,并于1969年提出将MMD分为6期,此名称和分期标准被普遍接受并应用至今。

MMD指的是特发性、原因不明的烟雾状脑血管病，通常影响双侧大脑前循环系统。如果仅单侧病变，则为可疑烟雾病。而烟雾病综合征(MMS)是指有明确原发病或诱因(比如镰状细胞性贫血、唐氏综合征、脑外伤等)导致的烟雾状的异常侧支血管网。

一、病因和发病机制

(一)病因

目前MMD的病因和发病机制仍不清楚，目前推测，MMD致病因素包括遗传因素、免疫反应、环境因素、细胞因子分泌异常、内皮祖细胞改变、血管平滑肌细胞增生和迁移以及血管增生等方面。另外，糖尿病、高血压、高同型半胱氨酸血症(HHCY)也可能参与了MMD的发生和发展。烟雾病也与许多遗传性疾病伴发，包括镰状细胞性贫血、神经纤维瘤、唐氏综合征、爱-唐综合征和先天性肝内胆管发育不良征等。

(二)发病机制

烟雾病以双侧颈内动脉进行性狭窄或闭塞及被称为烟雾状血管的异常侧支循环血管网为特征，以动脉主干(颈内动脉终末部、大脑前动脉和大脑中动脉起始部)的狭窄或闭塞部位的内膜纤维蜂窝状肥厚(多为偏心性)最多见，常伴随内弹力板的层状增生、断裂，中膜菲薄化，未发现有炎症性或代谢性病变(高龄动脉硬化除外)，组成异常血管网的穿通支动脉(豆纹动脉群、丘脑膝状体动脉群及其他的动脉群)血管腔壁不规则并伴随纤维蛋白沉积，血管壁弹力纤维的增生或断裂、微动脉瘤形成，还可见非动脉、非静脉的异常血管等病理变化。有研究发现，中国西部烟雾病患者患有自身免疫病的发病率高于全国水平，提示自身免疫异常可能与烟雾病相关并且参与烟雾病血管病发病机制。

二、诊断与鉴别诊断

(一)临床表现

MMD常见的临床症状为突发一侧或双侧肢体无力，症状很快到达高峰，有复发可能，少数病例表现头痛、抽搐、意识障碍、视力障碍、眼震以及言语不清、感觉障碍、共济失调及姿势步态异常等。儿童多以缺血性卒中或TIA为主，成人绝大多数出现蛛网膜下隙出血，也可能出现基底节区及丘脑的脑出血，出血性卒中有复发倾向，发病时虽症状较重，但恢复较好，常无高血压脑动脉硬化证据。

偏头痛样头痛发作也是一个常见的MMD症状，可能由于脉络膜血管的扩张触发了硬脑膜的痛觉感受器，或者与慢性缺血、缺氧相关。大脑皮质的缺血缺氧常引发癫痫，特别是儿童患者，也有罕见的舞蹈病等运动障碍性疾病发生，可能跟基底节区的损害有关。

(二)辅助检查

1.影像学检查

(1)脑血管造影(DSA)：脑血管造影是诊断烟雾病的金标准，可清楚地显示双侧颈内动脉虹吸段、大脑前动脉、大脑中动脉起始段狭窄或闭塞，伴有脑底异常血管网，如吸烟后吐出的烟雾。同时可根据脑血管造影进行分期：A.颈内动脉狭窄期；B.烟雾血管初发期；C.烟雾血管发展加重期；D.烟雾血管形成缩小期；E.烟雾血管数量减少期；F.烟雾血管消失期。

(2)CTA和MRA：CTA和MRA可显示狭窄或闭塞血管部位及脑底异常血管网，正常血管流空现象消失等。

(3)CT 和 MRI:CT 和 MRI 通常无特异改变,偶见脑梗死、脑出血或蛛网膜下隙出血。

(4)烟雾病的血流动力学评价:利用单光子发射计算机体层摄影(SPECT)对缺血型烟雾病脑血流动力学评估,可以有效地诊断和评估缺血的严重程度。SPECT 和正电子发射计算机体层摄影(PET)已用于对烟雾病患者脑血流动力学的评估。利用该检查对脑缺血严重程度进行血流动力学评估,对是否进行脑血管重建术具重要指导意义,同时对治疗效果和预后的评估均具有临床意义。

2.血液学检查

主要是感染、免疫等相关指标,以便进一步明确病因。

(三)诊断要点

根据儿童和青壮年患者反复出现不明原因的 TIA、急性脑梗死、脑出血和蛛网膜下隙出血,无高血压及动脉硬化证据,DSA、MRI、MRA 和 CTA 等检查可确诊。某些血液学检查有助于确定结缔组织病、钩端螺旋体感染。如 DSA 和 MRA 可见颅内多动脉狭窄或闭塞,无脑底异常血管网,应考虑多动脉炎、多发性进行性颅内动脉闭塞或 Sneddon 综合征。

(四)鉴别诊断

烟雾病根据 DSA 或 MRA 等检查结果不难诊断,但应注意与脑动脉硬化、脑动脉瘤或脑动静脉畸形、脑炎、线粒体脑肌病、灰质异位、颅内肉芽肿性动脉炎、多动脉炎、多发性进行性颅内动脉闭塞或 SNEDDON 综合征等疾病相鉴别。

三、治疗

(一)内科治疗

(1)患者出现 TIA、脑梗死、脑出血或蛛网膜下隙出血,可依据一般治疗原则和方法治疗。

(2)发病与钩端螺旋体、梅毒螺旋体、结核及病毒感染有关,应针对病因治疗。

(3)合并有结缔组织病者可给予皮质类固醇或免疫抑制药治疗。

(二)外科治疗

1.直接手术

主要是颞浅动脉-大脑中动脉吻合术。

2.间接手术

主要是脑-肌肉贴合术、脑-肌肉-动脉贴合术、脑-硬脑膜动脉贴合术、脑-硬脑膜肌肉贴合术。

3.联合手术

直接手术与不同间接手术的合用。

四、临床体会

(1)目前烟雾病治疗远不能令人满意,通常以对症治疗为主,遵循个体化原则。

(2)烟雾病所致的脑缺血急性期,禁忌静脉注射 RT-PA。对成人无症状烟雾病患者不主张口服抗血小板药物预防。

(3)对表现为缺血症状的烟雾病患者行外科血管重建术是有效的。对成人患者行间接吻合术的效果并不明显,但直接吻合术效果良好。直接吻合术和间接吻合术对儿童患者改善预后均有效。

(4)抗凝治疗存在脑出血风险,免疫抑制治疗尚无有效证据。

(5)血管肌皮瓣、大网膜及带蒂的额叶皮质移植手术可降低缺血事件的发生,但不能改变疾病的自然病程。

第七节　脑淀粉样血管病

脑淀粉样血管病(CAA)是以脑皮质、皮质下、软脑膜的中小血管的中膜和外膜出现β-淀粉样蛋白沉积为特点的脑血管病,是引起老年人非外伤、非高血压性脑出血的一个重要病因。其主要临床表现有脑出血、短暂性脑缺血发作(TIA)、认知功能障碍。CAA在非痴呆人群的患病率为20%～40%,而在老年痴呆患者群的患病率可达50%～60%,且发生率和严重程度随年龄增加而增加。

一、病因和发病机制

CAA目前还没有明确病因,其确切发病机制尚不清楚。目前认为可能与遗传因素、细菌或病毒感染有关,也有人认为与风湿病有关,还有人认为可能与浆细胞、巨细胞有密切关系,少数为常染色体显性遗传,已发现了APOEε4/ε2纯合子基因型证据。

二、诊断与鉴别诊断

(一)临床表现

临床表现与病灶部位及性质有关,常见反复的或多发性脑叶出血、发作性短暂性神经功能缺损以及快速进展性认知功能障碍。

1.脑出血

CAA最常见的表现为自发性颅内出血,多发生于55岁以上者。出血部位以额叶、顶叶多见,颞叶和枕叶次之;随着病程进展,双侧多个脑叶均可受累。脑出血多呈反复性、多灶性分布;白质深部结构如胼胝体、基底核、小脑受累亦罕见,未见脑干出血。CAA相关性脑出血占脑出血5%～10%,而脑叶出血的40%由CAA引起,高龄取决于出血部位、出血量以及病情进展速度。

常见临床表现有头痛,或伴恶心呕吐、精神异常、意识障碍及肢体瘫痪等。发病前血压大多正常,部分患者发病时血压不同程度的升高。颞、顶叶出血可有偏盲或象限盲。额叶出血可表现为淡漠、无欲,健忘、痴呆或精神运动兴奋、偏执、幻觉与妄想等精神症状,并可有摸索反射和强握反射。因出血灶表浅,一般不破入脑室系统,所以起病时大多无意识障碍。CAA患者的脑血管非常脆弱,轻微的脑外伤都可能导致脑出血。

2.蛛网膜下隙出血

脑叶出血破入蛛网膜下隙也可出现,相应的临床表现如头痛、恶心、呕吐、颈项强直、克氏征阳性等。

3.短暂性脑缺血发作(TIA)或脑梗死

CAA患者也可以表现为TIA症状,约占CAA的7%～17%。多见于颈内动脉系统,可表现为发作性偏身感觉障碍、轻偏瘫和命名性失语。也可为椎基底动脉系统 TIA,表现为一过性眩晕、耳鸣、共济失调及皮质盲等。CAA 伴发脑梗死,多见于枕叶、颞叶、顶叶及额叶,表现为相应的临床症状和体征,但一般比动脉硬化性脑梗死范围要小,症状较轻,可多发或复发。

4.认知障碍和行为异常

主要表现为记忆力、定向力、计算力、综合分析能力障碍或有幻觉与妄想,甚至出现精神运动性兴奋状态或假性偏执狂状态。病情呈进行性发展,晚期可发展为严重痴呆、昏迷或植物状态。少数患者早期无痴呆,或在脑卒中后才发生急性起病的痴呆。

(二)辅助检查

1.头颅 MRI

头颅 MRI 可见轻至中度脑萎缩;同时可显示皮质或皮质下斑点状出血灶,出血灶边缘不整,可向白质延伸。T_2加权梯度回波序列对皮质、皮质下 CMB 的检测较 CT 和常规 T_2WI 的敏感性高。近年来应用 SWI 检测脑出血显示更高的敏感性,SWI 除显示与头颅 CT 相同的出血灶外,同时显示脑微出血灶,SWI 对脑出血,尤其是脑微出血灶的检测敏感性高,优于头颅 CT,有助于 CAA 所致脑出血的早期诊断。

2.头颅 CT

头颅 CT 对诊断脑淀粉样血管病相关白质损伤缺乏特异性,但对 CAA 相关脑出血的诊断及预后评价仍具较高的临床参考价值。CAA 的影像学典型特征为多脑叶、多病灶、形状不规则、新旧不一的脑血肿,血肿体积较大,大脑皮质下表浅部位病灶多破入蛛网膜下隙和脑室,脑室周围多伴有白质损伤。

3.脑电图

脑电图可见 α 节律减慢或 α 波前移。

(三)诊断要点

老年、无高血压病史的脑叶出血及认知功能障碍患者,应想到 CAA 的可能。目前临床推荐的诊断标准是 20 世纪 90 年代提出的波士顿标准。共分为 4 类。

1.肯定的 CAA

完整的尸检资料显示脑叶、皮质或皮质下出血和伴有严重血管淀粉样物质沉积的 CAA,无其他病变。

2.病理学证实的 CAA

临床症状和病理学组织(清除的血肿或皮质活检标本)显示脑叶、皮质或皮质下出血或仅有某种程度的血管淀粉样物质沉积,无其他病变。

3.可能的 CAA

年龄≥55 岁,临床症状和影像学表现均显示局限于脑叶、皮质或皮质下(包括小脑)多发出血,而没有其他原因引起的出血。

4.有可能的 CAA

年龄≥55 岁,临床症状和影像学表现为无其他原因可以解释的单个脑叶、皮质或皮质下出血。

(四)鉴别诊断

1.以认知障碍和精神症状为主的CAA

需鉴别阿尔茨海默病(AD)、皮质下动脉硬化性脑病、血管性痴呆、麻痹性痴呆、Hungtington、CDJ、进行性核上性麻痹及脱髓鞘脑病所致痴呆。

2.CAA相关性脑出血

需鉴别高血压性脑出血、脑血管畸形出血、脑肿瘤出血及抗凝血药应用后脑出血等。

3.以短暂性脑缺血发作(TIA)的CAA

需与癫痫相鉴别。

三、治疗

(一)药物治疗

对CAA尚无特效治疗药物。部分CAA相关血管炎性改变患者使用免疫抑制药如环磷酰胺治疗可能有效。

(二)CAA相关性脑出血的急性期治疗

非危及生命的出血可采取药物保守治疗,临床治疗原则及方案与其他原因的出血内科治疗相似,积极控制升高的血压可降低再出血的概率。CAA相关性脑出血量较大或出血位于颅脑重要部位,引起颅内压明显增高或危及生命,根据患者病情行血肿清除或血肿引流术。

(三)伴发TIA或脑梗死

按缺血性脑卒中相应原则治疗,但需评估抗血小板聚集治疗及抗凝治疗的风险,亦即增加CAA相关性脑出血的危险,相应治疗时应慎用抗血小板聚集药物及抗凝血药。

(四)伴有痴呆症状的患者,对症治疗药物

可应用脑细胞活化剂、胆碱酯酶抑制药及抗氧化剂等。

四、临床体会

(1)目前没有有效的治疗方法阻止或逆转β-淀粉样物质的沉积。因此更多的是预防CAA引起的其他症状,例如反复发作的出血或进行性痴呆。

(2)对于快速进展性痴呆,需排除麻痹性痴呆,因两者治疗方案与预后不同。

(3)CAA患者的治疗与其他脑出血患者的治疗原则一样,控制血压和防止并发症是关键,尤其应注意防止过度抗凝。

(4)CAA相关性脑出血,出血量＜30mL者保守治疗效果较好;而出血量30～60mL并伴有意识水平进行性恶化的患者可考虑手术处理;出血量＞60mL意识状态呈嗜睡或昏迷,血肿清除手术预后较差。

(5)由于血管的淀粉样变,血管的脆性极度增加,辨认的出血责任血管止血困难或止血后易再出血。显微镜下行显微操作彻底止血,可明显降低再出血概率。对于多发的脑叶出血病例,清除危及生命的血肿区域即可。

第八节　皮质下动脉硬化性脑病

皮质下动脉硬化性脑病(SAE)又称为 Binswanger 病(BD),是以高血压、卒中和慢性进行痴呆为主要表现的临床综合征。德国学者 Binswanger 于 1894 年经过病理学证实后最先报道。最初主要依靠病理诊断,随着 CT、MRI 等广泛引用,检出率逐渐增多,越来越受到重视。在 60 岁以上人群发病率为 1%～5%。高血压、糖尿病是主要危险因素,阻塞性睡眠呼吸暂停综合征也是重要的危险因素。主要病理改变是白质深部小动脉硬化导致白质弥散性或者局限性脱髓鞘。

一、病因和发病机制

(一)病因

SAE 是高血压性脑血管病的一种特殊类型,其直接病因即是高血压。另外糖尿病,长期吸烟、饮酒,心房颤动、肥胖、睡眠呼吸暂停综合征等也是影响病情进展的重要因素。

(二)发病机制

长期高血压、糖尿病及其他原因造成大脑深部白质区广泛的小动脉硬化,使该区域长期处于低灌注状态,局部出现缺氧、酸中毒和脑室周围水肿,引起脑白质弥散性和局限性脱髓鞘、星形胶质细胞变性、小血管周围间隙扩大,最终导致脑实质多发的腔隙性脑梗死、囊变及液化,这些白质病变损害胆碱能通路,进而引起认知功能障碍。另外炎性反应也参与脑白质病变过程。

二、诊断与鉴别诊断

(一)临床表现

SAE 临床表现呈现多种多样,但以痴呆为主,可概括为以下 4 个方面。

(1)呈慢性进行性发展过程,通常要 5～10 年的时间,少数可急性发病,可有稳定期或暂时好转。

(2)既往有高血压病史,发病年龄一般在 55～75 岁,男女发病均等,大多数患者有 1 次或多次脑卒中发作史,可有偏瘫。

(3)早期仅表现为记忆力减退,之后逐渐出现精神行为异常,如运动减少、对周围环境失去兴趣、意志丧失、言语减少、部分丧失社交与生活自理能力;甚至出现严重的理解、判断、记忆、计算力下降及定向力障碍,视空间功能障碍,以至于生活不能自理。

(4)神经体征逐渐发展,如运动、感觉、视力、反射障碍通常并存。常有锥体系的无力、痉挛状态、反射亢进、病理反射等。中、后期尤其常见的是延髓性麻痹及帕金森综合征的临床表现。

(二)辅助检查

1.头颅 CT

(1)脑白质病变:两侧脑室前后角、体部脑白质和半卵圆中心对称出现的带状、小片状或融合成广泛大片状的低密度影,边缘模糊,无占位效应,增强后无强化。

(2)脑梗死:发生于基底节、放射冠、半卵圆中心的腔隙性脑梗死,或位于脑叶、小脑及脑干的梗死灶,以上病变可形成脑软化灶。

(3)脑萎缩:脑沟裂增宽加深,脑室、脑池扩大。

(4)脑出血:少部分合并基底节、丘脑和脑叶的出血灶或梗死后出血改变。早期病变多局限于侧脑室前角旁(额叶),随着病变的进展向侧脑室体部、半卵圆中心及侧脑室后角旁(颞枕叶)发展,且病灶长轴与侧脑室体部一致。

2.头颅 MRI

表现为双侧半卵圆中心及脑室深部脑白质呈对称性的长 T_1、T_2 信号,FLAIR 序列呈高信号,无占位效应,T_1 加权图像呈低信号,T_2 加权图像呈高信号,大小不等,形态不规则,边缘不清,常常显示脑室及脑池扩大,脑沟增宽的脑萎缩征象。基底节、丘脑区常同时伴有腔隙性脑梗死,DWI 可判断有无急性脑梗死。部分患者做 MRA 显示脑内血管粗细不均匀,管壁毛糙等程度不同脑动脉硬化改变。

3.PET

SAE 患者的脑 PET 表现特点:①显示脑葡萄糖代谢降低范围要比 MRI 表现的范围大,而且可见 MRI 中还未显示的病灶;②以额叶葡萄糖代谢降低为主,同时也有颞叶、丘脑等代谢降低;③两侧大脑表现为不平衡的葡萄糖代谢降低。

4.事件相关电位(P300)

SAE 在脑的功能改变上主要以智能改变为其特征,而事件相关电位(ERP)则是检测大脑的认知等高级神经活动功能的客观手段。潜伏期越长波幅越低说明大脑认知功能越差。

5.神经心理学检查(评估量表)

可采用简易精神状态检查(MMSE)或长谷川简易智能量表(HDSR)。

(三)诊断要点

由于 SAE 临床表现具有多样性,且缺乏特征性的临床症状、体征,目前尚缺乏公认的统一诊断标准,需结合影像学检查结果,排除相关疾病方能做出诊断。总结诊断要点如下。

(1)进行性智能减退,临床上可用神经心理学量表加以评定。

(2)具备脑血管病的危险因素,如高血压病、高脂血症、糖尿病、长期吸烟及心房纤颤等。

(3)具有神经系统局灶症状和体征。

(4)CT 或 MRI 检查。CT 可见脑室周围低密度影,MRI 在 T_2 加权像上有双侧脑室旁白质内广泛斑片状高信号。

(5)排除其他认知障碍相关性疾病如阿尔茨海默病、皮克(PICK)病、正常颅压脑积水以及假性痴呆(老年性抑郁症)等。

(四)鉴别诊断

1.多发性硬化

该病好发于 10～50 岁女性,以 21～40 岁居多,病灶呈结节状,好发于基底节区脑白质及脑干,边界清晰,反复发作,急性期 CT 或 MRI 见环状或对称斑片状强化,30%累及胼胝体。而 SAE 无强化改变。后期多为侧脑室旁非对称性片状低度影,与 SAE 有所不同。主要鉴别要点如下。①SAE很少累及皮质下弓状纤维与胼胝体,累及脑干时病变主要集中在脑桥中上部的中央部分,中脑、延脑和小脑很少受累。②SAE 不累及视神经和脊髓,而 MS 常累及视神经和脊髓。③SAE常累及基底节灰质核团,几乎不累及视神经和脊髓,而MS几乎不累及灰质核团。④SAE病灶相对较小,距离侧脑室壁相对较远,且多位于侧脑室室管膜下。尽管如此,仍需结合发病年龄,起病形式,病程演变及其他辅助检查如VEP、SBEF、CSF、寡克隆带等临床和实验室检查资料综合分析。

2.阿尔茨海默病(AD)

临床上在有痴呆的同时,合并有失语、失用、失认及遗忘、人格退化、洞察力丧失,CT示侧脑室扩大,皮质有严重萎缩,但高血压、中风及局灶神经系统障碍不常出现;而SAE伴痴呆时脑室周围脑白质损害为重度,一般无失语、失用、失认及遗忘等皮质受损,大多伴基底节、丘脑与内囊多发性脑梗死。

3.正常颅压脑积水

临床表现主要为痴呆、尿失禁、步态不稳三大主征,但无卒中样发作及偏瘫等。头颅CT低密度影或头颅MRI异常信号多位于侧脑室前角周围,与正常白质分界清楚,常涉及胼胝体,较少累及半卵圆中心区,脑室扩大,但无皮质脑萎缩表现,脑沟裂可变小。

三、治疗

目前仍以对症治疗为主,尚缺乏针对病因的有效治疗措施。其治疗原则:①控制高血压,防治动脉硬化,预防卒中发作;②改善脑细胞代谢,控制痴呆发展;③减少因痴呆产生的症状和并发症。

(一)预防和控制高血压病及脑动脉硬化、消除危险因素

1.一般治疗

低盐低脂饮食,补充足量的维生素C、维生素E,忌烟酒;劳逸结合,适量运动。

2.控制危险因素

如高血压、糖尿病、心房纤颤、肥胖、睡眠呼吸暂停综合征等。

(二)抗血小板聚集药物

阿司匹林肠溶片,100mg,口服,每天1次。

氢氯吡格雷,75mg,口服,每天1次。

双嘧达莫,25~50mg,口服,每天3次。

(三)钙离子拮抗药

尼莫地平,20~30mg,口服,每天3次。

(四)改善脑循环的药物

尼麦角林,10~20mg,口服,每天3次。

都可喜,30mg,口服,每天1~2次。

双氢麦角碱(氢麦角碱、喜德镇),1~2mg,口服,每天3次。

己酮可可碱,400mg,饭后口服,每天2~3次。

中药丹参、银杏叶制剂、三七总皂苷、葛根和川芎嗪等可改善脑循环。

(五)改善脑组织代谢药物

吡拉西坦:800mg,口服,每天3次;或4~8g+5%葡萄糖或0.9%生理盐水注射液250mL静脉滴注,每天1次。

爱维治：每天5～20mL加入5%～10%葡萄糖溶液250mL静脉滴注，每天1次。

脑活素：10～30mL加入生理盐水250mL静脉滴注，每天1次，10～20天1个疗程。

(六)神经递质药物

安理申(盐酸多奈哌齐)：5mg，睡前口服，1个月后增加至10mg。

石杉碱甲片：每次0.1mg，口服，每天2次。

(七)神经保护剂

美金刚：5mg，口服，每天1次，每周增加5mg，4周后逐渐加量至10mg，口服，每天2次。

(八)神经康复治疗

包括运动疗法、作业疗法及认知训练等。

四、临床体会

(1)高血压、糖尿病等血管损害因素是公认的SAE的主要危险因素，控制脑血管病的危险因素，积极综合治疗，对延缓本病的进行性发展有益。控制血压在适当的水平可改善认知功能，一般认为收缩压维持在135～150mmHg水平可改善认知功能，血压过低会使症状加重。

(2)两侧脑室旁白质区或半卵圆中心对称的片状病灶，伴有多发腔隙性脑梗死、脑萎缩，而临床无痴呆症状时，可能提示早期SAE的诊断。

(3)SAE如果不加控制，除容易导致急性脑卒中而死亡外，其慢性发展的过程则使痴呆加重。因此临床早期诊断、早期治疗对患者的预后能起到积极作用。

(4)大部分患者在病程中有相对平稳时期，对症治疗期间临床症状和体征均有一定的好转，特别是在给予促进脑功能和脑代谢药物的同时，进行增加注意力和改善记忆力方面的康复训练，可使部分患者的认知功能维持相对较好的水平。如果发病后大部分时间卧床，缺乏与家人和社会的交流，言语功能和认知功能均迅速减退，预后较差。

第九节　伴有皮质下梗死和白质脑病的常染色体显性遗传性脑动脉病

伴有皮质下梗死和白质脑病的常染色体显性遗传性脑动脉病(CADASIL)是1993年Tournier-Lasserve等提出的脑血管病诊断名称，通常中年发病，平均发病年龄46岁，此病具有显性遗传的特点，临床表现为偏头痛、中年出现的反复发作性脑梗死以及痴呆。本病最早发现在欧洲，目前美洲、非洲、亚洲亦有报道，国内文献2000年首次报道我国一家系中的4例CADASIL患者的临床、病理、影像及分子遗传学研究。该病确切的发病率目前尚无报道。在芬兰人群中的可能发病率为4/10万，英国一个小范围的流行病学调查研究认为发病率至少为1.98/10万。

一、病因和发病机制

位于19号染色体上$NOTCH_3$基因的各种突变是CADASIL的病因。NOTCH家族蛋白是细胞表面的跨膜受体，$NOTCH_3$主要在成人动脉平滑肌细胞中表达，CADASIL基因的所有突变均导致半胱氨酸残基数量的异常，进而可能改变受体功能。CADASIL 的临床外显率与年龄相关，50 岁时达 100%。基于 MRI 外显率在 35 岁时达到 100%，即所有含 $NOTCH_3$ 基因突变的个体，在 50 岁时均会出现临床表现，35 岁时 MRI 均可见相应改变。

二、诊断与鉴别诊断

(一)临床表现

1.偏头痛

先兆型偏头痛是 CADASIL 的早期表现之一，平均发病年龄 25 岁，见于 20%～40%的患者。先兆症状常涉及视觉和感觉系统。也有部分患者表现为偏瘫型偏头痛、基底动脉型偏头痛或只有先兆症状，发作时常呈单侧剧烈头痛伴血管搏动感、恶心、呕吐、惧怕声响等。多数患者反复发作，每次持续时间为数 h(2～48h)，发作前可有 5～15 分钟单侧或双侧视觉模糊或感觉异常等，一般不超过 1h。发作间期可无症状。发作的频率可一生只发作 1 次或每个月几次。

2.脑卒中发作

反复出现脑缺血是本病常见症状，一般出现在疾病的中期，平均 46 岁，见于 60%～85%的患者，且 84%患者无任何脑血管病危险因素(如高血压、糖尿病、高脂血症等)，临床表现为反复发作的脑梗死或 TIA，多为典型的腔隙综合征如纯运动卒中、共济失调性轻偏瘫、构音不良-手笨拙综合征、纯感觉卒中、感觉运动卒中等，随病情的发展可出现延髓性麻痹症状。一般没有大动脉闭塞导致的大范围脑梗死。

3.进行性血管性痴呆和精神障碍

认知功能障碍是第二常见特征，见于 28%～56%的患者。表现以额叶症状为主，例如注意力下降、偏执、冷漠、认知功能障碍、记忆力下降伴延髓性麻痹、步态不稳、锥体束征阳性等，常伴有精神运动迟缓和兴趣范围的缩窄。认知功能下降多进展缓慢，逐步恶化。20%有精神障碍，如严重抑郁、躁狂、自杀等，大于 60 岁患者约 1/3 出现痴呆。

4.其他

一些患者出现癫痫、脑神经麻痹及耳聋等症状。

(二)辅助检查

1.头颅 CT

表现为脑白质多发性低密度影，皮质下多发小梗死灶，皮质弥散性萎缩。

2.头颅 MRI

(1)脑白质疏松表现：CADASIL 患者脑白质异常信号多对称分布，在 MRI 的 T_2 像表现为大小不一的高信号，不累及弓状纤维，主要位于侧脑室周围和深部白质。以额叶白质最常受累，其次为颞叶和顶叶，而枕叶受损程度相对较轻，其中对称出现在颞极的长 T_2 信号病灶是该病 MRI 特征性改变和重要的诊断指标，也是和多发性硬化进行鉴别的关键指标。

(2)多发性腔隙性脑梗死的表现：腔隙性脑梗死可广泛存在于大脑皮质下白质、基底节、丘脑、外囊、胼胝体和脑干等部位，腔隙性脑梗死在基底节的出现率高达 100%，但出现在胼胝体和外囊等特殊部位的梗死灶更具有诊断价值。

(3)微出血：发生的比例在 25%～69%。40 岁以上的患者通常会出现颅内微出血，微出血部位由多到少依次为皮质和皮质下白质、脑干、丘脑、基底节和小脑。

3.皮肤活检

皮肤血管电镜下可见颗粒状嗜锇物质，但未找到颗粒状嗜锇物质不能排除本病。

4.基因检测

可发现 $NOTCH_3$ 基因突变。

（三）诊断要点

（1）有明确的家族史且没有动脉硬化的危险因素。

（2）患者反复出现 TIA、皮质下梗死及腔隙性脑梗死的症状体征，可伴有偏头痛、痴呆、延髓性麻痹、抑郁和尿失禁等。不同年龄段临床特征：20～40 岁，反复出现偏头痛及 MRI 出现白质异常信号；40～60 岁，出现卒中样发作；大于 60 岁，约 1/3 的患者出现痴呆。

（3）CT 或 MRI 显示多发性的脑白质病变、多发性的腔隙性梗死。

（4）皮肤血管可见颗粒状嗜锇物质，但未找到颗粒状嗜锇物质不能排除本病。

（5）基因检测可发现 $NOTCH_3$ 基因突变，少数患者可为阴性。

（四）鉴别诊断

本病应与高血压性脑卒中、家族性偏瘫性偏头痛、阿尔茨海默病、CARASIL、皮质下动脉硬化性脑病及多发性硬化等相鉴别。

三、治疗

目前无特效治疗方法，仅能对症处理，如治疗偏头痛、缺血性脑卒中、痴呆及抗癫痫治疗等。

四、临床体会

（1）皮肤血管电镜下可见颗粒状嗜锇物质、$NOTCH_3$ 基因测序查找致病性的 $NOTCH_3$ 基因突变是诊断该病的金标准。

（2）目前没有有效的治疗方法，只能对症治疗。阿司匹林不能防止脑梗死或脑缺血发作的次数，且存在微出血的风险，一般不倾向使用。由于 CADASIL 患者本身存在脑血管低张力现象，所以扩张血管的药物由于存在降血压的作用可能有害。对于高同型半胱氨酸血症患者需予以维生素 B_6、维生素 B_{12} 以及叶酸治疗。

（3）本病呈进行性发展，病程一般 20～30 年。

第十节　高血压脑病

高血压脑病是一组神经系统临床综合征，由于血压急剧上升引起脑循环障碍，致脑水肿和颅内压增高，主要表现为头痛、呕吐、意识障碍、精神错乱、昏迷、局灶性和（或）全身抽搐临床症状。如能及时有效控制血压，本病预后一般良好，可无任何神经功能缺损症状；但如治疗不及时，脑水肿和颅内压增高或将继续加重，导致脑的不可逆性损害，患者将出现永久性神经功能缺损，甚至可能危及生命。

一、病因和发病机制

(一)病因

常见病因如原发性或恶性高血压、急性或慢性肾小球肾炎、肾动脉狭窄、子痫、嗜铬细胞瘤、醛固酮增多症,肾移植后以及高度颈动脉狭窄患者行颈动脉内膜剥离术后,脑灌注突然增加,亦可引起高血压脑病。需要注意的是,使用氨茶碱或去甲肾上腺素等药物以及高血压患者应用单胺氧化酶抑制药的同时,又服用萝芙木类、甲基多巴或节后交感神经抑制药也可诱发本病。

(二)发病机制

高血压脑病发病机制尚不完全明确,有几种学说。①小动脉痉挛学说:即血压过高或血压突发升高,导致脑部小动脉过度痉挛收缩,脑缺血和水肿。②脑血管"自动调节机制崩溃"学说:即由于血压突然升高,超出脑血管自动调节限度时,脑血管腔内压急剧升高导致脑动脉内皮细胞和平滑肌细胞扩张,使脑血管由收缩变为被动扩张,脑血流量增加,造成脑组织血液灌流过多,内皮细胞的应力增加导致血脑屏障的通透性增加,脑血管内液体通过血脑屏障漏出到血管周围间隙,引起局部或多灶性血管源性水肿。随着病情的进展,由于脑血管通透性进一步增加,血管壁缺血变性,病变脑组织由血管源性脑水肿发展为细胞毒性脑水肿,并可夹杂出现灶性脑出血,甚至出现脑梗死。

二、诊断与鉴别诊断

(一)临床表现

高血压脑病是常由血压急剧上升所致的神经系统临床综合征,其临床表现主要为高血压、高颅压相关的症状和体征。

(1)起病急骤,迅速进展,中老年发病为主。

(2)血压升高。常常在起病前血压快速升高,收缩压>200mmHg和(或)舒张压>120mmHg;但少数患者,特别是子痫、重症感染、脏器功能衰竭和有器官移植患者血压可能轻度升高。

(3)颅压升高。常表现为剧烈头痛、恶心、喷射状呕吐、黑蒙、烦躁不安,部分患者可出现颈项强直,眼底检查可见视网膜小动脉痉挛,视盘水肿、眼底火焰状出血或渗出。严重者可出现癫痫发作,甚至意识障碍。

(4)局灶性神经功能缺损。高血压脑病所致血管源性脑损害常表现为多发性腔隙性脑梗死灶或点状出血灶,临床上表现为轻偏瘫、失语症以及快速进展的视力障碍。症状多为暂时性,如果持续不缓解或进行性加重,则往往提示可能出现了继发于高血压的较大范围的脑出血或脑梗死。查体可见局灶性神经功能缺损的体征。

(5)伴发症状。患者常伴发高血压(原发性或继发性)所致靶器官损害的相关症状、体征,如肾脏、心脏等。

(二)辅助检查

1.影像学检查

(1)头颅CT:多为低密度改变。

(2)头颅MRI:主要表现为长T_1、长T_2信号,DWI表现为等或稍高信号,ADC图高信号,

增强 T_1 病灶区出现异常强化。病变以顶、枕叶白质为主，呈对称或非对称分布，边界不清，较少累及灰质，病变广泛时可累及颞叶、额叶、基底节、小脑和脑干，并可伴有点状出血征象。MRI 对较小病变的显示优于 CT，在确定病灶范围及皮质的显示上比 CT 敏感、清楚；MRI 可以动态观察病变的发展过程，有助于本病早期诊断、治疗及预后判断。

(3)血管成像：MRA 或 CTA 等血管成像可见脑动脉节段性痉挛，呈串珠样改变，甚至可见小动脉闭塞。晚期脑动脉可能出现弥散性扩张。

2.眼底检查

可见不同程度的高血压性眼底，视网膜动脉痉挛、硬化甚至视网膜有出血、渗出物和视盘水肿。

3.腰穿

可见清澈透明的脑脊液，压力可正常或升高，蛋白也可能出现轻度升高，一般无白细胞增多。如患者出现蛛网膜下隙出血，则脑脊液呈血性。如已明确诊断，腰穿检查应禁忌。

(三)诊断要点

(1)起病前数日可有食欲减退、衰弱、失眠、不安、少尿等前驱症状。

(2)既往有恶性高血压、急性或慢性肾小球肾炎、肾动脉狭窄、子痫、嗜铬细胞瘤、醛固酮增多症病史，或使用氨茶碱或去甲肾上腺素等药物。

(3)急性起病，突发血压升高，收缩压＞200mmHg 和(或)舒张压＞120mmHg。

(4)有颅内压增高症状和体征，如剧烈头痛、呕吐、黑蒙、惊厥发作、意识障碍，或有颈强，眼底可有视盘水肿，视网膜出血与渗出以及动脉痉挛现象；常在血压升高 12～48h 发生。

(5)可有脑局部损害的神经系统异常表现，可有一过性偏瘫及失语，或可引出病理反射。

(6)需排除脑出血及蛛网膜下隙出血，CT 和(或)MRI 检查提示特异性水肿位于顶枕叶白质。

(7)经紧急降压治疗后，症状和体征在血压下降数 h 内明显减轻或消失，不遗留任何的脑损伤后遗症。

(四)鉴别诊断

结合临床特点应主要与以下疾病鉴别。

1.出血性卒中

脑出血或蛛网膜下隙出血(SAH)均可出现脑水肿及颅内压增高症状，如高血压、剧烈头痛、呕吐、癫痫发作，甚至昏迷等。高血压脑病以舒张压升高为主，神经功能缺失症状体征为一过性，脑出血神经功能缺失体征固定并可加重，SAH 可见脑膜刺激征，CT 检查有肯定的鉴别价值，高血压脑病显示弥散性脑水肿，脑卒中可见高密度或低密度病灶证据。

2.急性脑梗死

急性脑梗死病理基础为细胞毒性水肿而高血压脑病的病理基础为血管源性水肿，MR 发现急性脑梗死病灶要早于 CT，通常发病 1h 后脑组织会因为缺血缺氧，病变区主要以水肿增加，而缺血则根据 T_1、弛豫时间不同，T_1 加权像上主要呈低信号，T_2 加权上主要呈高信号。

3.颅内静脉血栓

急性期发病小于 1 周，T_1、T_2 加权像上静脉窦或静脉内正常血管流空现象消失，T_1 等信号、T_2低信号；亚急性发病期1～2周，T_1、T_2均为高信号；慢性期是2周至3个月，T_1、T_2减弱，重新出现血管流空效应。有些患者发病4个月后，MRI示管腔内等密度信号，无正常流空现象，表明为持续闭塞。MRI的间接征象与CT一样出现脑水肿、出血以及梗死等影像学特点。

此外还需与病毒性脑炎、缺氧缺血性脑病、线粒体脑肌病以及颅内占位性病变等疾病鉴别。

三、治疗

(一)一般治疗

应做好病情解释，消除紧张心理，保持安静，避免光刺激，减少不必要的搬动，患者应取仰卧位，头抬高30°，并避免压迫颈部，保持呼吸道通畅，吸氧，酌情使用镇静药。

(二)降压治疗

1.血管扩张药

(1)硝普钠：用前将本品50mg溶解于5%葡萄糖溶液5mL中，再稀释于5%葡萄糖液500mL中，在避光输液瓶中静脉滴注，滴速每分钟10～20滴，一般30秒可出现降压作用，并依据血压随时调整剂量。注意此药化学性质不稳定，配制后应12h内用完，并注意避光。

(2)肼屈嗪：如情况紧急或因条件限制不能应用静脉输液时，可选用本药肌内注射或静脉推注，初始剂量为5mg，随后5mg或10mg，每20分钟可重复1次，直至血压降至预定目标。

(3)硝酸甘油：用0.9%氯化钠注射液50mL加入50～100mg硝酸甘油，初始剂量为每分钟5μg，可每3～5分钟增加5μg，逐渐增加滴速至每分钟20～50μg。患者对本药的个体差异很大，静脉滴注无固定适合剂量，应根据个体的血压、心率和其他血流动力学参数来调整用量。适用于合并心肌缺血及肺水肿患者。

2.α受体阻滞药

(1)盐酸乌拉地尔注射液：用5mL生理盐水稀释12.5mg乌拉地尔静脉推注，监测血压变化，降压效果可在5分钟内显示。若效果不够满意，可重复用药。静脉注射后，为了维持其降压效果，可用微量泵持续泵入，用乌拉地尔100mg，加入生理盐水稀释到50mL。泵入速度根据患者的血压酌情调整。初始速度为每分钟2mg，维持速度每小时9mg。保证2h内平均动脉压降至患者血压的25%以内。病情稳定后，根据患者临床特点口服降压药物，逐步减少静脉给药的速度和用量。

(2)酚妥拉明：一般采用1～5mg静脉推注，也可以5～10μg/(kg·min)的速度静脉滴注。即刻起效，持续约15分钟。血压稳定后可改为酚苄明口服。常用于由儿茶酚胺引起的高血压危象，如嗜铬细胞瘤、单胺氧化酶抑制药危象、突然停用可乐定和可卡因过量等。

3.β-受体阻滞药

拉贝洛尔：静脉给药初始剂量为20mg，2分钟以上缓慢静推；如血压变化不明显，可10分钟给药1次，剂量为20mg、40mg或80mg，总量不超过300mg。负荷剂量后应以每分钟1～2mg的速度静脉滴注。静脉给药达到预定目标后改为口服给药。拉贝洛尔禁用于充血性心力衰竭、心脏传导阻滞、哮喘及嗜铬细胞瘤患者。

4.钙离子拮抗药

尼卡地平注射液：初始剂量为每小时5mg，每15分钟上调滴速，直到达到稳定降压，最大剂量不超过每小时 15mg。本药 5～10 分钟起效，持续作用时间 4～6h，急性期后改为口服。适用于孕妇。

5.其他药物

硫酸镁：25%硫酸镁 10mL 加入 10%葡萄糖液 20mL 静脉推注，孕期高血压可选用，可松弛血管平滑肌，有降压、抗惊厥作用。注射后 30 分钟出现降压效果。静脉注射时速度要慢，过快过量均可导致血压下降过快，呼吸肌麻痹，此时应给予氯化钙或葡萄糖酸钙溶液解救。

（三）降颅压控制脑水肿

甘露醇：20%甘露醇 125～250mL 快速静脉滴注，每 6～8h1 次。

呋塞米（呋塞米）：40mg，静脉注射，每 6～8h1 次。

（四）解痉止抽搐

1.安定

10～20mg，静脉注射，必要时 30 分钟后重复注射，直至停止抽搐。

2.副醛

1～2mL 生理盐水稀释后静脉注射。

3.苯巴比妥钠

0.1～0.2g，肌内注射。

4.水合氯醛

10%水合氯醛 10～15mL，用等量温盐水稀释后保留灌肠。

（五）病因治疗及高血压靶器官保护

症状控制后，妊娠毒血症者应引产，有急、慢性肾炎，急性毒血症，铅中毒，库欣综合征等的病人应针对原发病作相应治疗，同时注意纠正肾功能损害，治疗心绞痛、心肌缺血、充血性心力衰竭、肺水肿及主动脉夹层动脉瘤等靶器官损害。

四、临床体会

（1）首先应积极寻找病因，并针对病因进行治疗，在此基础上应积极选择合适的降压药平稳降压治疗，尤其注意降压速度，防止降压过快导致靶器官损害。

（2）降压治疗应遵循个体化原则，根据患者年龄、病前血压水平、靶器官受损程度等，初期以选择作用快、不良反应小的静脉用药（如硝普钠、乌拉地尔）为主，逐步过渡口服降压药维持稳定目标血压。

（3）确定目标降压值后，依据患者的不同临床特点，在 4h 内将血压降至 140～160/90～110mmHg，使平均动脉压维持在 60～130mmHg。

（4）高血压脑病发病急、变化快，如不给予及时有效治疗，可因脑疝、颅内出血或持续抽搐死亡。如迅速有效的降压治疗，脑水肿和高颅内压逐渐消失，临床症状和体征大多数可在 72h 消失。血压下降一段时间后，大部分病例影像学上的异常表现可消失。

第五章　内分泌科疾病

第一节　甲状腺功能亢进症

甲状腺功能亢进症(简称甲亢)是一种十分常见的内分泌疾病。它是由于体内甲状腺激素(TH)合成或分泌过多而引起的以神经、循环、消化等系统兴奋性增高和代谢亢进为主要表现的一组疾病的总称。甲亢不是一种单一的疾病,许多疾病都可以引起甲亢。

临床上以弥散性甲状腺肿伴甲亢(Graves 病)最常见,约占所有甲亢患者的 85%,其次为结节性甲状腺肿伴甲亢(也称毒性结节性甲状腺肿)和亚急性甲状腺炎。本文主要讨论 Graves 病。

Graves 病(GD),又称毒性弥散性甲状腺肿,是一种伴有 TH 分泌增多的器官特异性自身免疫性疾病。

该病以女性多发,估计其发病率占女性人群的 1.9%,男女比为 1∶(4～6),以 20～40 岁多见。典型的 GD 除有甲状腺肿大和高代谢症群外,还有眼球突出。一般认为 25%～50%GD 患者伴有不同程度的眼病。少数患者可有皮肤病变(胫前黏液性水肿以及指端粗厚等)。不典型者可仅有 1～2 项表现,如甲亢不伴有突眼或有严重突眼而临床无甲亢表现。

一、病因和发病机制

(一)免疫功能异常

GD 的确切病因目前还不完全清楚,但近年来的研究提示,该病为一种器官特异性自身免疫性疾病。GD 患者由于体内免疫功能紊乱,致使机体产生了针对自身甲状腺成分——甲状腺刺激素受体(TSHR)的抗体 TRAB。该抗体与 TSHR 结合后,和 TSH 一样具有刺激和兴奋甲状腺的作用,引起甲状腺组织增生和功能亢进,TH 产生和分泌增多。目前认为,自身抗体的产生主要与存在基因缺陷的抑制性 T 淋巴细胞(TS)的功能降低有关。TS 功能缺陷导致辅助性 T 淋巴细胞(TH)的不适当致敏,并在 IL-1、IL-2 等细胞因子的参与下,使 B 细胞产生抗自身甲状腺的抗体。

GD 的发病与 TRAB 的关系十分密切。TRAB 是一组多克隆抗体,作用在 TSH 受体的不同结合位点。TRAB 可分为兴奋型和封闭型两类。兴奋型中有一类与 TSH 受体结合后,刺激甲状腺组织增生及 TH 的合成和分泌增多,称为甲状腺刺激抗体(TSAB),为 GD 的主要自身抗体;另一类与 TSH 受体结合后,仅促进甲状腺肿大,但不促进 TH 的合成和释放,称为甲状腺生长刺激免疫球蛋白(TGI)。封闭型自身抗体与 TSH 受体结合后,阻断和抑制甲状腺功能,因此称为甲状腺刺激阻断抗体(TSBAB)。

(二)细胞免疫异常

GD 患者外周血活化 T 淋巴细胞数量增多,甲状腺内的抑制性调节环路不能发挥正常的免疫抑制功能，致使自身反应性器官特异性TH细胞得以活化、增生，产生各种细胞因子，作用于甲状腺组织、单核细胞，诱导B淋巴细胞活化，产生抗甲状腺的自身抗体，最终引起甲状腺结构与功能的病理变化及出现临床特征。另外，GD患者甲状腺和眼球后组织均有明显的淋巴细胞浸润，甲状腺的淋巴细胞通过细胞间黏附分子/白细胞功能相关抗原，介导淋巴细胞与GD患者甲状腺细胞相互黏附，引起甲状腺细胞增生及甲状腺肿大。

（三）遗传因素

部分GD有家族史，同卵双生相继发生GD者达30%～60%；异卵双生仅为3%～9%。流行病学调查也发现，GD亲属中患另一自身免疫性甲状腺病，如桥本甲状腺炎的比率和TSAB的检出率均高于一般人群。这些都说明GD具有遗传倾向。通过对人类白细胞膜上组织相容性抗原（HLA）的研究发现，高加索人中的HLA-B8，日本人中的HLA-B35，中国人身体中的HLA-BW46为本病的相对危险因子。Chen等发现，非洲后裔的美国人GD的易感基因为DQA * 0501，定位于HLA抗原DR-B3而非DR-B1。但GD究竟以单基因遗传，还是以多基因遗传，以及以何种方式遗传目前仍不清楚。

（四）环境因素

感染、应激及刺激等均可能为本病的诱发因素。尤以精神因素为重要，强烈的精神刺激常可诱发甲亢的发病。精神应激可能使患者血中肾上腺皮质激素升高，进而改变TS或TH细胞的功能，引起异常免疫反应从而引发甲亢。

二、病理

（一）甲状腺

GD的甲状腺呈对称性、弥散性增大，甲状腺内血管增生，血供丰富，使甲状腺外观为红色。滤泡细胞增生肥大，细胞呈立方形或柱状，滤泡细胞由于过度增生而形成乳头状折叠凸入滤泡腔内，细胞高尔基体肥大，附近有许多囊泡，内质网发育良好，有很多核糖体，线粒体数目增多。滤泡腔内胶质减少甚或消失。甲状腺内可有淋巴细胞浸润或形成淋巴滤泡或出现淋巴组织生发中心。经治疗后甲状腺的形态结构可发生相应的变化。短期使用大剂量碘剂后，甲状腺可迅速缩小，腺泡中胶质含量增多，滤泡细胞变为立方状或扁平状，乳头状结构消失，血管减少。长时间使用硫脲类抗甲状腺药物后，可使甲状腺组织呈退行性改变，滤泡增大富含胶质，大部分滤泡细胞呈扁平或矮立方形，少部分滤泡细胞仍肥大，或可见到上皮嵴及短小乳头状结构。此时活检标本不易与甲状腺肿鉴别。

（二）眼

GD仅有良性眼病时常无异常病理改变。在浸润性突眼患者中，球后组织中脂肪组织及纤维组织增多，黏多糖沉积与透明质酸增多，淋巴细胞及浆细胞浸润；眼肌纤维增粗，纹理模糊，脂肪增多，肌纤维透明变性，断裂及破坏，肌细胞内黏多糖及透明质酸也增多，可出现球结膜充血、水肿。早期的病变以炎性细胞浸润和脂肪增多为主，后期可出现纤维组织增生和纤维化。

（三）胫前黏液性水肿

光镜下病变皮肤可见黏蛋白样透明质酸沉积，伴肥大细胞、吞噬细胞和内质网粗大的成纤维细胞浸润，皮层增厚及淋巴细胞浸润；电镜下见大量微纤维伴糖蛋白及酸性葡聚糖沉积，与重度甲减(黏液性水肿)的皮下组织黏多糖浸润的组织学相似。

(四)其他

心脏可扩大,心肌变性。肝、脾、胸腺和淋巴结可增生肿大,外周血淋巴细胞可增多。重度甲亢未予有效治疗者可出现肝脏局灶性或弥散性坏死,以致发展为肝脏萎缩,甚至肝硬化。甲状腺功能亢进时破骨细胞活性增强、骨吸收多于骨形成,可引起骨质疏松。

三、病理生理

TH 分泌增多的病理生理作用是多方面的。TH 可促进氧化磷酸化,主要通过刺激细胞膜上的 NA^+-K^+-ATP 酶,促进 NA^+ 的主动运输,维持细胞内外 NA^+-K^+ 的梯度。在此过程中需要消耗大量的能量,以致 ATP 水解增多,从而促进线粒体氧化磷酸化反应,使耗氧量及产热增加,引起患者怕热多汗等症状。高水平 TH 可增加基础代谢率,加速多种营养物质的消耗,肌肉也易被消耗,出现消瘦乏力等。TH 与儿茶酚胺协同作用,可加强儿茶酚胺对神经、心血管及胃肠道等脏器的兴奋和刺激;TH 对肝脏、心肌及肠道还具有直接的兴奋作用,使神经、心血管与消化等系统的症状更为突出。

四、临床表现

GD 可发生于任何年龄,但高峰发病年龄在 20～40 岁。女性多于男性,男女之比为 1∶(4～6)。本病起病多数缓慢,多在起病后 6 个月到 1 年就诊。

(一)一般表现

GD 的临床表现与患者发病时的年龄、病程和 TH 分泌增多的程度有关。一般患者均有神经质、怕热多汗、皮肤潮湿、心悸乏力和体重减轻等。部分患者可有发热,但一般为低热。

(二)甲状腺表现

不少患者以甲状腺肿大为主诉,甲状腺呈弥散性对称性肿大,质软,吞咽时上下移动,少数患者的甲状腺肿大不对称或肿大不明显。由于甲状腺的血流量增多,故在上、下极外侧可听到连续性或以收缩期为主的吹风样血管杂音,可扪及震颤(以腺体上部较明显)。杂音明显时可在整个甲状腺区听到,但以上、下极明显,杂音较轻时仅在上极或下极听到。触到震颤时往往可以听到杂音,但杂音较弱时可触不到震颤。杂音和震颤的发现对诊断本病具有重要意义,因为其他甲状腺疾病罕有出现此体征者。

(三)眼部表现

甲亢引起的眼部改变大致分两种类型,一类称为非浸润性突眼,系由于交感神经兴奋眼外肌群和上睑肌所致,临床无明显自觉症状。体征如下。①上眼睑挛缩。②眼裂增宽(DALRYMPLE 征)。③上眼睑移动滞缓(VON GRAEFE 征):眼睛向下看时上眼睑不能及时随眼球向下移动,可在角膜上缘看到白色巩膜。④瞬目减少和凝视(STELLWAG 征)。⑤向上看时,前额皮肤不能皱起(JOFFROY 征)。⑥两眼看近物时,辐辏不良(MOBIUS 征)。甲亢控制后可完全恢复正常。

另一类为 GD 所特有,为眶内和球后组织体积增加、淋巴细胞浸润和水肿所致,称为浸润性突眼。浸润性突眼患者常有明显的自觉症状,如畏光、流泪、复视、视力减退、眼部胀痛、刺痛、异物感等。突眼度一般在 18mm 以上。由于眼球高度突出,使眼睛不能闭合,结膜、角膜外露而引起充血、水肿、角膜溃疡等。重者可出现全眼球炎,甚至失明。

浸润性突眼的轻重程度与甲状腺功能亢进的程度无明显关系。在所有眼病中，约5%的患者仅有浸润性突眼而临床无甲亢表现，将此称为甲状腺功能正常的GD眼病（EGO）。该类患者尽管临床上无甲亢表现，但多有亚临床甲亢，TSH水平降低。

（四）心血管系统表现

甲亢时由于TH对心血管系统的作用，以及交感神经兴奋性增高等，常使患者有明显的临床表现，心悸、气促是大部分甲亢患者的突出主诉。

1.心动过速

是心血管系统最早最突出的表现。绝大多数为窦性心动过速，心率在90～120次/min。心动过速为持续性，在睡眠和休息时有所降低，但仍高于正常。

2.心律失常

房性期前收缩最常见，其次为阵发性或持续性心房颤动。也可见室性或交界性期前收缩，偶见房室传导阻滞。有些患者可仅表现为原因不明的阵发性或持续性心房纤颤，尤以老年人多见。

3.心音改变

由于心肌收缩力加强，使心搏增强，心尖部第一心音亢进，常有收缩期杂音，偶在心尖部可听到舒张期杂音。

4.心脏扩大

多见于久病及老年患者。当心脏负荷加重、合并感染或应用β受体阻滞药可诱发充血性心力衰竭。持久的房颤也可诱发慢性充血性心力衰竭。出现心脏扩大和心脏杂音可能是由于长期高排出量使左心室流出道扩张所致。

5.收缩压升高、舒张压下降和脉压增大

有时可出现毛细血管搏动、水冲脉等周围血管征。发生原因系由于心脏收缩力加强，心排出量增加和外周血管扩张、阻力降低所致。

6.甲亢性心脏病

甲亢伴有明显心律失常、心脏扩大和心力衰竭者称为甲亢性心脏病。以老年甲亢和病史较久未能良好控制者多见。其特点为甲亢完全控制后心脏功能可恢复正常。

（五）消化系统表现

食欲亢进是甲亢的突出表现之一。但少数老年患者可出现厌食，甚至恶病质。也有少数患者呈顽固性恶心、呕吐，以致体重在短期内迅速下降。由于过多TH的作用，使肠蠕动增加，从而使大便溏稀、次数增加，甚至呈顽固性腹泻或脂肪痢。TH对肝脏也可有直接毒性作用，致肝大，甲亢引起明显肝脏受损者少见，少数可出现肝功能异常，转氨酶升高甚或黄疸。

（六）血液和造血系统表现

周围血液中白细胞总数偏低、淋巴细胞百分比和绝对值及单核细胞增多，血小板寿命缩短，有时可出现皮肤紫癜。由于消耗增加、营养不良和铁的利用障碍偶可引起贫血。

（七）肌肉骨骼系统表现

甲亢时多数表现为肌无力和肌肉萎缩。由于神经肌肉兴奋性增高，可出现细震颤、腱反射活跃和反射时间缩短等。部分患者可出现如下特殊的肌肉病变。

1.慢性甲亢性肌病

相对多见。起病缓，主要累及近端肌群和肩胛、骨盆带肌群。表现为进行性肌肉萎缩和无力。患者在登楼、蹲位起立和梳头等动作时有困难。类似于多发性肌炎表现，但肌活检正常或仅有肌肉萎缩、变性等改变。

2.甲亢性周期性瘫痪

主要见于东方国家的青年男性患者，日本和我国较常见。发作时血钾显著降低。周期性瘫痪多与甲亢同时存在，或发生于甲亢起病之后。也有部分患者以周期性瘫痪为首发症状就诊才发现甲亢。多在夜间发作，可反复出现，甲亢控制后症状可缓解。周期性瘫痪的发生机制可能与过多 TH 促进 NA^{+}-K^{+}-ATP 酶活性，使 K^{+} 向细胞内的不适当转移有关。

3.甲亢伴重症肌无力

甲亢伴重症肌无力的发生率约为 1%，远高于一般人群的发生率。重症肌无力主要累及眼肌，表现为眼睑下垂、眼外肌运动麻痹、复视和眼球固定等。少数也可表现为全身肌肉无力、吞咽困难、构音不清及呼吸浅短等。甲亢控制后重症肌无力可减轻或缓解。

(八)生殖系统表现

20%左右的女性患者有月经稀少，周期延长，甚至闭经。男性多阳痿，偶见乳腺发育，与雄激素转化为雌激素有关。

(九)皮肤、毛发及肢端表现

皮肤光滑细腻，缺乏皱纹，触之温暖湿润。年轻患者可有颜面潮红，部分患者面部和颈部可呈红斑样改变，压之褪色，尤以男性多见。多数患者皮肤色素正常，少数可出现色素加深，以暴露部位明显，但口腔、乳晕无色素加深。也有部分患者色素减退，出现白癜风。甲亢时可出现毛发稀疏脱落，少数患者可出现斑秃。

约 5%GD 患者可有典型局限性黏液性水肿，常与浸润性突眼同时或之后发生，有时不伴甲亢而单独存在，是本病的特异性表现之一。多见于小腿胫前下 1/3 部位，有时可延及足背和膝部，也可见于面部上肢等。初起时呈暗紫红色皮损，皮肤粗厚，以后呈片状或结节状隆起，最后呈树皮状，可伴继发感染和色素沉着。在少数患者中尚可见到指端软组织肿胀，呈杵状，掌指骨骨膜下新骨形成，以及指或趾甲的邻近游离边缘部分和甲床分离(Plummer 甲)，也为 GD 的特征性表现之一。

(十)甲亢危象

系甲亢的一种严重表现，可危及生命。主要诱因为精神刺激、感染、甲状腺手术前准备不充分等。早期表现为患者原有的甲亢症状加剧，伴中等发热，体重锐减，恶心、呕吐，以后发热可达 40℃或更高，心动过速，心率常在 160 次/min 以上，大汗、腹痛、腹泻，甚而谵妄、昏迷。死亡原因多为高热虚脱、心力衰竭、肺水肿和严重水、电解质代谢紊乱等。

五、特殊类型的甲亢

(一)淡漠型甲亢

该型特点如下。①发病较隐匿。②以老年人多见，尤其是 60 岁以上者。③临床表现不典型，常以某一系统的表现为突出(尤其是心血管和胃肠道症状)，由于年迈伴有其他心脏病，不少患者合并心绞痛，有的甚至发生心肌梗死。心律失常和心力衰竭的发生率可达 50%以上。

患者食欲减退伴腹泻较多，肌肉萎缩，肌无力。④眼病和高代谢症群表现较少，多数甲状腺无明显肿大。⑤全身情况差，体重减轻较明显，甚至出现全身衰竭、恶病质。⑥血清 TT_4 可以正常，FT_3、FT_4 常增高，TSH 下降或测不出，但 ^{131}I 摄取率增高。

(二)亚临床型甲亢

该型特点是血 T_3、T_4 正常，但 TSH 显著降低。本症可能是 GD 早期、GD 经手术或放射碘治疗后、各种甲状腺炎恢复期的暂时性临床现象；但也可持续存在，少数可进展为临床型甲亢。患者无症状或有消瘦、失眠、轻度心悸等症状，并可导致心血管系统或骨代谢的异常。排除下丘脑-垂体疾病、非甲状腺疾病所致的 TSH 降低后可诊断为本症，并需做出相应的病因诊断。亚临床型甲亢一般不需治疗，但应定期追踪病情变化。对于老年患者，已有轻度甲亢表现的患者以及具有心血管和骨骼系统病变危险因素者，宜采用适当的抗甲状腺治疗。

(三)新生儿甲亢

新生儿甲亢分为暂时型和持续型两种，前者较为常见，多由于母亲妊娠时患 GD，母体内的 TSAB 通过胎盘到达胎儿使之发生甲亢，故出生时已有甲亢表现，生后 1～3 个月自行缓解，血中 TSAB 也随之消失。临床表现为多动，易兴奋、多汗、呕吐、腹泻和发热等。哺乳量增加而体重不增加，可出现呼吸衰竭、心动过速、心律失常，易发生心力衰竭。实验室检查显示 FT_4 升高，T_3 显著升高，TSH 通常低下(与正常新生儿出生时 TSH 水平增高相反)。

持续型新生儿甲亢较罕见，系 TSHR 突变所致。其特点如下。①常有阳性家族史，为常染色体显性遗传，但母亲在妊娠时未必一定有甲亢。②男女比例约为 1∶2，明显高于成年人 GD 甲亢。③缺乏眼征。④缺乏甲状腺免疫学异常的证据(血中无抗甲状腺抗体)。⑤大部分病例在开始为甲状腺肿，逐渐出现甲亢的其他表现。⑥甲亢不能自行缓解，患者常有颅骨缝早期融合、前囟突出及智力障碍等后遗症。

新生儿甲亢的诊断主要根据血 T_3、T_4 和 TSH 值进行判断。T_3、T_4 升高，TSH 降低即可做出甲亢的诊断。对于持续型新生儿甲亢可做 TSHR 基因分析，以查明病因。

(四)妊娠期甲亢

妊娠期甲亢主要见于以下两种情况。

1.妊娠合并甲亢

正常妊娠时由于腺垂体生理性肥大和胎盘激素分泌，可有高代谢症群表现，如心率可增至 100 次/min，甲状腺稍增大，基础代谢率在妊娠 3 个月后较前增加可达 20%～30%，此时由于雌激素水平增高，血中甲状腺素结合球蛋白(TBG)较妊娠前增高，故血清 TT_3、TT_4 也较正常增高，因此易与甲亢混淆。患者体重不随妊娠月份而相应增加，或四肢近端肌肉消瘦，或休息时心率在 100 次/min 以上者应疑及甲亢。如血 FT_3、FT_4 升高，TSH＜0.5MU/L 可诊断为甲亢。同时伴有眼征、弥散性甲状腺肿、甲状腺区震颤或血管杂音、血 TSAB 阳性即可确定 GD 的诊断。

2.HCG 相关性甲亢

HCG 与 TSH 的 α 亚基相同；两者的受体分子又十分类似，故 HCG 和 TSH 与 TSH 受体结合存在交叉反应。当 HCG 分泌显著增多(如绒毛膜癌、葡萄胎、妊娠剧吐、多胎妊娠等)时，可因大量 HCG 刺激 TSH 受体而出现甲亢。患者的甲亢症状轻重不一，血 FT_3、FT_4 升高，

TSH 降低或测不出，但 TSAB 和其他甲状腺自身抗体阴性，血 HCG 显著升高。HCG 相关性甲亢往往随血 HCG 浓度的变化而消长，属一过性，终止妊娠或分娩后消失。

六、辅助检查

(一)血清 TH 测定

1.血清 FT_3、FT_4

血清中 FT_3、FT_4 不受血中 TBG 变化的影响，直接反映甲状腺功能状态。成人正常参考值如下。RIA 法：FT_3 3～9PMOL/L(0.19～0.58ng/dL)，FT_4 9～25PMOL/L(0.7～1.9ng/dL)。ICMA 法：FT_3 2.1～5.4PMOL/L(0.14～0.35ng/dL)，FT_4 9.0～23.9PMOL/L(0.7～1.8ng/dL)。

2.血清 TT_3、TT_4

血清中 TT_3、TT_4 与蛋白结合达 99.5%以上，故 TT_3、TT_4 水平受 TBG 的影响。TT_3 浓度的变化常与 TT_4 的改变平行。TT_3、TT_4 测定方法稳定，在无影响血中 TBG 浓度变化的因素存在时是反映甲状腺功能的良好指标。引起 TBG 升高的主要因素为妊娠、使用雌激素等，故妊娠时血中 TT_3、TT_4 常常升高，但 FT_3、FT_4 正常。成年人正常参考值如下。RIA 法：TT_3 1.8～2.9nmol/L(115～190ng/dL)，TT_4 65～156nmol/L(5～12μg/dL)。ICMA 法：TT_3 0.7～2.1nmol/L(44.5～136. 1ng/dL)，TT_4 58.1～154.8nmol/L(4.5～11.9μg/dL)。

(二)TSH 测定

TSH 是反映甲状腺功能十分敏感的指标，轻度甲状腺功能异常，TT_3、TT_4 尚在正常范围内变化时 TSH 就会出现异常。原发性甲状腺功能减退时升高，甲状腺功能亢进时降低。普通 TSH 测定不能反映降低，现在大部分实验室测定的为敏感 TSH(STSH)或超敏感 TSH(UTSH)，两者特异性、敏感性均很高。

(三)TSH 受体抗体测定

测定方法较多，易出现假阴性和假阳性结果。TRAB 的常规测定方法是用放射受体法来测定 TSH 的结合抑制活性(猪的 TSH 受体被包被为固相)，第二代 TRAB 测定法用重组的人 TSH 受体代替猪 TSH 受体，其敏感性从 70%提高到 86.7%，但仍有假阳性。所测结果为总 TRAB，不能反映 TSAB 的多寡。生物学方法可测定 TSAB，一般采用培养的大鼠甲状腺细胞(FTRL-5)或表达人 TSHR 的中国仓鼠卵细胞(CHO)与患者的血清孵育，通过检测 CAMP 的生成量来判定。未经治疗的 GD 患者，血 TSAB 阳性检出率可达 80%～100%。TSAB 测定对于 GD 早期诊断、判断病情活动及预测复发等具有较高价值；还可作为治疗后停药的重要指标。

(四)^{131}I 摄取率

本法虽然诊断甲亢的符合率达 90%，但不能反映病情严重程度与治疗中的病情变化。可用于鉴别不同病因的甲亢，如^{131}I 摄取率降低可能为亚急性甲状腺炎、桥本甲状腺炎的一过性甲亢、碘甲亢或外源 TH 引起的甲亢等。应注意本方法受含碘食物和药物的影响。正常参考值：3h 及 24h 值分别为 5%～25%和 20%～45%，高峰在 24h。Graves 甲亢时甲状腺^{131}I 摄取率升高，且高峰前移。由于 T_3、T_4 和 TSH 测定方法的不断改善，敏感性与特异性进一步提高，目前已很少用甲状腺^{131}I 摄取率来诊断甲亢。

(五)影像学检查

1.超声检查

GD患者甲状腺呈弥散性、对称性、均匀性增大(可增大2～3倍),边缘多规则,内部回声多呈密集、增强光点,分布不均匀,部分有低回声小结节状改变。多普勒彩色血流显像示患者甲状腺腺内血流丰富,血流速度增快,同时可见显著低阻力的动脉频谱和湍流频谱。甲状腺上、下动脉管径明显增宽。眼球后B超有助于GD眼病的诊断。

2.CT或MRI检查

主要用于评估甲亢眼病眼外肌受累的情况,也可以排除其他原因所致的突眼。

七、诊断

典型病例经详细询问病史,依靠临床表现即可诊断。不典型病例,尤其是小儿、老年人或伴有其他疾病的轻型甲亢或亚临床型甲亢病例易被误诊或漏诊,需进行相关检验、检查确定诊断。在临床上,对不明原因的体重下降、低热、腹泻、手抖、心动过速、心房纤颤、肌无力等均应考虑甲亢的可能。

(一)功能诊断

血FT_3、FT_4(或TT_3、TT_4)增高及TSH降低(<0.1MU/L)者符合甲亢;仅FT_3或TT_3增高而FT_4、TT_4正常可考虑为T_3型甲亢;血TSH降低,FT_3、FT_4正常为亚临床型甲亢。

(二)病因诊断

在确诊甲亢后应进一步确定引起甲亢的病因。患者有眼征、弥散性甲状腺肿、血TSAB阳性等,可诊断为GD。有结节者需与自主性高功能甲状腺结节、多结节性甲状腺肿伴甲亢、毒性腺瘤、甲状腺癌等相鉴别。多结节毒性甲状腺肿和毒性腺瘤患者一般无突眼,甲亢症状较轻,甲状腺扫描为“热”结节,结节周围甲状腺组织的摄碘功能受抑制。亚急性甲状腺炎伴甲亢症状者,甲状腺^{131}I摄取率明显降低。碘甲亢者有过量碘摄入史,甲状腺^{131}I摄取率降低,停用碘摄入后甲亢症状可逐渐改善。

八、鉴别诊断

(一)与非甲状腺性疾病的鉴别

1.神经官能症

此类患者有许多症状与甲亢类似,如焦虑、心动过速、过分敏感、易兴奋失眠、体重减轻、乏力等。但无甲状腺肿及突眼。甲状腺功能检查正常。

2.更年期综合征

更年期妇女有情绪不稳定、烦躁失眠、阵发性出汗、血压波动及月经不调等症状,但甲状腺不大,甲状腺功能化验正常。

3.单侧突眼

需注意与眶内肿瘤、炎性假瘤等鉴别,眼球后超声检查或CT即可明确诊断。

4.抑郁症

老年人甲亢多为隐匿起病,表现为体虚乏力、精神忧郁、表情淡漠、原因不明的消瘦、食欲缺乏,恶心、呕吐等表现,与抑郁症相类似,测定甲状腺功能可帮助鉴别。忧郁症患者甲状腺功能正常。

5.心血管疾病

少数患者(常为中老年人)以心血管表现为突出表现,因此,不明原因的心悸、气促、心动过速,或伴有房颤者,应查找是否存在甲亢。

6.消化系统疾病

甲亢可致肠蠕动加快,消化吸收不良,大便次数增多,临床常被误诊为慢性结肠炎。但甲亢少有腹痛、里急后重等肠炎表现,粪便镜检无红细胞、白细胞。有些患者消化道症状明显,可有恶心、呕吐,甚至出现恶病质。对这些患者在进一步检查排除消化道器质性病变的同时应进行甲状腺功能检测。

7.慢性甲亢性肌病

突出表现为骨骼肌受累,通常发生于严重甲状腺毒症患者,表现为肌无力、肌萎缩,应与多发性肌炎、进行性肌萎缩和重症肌无力鉴别。

(二)与其他甲亢的鉴别(病因鉴别)

引起甲亢的病因很多,临床上应先排除非 GD 性甲亢后,GD 的诊断才能成立。

1.亚急性甲状腺炎

该病以女性多见,发病前常有上呼吸道感染病史,随后甲状腺肿大并伴有甲状腺疼痛,疼痛可放射至下颌、耳后、颞枕等部位。可出现甲亢的症状,如心悸、气短、消瘦、食欲亢进、易激动和大便次数增加等,多有发热,体温在 38℃左右。白细胞计数轻度升高,中性粒细胞正常或稍高。甲状腺^{131}I 摄取率降低,与 TT_3、TT_4、FT_3、FT_4 升高呈背离现象。甲状腺扫描发现甲状腺双侧或单侧不显影。

2.慢性淋巴细胞性甲状腺炎伴甲亢

该病以中年女性多见,由于起病缓慢,多无症状,常因甲状腺肿大而就诊。甲状腺弥散性肿大、质韧或有表面不平的结节;甲状腺扫描放射性分布不均匀,有不规则浓聚及稀疏区;60%～70%患者甲状腺球蛋白抗体(TGAB)阳性,95%的患者甲状腺微粒体抗体(TMAB)或甲状腺过氧化物酶抗体(TPOAB)阳性。部分患者在疾病初期由于甲状腺滤泡细胞的破坏、TH 的释放增加而出现甲亢症状,通常为一过性,随疾病进展 T_3、T_4 水平逐渐下降。有学者称为“桥本一过性甲亢”。

3.无痛性甲状腺炎

女性发病率为男性的 2 倍,以青、中年居多。部分患者在产后发病。故临床可分为产后型无痛性甲状腺炎和散发型无痛性甲状腺炎。其特征为甲状腺无痛性肿大伴暂时性甲状腺功能异常。该病一般分为 3 个阶段:甲亢阶段、甲减阶段和恢复阶段。甲状腺功能检查因临床所处的发病阶段不同而不同。85%患者 TPOAB 阳性,细胞学检查为淋巴细胞性甲状腺炎。

4.垂体性甲亢

由于垂体因素导致 TSH 的持续分泌过多所引起的甲亢,很少见。包括垂体 TSH 分泌瘤和选择性垂体甲状腺激素抵抗综合征(PRTH)两种类型。临床表现轻重程度不一,一般都有甲状腺肿大,可有血管杂音,如系垂体瘤引起的甲亢,CT 或 MRI 可发现垂体占位病变。实验室检查特点为血清 T_3、T_4 水平升高,TSH 正常或升高。

九、治疗

(一)一般治疗

应予以适当休息。合理安排饮食,需要高热量、高蛋白质、高维生素和低碘饮食。精神紧张、不安或失眠较重者,可给予安定类镇静药。

(二)药物治疗

1.抗甲状腺药物及作用机制

抗甲状腺药物分为两类:硫脲类的丙硫氧嘧啶(PTU);咪唑类的甲巯咪唑(MM,商品名他巴唑)和卡比马唑(CMZ,商品名甲亢平)。PTU 和 MM 是目前治疗甲亢的两种最主要的抗甲状腺药物。MM 与 PTU 的药理等效比为 1∶10,但 MM 的半衰期明显长于 PTU,且实际效能也强于 PTU,故 MM 可使甲功较快恢复正常。在维持治疗阶段较小剂量的 MM 每天 1 次服药即可将甲状腺功能维持在良好状态。它们的作用机制相同,主要为抑制甲状腺内的过氧化酶系统,使被摄入到甲状腺细胞内的碘化物不能氧化成活性碘,使酪氨酸不能被碘化,同时使一碘酪氨酸和二碘酪氨酸的缩合过程受阻而抑制 TH 的合成。

2.适应证和优缺点

抗甲状腺药物适应于甲亢病情较轻,病程短,甲状腺较小者。儿童、青少年甲亢及甲亢伴有妊娠者也宜首选抗甲状腺药物治疗。其优点是:①疗效较肯定;②不会导致永久性甲减;③方便、经济、使用较安全。缺点:①疗程长,一般需 2 年以上;②停药后复发率较高;③可引起肝损害或粒细胞缺乏等。

3.剂量与疗程

一般情况下,抗甲状腺药物的初始剂量为:PTU 300～450mg/d,MM 或 CMZ 30～45mg/d,分 3 次口服。至症状缓解、血 TH 恢复正常后逐渐减量。每 4～8 周减量 1 次,PTU 每次减 50～100mg,MM 或 CMZ 每次减 5～10mg。减量至能够维持甲状腺功能正常的最小剂量后维持治疗 1 年半至 2 年。维持治疗期间每 3～5 个月化验甲状腺功能,根据结果适当调整抗甲状腺药物的剂量,将甲状腺功能维持在完全正常状态(即 TSH 在正常范围)。

4.不良反应

抗甲状腺药物发生率相对较高且较严重的不良反应为粒细胞缺乏,其发生率约为 0.4%。大部分粒细胞缺乏发生在抗甲状腺药物大剂量治疗的最初 2～3 个月或再次用药的 1 个月内。因此,为了防止粒细胞缺乏的发生,在早期应每 1～2 周查白细胞 1 次,当白细胞少于 $2.5\times10^9/L$、中性粒细胞少于 $1.5\times10^9/L$ 时应考虑停药观察。甲亢本身可有白细胞减少。因此,治疗之前白细胞的多少并不影响抗甲状腺药物的治疗。一旦发生粒细胞缺乏应立即停用抗甲状腺药物,由于抗甲状腺药物之间可能有交叉反应,故禁止使用其他抗甲状腺药物。抗甲状腺药物可引起肝脏损害,MM 引起的肝脏损害以胆汁淤积为主,而 PTU 引起者多为免疫性肝细胞损害,肝酶升高较明显,且预后较差。近年来的临床观察发现,PTU 可诱发机体产生抗中性粒细胞胞浆抗体(ANCA),多数患者无临床表现,仅部分呈 ANCA 相关性小血管炎,有多系统受累表现,如发热、肌肉关节疼痛及肺和肾损害等。

5.停药与复发

抗甲状腺药物治疗 GD 最主要的缺点是复发率高。为了降低复发率,在停药之前还应认真评估后再决定是否停药。如果甲状腺不大、TRAB阴性或最后阶段抗甲状腺药物维持剂量很h停药后复发率低。反之,复发率较高,延长疗程可提高治愈率。由于抗甲状腺药物治疗停药后复发率较高,故停药后还应定期检测甲状腺功能,如有复发迹象即再次给予治疗。

6.其他药物治疗

(1)复方碘溶液:大剂量碘可减少甲状腺充血、阻抑TH释放,也可抑制TH合成及外周T_4向T_3转换,但属暂时性,于给药后2～3周症状渐减轻,之后甲亢症状加重。碘的使用可减弱抗甲状腺药物的疗效并延长抗甲状腺药物控制甲亢症状所需的时间。临床仅用于术前准备和甲亢危象的治疗。

(2)β受体阻滞药:可阻断TH对心脏的兴奋作用,还可抑制外周组织T_4转换为T_3。主要在甲亢治疗的初期使用,以较快改善症状。可与碘剂一起使用行术前准备,可用于^{131}I治疗前后及甲亢危象时。有支气管哮喘或喘息型支气管炎者宜选用选择性β受体阻滞药,如阿替洛尔、美托洛尔等。

(三)放射性^{131}I治疗

1.作用机制

利用甲状腺高度摄取和浓集碘的能力及^{131}I释放出的β射线对甲状腺的生物效应,破坏甲状腺滤泡上皮,达到治疗目的(β射线在组织内的射程约2mm,故电离辐射仅限于甲状腺局部而不累及毗邻组织)。此外,^{131}I可损伤甲状腺内淋巴细胞使抗体生成减少,也具有治疗作用。放射性碘治疗具有迅速、简便、安全、疗效明显等优点。

2.适应证

(1)中度甲亢,年龄＞25岁者。

(2)对抗甲状腺药物过敏,或长期治疗无效。

(3)合并心、肝、肾疾病等不宜手术,或术后复发,或不愿手术者。

(4)自主性高功能结节或腺瘤。

3.禁忌证

(1)绝对禁忌证为妊娠、哺乳期妇女(^{131}I可透过胎盘,进入乳汁)。

(2)甲亢危象。

(3)年龄＜25岁,严重心、肝、肾衰竭等为相对禁忌证。

(4)甲状腺摄碘低下者不适宜^{131}I治疗。治疗后2～4周症状减轻,甲状腺缩小。如6个月后仍未缓解可进行第2次治疗。

4.并发症

(1)甲状腺功能减退,国内报道第1年发生率为4.6%～5.4%,以后每年递增1%～2%。早期是由于腺体破坏,后期则可能由于自身免疫反应参与。一旦发生需用TH替代治疗。

(2)放射性甲状腺炎,见于治疗后7～10天,个别可因炎症破坏和TH的释放而诱发危象。故重症甲亢必须在^{131}I治疗前用抗甲状腺药物治疗。一般不需要处理,如有明显不适或疼痛可短期使用糖皮质激素。

(3)放射性碘治疗不会导致浸润性突眼的发生,也不会使稳定的浸润性突眼恶化,但可使活动性浸润性突眼病情加重,故活动性浸润性突眼患者一般不宜采用放射性碘治疗,如确需放射性碘治疗者应同时短期使用糖皮质激素预防其恶化。

（四）手术治疗

手术治疗GD治愈率可达90%左右。6%～12%的患者术后可再次复发，复发者可再次手术，但一般情况下以^{131}I治疗较好。许多观察表明，复发与遗留甲状腺组织多寡明显相关，剩余甲状腺组织越多，甲亢复发概率越高。现主张一侧甲状腺全切，另一侧次全切，保留甲状腺组织4～6g。也有主张仅保留2g甲状腺组织者。也可行双侧甲状腺次全切除，每侧保留甲状腺组织2～3g。GD术后甲减的发生率为6%～75%。与甲减发生有关的因素主要为保留甲状腺组织较少，以及甲状腺组织中有较多淋巴细胞浸润。手术后甲减的发生随着时间的推移而减少，此不同于BI治疗后甲减的发生。但也应终身对甲状腺功能进行监测。

（五）甲亢治疗方法的选择及评价

一般来说，甲亢都可以通过上述3种治疗方法之一对其进行有效治疗，它们三者的适应证之间也没有绝对的界线。在实际工作中究竟选择何种方法为好，要考虑多种因素。初发甲亢，尤其青少年、甲状腺轻度肿大者、病情较轻者应首选抗甲状腺药物治疗。经药物治疗后复发、甲状腺肿大较明显且伴有甲亢性心脏病或肝功能损害、中老年甲亢患者宜采用^{131}I治疗。甲状腺巨大、结节性甲状腺肿伴甲亢、甲亢合并甲状腺结节不能除外恶性者，且有经验丰富的手术者时，应积极采用手术治疗。积极寻找疗程短、治愈率高，又不以甲减为代价的新的治疗方法是甲亢治疗领域面临的重要课题。

（六）甲亢危象的治疗

甲亢危象是可以预防的，去除诱因、积极治疗甲亢及避免精神刺激等是预防危象发生的关键，尤其要注意积极防治感染和做好充分的术前准备。一旦发生危象则需积极抢救。

（1）抑制TH合成：诊断确定后立即给予大剂量抗甲状腺药物抑制TH的合成。首选PTU，首次剂量600mg口服或经胃管注入。如无PTU时可用MM（或CMZ）60mg口服或经胃管注入。继用PTU 200mg或MM（或CMZ）20mg，每6h 1次，口服，待症状减轻后减至一般治疗剂量。

（2）抑制TH释放：服PTU（或MM）1h后再加用复方碘溶液，首剂30～60滴，以后每6～8h服用5～10滴。或用碘化钠0.5～1.0g加入5%葡萄糖盐水中静脉滴注12～24h，以后视病情逐渐减量，一般使用3～7天停药。如患者对碘剂过敏，可改用碳酸锂0.5～1.5g/d，分3次口服，连服数日。

（3）地塞米松2mg，每6h1次，大剂量地塞米松可抑制TH的释放及外周T_4向T_3的转化，还可增强机体的应激能力。

（4）如无哮喘或心功能不全加用β受体阻断药，如普萘洛尔30～50mg，每6～8h口服1次，或1mg稀释后缓慢静脉注射。

（5）降低血TH浓度：在上述常规治疗效果不满意时，可选用血液透析、腹膜透析或血浆置换等措施迅速降低血TH浓度。

（6）支持治疗：应监护心、肾、脑功能，迅速纠正水、电解质和酸碱平衡紊乱，补充足够的葡萄糖、热量和多种维生素等。

（7）对症治疗：包括供氧、防治感染，高热者给予物理降温，必要时，可用中枢性解热药，如对乙酰氨基酚(扑热息痛)等,但应注意避免应用乙酰水杨酸类解热药(因可使 FT_3、FT_4 升高)。利舍平 1mg,每 6～8h 肌内注射 1 次。必要时可试用异丙嗪、哌替啶各 50mg 静脉滴注。积极治疗各种并发症。

危象控制后,应根据具体病情,选择适当的甲亢治疗方案,并防止危象再次发生。

(七)妊娠期甲亢的治疗

1.治疗目的

甲亢合并妊娠时的治疗目标为母亲处轻微甲亢状态或甲状腺功能达正常上限,并预防胎儿甲亢或甲减。

2.治疗措施

(1)抗甲状腺药物剂量不宜过大,首选 PTU,50～100mg,每天 1～2 次,每月监测甲状腺功能,依临床表现及检查结果调整剂量。一定要避免治疗过度引起母亲和胎儿甲状腺功能减退或胎儿甲状腺肿;由于 PTU 通过胎盘慢于和少于 MM,故妊娠期甲亢优先选用 PTU。

(2)由于抗甲状腺药物可从乳汁分泌,产后如需继续服药,一般不宜哺乳。如必须哺乳,应选用 PTU,且用量不宜过大。

(3)普萘洛尔可使子宫持续收缩而引起胎儿发育不良、心动过缓、早产及新生儿呼吸抑制等,故应慎用或禁用。

(4)妊娠期一般不宜做甲状腺次全切除术,如择期手术治疗,宜于妊娠中期(即妊娠第 4～6 个月)施行。

(5)^{131}I 禁用于治疗妊娠期甲亢。

第二节　甲状腺功能减退症

甲状腺功能减退症(简称甲减)是由各种原因导致的甲状腺激素合成和分泌减少或组织利用不足而引起的全身性低代谢综合征,其病理特征是黏多糖在组织和皮肤堆积,表现为黏液性水肿。在引起甲减的病因中,原发性甲减约占 99%,而继发性甲减或其他原因只占 1%。

一、流行病学

各个地区甲减的患病率有所差异。国外报道的临床甲减患病率为 0.8%～1.0%,发病率为 3.5‰。在美国,临床甲减患病率为 0.3%,亚临床甲减患病率为 4.3%。我国学者报道临床甲减患病率为 1.0%,发病率为 2.9‰。新生儿甲减筛查系统显示,甲减(几乎全为原发性甲减)的患病率为 1/3500。成年后甲减患病率上升,女性较男性多见。老年人及一些种族和区域甲减患病率升高。

二、分类

(一)根据病变发生的部位分类

1.原发性甲减

由于甲状腺腺体本身病变引起的甲减,占全部甲减的 99%。其中 90%以上原发性甲减是由自身免疫、甲状腺手术和甲亢^{131}I治疗所致。

2.中枢性甲减

由下丘脑和垂体病变引起的促甲状腺激素释放激素(TRH)或者促甲状腺激素(TSH)合成和分泌减少所致的甲减。垂体外照射、垂体大腺瘤、颅咽管瘤及产后大出血是其较常见的原因。由于下丘脑病变使TRH分泌减少,导致垂体TSH分泌减少引起的甲减又称三发性甲减,主要见于下丘脑综合征、下丘脑肿瘤、炎症、出血等。

3.甲状腺激素抵抗综合征(RTH)

由于甲状腺激素在外周组织实现生物效应障碍引起的综合征。

(二)根据病变的原因分类

自身免疫性甲减、药物性甲减、^{131}I治疗后甲减、甲状腺手术后甲减、特发性甲减、垂体或下丘脑肿瘤手术后甲减、先天性甲减等。

(三)根据甲状腺功能减低的程度分类

临床甲减和亚临床甲减。临床甲减:实验室检查表现为血清TSH升高和FT_4或TT_4降低。亚临床甲减:临床上可无明显甲减表现,血清TSH升高,FT_4或TT_4正常。

三、病因

(一)获得性甲减

治疗后甲状腺功能减退是成人患者的常见病因。其一是甲状腺癌患者甲状腺全切术后,尽管通过放射碘扫描证明可残存有功能的甲状腺组织,但仍然会发展为甲减。另一个病因是弥散性甲状腺肿Graves病患者或结节性甲状腺肿患者进行甲状腺次全切除后,是否发展为甲减取决于有多少组织剩余,但是Graves病患者自身免疫对剩余甲状腺的持续损害也可能是一个病因。放射性碘破坏甲状腺组织造成甲减很常见。放射性碘的剂量、甲状腺对放射性碘的摄取量决定甲减发生概率,但也受年龄、甲状腺体积、甲状腺激素升高幅度、抗甲状腺药物的应用等因素的影响。对于甲亢患者,由于治疗前TSH的合成长期受到抑制,尽管治疗后患者游离T_4浓度降低,但是手术或^{131}I治疗后几个月内TSH仍然会处于较低水平。

(二)先天性甲减

甲状腺发育异常可能是甲状腺完全阙如或是在胚胎时期甲状腺未适当下降造成。甲状腺组织阙如或异位甲状腺可经放射核素扫描确定。与甲状腺发育不全有关的原因包括甲状腺特异性转录因子PAX8基因、甲状腺转录因子2基因突变;GS蛋白α亚基变异导致促甲状腺激素受体反应性下降;SECIS-BP2基因突变导致甲状腺素向T_3活化缺陷。

(三)暂时性甲减

暂时性甲减常发生在临床患有亚急性甲状腺炎、无痛性甲状腺炎或产后甲状腺炎的患者。暂时性甲减患者有可能被治愈。低剂量左甲状腺素(L-T)应用3～6个月能使甲状腺功能恢复。

(四)损耗性甲减

损耗性甲减是由于肿瘤等原因引起的甲减。尸检显示增生性皮肤血管瘤中D3活化水平高于正常的8倍左右。这样的甲减患者血清反T_3急剧升高,同时血清甲状腺球蛋白水平明显升高。

(五)中枢性甲减

中枢性甲减由下丘脑与垂体疾病引起 TSH 减少所致,其原因有获得性和先天性的。在许多情况下,TSH 的分泌减低伴随着其他垂体激素的分泌减低,如生长激素、促性腺激素、促肾上腺皮质激素减少。单一的 TSH 明显减低少见。垂体性甲减的表现轻重不同,轻者由于性腺和肾上腺皮质激素不足的表现而掩盖了甲减的症状,重者有甲减的显著特点。中枢性甲减临床症状不如原发性甲减严重。

(六)甲状腺激素抵抗

少见,多为家族遗传性疾病。由于血中存在甲状腺激素结合抗体,或甲状腺激素受体数目减少以及受体对甲状腺素不敏感,使甲状腺激素不能发挥正常的生物效应。大约 90%RTH 的患者是甲状腺激素受体 B(TRB)基因突变,影响了甲状腺激素受体对 T_3 正常反应的能力。TRB 基因突变的性质决定了甲状腺激素抵抗的临床表现。

(七)碘缺乏

中度碘缺乏地区,血清 T_4 浓度通常在正常范围的低值;而重度碘缺乏地区 T_4 浓度就会降低,然而这些地区的大多数患者却不表现为甲状腺功能低下,因为在 T_4 缺乏时 T_3 合成会增加,同时甲状腺内脱碘酶-1 和脱碘酶-2 的活性也会增加。TSH 水平处于正常范围的高值。

(八)碘过量

碘致甲状腺肿和甲状腺功能减退只在一定的甲状腺功能紊乱的情况下发生。易感人群包括自身免疫甲状腺炎患者、接受过放射碘治疗后的 GD 患者、囊性纤维化病患者。甲状腺肿大和甲状腺功能减退,两者可以独立存在,也可以同时存在。碘过量常常都是由于长期大剂量补充有机或是无机形式的碘诱导所致,碘造影剂、胺碘酮和聚乙烯吡咯碘酮是常见的碘来源。

大剂量的碘可以快速抑制碘有机化结合。尽管长期不断地给予补碘,但是正常人可以很快地适应碘的这种抑制效应(急性 Wolff-Chaikoff 效应和逃逸现象)。碘致甲状腺肿或甲减是由于对碘有机化结合更为强烈的抑制作用和逃逸现象的失效。由于甲状腺激素合成减少和 TSH 水平的增加,碘的转运得到加强。抑制碘的有机化结合,使 TSH 水平增高,从而使甲状腺内碘的浓度不断增加,如此形成一个恶性循环。

(九)药物

服用一些可以阻断甲状腺激素合成或释放的药物可以引起甲状腺功能减退。除了治疗甲亢的药物之外,抗甲状腺的物质还包含在治疗其他疾病的药物或食品中。锂通常被用来治疗双相躁狂抑郁型精神病,服用含有锂的药物的患者可以发生甲状腺肿大,伴或不伴有甲状腺功能减退。与碘相似,锂可以抑制甲状腺激素释放,高浓度的时候可以抑制碘的有机化结合,在抑制有机化过程中碘和锂二者有协同作用。其他药物偶尔可以引起甲减,包括对氨基水杨酸、苯基丁胺酮、氨鲁米特和乙硫异烟胺。像硫脲类药物一样,这些药物不但干扰甲状腺碘的有机化还可能在甲状腺激素合成的更晚阶段发挥作用。应用酪氨酸激酶抑制药——舒尼替尼,可引起甲状腺破坏而致甲减。

(十)细胞因子

患有慢性丙型肝炎或是各种不同恶性肿瘤的患者可能给予干扰素 A 或是白细胞介素-2 治疗。这些患者可能会产生甲减,这种甲减通常是一过性的,但也有发展为永久性的甲减。这些药物主要激活免疫系统,使一些潜在的自身免疫性疾病恶化,如发生产后甲状腺炎,发生伴有甲亢的 Graves 病。TPOAB 阳性的患者提示已经存在甲状腺自身免疫异常,在使用上述两种细胞因子治疗的时候很容易合并自身免疫性甲状腺炎,应该加强监测甲状腺功能。

四、病理学

甲减引起皮肤和结缔组织 PAS 染色阳性的透明质酸和硫酸软骨素 B 的沉积,从而改变了真皮和其他组织中基质的构成。透明质酸是吸湿性的,可引起黏液性水肿,这可以解释所有甲减患者皮肤增厚的特征和水肿的表现。黏液性水肿的组织呈现典型的沼泽状和非腐蚀状,明显见于眼周、手和脚的背部以及锁骨上窝。黏液性水肿还可以导致舌增大和咽喉黏膜增厚。肌肉组织苍白肿大,肌纤维肿胀,失去正常的纹理,有黏蛋白沉积。心肌纤维肿胀,有 PAS 染色阳性的黏液性糖蛋白沉积以及间质纤维化,称甲减性心肌病变。

五、临床表现

在成年人,甲减常隐匿发病,典型症状经常在几个月或几年后才显现出来。这是由于甲状腺的低功能状态发展缓慢和甲状腺彻底衰退的临床表现发展缓慢两者造成的。甲减早期症状多变且不特异。

(一)能量代谢

基础体温的降低反映了能量代谢和产热量的减少。蛋白质合成和分解都会减少,而分解减少更明显,所以机体通常处于轻度正氮平衡。蛋白质合成的减少影响了骨骼和软组织的生长。

微血管对蛋白质的通透性增加是大量蛋白漏出和脑脊液中蛋白质水平升高的原因。另外,因为清蛋白分解的减少与其合成减少相比更明显,所以清蛋白水平增加。葡萄糖在骨骼肌和脂肪组织的利用减少、糖异生减少。通常,这些改变的总体效应是甲减对血糖影响轻微。胰岛素的降解减慢,并且对外源性胰岛素的敏感性可能会增强,所以,已患糖尿病的甲减患者胰岛素的需求可能减少。甲状腺激素一方面促进肝脏胆固醇的合成,另一方面促进胆固醇及其代谢产物从胆汁中排泄。甲状腺激素不足时,虽胆固醇合成降低,但其排出的速度更低,血中总胆固醇浓度增加。久病者出现明显的脂质代谢紊乱,如高胆固醇血症、高 β-脂蛋白血症、高低密度脂蛋白胆固醇(LDL-C)血症。C 反应蛋白升高。所有这些异常改变都可通过治疗而缓解。甲状腺激素替代治疗后,LDL-C 的减少程度一般取决于最初的 LDL-C 和 TSH 水平,初始水平越高,LDL-C 的减少越明显,一般情况下会在初始水平上减少 5%～10%。

(二)皮肤及附属器

黏液水肿,这个词以前用来作为甲状腺功能减退的同义词,指的是患者在严重甲减的状态下,皮肤和皮下组织的表现。这种严重的甲减现今已十分少见,但是仍然保留黏液水肿这个词来描述皮肤的体征。

皮肤黏液水肿为非凹陷性,见于眼周、手和脚的背部以及锁骨上窝。黏液性水肿面容可以形容为虚肿面容、表情呆板、淡漠,呈“假面具样”,鼻、唇增厚。舌大而发音不清,言语缓慢,音调低哑。由于表皮血管收缩,皮肤苍白且凉。贫血可以导致皮肤苍白;高胡萝卜素血症使皮肤呈蜡黄色,但不会引起巩膜黄染。汗腺和皮脂腺分泌减少,导致皮肤干燥和粗糙。皮肤伤口愈合的趋势缓慢。由于毛细血管脆性增加,皮肤易擦伤。头发干且脆,缺少光泽,易脱落。眉毛常颞侧脱落,男性胡须生长缓慢。指甲脆且生长缓慢,表面常有裂纹。腋毛和阴毛稀疏脱落。

(三)精神神经系统

甲状腺激素对中枢神经系统的发育十分重要。胎儿期或者出生时的甲状腺激素缺乏会影响神经系统的发育,如果这种缺乏没有在出生后及时补足会导致不可逆的神经损害。成年人出现的甲状腺激素缺乏往往表现为反应迟钝,理解力和记忆力减退。嗜睡症状突出,在老年患者中由此造成的痴呆可能被误诊为老年痴呆症。精神错乱可以是躁狂和抑郁型的,从而引起焦虑、失眠。经常会有头痛的症状。血液循环所致的大脑缺氧可能诱发癫痫性发作和昏厥,这种发作可能持续时间较长或者导致木僵或休克。上述症状更容易发生在寒冷、感染、创伤、通气不足造成的二氧化碳潴留和服用抗抑郁药物的患者。

夜盲是由于缺乏合成暗适应所需色素。感觉性耳聋多是由第Ⅷ对脑神经黏液水肿和浆液性中耳炎导致,也可能不是甲减本身引起的。行动缓慢并且动作笨拙,而且可能会出现小脑共济失调。四肢骨骼的麻木和刺痛常见,这些症状可能是由于黏多糖沉积在腕管正中神经及其周围(腕管综合征)造成挤压而造成的。腱反射变化具有特征性,反射的收缩期往往敏捷,而松弛期延缓,跟腱反射减退,大于350ms有利于诊断(正常为240～320ms)。这种现象是因为肌肉收缩和舒张频率减慢而不是神经传导延迟。膝反射多正常。

脑电图变化包括慢α波活动和广泛的波幅丢失。脑脊液中蛋白质的浓度增加,但是脑脊液的压力正常。

(四)肌肉和关节

肌肉松弛无力,主要累及肩、背部肌肉。肌肉僵硬和疼痛,寒冷时加重。由于间质的黏液水肿,肌块会渐渐增大,并且变硬。缓慢的肌肉收缩和舒张导致活动迟缓和腱反射延迟。还可能有肌痉挛。肌电图可能是正常的或显示杂乱的电释放、高易激性和多相动作电位。关节也常疼痛,活动不灵,有强直感,受冷后加重。发育期间骨龄常延迟,骨质代谢缓慢,骨形成与吸收均减少。

(五)心血管系统

由于每搏量减少和心率减慢,静息时心排出量降低,外周血管阻力增加,血容量减少。这些血流动力学的改变导致脉压减小,循环时间延长以及组织血供减少。由于组织耗氧量和心排出量的减低相平行,故心肌耗氧量减少,很少发生心绞痛和心力衰竭。但是,甲减患者在应用甲状腺激素治疗时心绞痛会出现或者加重。严重的原发性甲减心脏轮廓扩大,心音强度减弱,这些表现大多是富含蛋白质和黏多糖的心包液渗出的结果,同时心肌也会扩张。但是甲减所致的心包积液很少能达到引起心脏压塞的程度。10%患者伴有血压增高。久病者易并发动脉粥样硬化。

心电图改变包括窦性心动过缓,P-R间期延长,P波和QRS波群低电压,ST段改变,T波低平或倒置。严重的甲减患者,心包积液很可能是低电压的原因。超声心动图显示静息左心室舒张期功能障碍。这些表现在甲减治疗后可恢复正常。

甲减患者,血清同型半胱氨酸、肌酸激酶、谷草转氨酶和乳酸脱氢酶水平增高。同工酶的构成表明肌酸激酶和乳酸脱氢酶的来源是骨骼肌,而不是心肌。治疗后所有酶的水平会恢复正常。

心脏扩大、血流动力学改变、心电图的改变以及血清酶的变化，这些联合起来称为黏液水肿性心脏病。在经甲状腺激素治疗后，如没有并存的器质性心脏病，可纠正黏液水肿性心脏病的血流动力学、心电图以及血清酶的改变，同时使心脏大小恢复正常。

(六)消化系统

食欲减退，体重增加，潴留在组织里的亲水清蛋白导致体重增加但是增长幅度不会超过体重的10%。肠道蠕动减慢和进食减少常导致便秘，偶尔会导致黏液水肿性巨结肠或麻痹性肠梗阻。甲减通常不会引起腹腔积液。1/3的患者抗胃壁细胞抗体阳性，从而导致胃黏膜萎缩。50%患者胃酸缺乏或无胃酸。12%的患者有恶性贫血。恶性贫血和诸如原发性甲减在内的其他自身免疫病同时存在，说明自身免疫在这些疾病发病机制中起着重要作用。肝脏功能检查通常正常。氨基转氨酶升高可能是因为清除功能障碍。胆囊运动减慢和扩张，甲减与胆结石的关系尚不明确。

(七)呼吸系统

可有胸腔积液，只在极少情况下才引起呼吸困难。肺容量通常正常，但最大换气量和弥散量减少。严重的甲减，呼吸肌黏液性水肿、肺泡换气不足和二氧化碳潴留，会导致黏液水肿性昏迷。阻塞性睡眠呼吸暂停比较常见，而且在甲状腺功能恢复正常后是可逆的。

(八)生殖系统

无论男性还是女性，甲状腺激素都会影响性腺的发育及功能。婴儿期甲减如果不及时治疗将会导致性腺发育不全。幼年期甲减会造成无排卵周期、青春期延迟。但是，在少数情况下，甲减也可能引起性早熟，这大概是由于过高的TSH分泌刺激了LH受体的原因。

在成年女性，重度甲减可能伴发性欲减退和排卵障碍。由于LH分泌不足和(或)分泌频率及幅度紊乱，致使黄体酮不适当分泌和子宫内膜持续性增生，可造成月经周期紊乱和经血增多。继发性甲减可能导致卵巢萎缩和闭经。即使大多数甲减患者会成功妊娠，然而总体上生育率下降，自然流产和早产概率增加。原发性卵巢功能衰竭作为自身免疫内分泌病的一部分也可发生于桥本甲状腺炎患者。男性甲减可致性欲减退、阳痿和精子减少。

(九)内分泌系统

长期甲减可引起腺垂体肥大，在影像学上可看到垂体凹变大。垂体增大影响其他垂体细胞的功能并引起垂体功能低下或视野缺损。重度甲减患者由于受高水平的血清TRH分泌的刺激可有催乳素水平升高，且部分患者可有泌乳现象。甲状腺激素替代治疗可使催乳素和TSH水平降至正常，并使泌乳现象消失。

在啮齿类动物，甲状腺激素直接调节生长激素的合成。而在人类，甲状腺激素不直接对生长激素进行调节，但甲状腺激素会影响生长激素轴。甲状腺功能减退的儿童生长发育迟缓，而且生长激素对刺激的反应可能是低下的。

由于肝11-β羟基固醇脱氢酶-1(11-β-HSD-1)的减少导致皮质醇代谢速度减慢，24h尿皮质醇和17-羟皮质类固醇水平也相应下降，但由于外源性促肾，上腺皮质激素和美替拉酮的作用使血浆17-羟皮质类固醇常在正常水平或者也可能下降，血皮质醇对胰岛素诱导的低血糖的反应可能会受损。如本病伴特发性肾上腺皮质功能减退症和1型糖尿病属多发性内分泌腺自身免疫综合征的一种，称为Schmidt综合征。醛固酮的代谢率可下降，血管紧张素-Ⅱ的敏感性也可能减低。交感神经的活性在甲状腺激素缺乏时降低，胰岛素降解率下降且患者对胰岛素敏感性增强。

(十)泌尿系统及水电解质代谢

肾血流量、肾小球滤过率以及肾小管最大重吸收和分泌量都会减少，尿量减少。也有可能出现轻微的蛋白尿，血尿素氮和血肌酐水平正常，尿酸水平可能会升高。尽管血浆容量减少，但是，肾排水功能受损以及组织中亲水物质引起的水潴留都会导致体内水的增加，这就解释了偶然发现的低钠血症。血清钾水平通常正常，血清镁浓度可能会增加。

(十一)血液系统

由于需氧量减少以及促红细胞生成素生成不足，红细胞的数量减少，发生大细胞性和正色素性贫血。临床和亚临床甲减患者伴有恶性贫血的患病率分别为12%和15%。由于吸收不良或者摄入不足所致叶酸缺乏也可能引起大细胞性贫血。频繁的月经过多和因胃酸缺乏导致铁吸收不足将会引起小细胞性贫血。

白细胞总数和分类计数通常正常，尽管血小板黏附功能可能会受损，但是血小板的数量正常。血浆凝血因子Ⅷ和Ⅸ浓度下降，加之毛细血管脆性增加以及血小板黏附功能下降，都可以解释发生的出血倾向。

(十二)骨骼系统和钙磷代谢

骨骼正常的生长和成熟需要甲状腺激素。甲状腺激素在青春期之前对骨骼的成熟起着重要作用。婴幼儿期甲状腺激素的缺乏会引起发育异常，骨化过程中次级骨化中心有斑点状的表现(骨骼发育不全)。线性生长受损导致侏儒。持续一段时间的甲减患儿即使得到了恰当的治疗，也不会达到根据父母身高计算出来的高度。

随着肾小球滤过率的变化，尿钙排泄减少，但是肠道钙磷排泄不变。血清中钙磷的水平通常正常，有时可能会轻微升高。钙的排泄更新速度减慢反映了骨形成和吸收的减慢。血清甲状旁腺激素和1,25-$(OH)_2$胆固醇常升高。婴幼儿和青少年中碱磷酶积分常降低，骨密度可能会增加。

六、辅助检查

(一)激素水平、功能试验及抗体检测

1.血清TSH

血清TSH是最有用的检测指标，对甲减诊断有极重要意义。原发性甲减，TSH升高是最敏感和最早期的诊断指标；垂体性或下丘脑性甲减，根据下丘脑-垂体病情轻重，TSH可正常、偏低或明显降低；周围性甲减，TSH增高或减低。

2.血清甲状腺激素(T_3、T_4)

不管何种类型甲减，血清TT_4和FT_4减低是临床甲减诊断必备的条件。轻症患者血清TT_3、FT_3可在正常范围，重症患者则降低。T_4降低而T_3正常可视为早期甲减的表现。但是，部分患者血清T_3正常而T_4降低，也可能是甲状腺在TSH刺激下或碘不足情况下合成生物活性较强的T_3相对增多，或周围组织中的T_4较多地转化为T_3的缘故。此外，在患严重疾病且甲状腺功能正常的患者及老年正常人中，血清T_3可降低，故T_4浓度在诊断上比T_3浓度更为重要。由于总T_3、T_4受TBG的影响，故测定FT_3、FT_4比TT_3、TT_4更敏感、准确。亚临床型甲减患者仅有血清 TSH 升高，TT_4 或 FT_4 正常。

3.反 T_3(RT_3)

在甲状腺性及中枢性甲减中降低，在周围性甲减中可能增高。

4.甲状腺摄碘率试验(RAIU)

在甲减的评估中常不需要。使用放射性碘来评估甲状腺功能的实验易变，主要取决于甲状腺本身功能减退程度。如果饮食中碘的摄入量相对较高，就减少了放射碘的摄取剂量，并且同一个体每天的碘摄入量也是变化的，低 RAIU 就会使得这项试验的诊断价值降低。当甲减主要是由于甲状腺激素的合成障碍，而不是由甲状腺细胞的破坏所导致的甲状腺代偿性增大造成时，RAIU 很可能是正常，甚至是升高的。

5.促甲状腺激素释放激素兴奋试验(TRH 兴奋试验)

原发性甲减时基础 TSH 升高，TRH 刺激后 TSH 升高更明显；垂体性(继发性)甲减时基础 TSH 正常、偏低或偏高，TRH 刺激后血中 TSH 不升高或呈低(弱)反应，表明垂体 TSH 贮备功能降低；下丘脑性(三发性)甲减时基础 TSH 正常或偏低，在 TRH 刺激后 TSH 升高，并呈延迟反应。

6.抗体测定

血清抗甲状腺球蛋白抗体(TGAB)，抗甲状腺过氧化物酶抗体(TPOAB)阳性，提示甲减是由于自身免疫性甲状腺炎所致。

(二)生化检查和其他检查

(1)血红蛋白及红细胞减少，多为轻、中度正常细胞性贫血，小细胞低血红蛋白性，大细胞性贫血也可发生。

(2)生化检查：血清胆固醇明显升高，三酰甘油增高，LDL-C 增高，HDL-C 降低，同型半胱氨酸增高，血清 SGOT、磷酸肌酸激酶(CPK)、乳酸脱氢酶(LDH)增高。

(3)糖耐量试验呈低平曲线，胰岛素反应延迟。

(4)心电图示低电压、窦性心动过缓、T 波低平或倒置，偶有 P-R 间期过长(A-V 传导阻滞)及 QRS 波时限增加。

(5)X 线检查。骨龄的检查有助于呆小病的早期诊断。X 线片上骨骼的特征有：成骨中心出现和成长迟缓(骨龄延迟)，成骨中心骨化不均匀，呈斑点状(多发性骨化灶)。骨骺与骨干的愈合延迟。胸部 X 线可见心脏向两侧增大，可伴心包积液和胸腔积液。

(6)心脏超声检查示心包积液，治疗后可完全恢复。初始测定：血清 TSH、血清 FT_4、TPOAB 或 TGAB。TSH＞10MU/L。

(7)必要时做垂体增强磁共振，以除外下丘脑垂体肿瘤。

(8)脑电图检查。某些呆小病患者脑电图有弥散性异常，频率偏低，节律失常，有阵发性双侧 Q 波，无 α 波，表现为脑中枢功能障碍。

七、诊断

(一)病史

详细地询问病史有助于本病的诊断。如经历过甲状腺手术、甲亢 ^{131}I 治疗，有 Graves 病、桥本甲状腺炎病史和家族史等。

(二)临床表现

本病发病隐匿,病程较长,不少患者缺乏特异症状和体征。症状主要表现为以代谢率减低和交感神经兴奋性下降为主,病情轻的早期患者可以没有特异症状。典型患者畏寒、乏力、手足肿胀感、嗜睡、记忆力减退、少汗、关节疼痛、体重增加、便秘、女性月经紊乱,或者月经过多、不孕。

(三)体格检查

典型患者可有表情呆滞、反应迟钝、声音嘶哑、听力障碍,面色苍白、颜面和(或)眼睑水肿、唇厚舌大、常有齿痕,皮肤干燥、粗糙、脱皮屑,皮肤温度低、水肿,手脚掌皮肤可呈姜黄色,毛发稀疏干燥,跟腱反射时间延长,脉率缓慢。少数病例出现胫前黏液性水肿。本病累及心脏可以出现心包积液和心力衰竭。重症患者可以发生黏液性水肿昏迷。

(四)实验室诊断

血清 TSH 是诊断甲减的第一线指标。因为原发性甲减通常是 TSH 升高的原因。如果 TSH 升高了,应该进行 FT_4 的检查。随着甲减的进展,血清 TSH 进一步增加,血清 FT_4 下降,到了严重的阶段,血清 T_3 水平也可能低于正常。血清正常 T_3 的维持,在一定程度是因为受到升高的 TSH 的影响,残存工作的甲状腺组织对 T_3 优先合成和分泌。另外,当血清 T_4 下降时,T_4 在 D2 的作用下转变为 T_3 的效率会增加。最终使血清 T_3 的浓度维持在正常范围内。原发性甲减血清 TSH 增高,TT_4 和 FT_4 均降低。TSH 增高,TT_4 和 FT_4 降低的水平与病情程度相关。血清 TT_3、FT_3 早期正常,晚期减低。因为 T_3 主要来源于外周组织 T_4 的转换,所以不作为诊断原发性甲减的必备指标。亚临床甲减仅有 TSH 增高,TT_4 和 FT_4 正常。

TPOAB、TGAB 是确定原发性甲减病因的重要指标和诊断自身免疫甲状腺炎(包括桥本甲状腺炎、萎缩性甲状腺炎)的主要指标。一般认为 TPOAB 的意义较为肯定。日本学者经甲状腺细针穿刺细胞学检查证实,TPOAB 阳性者的甲状腺均有淋巴细胞浸润。如果 TPOAB 阳性伴血清 TSH 水平增高,说明甲状腺细胞已经发生损伤。我国学者经过对甲状腺抗体阳性、甲状腺功能正常的个体随访 5 年发现:当初访时 TPOAB>5U/mL 和 TGAB>40U/mL,临床甲减和亚临床甲减的发生率显著增加。

(五)其他检查

轻中度贫血,血清总胆固醇、心肌酶谱可以升高,部分病例血清泌乳素升高、蝶鞍增大,需要与垂体催乳素瘤鉴别。

八、鉴别诊断

尽管程度较重的甲减的临床症状具有特征性,但是在没有考虑这个诊断的情况下,即使是经验丰富的临床医生也可能会忽视这种异常。只有高度怀疑这种疾病就会避免对这种疾病的漏诊。

(1)甲减是由于甲状腺本身的功能衰竭还是因为下丘脑或者是垂体疾病引起的 TSH 分泌下降(中枢性或继发性甲减),对其进行鉴别诊断非常关键。中枢性甲减的一些患者,基础血清 TSH 水平(和对 TRH 的反应)很可能会升高,更需要和原发性甲减鉴别。

(2)正常甲状腺病态综合征(ESS),又称低 T_3 综合征,指非甲状腺疾病原因引起的伴有低 T_3 的综合征。严重的全身性疾病、创伤和心理疾病等都可导致甲状腺激素水平的改变,它反映了机体内分泌系统对疾病的反应。主要表现为血清 TT_3、FT_3 水平减低，血清 RT_3 增高，血清 TT_4、FT_4、TSH 水平正常。疾病的严重程度一般与 T_3 降低的程度相关，疾病危重时也可出现 T_4 水平降低。ESS 的发生是由于：①5'脱碘酶的活性被抑制，在外周组织中 T_4 向 T_3 转换减少；② T_4 的内环脱碘酶被激活，T_4 转换为 RT_3 增加。

(3)在由 ^{131}I、手术或者抗甲状腺药物等所造成的甲亢后甲减的早期阶段，即使此时出现了甲减，因为血清 TSH 水平一直处于被抑制状态，致使血清 TSH 水平并未能表现升高。

(4)在 TSH 水平升高，FT_4 降低的患者中，应该明确 TPOAB 是阳性还是阴性。TPOAB 阳性通常是甲状腺自身免疫病(桥本病)，也是甲减的原因。另外，虽然有将近 10%的桥本病患者不能监测到 TPOAB，但是当 TPOAB 是阴性时需要查看一些少见的引起甲减的原因，例如暂时性的甲减、浸润性的甲状腺疾病、外源性的放射等。

(5)对于轻度的甲减，临床表现在很大程度上与其他疾病有相似之处。老年人经常体温偏低，出现精神和体力活动减少，皮肤干燥，脱发，而这些症状在甲减中也有相似的表现。慢性肾功能不全的患者，出现了厌食症、反应迟钝、眼睑水肿、面色发黄和贫血可能提示出现了甲减，这时需要特殊检查。仅仅通过临床查体来鉴别肾脏疾病和甲状腺功能减退症很困难。这种疾病，出现了苍白、水肿、高胆固醇血症和低代谢很可能提示了患有甲减。

在恶性贫血的患者出现的精神异常、苍白、肢端麻木在甲减中也有相似的临床表现，虽然甲减和恶性贫血在临床和免疫学等方面有很多相似之处，但要注意鉴别。严重的患者，尤其是老年患者要考虑低 T_3 血症。在严重疾病恢复后，血清 TSH 会暂时性升高(高达 20MU/L)。伴泌乳者需与垂体催乳素瘤相鉴别。心包积液需与其他原因的心包积液相鉴别。做有关甲状腺功能测定，以资鉴别。

(6)唐氏综合征。呆小病的特殊面容应注意和先天性愚呆(伸舌样痴呆称唐氏综合征)鉴别。呆小病的早期诊断极为重要，TSH 应列为新生儿常规检测项目。为了避免或尽可能减轻永久性智力发育缺陷，治疗应尽早开始，因此必须争取早日确诊。婴儿期诊断本病较困难，应仔细观察婴幼儿生长、发育、面貌、皮肤、饮食、睡眠、大便等各方面情况，必要时做有关实验室检查，对疑似而不能确诊的病例，实验室条件有限者，可行试验治疗。

九、治疗

甲减一般不能治愈，需要终生替代治疗。但是也有桥本甲状腺炎所致甲减自发缓解的报告。通常使用左甲状腺素($L-T_4$)。$L-T_4$ 治疗主要的优点是在周围组织，$L-T_4$ 作为“激素原”可以在正常生理范围内继续通过脱碘机制保持组织对 T_3 的需求。

$L-T_4$ 的半衰期是 7 天，大约 80%的激素在其分布容积里被相对均衡地吸收，这样就可以避免游离 T_4 的浓度有大的波动，因为其半衰期较长，这样，如果患者偶尔一天忘记吃药，也不会有明显的影响。

(一)治疗目标

临床甲减症状和体征消失，TSH、TT_4、FT_4 值维持在正常范围内。近年来一些学者提出应当将血清 TSH 的上限控制在 3.0MU/L 以内。继发于下丘脑和垂体的甲减，不能把 TSH 作为治疗指标，而是把血清 TT_4、FT_4 达到正常范围作为治疗的目标。

(二)治疗剂量

治疗的剂量取决于患者的病情、年龄、体重和个体差异。成年患者 L-T_4替代剂量为50～200μg/d,平均为 125μg/d。按照体重计算的剂量是 1.6～1.8μg/(kg·d);儿童需要较高的剂量,大约 2.0μg/(kg·d);老年患者则需要较低的剂量,大约 1.0μG/(kg·d);妊娠时的替代剂量需要增加 30%～50%;甲状腺癌术后的患者需要大剂量替代,大约 2.2μg/(kg·d),控制 TSH 在防止肿瘤复发需要的水平。肥胖者不应根据其体重提高药物剂量,而应根据其净体重给药。由于药物并不能被完全吸收,L-T_4应比相同剂量 T_4多 20%。对于原发性甲减患者,这个用量通常在血清结果正常范围内的促甲状腺激素浓度。根据个体吸收情况,和其他情况或其他相关用药情况,部分患者需要甲状腺激素的剂量可能比常规剂量稍低或稍高。L-T_4主要在胃和小肠内吸收,但完全吸收需要胃酸的正常分泌。胃酸分泌不够充足的患者,L-T_4需要高出 22%～34%的用量才能使血清 TSH 维持在比较理想的水平。因 L-T_4半衰期为 7 天,可以每天早晨服药 1 次,大概需要 6 周的时间才能使 L-T_4的生物作用与游离 T_4完全平衡。

干甲状腺片是动物甲状腺的干制剂,因其甲状腺激素含量不稳定和 T_3含量过高已很少使用。但是,过去几十年里,干甲状腺片成功治疗了甲减患者。干甲状腺片里 T_3与 T_4的比值明显高于正常人类甲状腺内的比值(1∶11)。因此,这些非自然制剂可能会在吸收后立即使甲状腺球蛋白释放 T_3从而引起 T_3水平的升高,然而,T_3达到均衡分布需要 1 天时间。可以通过以下方法评估 L-T_4与干甲状腺片的等量关系:干甲状腺片中 12.5μg 的 T_3可以被完全吸收,L-T_4最多可以有 80%被吸收,40μgL-T_4中大约有 36%转化为 T_3,T_3的分子量(651)为 T_4(777)的 84%。因此,1g 的片剂中可提供 25mg T_3,100μg 的 L-T_4可以提供相同的剂量。这个等量比可以初步指导患者由干甲状腺片换成 L-T_4。

如果将 T_3与 T_4制成混合制剂,6μg T_3在 24h 内将持续释放,这与常规 T_3的迅速吸收并与 2～4h 达到峰值的情况完全不同。所以,就目前而言,尽管单独使用 L-T_4虽不能理想地替代正常生理需要,但对大多数患者来说是满意的。

(三)服药方法

起始的剂量和达到完全替代剂量的需要时间要根据年龄、体重和心脏状态确定。＜50 岁,既往无心脏病史患者可以尽快达到完全替代剂量。＞50 岁患者服用 L-T_4前要常规检查心脏状态。一般从 25～50μg/d 开始,每 1～2 周增加 25μg,直至达到治疗目标。

患者甲减的程度、年龄及全身健康状况决定了 L-T_4起始剂量。青年或中年,不伴有心血管疾病或其他异常,轻度到中度甲减(TSH 浓度在 5～50MU/L)的患者,可给予完全起始替代量 1.7μg/kg(理想体重)。血清 T_4恢复到正常需 5～6 周,同时 T_3的生理效应足够,药物不良反应也不明显。对伴有心脏疾病,特别是心绞痛、冠状动脉病变的老年患者,起始剂量宜小(12.5～25μg/d),调整剂量宜慢,防止诱发和加重心脏病。理想的 L-T_4的服药方法是在饭前服用,与一些药物的服用间隔应当在 4h 以上,因为有些药物和食物会影响到 T_4的吸收和代谢,如肠道吸收不良,氢氧化铝、碳酸钙、考来烯胺、硫糖铝、硫酸亚铁、食物纤维添加剂等均可影响小肠对 L-T_4的吸收;苯巴比妥、苯妥英钠、卡马西平、利福平、异烟肼、洛伐他汀、胺碘酮、舍曲林、氯喹等药物可以加速 L-T_4的清除。甲减患者同时服用这些药物时,需要增加L-T_4用量。

(四)监测指标

补充甲状腺激素,重新建立下丘脑-垂体-甲状腺轴的平衡一般需要4～6周的时间,所以治疗初期,每间隔4～6周测定激素指标。然后根据检查结果调整L-T_4剂量,直到达到治疗的目标。治疗达标后,需要每6～12个月复查1次激素指标。原发性甲减患者的治疗目标是使血清TSH浓度恢复正常,TSH浓度反映患者甲状腺激素供给的适量。维持血清FT_4在正常的中到高限。在启动L-T_4治疗6周后应评估血清TSH,进行小的调整来制订最佳的个体剂量。继发性甲减患者,血清TSH不是足够替代量的可靠指标,血清FT_4应恢复到正常范围的50%。这样的患者在应用L-T_4前也应评估并纠正糖皮质激素缺乏。

治疗开始到好转的间期取决于所给剂量的强度和缺乏的程度。中到重度甲减治疗后的早期临床反应是利尿2～4kg。如果开始时有低钠血症,血清钠水平恢复更快。此后,脉搏和脉压增加,食欲改善,便秘消失。之后,运动能力增加,深腱反射延迟消失。声音嘶哑慢慢减轻,皮肤和头发的改变会持续几个月。在以完全替代剂量开始的个体,血清FT_4水平在6周后恢复正常,血清TSH水平恢复正常需稍长时间,也许要用3个月。

(五)预防

碘摄入量与甲减的发生和发展显著相关。我国学者发现碘超足量(尿碘中位数MUI201～300μg/L)和碘过量(MUI>300μg/L)可以导致自身免疫甲状腺炎和甲减的患病率和发病率显著增加,促进甲状腺自身抗体阳性人群发生甲减;碘缺乏地区补碘至碘超足量可以促进亚临床甲减发展为临床甲减。所以,维持碘摄入量在尿碘100～200μg/L安全范围是防治甲减的基础措施,特别是对于具有遗传背景、甲状腺自身抗体阳性和亚临床甲减等易感人群尤其重要。

十、甲状腺功能减退症的特殊问题

(一)亚临床甲减

文献报道各国普通人群中的亚临床甲减的患病率为4%～10%,美国为4%～8.5%,我国为0.91%～6.05%。患病率随年龄增长而增高,女性多见。超过60岁的妇女中患病率可以达到20%。本病一般不具有特异的临床症状和体征。

因为本病主要依赖实验室诊断,所以首先要排除其他原因引起的血清TSH增高。①TSH测定干扰,被检者存在抗TSH自身抗体可以引起血清TSH测定值假性增高。②低T_3综合征的恢复期,血清TSH可以增高至5～20MU/L,机制可能是机体对应激的一种调整。③中枢性甲减的25%病例表现为轻度TSH增高(5～10MU/L)。④肾功能不全,10.5%的终末期肾病患者有TSH增高,可能与TSH清除减慢、过量碘摄入、结合于蛋白的甲状腺激素的丢失有关。⑤糖皮质激素缺乏可以导致轻度TSH增高。⑥生理适应,暴露于寒冷中9个月,血清TSH升高30%～50%。

本病的主要危害如下。

(1)血脂代谢异常及其导致的动脉粥样硬化。部分学者认为,亚临床甲减是缺血性心脏病发生的危险因素,本病可以引起脂类代谢紊乱和心脏功能异常。一项“鹿特丹研究”认为亚临床甲减与高血压、高脂血症、高血糖等因素一样是缺血性心脏病的独立危险因素;一项荟萃分析对13篇本病的干预研究文献进行总结时发现,L-T_4替代治疗可以减少亚临床甲减患者血清总胆固醇和低密度脂蛋白胆固醇水平(分别降低 8mg/dL 和 10mg/dL),增加高密度脂蛋白胆固醇 10mg/dL。所以,从亚临床甲减的角度切入防治缺血性心脏病是一个被关注的问题。

(2)发展为临床甲减。单纯甲状腺自身抗体阳性、单纯亚临床甲减、甲状腺自身抗体阳性合并亚临床甲减每年发展为临床甲减的发生率分别为 2%、3%和 5%;我国学者随访 100 例未接受甲状腺激素治疗的亚临床甲减患者 5 年,29%仍维持亚临床甲减,5%发展为临床甲减;其余 66%患者甲状腺功能恢复正常。

(3)妊娠期亚临床甲减对后代智力的影响。对亚临床甲减的治疗问题一直存在争议。2004 年,美国甲状腺学会(ATA)、美国临床内分泌医师学会(AACE)和美国内分泌学会(TES)召开专门会议,达成下述共识,将本病划分为两种情况。第一种是 TSH>10MU/L,主张给予 L-T_4替代治疗。治疗的目标和方法与临床甲减一致。替代治疗中要定期监测血清 TSH 的浓度,因为 L-T_4过量可以导致心房纤颤和骨质疏松。第二种是 TSH 为 4.0~10MU/L,不主张给予 L-T_4治疗,定期监测 TSH 的变化。对 TSH4~10MU/L 伴 TPOAB 阳性的患者,要密切观察 TSH 的变化,因为这些患者容易发展为临床甲减。

目前对于亚临床甲减的筛查意见也不一致。部分学者建议在高危人群中筛查本病,即 60 岁以上人群,有甲状腺手术或^{131}I 治疗史者,有甲状腺疾病既往史者,有自身免疫疾病个人史和家族史者。

(二)妊娠与甲减

临床甲减患者生育能力减低。妊娠期母体甲减与妊娠高血压、胎盘剥离、自发性流产、胎儿窘迫、早产以及低出生体重儿的发生有关。

近年来,妊娠早期母体亚临床甲减对胎儿脑发育第一阶段的影响备受关注。在胎儿甲状腺功能完全建立之前(即妊娠 20 周以前),胎儿脑发育所需的甲状腺激素全部来源于母体,母体的甲状腺激素缺乏可以导致后代的神经智力发育障碍。

妊娠期间由于受多种因素的影响,TSH 和甲状腺激素的参考范围与普通人群不同。目前尚没有孕期特异性的 TSH 参考范围。一般认为在妊娠早期 TSH 参考范围应该低于非妊娠人群 30%~50%。目前国际上部分学者提出 2.5MU/L 作为妊娠早期 TSH 正常范围的上限,超过这个上限可以诊断为妊娠期亚临床甲减。由于 FT_4波动较大,国际上推荐应用 TT_4评估孕妇的甲状腺功能。妊娠期间 TT_4浓度增加,大约为非妊娠时的 1.5 倍。如妊娠期间 TSH 正常(0.3~2.5MU/L)、仅 TT_4低于 100nmol/L(7.8μg/dL),可以诊断为低 T_4血症。胎儿的初期脑发育直接依赖于母体循环的 T_4水平,而不依赖 T_3水平。

治疗:妊娠前已经确诊的甲减,需要调整 L-T_4剂量,使血清 TSH 达到正常值范围内,再考虑怀孕。妊娠期间,L-T_4替代剂量通常较非妊娠状态时增加 30%~50%。既往无甲减病史,妊娠期间诊断为甲减,应立即进行 L-T_4治疗,目的是使血清 TSH 尽快达到妊娠时特异性正常值范围。国外部分学者提出这个范围应当是 0.3~2.5MU/L。达标的时间越早越好(最好在妊娠 8 周之内)。每 2~4 周测定 1 次 TSH、FT_4、TT_4,根据监测结果,调整 L-T_4剂量。TSH 达标以后,每 6~8 周监测 1 次 TSH、FT_4和 TT_4。对于亚临床甲减、低 T_4血症和 TPOAB 阳性孕妇的干预的前瞻性研究正在数个国家进行,目前尚无一致的治疗意见。

上述的 3 个学会(ATA、AACE、TES)主张对妊娠妇女做 TSH 常规筛查,以及时发现和治疗临床甲减和亚临床甲减。育龄妇女亚临床甲减的患病率在5%左右。一些学者主张对可能患甲减的高危人群做妊娠前的筛查。甲减的高危人群包括：具有甲状腺疾病个人史和家族史者；具有甲状腺肿和甲状腺手术切除和^{131}I治疗史者；有自身免疫性疾病个人史和家族史者，例如，系统性红斑狼疮、类风湿关节炎、1型糖尿病、既往发现血清TSH增高或者血清甲状腺自身抗体阳性者等。要加强对已患甲减的育龄妇女进行有关甲减对妊娠和胎儿脑发育影响方面的教育。

(三)黏液性水肿昏迷

黏液性水肿昏迷是一种罕见的危及生命的重症，是由于严重、持续的甲状腺功能减退症进一步恶化所造成。多见于老年患者，通常由并发疾病所诱发。临床表现嗜睡、精神异常、木僵甚至昏迷，以及皮肤苍白、低体温、心动过缓、呼吸衰竭和心力衰竭等。本病预后差，死亡率达到20%。

治疗：

(1)去除或治疗诱因。感染诱因占35%。

(2)补充甲状腺激素。L-T_4 300～400μg立即静脉注射，继之L-T_4 50～100μg/d，静脉注射，直到患者可以口服后换用片剂。如果没有L-T_4注射剂，可将L-T_4片剂磨碎后由胃管鼻饲。如果症状没有改善，改用T_3静脉注射，10μg，每4h1次，或者25μg，每8h1次。本病的甲状腺激素代谢的特点是T_4向T_3转换受到严重抑制；口服制剂肠道吸收差；补充过急、过快可以诱发和加重心力衰竭。

(3)保温。避免使用电热毯，可以导致血管扩张，血容量不足。

(4)伴发呼吸衰竭者使用呼吸机辅助呼吸。

(5)低血压和贫血严重者输注全血。

(6)静脉滴注氢化可的松200～400mg/d。

(7)其他支持疗法。

黏液性水肿昏迷是长期重度甲减的最终结局，常出现在老年患者中，易发生于冬季，致死率很高。发生黏液性水肿昏迷时，患者常伴有低体温，最低可至23℃，还常会伴发心动过缓及血压过低。但此时如果患者存在反射亢进，那么典型临床表现、深腱反射的延迟在此时可能会消失。患者在昏迷期间，也可能会发作癫痫。目前，黏液性水肿昏迷的发病机制还不清楚，但是有一些因素能预示病情向黏液性水肿昏迷发展，比如，暴露在寒冷的环境中、创伤、使用中枢神经系统镇静药及麻醉药等。对于机制，可能是肺泡换气不足致二氧化碳潴留，最终导致昏迷；另外，类似于血管升压素(AVP)分泌不当时出现的稀释性低钠血症，也可能是导致患者发生黏液性水肿昏迷的原因。

(四)中枢性甲减

本病是由于垂体TSH或者下丘脑TRH合成和分泌不足而导致的甲状腺激素合成减少。典型病例的血清TSH和甲状腺激素的表现是：TSH减低，TT_4减低，但是约20%病例的基础血清TSH浓度也可以正常或者轻度升高(10MU/L)。

本病的患病率是0.005%。高发年龄在儿童和30～60岁成年人。先天性原因多由于垂体、下丘脑发育不全等；儿童的病因多源于颅咽管瘤；成年人的病因大多是垂体的大腺瘤、垂体接受手术和照射、头部损伤、席汉综合征、淋巴细胞性垂体炎等。接受多巴胺治疗时，由于多巴胺抑制垂体产生 TSH，TSH 和 T_4 的产生量可以减少 60% 和 56%；在长期 L-T_4 替代治疗的患者，撤除 L-T_4 后，垂体 TSH 抑制的状态可以持续 6 周。

中枢性甲减与原发性甲减鉴别：依靠基础 TSH 即可鉴别，前者减低，后者升高。当中枢性甲减（主要是下丘脑原因的甲减）表现为 TSH 正常或者轻度升高时，需要做 TRH 刺激试验鉴别。典型的下丘脑性甲减，TRH 刺激后的 TSH 分泌曲线呈现高峰延缓出现（注射后的 60～90 分钟），并持续高分泌状态至 120 分钟；垂体性甲减 TRH 刺激试验的 TSH 反应是迟钝的，呈现低平曲线（增高<2 倍或者增加≤4.0MU/L）。

（五）甲状腺激素抵抗综合征（RTH）

本病病因是位于 3 号染色体的编码甲状腺受体 β 链（TRβ）基因发生点突变，导致 T_3 与受体结合障碍，甲状腺激素的生物活性减低。这种突变的发生率是 1/50 000。

本综合征有 3 个亚型：①全身型甲状腺激素抵抗综合征；②垂体选择型甲状腺激素抵抗综合征（PRTH）；③外周组织选择型甲状腺激素抵抗综合征（PERRTH）。GRTH 的临床表现有甲状腺肿、生长缓慢、发育延迟、注意力不集中、好动和静息时心动过速。本病缺乏甲减的临床表现，主要是被增高的甲状腺激素所代偿。75% 患者具有家族史，遗传方式为常染色体显性遗传。实验室检查血清 TT_4、TT_3、FT_4 增高（从轻度增高到 2～3 倍的增高）。TSH 增高或者正常。本病依据以下 4 点与垂体 TSH 肿瘤鉴别：①TRH 刺激试验，前者 TSH 增高，后者无反应；②T_3 抑制试验，前者血清 TSH 浓度下降，后者不被抑制；③前者血清 α 亚单位与 TSH 的摩尔浓度比例<1；④垂体 MRI 检查，前者无异常，后者存在垂体腺瘤。

PRTH 临床表现有轻度甲亢症状，这是因为本病的外周 T_3 受体是正常的，仅有垂体的 T_3 受体选择性缺陷。这种缺陷导致 T_3 浓度升高不能抑制垂体的 TSH 分泌。垂体不适当地分泌 TSH，引起甲状腺肿。实验室检查血清 T_3、T_4 增高，TSH 增高或者正常。本病主要与垂体 TSH 肿瘤鉴别。依靠 TRH 刺激试验和垂体 MRI 鉴别。

PERRTH 实验室检查结果取决于垂体和外周组织对甲状腺激素不敏感的程度和代偿的程度。GRTH 和 PRTH 的实验室结果都可以出现。有的患者基础 TSH 水平正常，但是相对于升高的循环 T_3、T_4 水平而言，这个 TSH 水平是不适当的。TRH 刺激试验反应正常、T_3 抑制试验可以抑制。但是临床有甲减的表现。

（六）甲状腺功能正常的病态综合征（ESS）

本征也称为低 T_3 综合征、非甲状腺疾病综合征。本征非甲状腺本身病变，它是由于严重疾病、饥饿状态导致的循环甲状腺激素水平的减低，是机体的一种保护性反应。这类疾病包括营养不良、饥饿、精神性厌食症、糖尿病、肝脏疾病等全身疾病。某些药物也可以引起本征，例如胺碘酮、糖皮质激素、PTU、普萘洛尔、含碘造影剂等。

ESS 的发生机制是Ⅰ型脱碘酶（D1）活性抑制，Ⅲ型脱碘酶（D3）活性增强。因为Ⅰ型脱碘酶（D1）负责 T_4 外环脱碘转换为 T_3。所以 T_3 产生减少，出现低 T_3 血症；Ⅲ型脱碘酶有两个功能，一个是 T_4 转换为 RT_3，另一个是 T_3 脱碘形成 T_2。本征 T_4 向 RT_3 转换增加，所以血清 RT_3 增加。

临床没有甲减的表现。实验室检查的特征是血清 TT_3 减低，RT_3 增高。TT_4 正常或者轻度增高，FT_4 正常或者轻度增高，TSH 正常。疾病的严重程度一般与 TT_3 减低的程度相关。

严重病例可以出现 TT_4 和 FT_4 减低，TSH 仍然正常。称为低 T_3-T_4 综合征。患者的基础疾病经治疗恢复以后，甲状腺激素水平可以逐渐恢复正常。但是在恢复期可以出现一过性 TSH 增高，也需要与原发性甲减相鉴别。本征不需要给予甲状腺激素替代治疗。甲状腺激素治疗不适当地提高机体代谢率，可能带来不良反应。

(七)新生儿甲减

本病的发生率是 1/4 000。原因有甲状腺发育不良(75%)、甲状腺激素合成异常(10%)、下丘脑-垂体性 TSH 缺乏(5%)、一过性甲减(10%)。一过性甲减发生的原因是药物性、高碘和母体甲状腺刺激阻断性抗体(TSBAB)通过胎盘，抑制胎儿甲状腺的功能。大多数的病例是散发的。发达国家和我国都实行对新生儿甲减的常规筛查制度。

目前认为测定足跟血 TSH(试纸法)是最可靠的筛查方法。可疑病例的标准是 TSH 20～25MU/L。可疑病例进一步测定血清 TSH 和 T_4。本病的诊断标准是：新生儿 1～4 周，TSH＞7MU/L，TT_4＜84nmol/L(6.5μg/dL)。采集标本时间应当在产后 3～5 天。采血过早，受到新生儿 TSH 脉冲分泌的影响，出现假阳性。筛查过晚则要延误启动治疗的时间，影响治疗效果。

治疗原则是早期诊断，足量治疗。甲状腺激素治疗启动得越早越好，必须在产后 4～6 周之内开始。随访研究发现，如果在 45 天内启动治疗，患儿 5～7 岁时的智商(IQ)与正常儿童相同，延迟治疗将会影响患儿的神经智力发育。治疗药物选择左甲状腺素(L-T_4)。L-T_4 起始剂量 10～15μg/(kg·d)。治疗目标是使血清 TT_4 水平尽快达到正常范围，并且维持在新生儿正常值的上 1/3 范围，即 10～16μg/dL。为保证治疗的确切性，达到目标后要再测定 FT_4，使 FT_4 维持在正常值的上 1/3 范围。血清 TSH 值一般不作为治疗目标值。因为增高的 TSH 要持续很长时间，这是因为下丘脑-垂体-甲状腺轴的调整需要时间。一过性新生儿甲减治疗一般要维持 2～3 年，根据甲状腺功能的情况停药。发育异常者则需要长期服药。

第三节　甲状腺相关眼病

甲状腺相关眼病(TAO)是一种由多因素造成的复杂的眼眶疾病，居成年人眼眶疾病的首位，从发现至今已经有 200 余年的历史。本病影响患者的容貌外观，损害视功能，给患者的生活与工作都带来极大的不便和痛苦。近年来，许多国内外的专家学者对甲状腺相关眼病进行了研究，在发病机制和诊断方法上，取得了一定的进展，但是，甲状腺相关眼病的发病机制到目前为止尚不很明确，普遍认为是遗传因素、免疫学因素及外界环境共同作用产生。甲状腺相关眼病命名较为混乱，有 Graves 眼病(GO)、甲状腺眼病、内分泌浸润性眼病、内分泌眼病、浸润性突眼等。

甲状腺相关眼病的主要临床表现为眼睑退缩、结膜充血水肿、眼眶疼痛、眼球突出及运动障碍、复视、暴露性角膜炎和视神经受累。TAO 多为双侧性，但亦可为不对称或单侧发病。合并甲状腺功能亢进的 TAO 约占 90%，其可与甲亢同时发生，亦可在甲亢前或后发生。根据甲状腺相关眼病的严重程度不同,有内科药物治疗、放射治疗、眼部手术治疗、整容治疗等供选择,目的是改善症状、保护视力及改善容貌,均不是针对病因的特异治疗方法。因此,只有阐明了 TAO 的发病机制,才能获得满意的疗效。

一、流行病学

TAO 的发病率研究受诸多因素的影响,包括检测方法的敏感性等。未出现眼征的 Graves 病患者,25%会出现 TAO,若加上已出现眼征的 GD 患者,比例将上升到 40%。对于大部分的 GD 患者,经过 CT、MRI 或眼内压检测,都会发现亚临床的眼部异常。发展到严重程度 TAO 患者不超过患者总数的 3%~5%。对于总体人群而言,甲状腺相关眼病的发病率为:每年每 10 万人中有 19 人发病,男女比例为 3∶16。近年来,由于一些国家吸烟率下降及医师对甲状腺相关眼病的重视及早期诊断,TAO 发病率略有下降。

TAO 患者的平均年龄较 GD 患者大,为 46.4 岁,而普通 GD 患者的平均年龄为 40 岁。与 Graves 甲亢相同,TAO 好发于女性,轻度 TAO 患者男女比例为 1∶9.3,中度 TAO 患者为 1∶3.2,重度 TAO 患者为 1∶1.4。甲状腺相关眼病在老年人及男性中更容易发展到严重状态,其原因尚不清楚,可能与吸烟这一危险因素相关。

在种族差异性方面,欧洲人比亚洲人更易患 TAO,其发病率为 42%,原因不明。一项对中国 GD 患者的研究显示,CTLA-4 基因上启动子区域-318C/T 多态性可能与中国 GD 患者患 TAO 的风险较低有关。

在其他方面,若 TAO 患者同时患有 1 型糖尿病,其发展为威胁视力 TAO(DON)的发病率增高,经治疗后视力恢复程度差,且在手术治疗中有更高的出血风险。

TAO 患者合并出现重症肌无力的概率是普通人群的 50 倍,若 TAO 患者眼睑,上抬无力严重和(或)出现不典型的眼球运动,需考虑重症肌无力的诊断。

吸烟是 TAO 最重要的一个可改善的危险因素,在一些吸烟率降低的国家,如西欧的一些国家,TAO 的发病率有所下降,而吸烟率上升的国家,如波兰及匈牙利,TAO 的发病率上升。此外,甲亢的治疗方案、TSHR 抗体水平、药物、年龄的增长及压力也是可能的危险因素。

二、病因与发病机制

甲状腺相关眼病的病因至今不明。诸多研究表明,甲状腺相关眼病是一种器官特异性自身免疫性疾病,并与多种致病因素有关。目前研究认为它是一种与丘脑下部-垂体-甲状腺轴相关的眼部病变。本病与遗传有关,也是一种极其复杂的自身免疫性疾病,即 T 淋巴细胞亚群比例失调,致使 B 淋巴细胞增多,免疫球蛋白水平升高,淋巴因子增多,成纤维细胞激活,产生过多细胞外物质和胶原纤维。

(一)遗传因素

甲状腺相关眼病的遗传因素与 Graves 病有密切关系,各方研究亦多从 Graves 病着手。在研究 Graves 病的遗传倾向时,常用的有家族聚集性研究和双胞胎研究。

1.在家系研究方面

国内彭惠民等对 GD 家族史 GD 先证者及对照人群进行了三代家族史及血统成员的研究,显示 GD 符合常染色体显性遗传,以多基因遗传为主,存在主基因效应。主基因位于HLA-DR3 或与其紧密连锁。证明家族性 GD 中遗传因素在其发病中起重要作用。

2.在特异基因研究方面

HLA 复合体在抗原提呈及 T 细胞识别抗原的过程中起重要作用，与很多自身免疫性疾病的发病有关。Graves 病是一种器官特异性自身免疫病，其遗传易感性与 HLA 复合体某些等位基因密切相关。HLA-Ⅱ类的基因产物 HLA-DP、DQ、DR 呈递抗原，与甲状腺组织内 $CD4^{+}$ 或 $CD8^{+}$ T 细胞受体结合，活化 T 细胞，产生淋巴因子，并激活 B 细胞产生自身抗体，引起 GD。GD 与 HLA 的关联性研究中，显示中国人 HLABW46 为 GD 易感基因，男性患者 B46、DR9、DQB1 * 0303 增高，女性中 DQA1 * 0301 增高。

3.CTLA4 基因(2Q33)

CTLA4 与 CD28 都是免疫球蛋白超家族成员，结构相似而功能相反，CD28 起正刺激作用，CTLA4 为负向刺激作用，两者对维持淋巴细胞平衡起重要作用，防止自身反应 T 细胞过度激活。CTLA4 表达或功能降低可引起自身免疫性疾病的产生。CTLA4 与 TAO 的敏感性有关。对其他很多自身免疫疾病，CTLA4 外显子多态性都与较严重的疾病状态有关。

(二)免疫因素

TROKEL 认为，Graves 病患者发生双眼眶内炎症可能是一种原因不明的器官特异性自身免疫紊乱。淋巴细胞或免疫球蛋白攻击自身抗原可能是成纤维细胞或横纹肌的表面膜抗原，也有可能是抗原抗体复合物沉积于眶内软组织，并引起淋巴细胞浸润。按照 KONISHI 等的观点，甲状球蛋白、抗甲状球蛋白免疫复合物对眼外肌肌膜的亲和力比对骨骼肌、心肌、肝、肾和脾脏的亲和力强。国内有学者对 Graves 眼病眼眶组织病理与 IgA 和 IgE 表达的研究发现：IgA 和 IgE 在 Graves 眼病自身免疫反应中起重要作用，免疫反应引起组织间黏多糖的堆积和眼外肌的破坏。临床上应用皮质类固醇治疗获得良好效果，也可间接说明 Graves 病眼部病变的发病机制。

1.共同抗原学说

很多研究表明，甲状腺相关眼病是一种器官特异性的自身免疫疾病。关于其致病原因，甲状腺和眼的共同抗原学说普遍为大家所接受。关于其共同抗原，研究较多的是促甲状腺激素(TSH)。TAO 患者体内常有多种针对自身抗原的自身抗体，如针对 TSHR、甲状腺过氧化物酶(TPO)、TG 的自身抗体，其中以针对 TSHR 的自身抗体最为重要。TSHR 也存在于甲状腺相关眼病患者眼眶结缔组织和眼外肌中。若 TSH 就是我们要寻找的共同抗原，较难以解释眼型甲状腺相关眼病患者其甲状腺并未受累。其他可疑的共同抗原有乙酰胆碱酯酶、甲状腺过氧化物酶、促生长因子 C 等。

2.眼外肌抗原

眼外肌抗原是一组在眼外肌中，尤其是 TAO 患者眼外肌中发现的自身抗原。除上述可能的共同抗原外，眼外肌抗原也可能是 TAO 中的自身抗原。其中 64KU 抗原群、55KU 抗原、G2S 的研究相对较多。GD 患者不论是否存在 TAO，均可表达甲状腺与眼眶交叉抗原的抗体。约 70%的 TAO 患者可以表达人眼外肌膜抗原的抗体。抗体滴度与眼病的临床活动性和病程密切相关。

3.细胞免疫

在甲状腺相关眼病的发病过程中，至少有 3 种细胞参与了这一过程，即 B 细胞、T 细胞及眼眶成纤维细胞。在TAO发病的早期，B细胞起主要作用，产生抗自身抗原的抗体。但是，在TAO的发展过程中，激活的T细胞浸润于眼眶组织，放大了B细胞的反应，与眼眶成纤维细胞相互作用，释放细胞因子，刺激成纤维细胞增生并产生GAG，引起眼眶局部炎症反应及水肿。TAO患者血清中存在着多种细胞因子异常，如IL-1RA、SIL-2R、IL-6、IFN-αRⅠ、IFN-αRⅡ、SCD30等。IL-6在TAO患者的眼外肌中阳性率较高，在眼眶脂肪组织中阳性率相对较低，发现TAO患者眼外肌肿大程度与TNF-α MRNA表达正相关，眼眶容量与IL-6 MRNA正相关。在TAO患者，IL-1由球后浸润的单核细胞、激活的T细胞及局部的成纤维细胞产生，分泌的IL-1又作用于眼眶成纤维细胞，可刺激其合成大量的葡萄糖胺聚糖(GAG)。大量的GAG聚集是眼眶结缔组织及眼外肌的特征性改变。

(三)环境因素

吸烟是TAO最重要的一个可改善的危险因素。虽然进行相关研究常有诸多限制和困难，但是仍有强有力的证据证实吸烟与TAO疾病发展的因果关系，包括许多大型的病例对照研究。据EUGOGO的研究，40%以上的TAO患者都吸烟。吸烟可促进TAO的发生，在TAO患者中，吸烟者更易发展到严重状态，且TAO的严重程度与每天吸烟的数量多少相关，吸烟能与IL-1协同作用刺激眼眶组织的脂肪生成，使眼眶结缔组织容量增加，此外，吸烟使^{131}I治疗后TAO进展，还会削弱药物治疗的效果。研究表明，即使总的吸烟量相当，曾吸烟但戒烟者也要比仍在吸烟的患者风险低。吸烟的GD患者，其发展为TAO的风险是不吸烟患者的5倍。吸烟的效应呈剂量相关：每天吸烟1～10支，其复视或突眼的相对风险为1.8；每天吸烟11～20支，其风险为3.8；每天吸烟大于20支，其相对风险将达到7.0；对于已戒烟者，即使曾经吸烟大于20支/d，其风险也不会很显著。因此，戒烟是预防和治疗甲状腺相关眼病的重要措施。其可能的机制有：吸烟能导致氧化应激状态，从而引起眼部成纤维细胞增生反应；低氧也可以刺激眼眶成纤维细胞增生并产生GAG；尼古丁和焦油可以使成纤维细胞在IFN-γ的作用下增强HLA-Ⅱ型分子的表达；香烟提取物可增加GAC产生及脂肪生成。

(四)危险因素

除了吸烟这一危险因素外，还有下列可能的危险因素。①性别：TAO好发于女性，但男性更可能进展到严重状态。②甲亢的治疗方案：有研究称放射碘治疗可能加重TAO的程度。③TSHR抗体水平：TAO的严重性及活动性与TSHR抗体水平相关。④其他：遗传、药物、逐渐增长的年龄及压力。

三、病理

大体观察，患者眼外肌肌腹明显增粗，体积可为正常的8倍左右，质硬，无弹性，活动度显著下降，可为苍白、粉红、褐色或暗红色，夹杂白色纤维条纹，被动牵拉试验明显受限。内直肌对视神经影响较大，通过对内直肌的厚度、面积、占眼眶断面面积比率的观察，可评估TAO患者眶内病变的严重程度，了解眼部病变对治疗方案的敏感度。随着肌肉纤维化，眼球活动受限，眶组织增多导致突眼，突眼加重角膜暴露导致溃疡，眼眶后压力增大，逐渐导致视神经病变以致失明。光镜下，肌纤维横断面肥大的较多，大小不均，呈圆形、梭形或不规则形。部分肌纤维界限不清，细胞可见空泡、变性、坏死。眼眶所有组织有淋巴细胞及浆细胞浸润。可见脂肪细胞浸润及组织增生，成纤维细胞活化后，葡萄糖胺聚糖(GAG)和透明质酸酶增加，GAG造成组织水肿。眼外肌纤维增粗，可见间质炎性水肿，有淋巴细胞、单核细胞及巨噬细胞浸润。早期眼外肌纤维尚正常，后出现透明变性、GAG 沉积、透明质酸酶增加，肌肉纹理模糊、消失，组织松散。早期 T 淋巴细胞浸润为主，后期以成纤维细胞增生为主，导致组织增生及纤维化。脂肪组织积存于肌纤维间，呈链状。通常情况下，活动期 TAO 病理表现主要以葡萄糖胺聚糖的聚集和炎症细胞浸润为主，而静止期病理表现主要以组织蜕变和纤维化为主。但是对于每个 TAO 患者活动期和静止期通常没有明确界限，所以在 TAO 患者病理表现中也会出现肌纤维的充血肿胀和萎缩纤维化共存的现象。

四、临床表现

在临床上，TAO 的发病呈双峰显示。40 岁左右为发病高峰，60 岁左右为次高峰。女性较男性多见，男女比例接近 1∶6，严重病例常发于 50 岁以上和男性人群。

TAO 最常见的首发症状为眼睑退缩，伴或不伴突眼，发生于 70%以上的患者。在 TAO 早期，40%左右的患者可出现眼部激惹状态，眼部疼痛、畏光、流泪等。复视较少作为首发症状出现，但会逐渐进展，通常在行走、疲劳、长期凝视至极限时出现，可伴有疼痛。与凝视无关的眼眶疼痛较少见，可出现于有严重眼部充血时。约 5%患者会出现视力问题，如视物模糊，可能是甲状腺视神经病变的先兆。眼球不全脱位发生于 0.1%的患者，是一个极度危险的信号。

在体征方面，虽然 TAO 患者会出现一系列临床体征，但是很少会在一个患者身上全部表现出来。最常见的体征是上眼睑退缩，下落迟缓，发生于 90%～98%的 TAO 患者，具有诊断价值。其次是软组织受累的体征，如眼睑充血肿胀，球结膜充血、水肿，泪腺充血、水肿。眼球突出亦很常见，常伴随下眼睑的退缩。这些患者可能出现眼睑关闭不全，很多患者可出现角膜上皮点状脱落，尤其是本身睑缘缝隙较宽的患者。由于眼外肌的受累，大多数患者都会出现眼球多个方向上的运动限制。除此之外，还有一些不常见的体征如上角膜缘角膜结膜炎、角膜溃疡、视神经病变等。

（一）眼睑退缩、下落迟缓

上睑退缩、下落迟缓是具有诊断价值的眼征。睑裂宽度与种族遗传等因素有关。在甲状腺相关眼病中，通常为眼睑退缩，即上睑缘升高，若上睑缘或下睑缘达到或超过角膜缘，或当下睑缘在角膜缘下方 1～2mm，就可诊断为眼睑退缩。在眼睑退缩中，上睑退缩多见。当眼球向下看时，正常人上睑随之下移；但 TAO 患者向下看时，退缩的上睑不能随眼球下转而下移或下落缓慢称其为上睑迟落。TAO 患者出现眼睑退缩的原因可能是：MULLER 肌作用过度，提上睑肌或下睑缩肌与周围组织粘连。

（二）眼球突出

眼球突出也是 TAO 患者常见体征之一，眼球突出度通常用 HERTEL 眼球突度计测量。眼球突出度的正常上限在正常人群中也有较大差异，即使用同样的观测者和仪器，不同的性别、年龄、种族，其眼球的正常上限都不同。有观察发现女性的突眼度测量值常比男性低，儿童的突眼度比成年人低，亚洲人较白种人低。中国人正常眼球突出度双眼在 12～14mm，大于上限或双眼突出度差值超过 2mm 时应诊断眼球突出。TAO 患者的眼球突出常伴有其他特殊的眼部改变。若为单纯的眼球突出，应考虑其他眼部病变，注意鉴别诊断。对于 TAO 患者，多为双侧眼球突出，可先后发病。早期多为轴性眼球突出，后期由于眼外肌的纤维化、挛缩，出现眼球突出并固定于某一眼位，影响外观。有的患者甲亢控制后，眼球突出更加明显，称为恶性突眼。此类病变发展较快，眼睑和结膜水肿明显，眼球突出加重，角膜暴露，出现溃疡甚至穿孔，若不及时治疗可导致严重后果。

(三)软组织受累

TAO患者眼眶炎性细胞大量浸润，血管通透性增加，组织间液增多，加上成纤维细胞分泌的GAGS增加，吸收大量水分，出现软组织受累，以急性期及浸润性TAO为重。软组织受累包括：眼睑充血肿胀，是引起暴露性角膜炎的主要原因；球结膜充血水肿；泪器受累，如泪阜、泪腺的充血水肿；眼眶软组织肿胀等。由于眼部软组织受累，常可引起患者的一系列临床症状，如眼部不适、眼干、胀痛、异物感、畏光、流泪、复视、视力下降等。

(四)眼外肌受累

TAO通常都会出现眼外肌病变，多条眼外肌受累，但受累程度可不同。受累较多的依次是下直肌、上直肌和内直肌，外直肌受累较少见。当眼外肌纤维化时，患者可出现明显复视。眼球向受累肌肉运动相反的方向转动障碍，如下直肌病变，眼球向上转动受限，这是由于下直肌挛缩所致，而非上直肌麻痹，称为限制性眼外肌病变。眼外肌增厚，患者多主诉复视，以及向增厚肌肉方向运动时眼球有拉力不适感。除了因眼球突出影响患者容貌外，更严重的是复视造成头痛、眼胀、生活学习和工作极端困难，其次是看近物或阅读不能持久，久后患者感到眼痛、头晕，类似青光眼的表现。

(五)角膜受累

TAO患者眼眶软组织水肿，眼睑闭合不全常可导致角膜炎、角膜溃疡等。若患者继发感染，角膜灰白，炎性浸润、坏死形成溃疡，可伴有前房积脓、化脓性眼内炎。严重时患者失明、剧痛，需摘除眼球。

(六)视神经病变

视神经病变是TAO的继发性改变，主要由眶尖眼外肌肿大对视神经压迫、眶内水肿或眶压增高所致。本病变进展较缓慢，视功能逐渐下降，很少有急性发作者。此时患者视力减退、视野缩小或有病理性暗点；眼底可见视盘水肿或苍白，视网膜水肿或渗出，视网膜静脉迂曲扩张。CT和MRI常显示患侧眼外肌明显肥厚，尤其是眶尖部，同时可见视神经增粗、眼上静脉增粗等表现。

五、自然病程

甲状腺相关眼病与Graves病关系密切，TAO可发生于Graves之前或之后，但是对于大多数的病例，TAO与GD是同时发生的。TAO极少发生于GD之前超过1年，但是可能在GD发病后的任何时间发生。除了甲亢之外，在一项120例TAO患者的发病率研究中，0.8% TAO发病与甲减有关，3.3%与桥本甲状腺炎有关。

对于未接受任何治疗TAO患者的自然病程，文献研究报道较少。最早对TAO自然病程进行描述的是RUNDLE曲线。甲状腺相关眼病发病隐匿，突然起病，病变的早期为进展期，进展期至少持续数月，反映了自身免疫的进展过程——眼眶组织炎症、淋巴细胞浸润、GAG产生及水肿。病情进展到一定程度后进入平台期，平台期持续一到数年，病情自发缓慢改善，反映了炎症反应逐渐消退。随着炎症的消退，眶内组织纤维化发展，受累组织无法恢复到先前的完全健康状态，患者仍有残余症状如突眼及慢性眼外肌功能障碍。

六、辅助检查

(一)实验室检查

由于 TAO 患者的病情与甲状腺功能密切相关，通常应检测患者的全套甲状腺功能：血清 TSH 测定；血清总 T_3，总 T_4（TT_3、T_4）和游离 T_3；游离 T_4（FT_3、FT_4）的测定。

除了甲状腺功能的测定外，通常还需进行自身抗体的检查：促甲状腺素受体抗体（TRAB）在未治疗的甲亢伴 TAO 患者中阳性率为 91%，患者经过治疗症状缓解后，TRAB 明显下降。TRAB 呈阳性，代表甲亢未治愈，仍有复发可能，阴性者预示着患者可能有较长时间的缓解期。大约 50%甲状腺功能正常的 TAO 患者可查出甲状腺刺激抗体。抗甲状腺球蛋白抗体（TGAB）滴度在 TAO 患者为 25%，正常人达 10%，正常老年女性为 10%～20%。甲状腺过氧化物酶抗体（TPOAB）可反映甲状腺自身免疫病变的性质与程度，与 TGAB 相比假阳性率更低，桥本甲状腺炎和 GD 患者中 TPOAB 的阳性率为 95%～100%和 60%～85%。除此之外，还有眼外肌自身抗体，如线粒体琥珀酸脱氢酶黄素蛋白亚基（抗 FP 亚基）、G_2S 和肌钙蛋白等抗原抗体，后者尚未成为临床诊断依据，但有实验观察 G_2S 抗体及抗眼肌抗体在 TAO 患者激素治疗无效时水平不降低，在治疗有效者复发时水平再次升高，提示抗眼肌抗体（EMAB）及 G_2SAB 可作为激素治疗无效及复发的预测指标。炎性因子的检测：研究显示，氨基葡聚糖（GAG）在活动性眼病患者血浆和尿中水平升高，免疫抑制治疗则可降低其水平。但是否可用血浆或尿 GAG 水平评价眼病活动度，尚需进一步证实。其次，白介素-6（IL-6）在活动性 TO 患者血液中水平显著升高，经有效治疗，IL-6 可明显下降，有助于对突眼活动度及治疗反应进行判断。

(二)影像学检查

1.超声检查

经济有效的筛选方法。

(1)A 超：A 超可精确地测量眼肌的厚度，为甲状腺相关性眼病提供定量诊断依据。甲状腺相关性眼病在疾病的活动期各眼外肌肿胀，A 超提示眼肌厚度增加，此时进行药物治疗，可取得较好的疗效。当疾病进入静止期，眼外肌纤维化，A 超提示眼外肌厚度不变或减小，可根据情况选择手术治疗。A 超可反映眼外肌内部反射率，标准的 A 超可定量地测量眼外肌和视神经的宽度。也可表现为眶周及视神经鞘膜的实体性增厚，偶见泪腺水肿。与对照相比，TAO 患者的反射率较低，提示水肿。反射率低的患者对免疫抑制治疗的反应更佳，反射率≤40%者的治疗有效预测值为 73%。但是 A 超很难直观地分析肌肉间的关系和软组织的情况，故应结合其他手段综合判断。

(2)B 超：B 超可形象和准确地显示病变的位置、形态、边界等，同时，根据回声的特性可以较准确地判断病变的组织结构。对甲状腺相关眼病患者来说，眼外肌增粗临床上只能确诊 12%，但 B 超检出率是 95%。B 超检测眼外肌厚度，可重复性好，操作简单，患者容易接受。到目前为止，B 超图像直观，易于理解，对非超声波医生来说，图像简单易懂，增粗的眼外肌清晰可见。对人体无损害可反复多次检查，有利于随诊监测疾病进程，指导临床治疗。B 超的缺点是根据图像进行人工定位测量，缺乏客观的检查标准，存在更多的人为因素，结果准确性和可重复性稍差。

2.CT

CT分辨率较高,能清晰地显示眶内软组织和眼眶骨性结构,是TAO的一种简单有效的常规检查。常用检查方法有水平扫描、冠状扫描、矢状扫描。TAO最突出的CT特点是单眼或双眼、一条或多条眼外肌呈梭形肿胀,下直肌最易受累,其次为内直肌、上直肌、外直肌,其肌腱正常。Wiersinga等用CT扫描检查80例未经任何治疗的TAO患者,发现下直肌肥大为60%,内直肌占50%,上直肌占40%,外直肌为22%。肥大的眼外肌一般边界清楚,主要病变集中于肌肉内。但急性浸润性TAO中,肥大眼外肌边缘可不清,部分可结节样改变。需要注意的是,在水平扫描中,单独的下直肌肥大呈一肿块影,可能将此误认为眶尖肿瘤,此时最好加做CT冠状扫描,能较好地显示肥大的下直肌。此外,典型特征还有脂肪水肿、眶隔前突等,及肌肉肥大的继发改变如视神经受压、眶骨改变等。应用眼外肌CT三维重建技术可直观显示4条眼直肌形态,为评价眼外肌受累程度提供客观依据,并可与眶内软组织、眶壁、眶尖及眶周病变进行鉴别诊断。虽然CT扫描可清晰显示眼外肌肥大,但不能鉴别早期肌肉水肿或后期纤维化。淋巴瘤或转移癌等可引起眼外肌肥大,类似TAO,鉴别诊断困难时,可在CT检查指导下进行针刺活体组织检查。

3.MRI

MRI也是观察眼外肌很有价值的方法。冠状位、斜矢状位及轴位扫描可以观察眼直肌的直径、走行及肌腱情况,且软组织分辨率明显高于CT。眼眶组织能更清晰地显示,可以选择任意方位扫描。在活动性TAO中T_2弛豫时间延长,而免疫抑制治疗可缩短该时间。MRI影像对TAO的诊断已不仅仅局限于眼外肌(EOMS)的形态学改变,而更多的是研究眼外肌信号的改变。有研究认为T_2持续时间与水的含量密切相关,T_2时间延长表示其含水量高,为急性期;T_2时间缩短则表明其含水量少,即纤维化期。与CT相比,MRI可评价疾病活动性(T_2脂肪抑制序列强弱可反映眼肌水肿程度),不能直接反映眶内炎症反应。但MRI能检查出临床不易检出的隐蔽病变部位,如NOSPECS2级患者,眼睑、泪腺的内部结构改变基本无法观察,而MRI可表现出眼睑、泪腺、提上睑肌等软组织体积增厚,T_2WI信号增高;MRI可显示3级患者眼眶组织增厚情况,如眼眶骨壁轻度弯曲,“可口可乐瓶”征。视神经受损是TAO严重的临床表现,MRI表现为眼外肌于眶尖部呈环行肥厚、视神经轴受压迫、形状扁平、局部有水肿及蛛网膜下隙形态中断等。此外,MRI可以作为TAO球后放射治疗疗效预测的重要手段,信号强度比值愈高,疗效愈好。

4.生长抑素受体显像(奥曲肽扫描)

是一种评价疾病活动性的新方法,可使炎症活动期眼眶组织细胞显像,有助于评判TAO的临床分期。有研究显示,通过^{99M}TC标记奥曲肽眼眶显像判定TAO的活动度,结果显示活动组的TAO患者眼眶的奥曲肽摄取比值明显高于非活动组。摄取比值与CAS评分值有良好的一致性,活动组的TAO患者治疗前后奥曲肽摄取比值有显著差异,也与CAS评分变化一致。^{111}铟(^{111}IN)标记奥曲肽在活动性眼病患者眶内聚积水平高于非活动期,该方法对治疗效率的阳性预测率为90%~92%。生长抑素受体显像结果受眶内组织受体亚型及其表达量、循环中生长抑素水平的影响,当病变组织部表达可与生长抑素类似物特异结合的相应受体亚型或表达量很低时，易出现假阴性结果，因此，该昂贵且非特异性的技术对眼病活动性及治疗效果的评判能力有限。

七、诊断

TAO在内分泌科及眼科都较常见，90%以上TAO患者伴有GD，根据甲状腺功能亢进病史及眼部的临床表现，一般较易诊断。甲亢的典型症状有怕热、心悸、手颤、情绪激动、体重下降、胫前水肿等。眼部典型特征有上睑退缩、下落迟缓、眼睑肿胀、疼痛、单眼或双眼突出、眼球活动受限及复视等。不典型的病例需通过相应的实验室检查、影像学检查及其他检查进行判断。

（1）参照Bartley的TAO诊断标准，若患者出现眼睑退缩，只要合并以下体征或检查证据之一，即可做出TAO诊断。①甲状腺功能异常，患者血清中TT_3、TT_4、FT_3、FT_4水平升高，TSH水平下降。②眼球突出，眼球突出度≥20mm，双眼球凸度相差＞2mm。③眼外肌受累，眼球活动受限，CT发现眼外肌增大。④视神经功能障碍，包括视力下降，瞳孔反射、色觉、视野异常，无法用其他病变解释。若缺乏眼睑退缩，要诊断TAO，患者除需具备甲状腺功能异常外，还应有以下体征之一：眼球突出、眼外肌受累或视神经功能障碍。并排除其他眼病引起的类似的体征。

（2）根据2006年EUGOGO的建议，急性TAO的诊断标准如下。①症状：无法解释的视力减退；单眼或双眼视物颜色强度或亮度改变；突发眼球“脱出”（眼球半脱位）病史。②体征：明显角膜混浊；视盘水肿。

非急性Graves眼病的诊断标准：A.近1～2个月出现畏光；严重的眼部异物感或沙砾感，经人工泪液治疗无好转；近1～2个月感到眼部或眼部后方疼痛；近1～2个月眼部或眼睑的外形出现变化；近1～2个月出现复视。B.体征、眼睑挛缩；眼睑结膜异常水肿或充血；因复视而引起异常头位。

（3）由于甲状腺相关眼病严重程度不同，与其治疗密切相关，常用TAO的严重度及活动度来评价甲状腺相关眼病的病情。

美国甲状腺学会（ATF）的TAO眼病分级标准，即NO SPECS标准。

八、鉴别诊断

（一）眼眶炎性假瘤

也称为非特异性眼眶炎症综合征，发病原因尚不明，无眼部原因，亦未发现相关全身疾病，可为急性、亚急性、慢性非感染性炎症。非特异性炎症可弥散浸润眶内组织，或侵犯某些特异组织，如眼外肌、泪腺等。临床上一般起病突然，男女发病率无差异，可表现为眼睑红肿、有时伴疼痛、球结膜充血、眼球突出或运动受限，CT可见眶内软组织影，可累及眼外肌，肌腹及肌腱不规则扩大，泪腺可受累肿大。病理学改变分为淋巴细胞为主型、混合细胞型、硬化型（大量结缔组织增生，少数炎性细胞浸润）。

（二）眼眶肌炎

眼眶肌炎是眼外肌的特发性炎症，广义也属于肌炎性假瘤。与甲状腺相关眼病不同的是，眼眶肌炎的疼痛较严重，通常是就医的主要原因。其发病见于所有年龄的人群，通常在数天内发病，上睑抬举无力较常见，上睑退缩少见，影像学检查方面，有时可见双眼受累，较少出现多块眼肌受累,但肌腱通常受累。

(三)眶脑膜瘤

脑膜瘤常起源于视神经蛛网膜细胞、骨膜的异位脑膜瘤或蝶骨嵴脑膜瘤,本病常见于中年妇女,临床表现为眼睑肿胀、眼球突出、视力下降,患者常有一定程度的上睑抬举无力,而不是上睑退缩。诊断方面CT较MRI更具优势。CT可见视神经肿胀呈弥散性,或在眶内呈球状肿块,可见钙化影,若视神经周围肿瘤发生钙化,可出现"双轨"征。

(四)颈动脉-海绵窦瘘(CCF)

本病多突然起病,且较严重,常因患者有头部外伤史,因颈动脉血高流量及高压力流入海绵窦以致发病。患者常出现严重眼痛及头痛,视力下降,眼睑肿胀,球结膜充血水肿,眼球突出,运动受限。眼眶可扪及搏动,听到杂音。CT可见多个眼外肌肿大,内直肌多受累,其次为外直肌及上直肌。肿大的眼外肌多呈纺锤形或圆柱形,边界多清晰,肌附着处多不受累。

(五)眼眶转移性肿瘤

常指远处恶性肿瘤转移到眼眶,其中乳腺癌、肺癌、前列腺癌较常见。肿瘤转移,眼内转移较眼眶转移多见,比例大致为1.4∶1,常见部位依次为眶外侧、上方、内侧、下方。肿瘤转移至眼眶多侵犯骨质。其临床特点:病程较短,延期突出和运动受限最常见,运动受限程度超过眼球突出程度。出现复视或眼部疼痛,最早的症状常为疼痛和麻木。CT扫描多见单个眼外肌肌腹扩大,纺锤状或结节状,肌腱通常不受累,内直肌或外直肌受累多见,偶有相邻两肌肉或软组织受累,可见骨质破坏。

九、治疗

2008年欧洲Graves眼病专家组(EUGOGO)关于甲状腺相关眼病治疗流程达成共识。甲状腺相关眼病是一种多因素疾病,其治疗强调综合管理。EUGOGO组织多学科专家讨论所达成的专家管理共识,常作为甲状腺相关眼病的指南。甲状腺相关眼病的治疗目的,一是阻止疾病的继续进展,二是改善症状及体征,避免出现或加重角膜及视神经病变,尽可能保护和恢复视力,改善容貌。根据对甲状腺相关眼病的自然病程进展的研究,约60%TAO患者的症状都较轻微,部分病情较重的患者,在病情进展到一定程度,也可处于稳定或缓解的阶段。临床观察发现,TAO病程多为1.5～3年,发病至患病6个月左右为进展期,以后逐步稳定。因此,并不是所有患者都需要针对眼病进行特殊治疗。甲状腺相关眼病严重性与活动性两项指标的评估指导TAO的临床治疗。对于严重度的评估,现在常用的评价标准为:美国甲状腺学会(ATA)的TAO分级标准,即NO SPECS标准和2008年EUGOGO甲状腺相关眼病病情严重度评估标准。EUGOGO建议活动性评估使用临床活动性评分。

对于TAO的治疗原则,目前仍未形成一致的看法,按照甲状腺相关眼病病情的评估,常将TAO分为轻度、中重度及威胁视力(DON)TAO。威胁视力TAO是指患者甲状腺功能异常伴视神经病变(DON)和(或)伴角膜脱落。对于不同的级别有不同的治疗方法。轻度TAO通常只需密切观察随访。TAO是一个自限性疾病,轻度TAO使用糖皮质激素,风险常大于疗效,且轻度TAO是稳定的,一般不发展为中度和重度TAO。对于轻度TAO患者,眼部的局部治疗通常有效,甲亢缓解后轻度TAO也会随之缓解。多数轻度TAO患者对自己的生活质量尚属满意,若其由于眼睑退缩,组织水肿、突眼等症状对其社会心理功能及生活质量不满,在权衡利弊后，也可进行相关的治疗。对于中重度甲状腺相关眼病的患者，除了患者无症状或不愿接受治疗的，通常都需要积极治疗。中重度患者且 CAS 评分＞3/7 分的，常采用免疫抑制治疗，也可采用放射治疗；非活动性的中重度 TAO 患者可考虑康复手术治疗。对于威胁视力 TAO(DON)患者，常用系统性的激素治疗和(或)手术治疗，眼眶减压术可快速缓解威胁视力 TAO(DON)患者的症状，挽救患者眼球及视力。

(一)基本治疗

1.戒烟

吸烟是甲状腺相关眼病的重要危险因素之一。吸烟可促进 TAO 的发生，烟草中成分复杂，其中尼古丁可刺激交感神经兴奋，从而促进甲状腺素的释放；硫氰酸盐有抗甲状腺素的作用，苯丙蓖可加速甲状腺素的分解。烟雾中的一氧化碳对细胞的氧化损伤，会加重组织缺氧。在 TAO 患者中，吸烟者病情更易发展，其严重程度与吸烟的数量多少相关，此外，吸烟还会削弱激素治疗及放射治疗的敏感性。因此，每个 TAO 患者都应被告知吸烟的危险性。对于所有的 TAO 患者或 GD 患者，都应严禁吸烟(包括二手烟)。

2.甲亢的控制

因为甲亢或甲减都可以促进 TAO 进展，所以对于 TAO 患者，甲状腺功能应当维持在正常范围之内，其甲亢应得到良好的控制。甲亢未控制时，一方面 TSHR 抗体增加，刺激成纤维细胞增生肥大，导致眶内炎性细胞浸润，组织水肿，眶内容物增加，眼球外突。另一方面，甲亢使得交感神经过度兴奋，可引起眼外肌运动不协调，引起相应眼征。甲亢应逐步控制，使 TRAB 逐渐减少，眼部的免疫反应逐渐稳定或减轻，交感神经兴奋性恢复正常，从而使 TAO 稳定或减轻。但是，同时要注意的是，甲亢的控制不可过快。甲亢控制过快，会使 TSH 水平迅速增加，不利于眼病的改善。

3.一般支持治疗

支持治疗包括注意用眼卫生，眼睛多休息，具体眼部的对症治疗参见后述。

(二)免疫调节治疗

1.皮质类固醇治疗

目前，治疗 TAO 最常用的免疫抑制药物是皮质类固醇。用药方法有口服、球后注射及静脉用药三种。其机制主要是：①免疫抑制作用；②非特异抗感染作用，干扰 T/B 淋巴细胞，减少炎症局部中性粒细胞、单核细胞、巨噬细胞的聚集，抑制免疫活性细胞、细胞介质释放；③抑制成纤维细胞分泌 GAG，抑制 GAG 合成。如无禁忌证，处于临床活动期的中重度患者及威胁视力 TAO 患者均可使用。虽然激素可使患者急性眼部症状及生活质量获得显著改善，但对突眼度的改善作用有限。

CHAR 提出全身激素治疗可用于以下 5 类甲状腺相关眼病患者。①激素治疗对存在急性炎性疾病的患者有很好的疗效。②发展至甲状腺视神经病变并伴轻微视觉损失的患者(视力≥20/80)。③近期(＜6 个月)伴有明显软组织炎症严重甲状腺相关眼病患者。④极少数患者尽管经过眶内放射治疗和眼眶减压手术后，还需继续激素治疗或加用其他免疫调节药治疗，以保持疗效或防止疾病复发或恶化。⑤所有准备做眼眶减压术前或术中要使用全身激素治疗。

总之,全身激素治疗适用于病程短,伴显著眼部软组织炎症者效果较好,慢性病程1年以上,无或有轻度炎症,斜视或眼球突出稳定及其后遗症通常不用全身激素治疗。

口服治疗:2008年EUGOGO共识推荐的起始剂量通常为泼尼松80～100mg/d或1mg/(kg·d),一些开放性试验或随机实验研究,比较了口服皮质类固醇与其他治疗方法,显示对33%～63%的TAO患者有较好的疗效,主要是对软组织改变、近期受累的眼肌及DON疗效较好。减量过快可能导致眼病复发。长期的治疗应注意其不良反应。目前,口服泼尼松的推荐起始剂量为1mg/(kg·d),随后可根据眼病的临床评估结果逐渐减量,平均每周减少5～10mg,最小维持量维持数月。在减量期间或停药后出现复发者需延长维持治疗时间。如需对活动期患者行放射性碘治疗,则应预防性使用糖皮质激素。在碘治疗后1～3天口服泼尼松0.3～0.5mg/(kg·d),随后逐渐减量,2个月后停药。

静脉治疗:静脉注射皮质类固醇,其疗效优于口服激素用药。有效率分别为80%和50%。目前尚无证据证明某种静脉用药方案优于其他静脉用药方案。以下几种静脉用药方案较为常用。

(1)对于中重度TAO患者,甲泼尼龙静脉滴注500mg,每周1次,共6周;以后改为250mg,每周1次,共6周。总剂量4.5g。

(2)对于中重度TAO患者,甲泼尼龙静脉滴注500mg,连用3天,每隔4周1次,共4次(12周)。

(3)甲泼尼龙500～1 000mg加入生理盐水静脉滴注冲击治疗,隔日1次,连用3次。总剂量不超过4.5～6.0g。

(4)对于重度TAO患者,甲泼尼龙静脉滴注15mg/kg,连用2天,每隔2周1次,共4次;以后改为7.5mg/kg,连用2天,每隔2周1次,共4次。总疗程14周。合并眼眶局部放射治疗,总放射量20GY,分10次进行,疗程2周。

(5)对于重度TAO患者,甲泼尼龙静脉滴注1 000mg,连用3天,每周1次,共2次;以后改为泼尼松口服40mg,连用2周;然后每4周逐渐递减10～20mg;再每周逐渐递减2.5mg。

以上方案中,由于第一种方案总的用药剂量较少,不良反应小,治疗方式方便,且其疗效并不逊于其他剂量较大的静脉用药方案,故近期受到较多关注。但其长期疗效及复发率等数据还需进一步收集。

总体而言,静脉用药较口服耐受性好。建议静脉甲泼尼龙累计剂量应控制在6～8g,不要快速停用激素,且在治疗前须评估患者的肝脏功能、病毒指标、自身抗体等,并进行随访。对于威胁视力TAO患者,常使用大剂量静脉冲击的系统激素治疗,较口服用药疗效好,在静脉冲击治疗的1～2周,视神经病变有可能会继续进展,减量过快,也可能使DON复发。

球后注射或结膜下注射:有学者认为,为减少皮质类固醇所致全身不良反应,可采用球后注射法治疗活动期眼病。局部注射治疗疗效弱于口服治疗。目前尚无确切证据证明其是否会损伤眼球。

治疗有效通常定义为,在12周内出现下列3项或3项以上改变:①突眼度下降>2mm;②眼睑宽度下降>2mm;③眼压下降>3mm;④眼直肌总宽度下降>3mm;⑤凝视初始时无复视或复视等级降低;⑥视力增加。对于部分甲状腺相关眼病患者,疾病有可能复发。不同的治疗方案，患者的复发率也不同。到目前为止，对于激素治疗停用的时机仍无定论。

长期使用皮质类固醇，其可能的不良反应有：出现CUSHING面容、糖尿病、抑郁、慢性病的复发、感染、高血压、低钾血症、骨质疏松、体重增加、胃溃疡、多毛、白内障等，严重者发生股骨头坏死、严重肝细胞坏死。因此使用前应取得患者的知情同意。

2.其他免疫抑制药治疗

(1)环孢素：为避免复发及减少皮质类固醇的使用剂量，非激素免疫抑制药开始被应用于眼病治疗。其中，环孢素是目前被认为较有效的药物之一。它可通过抑制T淋巴细胞活性、抑制单核细胞与巨噬细胞的抗原表达、诱导T辅助细胞活性、抑制细胞因子的产生而影响体液免疫与细胞免疫。对缩小肿大的眼外肌、减轻突眼、改善视力、使眼球总积分下降有一定疗效，目前对其治疗TAO的总效果仍有争议。有研究认为，环孢素与糖皮质激素联用效果优于单用任何一种药物，特别是对单用激素抵抗以及病变持续活动需要长期干预的患者，单用任何一种药效果均差，宜联合用药。Kahaly报道，40例中重度TAO患者被随机平均分为单用口服泼尼松和口服泼尼松+环孢素5mg/(kg·d)联合治疗两组。结果显示，两组患者眼病较前均有改善，而环孢素组更显著；环孢素的主要不良反应为肝肾功能损害，不良反应较大，因此建议治疗剂量不超过5mg/(kg·d)，并定期监测血药浓度。

(2)静脉注射丙种球蛋白：Kahaly报道，40例重度活动性TAO患者被随机分为泼尼松(19例，100mg/d)和静脉注射丙种球蛋白(21例，每3周连续2天予以1g/kg)两组，维持治疗18周。结果显示，两组缓解率均为63%，静脉注射丙种球蛋白组患者的甲状腺相关自身抗体下降水平较显著，但有患者出现发热(1例)和头痛(1例)两种不良反应。

(3)生长抑素类似物：生长抑素可抑制许多细胞因子的生长，包括肿瘤细胞。它对甲状腺疾病患者可抑制TRH、TSH、T_3、T_4的分泌，也可抑制甲状腺的生长。奥曲肽为长效生长抑素类似物，有结果表明，其作用较糖皮质激素降低TAO积分更明显，并且减轻组织炎症和改善眼肌运动障碍，减少葡萄糖胺(GAG)的生成。但近期的随机对照研究不支持生长抑素类似物用于治疗TAO。大剂量奥曲肽也可导致头痛、乏力、水肿、高血糖等反应。有学者提出，使用可结合所有生长抑素类似物受体亚型的生长抑素类似物(如SOM230)可能会有一定疗效。

其他：虽有报告显示，霉酚酸酯、雷公藤、氨甲蝶呤等免疫抑制药对TAO也有一定疗效，但尚待大规模临床试验证实。

目前上述药物仅推荐作为皮质类固醇的辅助治疗，而不推荐单独使用。

3.血浆置换法

血浆置换疗法适用于严重急性进展期的患者，通过血浆置换可清除或减少与本病相关的抗原、抗原抗体复合物以及某些细胞因子，还能影响血浆黏滞性及血浆内的组成成分。但目前对其确切疗效仍难以肯定，临床上常需配合使用糖皮质激素或免疫抑制药(硫唑嘌呤或环磷酰胺)。一般5～8天行血浆置换4次，置换出血浆共10L，代之以稳定的血浆蛋白溶液。在末次置换后，加用泼尼松40mg/d和硫唑嘌呤100mg/d，三四周后逐渐减至维持量，总疗程3个月。近年来应用血浆置换治疗TAO也有报道，但相关报道不多。

(三)放射治疗

对TAO患者的放射治疗，通常有单纯眶部放射治疗及眶部放射治疗联合皮质类固醇治疗两种。对于中重度TAO患者适用。威胁视力TAO患者并不推荐使用放射治疗。眶部放射治疗的机制是射线照射眶内组织,杀伤眶部浸润的淋巴细胞及炎性细胞,从而抑制细胞因子的释放,使眼眶成纤维细胞增生及GAGS形成减少。对于TAO患者的眶部放射治疗,累计剂量通常为20GY,分成10次剂量在2周内完成,是最常使用的方法;也可以每天2GY在20周内完成,有效且易于耐受。

1.单纯眶部放射治疗

临床数据及经验均支持小剂量、长程眶部放疗,但仅适用于≥35岁患者。一项研究中,TAO患者随机分为口服泼尼松(3个月)+0GY放疗和口服安慰剂+眶部放疗(总剂量20GY)两组,缓解率分别为50%和46%($P>0.05$);但口服泼尼松治疗起效快,且缓解软组织症状效果较好,而放疗则可较好地改善眼肌活动度。长期随访研究显示,眶部放疗较安全,未见相关肿瘤发生,但存在引起糖尿病患者视网膜病变的风险,在糖尿病合并严重高血压者中尤其如此。

2.皮质类固醇联合眶部放射治疗

大量研究显示,口服皮质类固醇联合眶部放疗较任何一种单一治疗更有效且更持久。联合治疗可以有效地利用激素的快速起效特征和放疗的持久作用。此外,激素可预防放疗引起的一过性炎症加重效应,而放疗则可降低激素停用后的复发率。因此,对严重病例如选用保守疗法而不是眼减压手术,建议采用联合治疗策略。目前尚缺乏眶部放疗联合静脉皮质类固醇与单用静脉皮质类固醇疗效比较的研究。

(四)眼科治疗

无论甲状腺相关眼病患者病情严重程度如何,眼科用药治疗都是必不可少的。

(1)对于患者的眼部症状,如异物感、流泪等,可用人工泪液,如0.5%~1%的甲基纤维素滴眼剂。畏光者可配戴太阳镜,单侧眼罩可减轻复视。

(2)若患者有眼部充血水肿、角膜上皮脱落、荧光素染色阳性,可用抗菌消炎滴眼液或眼膏,通常白天用眼液3次/d,夜晚睡前用眼膏,如0.4%阿米卡星滴眼液、红霉素眼膏等,眼睑闭合不全者需加盖眼罩,以防止发生结膜炎、角膜炎。也可与糖皮质激素滴眼液交替使用。

(3)改变患者睡眠时的体位,床头抬高仰卧,以减轻眼睑及眶周软组织肿胀。也可服利尿药,但对其效果尚有争议。

(4)眼睑退缩。对甲状腺相关眼病患者一般使用5%硫酸胍乙啶眼液,3次/d,可使眼睑退缩减轻或消失,该药为去甲肾上腺素能神经阻滞药,通过耗竭交感神经末梢存储的去甲肾上腺素来治疗TAO的眼睑挛缩症状。不良反应有结膜充血、瞳孔缩小。

(5)眼压升高。一部分TAO患者可能出现眼压升高,需定期观察随访,常用降眼压药有噻吗洛尔、毛果芸香碱眼液等。

(6)肉毒杆菌毒素。可选择性地作用于周围胆碱能神经末梢,抑制乙酰胆碱的释放,使肌肉麻痹,起去除神经支配的作用,治疗上睑退缩时,退缩的程度不同,药量也不同。

(五)外科治疗

对于甲状腺相关眼病的外科手术治疗,其目的通常是改善患者眼部症状、保护视力及改善容貌。常用的治疗TAO的手术有眼睑退缩矫正术、眼肌手术及眼眶减压术。

甲状腺相关眼病的显著特征之一就是眼睑退缩，尤其是上睑退缩。眼睑退缩矫正术最常见的指征就是上睑退缩，伴有上睑闭合不全并影响容貌。当眼睑显著退缩＞1mm 且两侧不对称时推荐手术。眼眶间脂肪增加也可作为手术指征。行眼睑退缩矫正术需注意辨别是真性眼睑退缩还是由下直肌纤维变形导致的假性退缩。

当眼外肌受累导致眼球运动受限甚至出现复视时，可以考虑行眼肌手术。TAO 患者眼外肌受累时，还可因为斜视而出现异常的头部姿势，这也是手术指征之一。为了改善患者容貌，眼肌手术也可考虑。

眼眶减压术是 TAO 患者治疗常用的手术之一。保守的眼眶减压术只切除脂肪组织，若效果不佳，可切除部分骨性眼眶，有不同的进入术式如经眶式、经窦式、经颅式等。其手术指征是：眼球前突导致的角膜炎或角膜溃疡；眼外肌肥大及脂肪增加压迫视神经导致的视神经病变、视野缺损、视力下降等；患者难以接受外貌改变时；严重的浸润性突眼。

十、生活质量评估

随着生活水平的提高，医生及患者对自身的健康感受及生活质量（QL）的关注度也在增加。也有很多人使用健康相关生活质量（HRQL）这一术语。HRQL 可描述患者的疾病严重性，也是治疗成功的重要特征。对于甲状腺相关眼病患者的 HRQL 评价，常用的是甲状腺相关眼病的生活质量问卷（TAO-QOL）。TAO-QOL 是专门为 TAO 患者设计的，在临床研究中可以做 TAO 治疗结果的分析判断。问卷由两部分组成，前一部分 8 道问题与视功能受限有关，后一部分 8 道问题与社会心理能力受限有关，如外貌改变的影响。与正常人相比，TAO 患者的 HRQL 在所有方面都有明显下降。对于 TAO 不同的治疗方式，如激素治疗、放射治疗或手术治疗，患者的 HRQL 也有不同。HRQL 的测定，可较全面衡量 TAO 患者的功能状态、生活能力及健康感受，结合临床指标，可更准确地判断患者病情的严重程度和治疗效果的好坏，有利于提高患者的生活质量。

第四节　糖　尿　病

一、概述

糖尿病（DM）是一组以长期高血糖为主要特征的代谢综合征，由于胰岛素缺乏和（或）胰岛素生物作用障碍导致糖代谢紊乱，同时伴有脂肪、蛋白质、水、电解质等代谢障碍，并可并发眼、肾、神经、心血管等多脏器的慢性损害。2013 年，中华医学会糖尿病分会推荐在中国人中采用世界卫生组织（WHO）1999 年提出的糖尿病诊断标准：糖尿病症状＋任意时间血浆葡萄糖水平≥11.1mmol/L（200mg/dL）或空腹血浆葡萄糖（FPG）水平≥7.0mmol/L（126mg/dL）或口服葡萄糖耐量试验（OGTT）中，2hPG 水平≥11.1mmol/L（200mg/dL）。儿童的糖尿病诊断标准与成人一致。糖尿病的临床阶段如下。①正常血糖——正常糖耐量阶段。②高血糖阶段：A.糖调节受损；B.糖尿病。糖尿病的病因分型分为：1 型糖尿病（T1DM）；2 型糖尿病（T2DM）；其他特殊类型糖尿病，包括 8 个亚型；2013 年 WHO 发表了《妊娠期新诊断的高血糖诊断标准和分类》,将妊娠期间发现的高血糖分为两类,妊娠期间的糖尿病,妊娠期糖尿病(GDM)。妊娠期间的糖尿病诊断标准与1999年WHO的非妊娠人群糖尿病诊断标准一致,即空腹血糖≥7.0mmol/L,或餐后2hPG≥11.1mmol/L,或有明显糖尿病症状者随机血糖≥11.1mmol/L。妊娠期糖尿病的诊断标准:空腹血糖≥5.1mmol/L,餐后1小时≥10.0mmol/L,2h≥8.5mmol/L,上述任何一点达到标准即可诊断妊娠期糖尿病。与糖尿病相关的急性并发症包括糖尿病酮症酸中毒、糖尿病高血糖高渗性综合征、乳酸性酸中毒、糖尿病低血糖症。糖尿病慢性并发症包括大血管并发症——心血管、脑血管、外周血管;微血管并发症——糖尿病视网膜病变、糖尿病肾脏病、糖尿病神经病变、糖尿病足。

二、治疗

随着糖尿病临床研究循证依据的增多和针对发病机制药物的开发,目前对于糖尿病的治疗强调个体化治疗,个体化体现在血糖达标目标个体化、治疗方案个体化,根据患者的态度和期望的治疗结果、低血糖和其他不良反应的潜在风险、糖尿病病程、预期寿命、主要的并发症、已有的血管疾病、资源及支持系统来决定患者的达标目标和治疗方案。

血糖控制目标一般为HBA1C<7.0%[平均血糖:150~160mg/dL(8.3~8.9mmol/L)],餐前血糖<130mg/dL(7.2mmol/L),餐后血糖<180mg/dL(10.0mmol/L),个体化的控制目标非常重要:更年轻、更健康的患者需要更严格的血糖控制(6.0%~6.5%);老年、伴发疾病较多、容易发生低血糖等的患者需要更宽松的血糖控制(7.5%~8.0%),在降糖过程中尽量避免低血糖的发生。

(一)DM基础知识教育

其教育内容如下。①糖尿病的诊断标准、特点和流行病学。②胰岛素分泌与胰岛素抵抗的概念和发病机制。③代谢控制不良的后果,包括心理、精神、大血管病变(动脉硬化等)和微血管病变(视网膜病变、肾脏病变、神经病变)以及急性并发症(糖尿病酮症、糖尿病非酮症高渗昏迷等)。④胰岛素使用方法和低血糖的防治以及胰岛素笔的应用知识。⑤口服降糖药的疗效和使用方法。⑥DM饮食的配制和配制原则。⑦糖尿病的运动。⑧低血糖的防治等。⑨告诉患者糖尿病的控制目标。教育形式可选择在门诊或病房组织患者上课;建议患者阅读健康的、正确的有关糖尿病防治的书籍、杂志或小手册;在病房查房过程中除了解患者的病情变化,每天应该给患者灌输一点糖尿病防治的知识。通过教育希望能达到下列目的。①认识自己所患DM的类型及其并发症。②能正确掌握饮食治疗和自己调整食谱的基本技能。③认识DM控制不良的严重后果及其DM控制的重要性。④能自己观察病情变化,自我监测血糖、尿糖,并能根据结果进行饮食和药物的必要调整。⑤能自己使用胰岛素,并能根据血糖和尿糖结果调整胰岛素用量。⑥能充分认识和预防低血糖症的发生,一旦发生能自己进行及时的处理。⑦提高DM患者对治疗和监测病情的顺从性,能主动与医务人员配合,病情变化时能及时复诊,并按要求定期复查追踪,以达到良好控制病情的根本目的。⑧能对社会上不实和伪科学的宣传、广告有正确的判断力,提高向他人宣传教育的知识水平。

(二)饮食治疗

饮食治疗是糖尿病的基础治疗。饮食治疗的目的是维持标准体重,纠正已发生的代谢紊乱,减轻胰岛B细胞负担。在实际工作中,因人而异控制饮食量(每天总热量摄入),长期维持合理的饮食结构搭配，既保证患者的生活质量又能让饮食得到恰当控制。饮食控制不能采取禁吃或偏食等强制性措施，否则会使患者营养失衡，对生活失去信心，降低生活质量，反而影响血糖控制。

1.饮食控制的方法

热量计算与运用：根据标准体重及活动量计算每天所需总热量。标准体重[kg(体重)]的计算方法如下：40岁以下者为身高(cm)-105；年龄在40岁以上者为身高(cm)-100，或[身高(cm)-100]×0.9。成人每天每千克标准体重的总热量估计：休息状态下为105～126kJ，轻体力劳动者为126～147kJ、中度体力劳动者为147～167kJ，重体力劳动者为167kJ以上。

18岁以下青少年每天每千克标准体重所需热量(kJ)＝90-3×年龄(岁)。儿童因生长代谢旺盛，为保证其生长发育，所需的热量相应增加，一般与同龄健康儿童摄取的总热量相同。但要注意避免过食和肥胖。

在妊娠的后期所需热量应增加15%左右，哺乳母亲热量供给要增加30%左右。DM合并妊娠的饮食治疗目的是达到良好控制DM病情，使血糖尽量恢复正常，这是确保胎儿和母亲安全的关键。提供充足的各种营养素，而不引起餐后高血糖和酮症至关重要。饮食治疗要与运动疗法结合进行，并随着妊娠的继续进行合理地调整。妊娠并非运动疗法的禁忌证，但必须在医护人员的指导下进行，协助控制血糖。

老年人和伴有其他并发症的患者，应根据具体情况酌情减肥。肥胖者(超过标准体重20%)应严格控制总热量，以期体重下降至正常标准＋5%左右。而低于标准体重20%的消瘦患者，或低于标准体重10%的体重不足患者，则应适当放宽总热量，达到增加体重的目的。

2.合理分配营养成分比例

营养物质分配的原则是高糖类、高纤维素、低脂肪饮食。一般糖类占总热量的50%～60%，蛋白质占总热量的15%～20%(每天每千克体重0.8～1.0g)；脂肪约占总热量的20%～25%(每天需要量0.6～1.0g/kg体重)，饱和脂肪酸摄入＜7%。许多患者用严格控制糖类的摄入量，同时增加脂肪和蛋白质摄取以求达到控制血糖的目的，这是错误和无益的。低糖类饮食可抑制内源性胰岛素的释放。如对主食控制过严，使患者处于半饥饿状态，可使糖耐量减低，体内供能势必依靠脂肪和蛋白质的分解，而导致酮症，病情反而难以控制。近年来，一些研究认为高蛋白饮食引起肾小球滤过压增高，易发生DM肾病。而低蛋白饮食可明显延缓DM和非DM肾病的发展，减少了肾病和死亡的危险。肾移植术后接受低至中等蛋白(0.7～0.8g/kg)饮食还可延缓或减轻慢性移植排斥反应。老年人和妊娠妇女一般不需要人为地增加蛋白质的摄入量。事实上，过多的蛋白质摄入可能对DM不利。除非存在蛋白质需要量明显增加或蛋白质丢失过多等情况而需要增加蛋白质的摄入量外，在一般情况下，DM患者不要过分强调蛋白质的补充，当患者伴有高能量消耗时，一般每天也不超过1.5g/kg。另外，除数量外，要多考虑摄入高质量的蛋白质以保证必需氨基酸的供应。在饮食中添加较多的发酵性糖类更有利于DM肾病患者，因为发酵性糖类可增加氮的肾外(经粪)排泄量，降低血浆尿素氮浓度。发酵性糖类很多，如食用胶阿拉伯纤维、菊粉和粗制马铃薯淀粉等在肠道的发酵作用均较明显。早期DM肾病患者应限制蛋白质的摄入量(每天每千克体重0.6g)。动物性蛋白因含丰富必需氨基酸，营养效值和利用率高，应占总蛋白量的40%～50%。对于儿童患者，为满足其生长发育的需要，蛋白质可按每天1.2～1.5g/kg体重给予。妊娠、哺乳、营养不良、合并感染、有消耗性疾病的患者均应放宽对蛋白质的限制。

在脂肪的分配比例中，饱和脂肪酸含量与不饱和脂肪酸含量的比例应为1∶1。动物性脂肪除鱼油外主要含饱和脂肪酸，植物油富含不饱和脂肪酸，目前认为多价不饱和脂肪酸的热量(P)与饱和脂肪酸热量(S)的比值(P/S)愈大，对降低胆固醇和预防动脉粥样硬化和神经病变等愈有效。在限制脂肪进量的前提下，应以植物油代替动物油。肥胖患者特别是伴有心血管病者，脂肪摄入应限制在总热量的30%以下，胆固醇每天摄入量应限制在300mg以下。

食物纤维又称植物性多糖，分为可溶性和不溶性两类。食物纤维在人小肠不被消化，本身不能成为能源，但能促进唾液及胃液的分泌，带来饱腹感，从而达到减食减重的目的；食物纤维能推迟糖及脂肪吸收，制约餐后血糖的急剧上升及胰岛素分泌。美国DM协会(ADA)的食用纤维推荐量为24g(8g可溶性纤维加16g非溶性纤维)。

3.食物的选择与注意事项

DM患者常向医生提出该吃什么与不应该吃什么的问题。回答这类问题时不应绝对化，也不能一成不变。一般应告诉患者不宜食用含葡萄糖的甜食(发生低血糖除外)。满足口感可使用糖的代用品(甜味剂)，如木糖醇、甜叶菊、糖精等。含糖类食物主要有谷类、薯类、豆类、含糖多的蔬菜和水果等。以谷类为主食者要尽可能选择粗制品。选择脂类食品时，应尽量减少动物性脂肪的摄入量，适当摄入植物性脂肪。动物性脂肪主要来源于肥肉、猪油。羊肉、牛肉的含脂量低，而猪肉的含脂量高，鱼及水产品含脂最低，其次为禽肉和蛋。DM患者烹调用油也应限制(植物油2～3汤匙)，食用的花生、瓜子等零食需计算在总热量和脂肪用量内。动物性蛋白主要来源于畜肉、禽肉、鱼、虾、蛋类、乳品类等。植物性蛋白含量最高的是豆类。每天主食即可提供25～50g蛋白质。DM患者可适当进食一些新鲜水果，补充维生素，但应将水果的热量计算在总热量内。建议从少量开始，进食水果的时间最好在空腹和两餐之间。DM患者饮食种类可参照原生活习惯，注意多样化，控制每天总热量。

4.食谱和热量的设计与计算

(1)粗算法：适用于门诊患者。体重大致正常，身体状况较好者的主食可按劳动强度大致估计，休息者200～250g，轻体力劳动者250～350g，中体力劳动者350～400g，重体力劳动者400～500g。副食品中蔬菜不限制，蛋白质30～40g，脂肪40～50g。肥胖患者应严格限制总热量，选用低糖类、低脂肪、高蛋白饮食。每天主食200～250g，副食中蛋白质30～60g，脂肪25g左右。

(2)细算法：又称食物成分表计算法，其科学性强，但须经常查阅食物成分表。计算和设计主、副食较繁杂，适合于住院患者。其方法和步骤如下。①根据患者性别、年龄、身高计算标准体重。②根据患者劳动强度确定每天所需总热量。③确定糖类、脂肪和蛋白质的供给量。每克糖类与每克蛋白质均产生4kcal(1kcal≈4.185kJ)热量，每克脂肪产生9kcal热量。设全日总热量＝X，全日糖类(G)＝X×(50%～60%)/4；全日蛋白(G)＝X×(12%～20%)/4；全日脂肪(G)＝X×(20%～35%)/9。例如，40岁女性T2DM患者的身高为165cm，实际体重为65kg，患者住院休息每天每公斤体重需30kcal热量，标准体重＝165-105＝60kg，全日脂肪＝1 800×20%/9＝40g。总热量三餐分配按1/5、2/5、2/5分配。

患者饮食治疗开始可能会不习惯，易产生饥饿感，可多吃蔬菜减轻饥饿感，但炒菜用油不能太多，切忌用多吃肥肉等油腻食物来减轻饥饿感。

合并DM肾病时，尤其是肾功能不全时，应限制蛋白质的摄入，必须选择优质动物蛋白，每天磷的摄入应少于5mg/kg或每天少于0.3g。适当限制钠盐（高血压者要限制在3g/d以内），根据血钠水平和水肿程度调整。一般每天钠盐应少于6g。

DM合并妊娠时，为满足母体和胎儿营养的需求，保证胎儿的正常生长、发育，饮食的热量不宜过分限制，每天按30～35kcal/kg体重，或每天2 000kcal以上，蛋白质每天1.5～2.0g/kg体重，脂肪每天约50g，糖类不低于总热量的50％，300～400g。少食多餐（每天5～6餐）。防止出现低血糖和饥饿性酮症。妊娠期间，前3个月体重增加不应超过2kg，以后每周体重的增加控制在350g左右。妊娠期还须注意补充适量的维生素、钙、铁和锌等。

非DM患者长期饮酒（伴酒精相关性慢性胰腺炎）可发生酒精性自主神经病变。T2DM患者长期饮酒既易发生低血糖又可加重高血糖。饮酒的DM患者乙醛脱氢酶-2（ALDH-2）基因表现型可分为活化型与非活化型两种，不论是活化型还是非活化型ALDH-2DM患者以及一般DM患者，长期饮酒均可引起酒精性肝硬化、胰腺炎及多脏器损害。因此，糖尿病患者应尽量戒酒，某些患者禁止饮酒有一定难度，在下列情况可允许少量饮酒。①血糖控制良好。②无DM慢性并发症。③肝、肾功能正常。④非肥胖者。⑤无急性并发症时。⑥活化型ALDH-2基因表现型者。最高允许饮酒量为红酒50mL，啤酒200mL。

（三）运动疗法

运动治疗指除了围绕生存、生活、工作的基本活动之外而特意设计的运动而言。DM运动治疗主要适用于空腹血糖在16.7mmol/L以下的T2DM患者，特别是超重或肥胖者。T2DM患者运动能增加胰岛素敏感性，增加糖的摄取和糖的无氧酵解并改善脂代谢。运动能使肌肉对糖的摄取增加2倍，并增加GLUT4的含量，增加糖原合成酶的活性，增加不饱和脂肪酸的摄取和氧化及脂蛋白脂酶活性。但是运动也有潜在性危险，特别是已有DM并发症的患者，则可能使冠心病加重，运动中血压升高，视网膜出血，尿蛋白增加，使神经病变进展，退行性关节病加重，以及发生低血糖等。对于T1DM患者，特别是伴有肾病、眼底病变以及合并高血压、缺血性心脏病者，不适于进行有风险的运动治疗。

运动治疗的原则是要注意运动方案的个体化。根据患者的性别、年龄、体型、体力、生活习惯、劳动、运动习惯、运动经验、运动爱好等选择恰当的运动方式和运动量。运动时要注意安全，运动量应从小量开始，逐步增加，长期坚持。

运动量是运动治疗的核心内容。原则上对体重正常的人运动所消耗的热量应与其摄入的热量保持平衡，但对肥胖和超重的人则要求其运动消耗热量大于摄入热量，才可达到减轻体重的目的。运动强度必须对肌肉达到合适的刺激强度（一般起码为60％的中等强度），即相当于最大运动能力（VO_{2max}）的百分率（％），VO_{2max}即最大氧摄取量。因检查比较困难，所以常用不同年龄组的脉搏表示这种强度（相对强度），将极限的强度定为100％。

（1）计算法。VO_{2max}％脉搏＝安静时脉搏＋（运动中最大脉搏-安静时脉搏）×强度。运动中最大脉搏＝210-年龄，如57岁的患者，安静时脉搏为75次/min，其60％中等强度运动时脉搏＝75＋（210-57-75）×60％＝122次/min。

(2)简易法。运动时脉搏(次/min)=170-年龄(岁)。

(3)查表法。

(4)人体能量平衡监测仪。计算不同年龄、体质指数的基础能量消耗与活动(包括运动)时的能量消耗,同时还能计算每天饮食摄入的热量,因此能科学地算出每天的能量是否平衡,并据此调节运动和饮食。

运动项目要有利于全身肌肉运动,不受条件、时间、地点限制,符合自己爱好,可操作性强,便于长期坚持,能达到治疗目的(比如散步、体操、舞蹈、乒乓球、自行车、上下楼梯、羽毛球、游泳等)。运动项目可互相组合、交换,尽量不参与决定胜负的竞技性运动。

运动的时机应以进餐1h后为好。但可灵活掌握。空腹运动易发生低血糖,餐后立即运动影响消化吸收,且此时所需热量尚未被吸收。运动频率也因人而异,有运动习惯者鼓励每天坚持运动,每天的安排以一日三餐后较好,也可集中在晚餐后一次性进行,每次运动宜坚持30分钟,如再运动宜休息10分钟后再进行。每周运动时间不小于150分钟。

(四)口服降糖药

1.促进胰岛素分泌药

该类药的优势是使用时间长,经验丰富,价格便宜,劣势是有低血糖风险和体重增加的不良反应。

(1)磺胺类药。

作用机制:主要有下列几种作用途径和方式。①磺胺类药物与胰岛B细胞膜上特异性受体结合后,关闭ATP敏感性K^+通道,提高间隙连接的通透性,抑制K^+从细胞内向细胞外流,细胞内K^+使B细胞浆膜去极化,导致电压依赖性CA^{2+}通道的开放,触发细胞外CA^{2+}流入细胞内,使B细胞内CA^{2+}浓度升高,致含有胰岛素的小囊泡向B细胞表面移动,并释放胰岛素。②胰外作用,有些磺胺类能改善外周组织胰岛素的敏感性,加强胰岛素介导的外周组织对葡萄糖的摄取和利用,增加外周靶细胞胰岛素受体数量和胰岛素与受体的亲和力,增加肌细胞糖的转运和GLUT1、GLUT4的表达和增加肌细胞中糖原合成酶活性;增加脂肪细胞中的葡萄糖转运和脂肪合成;使肌糖原合成增加;增强肝细胞对胰岛素的反应性,减少胰岛素的代谢清除率,减少肝糖异生,降低血糖;降低血小板聚集与黏附作用,改善血黏度和微循环,减少血管并发症的发生与发展。

适应证:磺胺类主要适用于T2DM患者。体重在理想体重的110%-160%范围内,过去未用过胰岛素或每天用量小于40U则能达到满意控制,空腹血糖<10mmol/L的DM患者用磺胺类药物后可能效果较好。

禁忌证:磺胺类药物不宜用于下列情况。①严重肝肾功能不全。②非酮症高渗性昏迷、酮症酸中毒。③严重急性感染、大手术及创伤时宜用胰岛素治疗。④DM妊娠和哺乳期。老年人要小心应用,以选用作用时间较短的药物为宜,剂量不宜过大。患者应该禁酒,因为乙醇可诱发或加重空腹时磺胺类的降糖作用而发生低血糖症。

常用药物:格列本脲、格列齐特、格列苯脲、格列吡嗪、格列喹酮、甲苯磺丁脲。

磺胺类药物中格列喹酮仅5%从肾排泄,因此,早期DM肾病、肾功能正常者尚可选用,但应观测肾功能;格列本脲(优降糖)的降糖作用最强,持续时间长,易发生蓄积作用。因此,年龄大有心血管并发症者尽量不作为首选药物。药物剂量应从小剂量开始，每 4～7 天增减剂量 1 次，根据监测血、尿糖结果调整药量。餐前 30 分钟服用，每天剂量超过最大剂量 50%的应分次服用或加用另一种不同降糖机制的口服药或加用胰岛素。

不良反应：常见的不良反应有低血糖、消化道反应，少见的不良反应有肝功能损害、过敏、骨髓抑制。不良反应通常与剂量大小及与双胍类药合用有关。与下列药物同用易发生低血糖：阿司匹林、保泰松、吲哚美辛、磺胺、丙磺舒、青霉素、环磷酰胺、乙醇、β 受体阻滞剂、可乐定、利血平、麦角胺、氨茶碱、呋喃唑酮、甲硝唑、苯丙酸诺龙、甲巯咪唑等。

多数磺胺类药物，如甲苯磺胺、格列本脲及格列吡嗪对胃酸分泌和胃蛋白酶活性无明显作用，但格列喹酮对胃酸和胃蛋白酶分泌有显著刺激作用，故有消化性溃疡患者禁用格列喹酮。

磺胺类药物原发性失效：DM 患者过去从未用过磺胺类药物，应用足量的磺胺类药物 1 个月后未见明显的降糖效应，称为原发失效，发生率为 20%～30%，其原因可能有缺乏饮食控制，严重的胰岛 β 细胞功能损害等，治疗是在饮食控制基础上改用胰岛素或改用 α-糖苷酶抑制剂治疗等。

磺胺类继发性失效：DM 患者服用磺胺类药物治疗初期能有效地控制血糖，但长期服用后疗效逐渐下降，血糖不能控制，甚至无效。判定标准是每天应用大剂量（如格列本脲 15mg/d，疗程 3 个月）空腹血糖仍＞10mmol/L，HBALE＞9.5%，称为继发失效，其发生率为20%～30%，年增长率为 5%～10%。其发生与胰岛 B 细胞功能下降和外周组织的胰岛素抵抗密切相关。其他因素如下。①饮食控制不佳，活动量过少。②磺胺类药物剂量不够或吸收障碍。③同时服用了升高血糖的制剂如糖皮质激素等。④存在应激反应。⑤心理因素等。⑥病例选择不当。

磺胺类药物与其他药物的联合应用。①磺胺类药物与胰岛素合用。许多研究结果表明，磺脲药与胰岛素合用治疗 T2DM 可提高单独应用的疗效。可在口服药基础上睡前补充基础胰岛素（甘精胰岛素、地特胰岛素、中效胰岛素）。②磺胺药物与双胍类药物合用，此两种药物由于作用机制不同，合用时具有减轻胰岛素缺乏及胰岛素抵抗程度、减少不良反应、降低药物失效发生率和加强降血糖作用等优点。③磺胺药物与其他药物合用，磺胺类药物尚可与 X-糖苷酶抑制剂、噻唑烷二酮、二酰肽基酶-4（DPP-4）抑制剂等合用，均可取得较好疗效。

（2）非磺胺类药。目前有瑞格列奈（诺和龙）和那格列奈（唐力）。那格列奈是苯丙氨酸衍生物，瑞格列奈是苯甲酸的衍生物。瑞格列奈为一种新的非磺胺类口服降糖药，其作用机制与磺胺类有相同之处，均为通过抑制 ATP 依赖性钾通道，关闭钾通道，而使 B 细胞去极化，从而使钙通道开放，使 B 细胞的 CA^{2+} 内流增加，诱发胰岛素分泌。与磺胺类不同之处是，瑞格列奈对 B 细胞上的结合部位不同，对营养不良的胰岛细胞不能刺激胰岛素释放。对 B 细胞引发直接的胞吐无作用，并能抑制二硝基苯酚引起的代谢应激反应。口服经胃肠道迅速吸收，半衰期约为 30 分钟，4h 后几乎测不到药物。主要通过肝脏代谢成无降糖作用的代谢物由胆汁排泄，仅有＜6%经肾脏排泄。与双胍类合用有协同作用。不良反应少，安全性大。适用于老年及有肾功能障碍的 T2DM 患者。这类药物一般于餐前服用，即使未进食或推迟进餐时间也极少发生低血糖症，故特别适用于餐后高血糖的控制，也适用于肥胖或非肥胖的 T2DM 患者。瑞格列奈可 1mg，每天 3 次，根据血糖调节剂量，每天最大量可用到 16mg。与二甲双胍或噻唑烷-二酮合用均有良好疗效。

2.双胍类降糖药

该类药的优势是使用时间长，经验丰富，无体重增加，单用一般不发生低血糖，价格便宜，劣势是有胃肠道反应、乳酸酸中毒和维生素 B_2 缺乏的风险。

(1)作用机制：改善胰岛素敏感性；抑制肠道葡萄糖吸收；抑制肝糖生成；增加周围组织对葡萄糖的转运、利用和氧化；增强外周组织糖的无氧酵解，降低细胞的耗氧量，抑制细胞呼吸；抑制糖原分解，改善受体后葡萄糖磷酸化、激酶活性、胰岛素对转录和翻译的关键酶的作用、受体信号系统等。研究报道二甲双胍有一些降糖以外的作用：降低 VLDL、三酰甘油水平，抑制肠道羟甲基戊酯辅酶 A 还原酶和酰基-辅酶 A-胆固醇酰基转移酶活性，抑制肠道胆固醇生物合成和贮存；抑制人动脉平滑肌细胞和成纤维细胞生长，降低缺氧引起的人上皮细胞增生，抑制血小板聚集，增加纤溶活性，降低血管通透性，增加动脉舒缩力和血流量。延缓血管并发症发生。同时可抑制糖化终末产物(AGE)的生成，有利于防治血管病变和高血压的控制。甲基乙二醛(丙酮醛，MC)为一种反应性 α-二羧基物，与 DM 的慢性并发症发生有密切关系，MG 可作为直接性毒物或糖化终末产物(ACE)的前身物质损害细胞。DM 患者的 MC 升高，MC 升高的程度与血糖水平呈正相关，二甲双胍可直接抑制 MG 生成，还可通过降低血糖而间接降低 MG 对组织的损害。用二甲双胍治疗多囊卵巢综合征，可改善高胰岛素血症、高雄激素血症(抑制 ACTH 依赖性雄激素生成)，有助于月经紊乱的纠正，恢复排卵(有效率达 91%)，但对血雄激素水平正常的多囊卵巢综合征患者似乎效果不明显。

(2)适应证：用于单纯饮食控制不满意的 2 型糖尿病患者，尤其是肥胖和伴高胰岛素血症者，用本药不但有降血糖作用，还可兼有减轻体重和高胰岛素血症的效果。对某些磺酰脲类疗效差的患者可奏效，如与磺酰脲类、小肠糖苷酶抑制剂或噻唑烷二酮类降糖药 DPP-4 合用，较分别单用的效果更好。亦可用于胰岛素治疗的患者，以减少胰岛素用量。

(3)禁忌证：下列情况应禁用。①2 型糖尿病伴有酮症酸中毒、肝及肾功能不全(血清肌酐超过 1.5mg/dL)、肺功能不全、心力衰竭、急性心肌梗死、严重感染和外伤、重大手术以及临床有低血压和缺氧情况。②糖尿病合并严重的慢性并发症(如糖尿病肾病、糖尿病眼底病变)。③足静脉肾盂造影或动脉造影前。④酗酒者。⑤严重心、肺病患者。⑥维生素 B_{12}、叶酸和铁缺乏的患者。⑦全身情况较差的患者(如营养不良、脱水)。

(4)用法：二甲双胍 0.25～0.5g/次，每天 3 次，最大剂量 2 000mg/d，部分患者服药后消化道反应明显，可从小剂量开始，0.25～0.5g/d，饭后服用，可减轻消化道不良反应，提高患者的耐受性。

(5)不良反应：主要的不良反应如下。①消化道反应，如恶心、呕吐、食欲缺乏、腹部不适、腹泻、口内有金属味，服用苯乙双胍(降糖灵)的发生率约 65%，二甲双胍约 20%有轻度暂时性胃肠道反应。部分消化道不良反应与双胍类药物可促进十二指肠黏膜 5-羟色胺及其他神经递质释放有关。故宜从小剂量开始，逐渐增加剂量，进餐时或餐后服用可减轻胃肠道不良反应。②乳酸性酸中毒，苯乙双胍(降糖灵)增加血浆乳酸浓度，抑制乳酸氧化，损害氧化磷酸化，增加乳酸从肌肉中释放，因此使乳酸的产生和氧化不平衡，引起乳酸性酸中毒，目前已基本停止使用。二甲双胍不抑制电子传递链，增加乳酸的氧化，不改变乳酸从肌肉的释放。因此二甲双胍比苯乙双胍发生乳酸性酸中毒少见，仅为苯乙双胍的 1/50。③长期服用可引起维生素 B_{12} 缺乏。

3.葡萄糖苷酶抑制剂

该类药优势是无低血糖，非全身性作用药；劣势是有胃肠道反应，价格中等。

(1)作用机制和主要作用：主要在肠道起作用，目前在临床上应用的有阿卡波糖、伏格列波糖等。在小肠中竞争性地抑制小肠刷状缘的近腔上皮细胞内的葡萄糖苷酶，延缓糖类的消化作用，延迟双糖、低聚糖、多糖的葡萄糖吸收，延迟并减低餐后血糖升高。长期应用可以降低空腹血糖水平。这种抑制作用是不完全的，而且是可逆的，不影响电解质、维生素 B_{12} 的浓度，也不影响糖类的吸收。拜糖平在脂肪组织中可降低脂肪组织的体积和重量，减少脂肪生成和脂肪酸代谢，降低体脂和血三酰甘油水平。由于持续抑制餐后高血糖而减少了胰岛素的需要量。因此，减轻了胰腺 B 细胞的负荷，使胰岛病变（纤维化）的发生得到抑制。应用糖苷酶抑制剂后，由于胰岛素的早期分泌反应的改善，血糖降低，胰岛素的迟发性分泌过剩得到抑制。

米格列醇（KAD 1229），为琥珀酸衍生物，是假单聚糖 α-糖苷酶抑制剂。DM 患者对本药的耐受性更好，无体重增加和低血糖不良反应，吸收入血后不被代谢，从肾脏排泄。临床应用 50～100mg，每天 3 次，治疗 T2DM6～12 个月可改善糖代谢，降低餐后血糖、餐后血胰岛素和血 HBA1C 水平。

(2)适应证：①改善糖尿病患者餐后高血糖（本品适用于患者接受饮食疗法、运动疗法没有得到明显效果时，或者患者除饮食疗法、运动疗法外还用口服降血糖药物或胰岛素制剂而没有得到明显效果时）。②糖耐量异常（ICT）的干预治疗。几乎所有的 DM 患者在发病前期都要经过 ICT 阶段，因此对 ICT 进行干预治疗成了 DMⅠ级和Ⅱ级防治的一个重要环节。

(3)用法用量：阿卡波糖用餐前即刻整片吞服或与前几口食物一起咀嚼服用，剂量需个体化。一般推荐剂量为：起始剂量为 1 次 50mg，每天 3 次；以后逐渐增加至 1 次 0.1g，每天 3 次。个别情况下，可增加至 1 次 0.2g，每天 3 次。伏格列波糖通常成人 1 次 0.2mg，每天 3 次，餐前口服，服药后即刻进餐，疗效不明显时，经充分观察可以将每次用量增至 0.3mg。

(4)不良反应：主要为消化道不良反应，表现为腹胀、腹泻、腹部痉挛性疼痛、肛门排气增多。由于 α 糖苷酶抑制剂经肠道吸收少，仅为服用剂量的 1%，因此全身不良反应少。阿卡波糖有报道服用后可引起肝损伤，因此在服药期间应监测血转氨酶及肝功能变化，避免与对乙酰氨基酚类退热药合用。α 糖苷酶抑制剂偶可引起多形性红斑和血嗜酸性粒细胞增多症。下列情况下禁用：对 α 糖苷酶和（或）非活性成分过敏者禁用；有明显消化和吸收障碍的慢性胃肠功能紊乱患者禁用；患有由于肠胀气而可能恶化的疾病（如 Roenheld 综合征、严重的疝、肠梗阻和肠溃疡）的患者禁用；严重肾功能损害（肌酐清除率＜25mL/min）的患者禁用。

4.噻唑烷二酮类衍生物

该类药物的优势是单用不发生低血糖，通过改善胰岛素敏感性保护胰岛 B 细胞功能，降糖持久性好，劣势是有体重增加、水肿/心力衰竭、骨折的风险，价格稍高。

此类药物可增强外周组织对胰岛素的反应性，降低胰岛素的抵抗，目前主要有下列几种：匹格列酮、罗格列酮。曲格列酮由于其严重的肝损害而被停用。研究认为这类药物可增加胰岛素在外周组织的作用，通过与核过氧化物增生活化受体（PPARS）直接结合，并激活其活性，可增加多种基因编码蛋白的表达，从而控制糖和脂肪代谢。有胰岛素存在时，增加肌肉和脂肪细胞在基础状态下和胰岛素刺激下糖的摄取，增加 GLUT1 和 GLUT4 受体的表达，促进三酰甘油的清除，还能增加骨骼肌糖原合成酶的活性，通过抑制 1,6 二磷酸果糖酶和 2,6 二磷酸果糖酶的活性而降低肝糖输出。通过降低胰岛素水平，改善血管的收缩性，增加肾小球滤过率或抑制动脉平滑肌细胞增生而起降压作用。除了降血糖这类药物还可以改善血管内皮功能，降低炎症因子，保护β细胞功能和第一相胰岛素分泌，减少胰岛β细胞的凋亡，降低 FFA 浓度，使脂肪重分布，减少尿清蛋白排泄。罗格列酮一般每天 4～8mg，匹格列酮每天 15～30mg，每天 1 次，餐前餐后均可服用。

这类药物的主要不良反应有水钠潴留致水肿和体重增加，因此在有心功能不全的患者应慎用。与胰岛素合用有可能加重水钠潴留和体重增加。

5.二肽基肽酶-4(DPP-4)抑制剂

目前在中国批准上市的有西格列汀、沙格列汀、维格列汀、阿格列汀、利格列汀，通过抑制二肽基肽酶活性而相对提高生理肠促胰岛素，包括胰高血糖素样肽-1(CLP-1)和葡萄糖依赖性促胰岛素分泌多肽(CIP)的水平，由此触发胰腺提高胰岛素生产并使肝脏停止葡萄糖生产，最终降低血糖浓度的临床效果。可用作单一治疗药物，也可与其他口服降糖药或胰岛素联合应用，但与胰岛素或磺胺类联用时要注意低血糖的发生及时调整药物剂量。

临床试验中最常报道的不良反应有鼻塞或流涕、咽喉痛、头痛、腹泻和关节痛等，但似无体重增加效应，其低血糖症发生率也类似于安慰剂。

(五)胰岛素

1.生理作用

胰岛素是由α、β两条多肽链构成的，共含有 51 个氨基酸的蛋白质激素，分子量约 6 000Da。正常人胰岛素由肝、肾降解。在人体内胰岛素的半衰期约 5 分钟。胰岛素通过与肝脏、脂肪组织、肌肉等靶组织的细胞膜受体结合后发挥效应。主要作用是增加葡萄糖的穿膜转运，促进葡萄糖的摄取，促进葡萄糖在细胞内的氧化或糖原合成，并为合成蛋白或脂肪提供能量，促进蛋白质及脂肪的合成，减少酮体生成。与 GH 有协同作用，促进生长，促进钾向细胞内转移，并有水钠潴留作用。

2.适应证

传统的临床用胰岛素治疗的主要适应证如下。①T1DM。②T2DM 口服药无效。③妊娠期 DM。④DM 并发急性代谢紊乱，如酮症酸中毒、高渗性昏迷、乳酸酸中毒。⑤合并严重慢性并发症、肝肾功能不全。⑥应激情况下，如大中型手术、外伤、严重感染等。⑦营养不良，如显著消瘦，合并肺结核、肿瘤等消耗性疾病。⑧继发性 DM，胰源性(坏死性胰腺炎、胰腺切除术后等)、肝源性 DM 等。⑨迟发型自身免疫型 DM，临床上类似 T2DM，但血中胰岛细胞抗体(ICA)、谷氨酸脱羧酶抗体(抗-GAD)阳性者。随着糖尿病病理生理学研究的进展，目前认为 2 型糖尿病如果血糖过高早期应用胰岛素可使血糖得到有效控制，降低高血糖的毒性，保护胰岛β细胞功能，减少胰岛β细胞凋亡，当 2 型糖尿病用胰岛素使血糖得到有效控制后根据胰岛功能可改为口服降糖药控制血糖。2013 版《中国 2 型糖尿病防治指南》建议在下列情况下也可用胰岛素治疗：新诊断糖尿病患者与 1 型糖尿病鉴别困难时可首选胰岛素治疗，待血糖得到良好控制、症状得到显著缓解、确定分型后再根据分型和具体病情制订后续的治疗方案；2 型糖尿病患者在生活方式和口服降糖药联合治疗的基础上，若血糖仍未达到控制目标即可开始口服降糖药和胰岛素的联合治疗，一般经过较大剂量多种口服药物联合治疗后仍 HBALC＞7.0％时，即可考虑启动胰岛素治疗；在糖尿病病程中（包括新诊断的 2 型糖尿病），出现无明显诱因的体重显著下降时，应该尽早使用胰岛素治疗。根据患者具体情况，可选用基础胰岛素或预混胰岛素起始治疗。

3.产品和制剂

根据胰岛素的来源可分为动物胰岛素和人胰岛素及胰岛素类似物，从动物胰腺（主要是猪、牛）提取的胰岛素经凝胶过滤处理，可得 3 个峰，A、B 峰共占 5％，含有胰高糖素、胰多肽、胰岛素聚合体，胰岛素原及其中间产物是胰岛素制剂的致敏性和抗原性的主要来源；C 峰约占 95％，主要为胰岛素及微量分子量相近的物质。

根据胰岛素作用快慢和维持作用时间，胰岛素制剂可分为速（短）效、中效、长（慢）效胰岛素及根据不同的需要由短效胰岛素和中效胰岛素预混的制剂。

4.使用方法

(1)剂量选择。胰岛素治疗剂量的个体差异很大。有的患者完全依赖于胰岛素治疗，但所需剂量极小；而另有一些患者胰岛素所用剂量很大，但改用口服降糖药治疗也能获得满意控制。即使是同一患者，在不同时期所需剂量可能也有很大差别。故确定治疗剂量及剂量的调整均应遵循个体化原则。初始剂量宜小，此后根据治疗反应逐渐加量。剂量调整的依据是多次血糖测定结果，尿糖可作为参考。一般每周调整胰岛素 1～2 次，每次增加或降低 2～6U 胰岛素。T1DM 患者初始剂量可按 0.4～0.5U/(kg·d)给予，T2DM 初始剂量可按 0.2～0.4U/(kg·d)给予，老年或虚弱的患者初剂量应减至 0.2～0.3U/(kg·d)，每次增减以 2 U 为宜。如果每天胰岛素的注射剂量超过了 40U，胰岛素应当分为 1 天 2 次或 3 次注射；以避免在每次注射时给予某种胰岛素的剂量过高而引起低血糖的发生。

(2)给药途径。

皮下途径：皮下给药途径是目前胰岛素应用的主要方式。常用的部位有臂部、大腿、腹部及臀部皮下脂肪较多部位。不同的部位吸收速度不一样，腹部区域吸收最快，臂部吸收速度中等，大腿和臀部的吸收最慢。在同一部位，注射不同的胰岛素制剂和执行各种不同的治疗方案时，血浆胰岛素的浓度变化也各不相同。这对选择不同的治疗方案和评价治疗方案的疗效时十分重要。用传统的注射器作皮下注射必须消毒，因携带不方便，逐渐被以下新的皮下给药方式所取代。①胰岛素笔，为笔形注射器，能随身携带，使用方便，注射剂量准确，尤其是 DM 合并视力下降者可通过听笔的转动响声来调整剂量，注射时疼痛轻。②高压无针注射仪，使用永久性材料制成的无针无痛注射仪，使用寿命可达 30 万次。注射仪采用高压原理，使胰岛素在压力驱动下通过微孔以微型雾化的喷射流进入皮肤，并在注射部位的皮下组织中扩散。消除了因针头注射造成的皮肤创伤和疼痛，患者更易接受；且经高压喷雾注射的胰岛素在皮下组织中呈弥散状分布，药液吸收迅速而均匀，餐前注射的胰岛素（RI）吸收曲线更接近于进食诱发的胰岛素生理性曲线状态。另外的优点是体积小，携带方便，视力不佳者亦能使用。③持续性皮下胰岛素输注（CSII），目前应用的胰岛素泵大多采用 CSN 技术。可根据患者血糖变化规律个体化地设定一个持续的基础输注量及餐前剂量，以模拟人体生理性胰岛素分泌。新近发展的胰岛素泵采用螺旋管泵技术，体积更小，携带方便，有多种基础输注程序选择和报警装置，安全性更高。在患者需要用大剂量胰岛素治疗时，这一方法更为适合。胰岛素泵几经改正，体积越来越小，糖感受器的敏感性也越来越高，发生泵衰竭的情况已十分罕见。但胰岛素泵治疗的最大缺点是引起营养性肥胖、伤口感染以及泵衰竭导致的低血糖昏迷。④人工胰腺，这是一种连接胰岛素泵和葡萄糖感受器的生物系统装置，可植入的葡萄糖感受器随时监测体内血糖变化，与之连接的胰岛素泵根据血糖变化按需要向皮下输注胰岛素。近年来，人们将胰岛细胞用生物半透膜包裹，形成人工屏障，以达到与宿主免疫系统隔离的目的。微囊胰岛细胞移植技术发展迅速，由于营养物、电解质、氧和生物活性分泌可自由透过微囊膜，而免疫球蛋白等生物大分子物质不能透过，因而其作用类同于生物人工内分泌胰腺(BIO-AEP)。初步的实验结果表明，BIO-AEP 对 DM 有良好治疗作用。

腹腔内途径：主要有 3 种方式。①携带型泵，胰岛素泵位于体外，储存有较多量的胰岛素，以避免频繁操作增加感染的危险性。输注胰岛素的导管在前腹壁皮下潜行一段距离后穿过腹壁进入腹腔。②植入型泵，此泵须外科手术植入于腹部皮下脂肪和腹直肌鞘之间，泵的导管穿过腹直肌鞘，悬在腹腔中。与皮下型泵比较，植入型泵释放的胰岛素吸收与生理途径相似。释放入腹腔的大部分胰岛素被吸收入门静脉，进入肝脏发挥效应，并有约 50%被降解，可避免外周高胰岛素血症，也使血糖更易于控制而较少发生低血糖反应，但需通过手术植入，增加了患者痛苦和发生感染的机会。③腹膜透析中的应用，DM 合并终末期肾衰竭需持续性非卧床腹膜透析时，可在腹膜透析液中加入胰岛素或将胰岛素直接注入腹腔内。

腹腔内给药是因为腹膜表面积大，交换能力强，因而胰岛素注入腹腔后吸收较皮下迅速，注射后 15 分钟即可发挥作用，30～40 分钟出现血浆胰岛素高峰，随即迅速下降，这一变化规律与进餐后内源性胰岛素分泌相似。注入腹腔的胰岛素大部分由门脉系统吸收，较符合胰岛素生理性代谢过程，有助于减轻外周高胰岛素血症。其缺点是易造成腹腔内感染，需手术植入导管，导管开口处易被纤维蛋白凝块阻塞。

(3)静脉途径：目前主要在 DM 合并急性并发症或输注葡萄糖时应用。

(4)肌内注射：较皮下吸收快，反复长期肌内注射易引起肌肉深部感染。

(5)口服给药：可解除注射给患者带来的痛苦，研制成功则具有广泛的应用前景。但胰岛素通过口腔黏膜吸收极少，吞服后酶的消化作用难以克服，微包囊技术可减少酶的破坏，但目前尚在研制中。

(6)直肠途径：胰岛素吸收后可在门脉系统中形成较高浓度，用药后 30～45 分钟血浆中达高峰，但下降较缓慢，不如腹腔给药理想。

(7)口腔吸入给药：吸入式胰岛素 EXUBERA 是重组人胰岛素粉剂，目前已被美国食品药品管理委员会(FDA)和欧洲食品药品管理委员会批准用于临床治疗成人 1 型和 2 型糖尿病，该药吸入后 30～90 分钟达峰，不良反应有低血糖，有些患者可出现咳嗽、呼吸急促、咽喉疼痛、口干。EXUBERA 不能用于吸烟或虽然戒烟但在半年以内者，对有哮喘、支气管炎、肺气肿的患者不能应用。在应用过程中即使没有肺部症状也要求在治疗前和治疗开始的半年内监测肺功能，以后每年监测肺功能。

5.胰岛素治疗方案的选择

T1DM 患者体内胰岛素绝对缺乏，因此需用胰岛素终身替代治疗，即使在“蜜月期”也不应终止胰岛素治疗，因此时外源性胰岛素可延缓自身免疫对 B 细胞的损害。2 型糖尿病随着病程的进展，胰岛功能逐渐衰退，也需要胰岛素替代治疗。

(1)一天两次混合的胰岛素注射：这是最简单也是最常用的胰岛素治疗方案。其目的是通常所使用的延缓作用的胰岛素（NPH 或 LENTE 长效胰岛素），提供基础量的胰岛素及正常进餐时胰岛素需要，利用短效胰岛素覆盖 1 天中 2 次主餐（早餐及晚餐）的胰岛素需要量。这两种胰岛素在早餐前及晚餐前 1 次注射。1 天总需要量的 2/3 可以在早上给予，其中短效胰岛素与缓效作用胰岛素的比率为 1：2，乘 4 余的 1/3 可以在入睡前注射（短效与缓效作用胰岛素比率为 1：1）。该方案虽方便易行，但尚有如下缺点。①相对欠灵活，而且大多数人的生活方式是每天三餐，这就经常使午餐时的血糖难以控制，对于严格控制目标来说此方案不合适。②晚餐前注射的中效胰岛素作用常不能覆盖整个夜间，以致出现早晨的空腹高血糖，加剧黎明现象，而增加中效胰岛素剂量则常导致夜间在其高峰作用时出现低血糖。

(2)一日多次胰岛素（MDI）方案：于三餐前皮下注射 RI，睡前注射中效胰岛素（NPH 或 LENTE 胰岛素），使夜间体内维持一定的胰岛素浓度。其优点是较易达到严格控制的目标，能提供随进餐所需的理想胰岛素浓度；允许进食量有较大波动，即可根据即将进餐的饮食量事先调整餐前 RI 剂量。缺点是该方案需保持进餐时间的相对恒定，胰岛素注射次数较多。

(3)胰岛素泵治疗：目的是模拟自身胰岛素的生理性分泌，使血糖控制更理想。常用的有 CSII 泵和腹腔内植入型胰岛素输注泵（详见胰岛素使用途径）。

(4)胰岛素强化治疗：DCCT（DM 控制与并发症试验）证实强化胰岛素治疗，严格控制血糖可显著减少 T1DM 的慢性并发症。其视网膜病变、肾脏病变和神经病变的危险性较常规治疗组下降约 60％。强化治疗的目标是采用外源性胰岛素使全天血糖维持于（接近）正常水平：FBS 3.9～6.7mmol/L（70～120mg/dL），餐后血糖（PBS）＜10mmol/L（180mg/dL），24h 尿糖＜5g。每周测 1 次凌晨 3 时血糖不低于 3.6mmol/L（65mg/dL），HBA1C 在正常人上限以内（＜6.05％）。强化治疗方案多采用 MDI 方案或 CSII 治疗。适用于新诊断的无严重并发症的青少年 T1DM、脆性 DM 和妊娠 DM。在 DDCT 强化治疗初期，患者每天须检测 7 次以上血糖（三餐前后和睡前，必要时加测夜间血糖），在血糖趋于稳定后每天测 4 次血糖（三餐前和睡前），但每隔 1～2 周仍须测 1 天 7 次或 7 次以上血糖。强化治疗的缺点是低血糖发生率显著增多和体重增加。

对于 2 型糖尿病在病程的早期当血糖较高时采用胰岛素治疗可纠正葡萄糖毒性。随后，多数 2 型糖尿病患者仍可改用饮食控制和口服药物治疗。在 2 型糖尿病病程的晚期，大多数的 2 型糖尿病患者需要补充胰岛素来使血糖得到良好的控制。在口服降糖药逐渐失去控制血糖能力的时候，可采用口服降糖药和中效或长效胰岛素的联合治疗，常用一种磺胺类药物与胰岛素联合应用，适用于患者体内尚有一定数量的正常 B 细胞。亦可选择双胍类或 α 糖苷酶抑制剂与胰岛素联合应用，可减少胰岛素用量及高胰岛素血症。日间口服降糖药，睡前加用胰岛素。睡前胰岛素可减少夜间糖异生，减少肝糖输出，控制次晨的空腹血糖。白天的口服降糖药有效控制日间的餐后血糖。通常先用 NPH 或甘精胰岛素，起始剂量为 6～10U，逐渐加量，直至早晨空腹血糖得到控制为止。当联合治疗效果仍差时,可完全停用口服药,而采用每天多次胰岛素注射治疗或连续皮下胰岛素输注治疗(胰岛素泵治疗)。此时胰岛素的治疗方案同1型糖尿病。

胰岛素方案的调整如下。

从每天1次长效胰岛素类似物转换成每天2次预混胰岛素类似物。将每天的胰岛素总量分为2份,早餐前和晚餐前各注射1份,预混胰岛素应在注射长效胰岛素后的18~24h开始。监测血糖和饮食,调整胰岛素量到靶目标,如果患者常发生低血糖,则减少总剂量的20%。

从每天1次预混胰岛素类似物转换成每天2次预混胰岛素类似物。将每天的胰岛素总量分为2份,早餐前和晚餐前各注射1份。监测血糖和饮食,调整胰岛素量到靶目标,如果患者常发生低血糖,则减少总剂量的20%。

1天1次长效胰岛素类似物需加用餐时胰岛素。在进食量最多一餐时需加用速效胰岛素类似物降低餐后血糖时可将基础量减少10%,将这10%的量作为餐前量用速效胰岛素类似物。

从每天2次预混胰岛素转换成基础胰岛素加餐时胰岛素注射(1次长效胰岛素类似物加餐前速效胰岛素类似物)。初始基础胰岛素剂量=每天胰岛素总剂量/2×80%;初始餐时胰岛素剂量=每天胰岛素总剂量/2×每餐评估的糖类的百分率。

(六)影响胰岛素皮下注射的生物利用度和吸收率的因素

因素很多,主要如下。①注射部位,身体不同区域之间,胰岛素的吸收有显著不同,腹部区域吸收最快,臂部吸收速度中等,臀部和大腿吸收最慢。②注射深度,肌内注射较皮下注射吸收快。③注射局部因素,局部加温或推拿、按摩可加速吸收。④胰岛素浓度,U-40比U-100吸收较快。⑤胰岛素剂量,大剂量的胰岛素作用时间较低剂量的胰岛素作用时间延长。⑥运动,注射局部肌肉群时运动可加速胰岛素的吸收。⑦胰岛素的混合,将短效胰岛素掺入NPH胰岛素内形成的混合物中,短效胰岛素的吸收特性未发生显著变化,目前已有预混制剂供应。但是,在可溶性胰岛素与长效胰岛素相似的混合物中,短效胰岛素组成成分的利用度降低,这可能是由于短效胰岛素与长效胰岛素制剂中过剩的锌离子发生交换反应,使得血浆胰岛素整体曲线较缓慢上升所致。⑧胰岛素结构,单体胰岛素比一般胰岛素(多聚体)吸收率要快2~3倍,并且没有典型的常规短效胰岛素制剂所表现出来的吸收初始阶段的延迟。

(七)不良反应

1.低血糖

是胰岛素应用过程中最常见的并发症。下列情况易发生低血糖:胰岛素使用不当,剂量过大或混合胰岛素治疗时胰岛素比例不当,或注射胰岛素后饮食减少或未按时进餐或活动量增加;脆性DM,肝肾功能不全;饮酒等。低血糖发生时患者可表现为饥饿、乏力、心悸、出冷汗、反应迟钝、意识模糊、嗜睡,甚至昏迷等。有些患者低血糖时可无明显上述症状或仅表现为神经系统症状,应引起重视,尤其是夜间熟睡后,低血糖后由于交感神经兴奋,肾上腺素等胰岛素抗体分泌增多,所以有些患者虽有低血糖反应,但却表现为高血糖(即SOMI GY现象),此时应减少胰岛素剂量,而不是盲目加大胰岛素剂量。为避免低血糖的发生,任何患者用胰岛素时均应注意低血糖症状;注射胰岛素后按时进餐;胰岛素剂量要准确;肝肾功能不全者、老人、婴幼儿在胰岛素应用时应从小剂量开始，逐渐增加；注射胰岛素后不应马上进行体育锻炼。一旦发生低血糖症状应立即进食，若家属发现患者神志改变或昏迷应立即处理后送医院急救。

2.过敏反应

常在应用动物胰岛素后出现，表现为荨麻疹、紫癜、血清病样反应、血管神经性水肿、过敏性休克等，局部可表现为注射处红肿、灼热、瘙痒、皮疹、皮下硬结。使用外源性胰岛素多出现抗胰岛素抗体并导致胰岛素抵抗。患者对外源性胰岛素制剂过敏的情况较少见。Alvarz-Thull等报道 1 例妊娠 DM 者对重组的人胰岛素（RDNA 胰岛素）和磺胺类药物均过敏，以致不能耐受任何药物治疗。血清中存在高滴度的抗胰岛素 IGE 抗体，患者需用糖皮质激素控制过敏症状和低血糖症。一般过敏反应轻者可换用纯度较高的胰岛素或人胰岛素，加用抗组胺药，重者可给予糖皮质激素或肾上腺素治疗。

3.水肿

胰岛素有水钠潴留作用，因此在开始用胰岛素治疗 2～3 周可出现双下肢轻度凹陷性水肿，一般系暂时性的，无须特殊治疗。

4.皮下脂肪萎缩或肥厚

应用纯度不高的动物胰岛素易发生注射部位皮下脂肪萎缩，反复同一部位注射易发生脂肪肥厚，主要可能与免疫反应介导的炎症后纤维化或刺激局部脂肪增生有关。处理要点是更换注射部位，改用高纯度胰岛素或人胰岛素。

5.屈光不正

在开始用胰岛素时，因血糖下降迅速，致晶状体和玻璃体中渗透压下降，水分逸出，屈光率下降而致远视，一般无须特殊处理，3 周左右后可自行恢复。

6.视网膜病变加重

有报道（包括 DCCT）在血糖快速控制时（强化治疗时），视网膜病变可加重，这种现象可能出现在用药开始时，一般为短暂的良性过程，以后与常规组比较并无明显加重。但也有报道有时这种变化并不是自限性的，即使在行胰腺移植后仍加重，并有可能进展为增生性视网膜病变，甚至致盲。有报道治疗初期糖化血红蛋白越高，在强化治疗 1 年后致盲的危险性越大。但总的来说，不论是 DCCT、UKPDS，还是其他大型的多中心研究（DRS、ETDRS 等）都显示，在视网膜病变的早期，严格的 DM 控制是治疗视网膜病变的最根本措施。至于胰岛素强化治疗等可导致视网膜病变恶化的危险与糖代谢控制不良带来的慢性视力丧失比较，仍然是次要的和少见的，而且这种情况主要见于长期控制不良的患者在开始强化治疗的早期，而视网膜病变也处于早中期时。最好的预防办法是密切观察视网膜病变的变化。如患者的视网膜病变已经发展到了高危期，则强化治疗要十分慎重，在权衡利弊与风险后仍决定做强化治疗，应先行光凝治疗后再施行胰岛素强化治疗，且控制血糖的速度宜慢。积极的光凝治疗可望改善增生型视网膜病变的预后。

视网膜病变加重的机制尚不明确，认为可能与视网膜缺血或与 IGF-1 有关。慢性高血糖状态下的视网膜血流量是增加的。血糖快速降低可伴随血流量减少，结果导致视网膜缺氧及营养不良。有报道静脉注射 IGF-1 可诱发视网膜变化。

7.高胰岛素血症与肥胖

体重增加与每天胰岛素剂量和胰岛素使用方法及剂型有关。每天剂量越大越易发生高胰岛素血症和肥胖，睡前用胰岛素、餐前用 LISPRO 会引起体重增加。故在胰岛素治疗同时应强调积极的饮食控制和运动锻炼，使体重保持正常。加用双胍类药物或 A 糖苷酶抑制剂有助于减少胰岛素用量，减轻外周高胰岛素血症。

8.胰岛素抵抗

每天胰岛素需要量超过 200U，且持续时间超过 1 周或日胰岛素需要量大于 2U/kg 应考虑为胰岛素抵抗，产生的原因可能与体内产生胰岛素抗体有关。肥胖增加胰岛素抵抗，少数患者可由于胰岛素皮下注射吸收障碍所致。一般更换人胰岛素可使抗体滴度下降，必要时加用口服降糖药或糖皮质激素（泼尼松 60～100mg/d）。

（八）其他降糖药

1.胰高血糖素样肽-1（GLP-1）

是一种降血糖肽，其作用机制是通过与一种位于 B 细胞表面的特异性受体结合，从而刺激胰岛素分泌。在高血糖时，降糖作用与剂量相关。缺点是必须注射，而注射的 GLP-1 又不能提供正常波动的 GLP-1 水平。Exenatide（BYETTA）注射剂是一种新的肠促胰岛素类似物，其氨基酸序列部分与人 GLP-1 重叠，但比自然 GLP-1 长一半，它增加糖依赖的胰岛素分泌，在口服二甲双胍和磺胺类药物时结合使用 Exenatide 可使 HBA1C 达到 7%以下。该药用于 2 型糖尿病磺胺类和（或）二甲双胍治疗不能达标的患者，开始计量 5μg，每天 2 次，早晚餐前 60 分钟，在治疗 1 个月后可增加到 10μg，每天 2 次。

2.胰脂肪酶抑制剂

奥利斯他为胰脂肪酶抑制剂，应用 120mg/d 可明显降低血糖（加饮食控制），并可减少口服磺胺类药物的用量，使血总胆固醇、LDL-胆固醇、三酰甘油、载脂蛋白 B、LDL-胆固醇/HDL-胆固醇比值下降，但部分患者需要补充脂溶性维生素。对减轻体重并维持减肥效果也有较好疗效。可作为糖尿病患者的减肥药。

3.胰淀素类似物

Pramlintide 是合成人胰淀素类似物，具有抑制胰高血糖素分泌、抑制胃排空、降低食欲和体重的作用，与餐时胰岛素合用可降低 50%的胰岛素剂量，防治胰岛素治疗后的体重增加，对于 1 型糖尿病开始 15μg，逐渐增加到每天 30～60μg，对于 2 型糖尿病开始每天 60μg，可逐渐增加到 120μg。

（九）胰腺移植与胰岛移植

1.胰腺移植

胰腺移植已被广泛地应用于治疗 T1DM，随着外科技术和免疫抑制方法的改进以及对排斥反应的认识，胰腺移植的存活率有明显提高。目前，胰肾一期联合移植的 1 年成活率为 75%，患者 1 年生存率已达 91%。根据移植物的来源可分为自体胰腺移植、同种异体胰腺移植和异种胰腺移植。根据移植物的量可分为胰肾、胰十二指肠、全胰、胰大部、半胰和节段胰移植。同种异体胰腺的主要适应证是 T1DM。一般选择终末期 DM 肾衰竭并已施行了肾移植的病例作受体。目前倾向于 DM 并发症尚未发展到恶化阶段（无尿毒症）是胰腺移植的较好时机。年龄一般为15～50岁，ABO血型相容重复交叉配合反应阴性，且无下肢坏疽、严重的胃肠道和冠状动脉疾病等全身并发症。有活动性感染、恶性肿瘤和精神疾患者不宜做胰腺移植术。术后为减少胰的分泌和保证移植物“休息”，采用胃肠减压和静脉高营养10日左右。血糖可控制在7.15mmol/L(150mg/dL)左右。成功的胰腺移植不需要外源性胰岛素而空腹血糖能维持正常水平。一般在移植术后10h左右，血糖逐渐恢复正常，可停止使用外源性胰岛素，即使输入葡萄糖及糖皮质激素，血糖也能维持正常。如果不能停用外源性胰岛素，说明移植物功能不佳。注意观察排斥反应，通常表现为空腹或餐后2h血糖值突然升高，超过正常最高限，血清胰岛素量减少，血清和尿的C肽值降低，同时伴有乏力、食欲缺乏、恶心、呕吐等症状。胰腺移植术后免疫抑制剂的使用原则与其他器官移植相似，但用量较大。成功的胰腺移植治疗方案仍然是联合应用免疫抑制剂。激素能影响代谢，引起血糖升高，诱发类固醇性DM。据国际胰腺移植登记处报道，环孢素与硫唑嘌呤联用效果最佳。此疗法若出现急性排斥反应，早期使用抗淋巴细胞球蛋白，可以逆转。移植后还可出现血栓形成、高钾血症、感染、胰漏、胰瘘、肠梗阻、肠穿孔、腹腔积液、出血、慢性排斥反应等。完全成功与有效的胰腺移植标准是：①停用外源性胰岛素；②空腹和餐后2h血糖正常；③血清胰岛素水平正常；④糖耐量试验与胰岛素释放试验正常。若术后仍需外源性胰岛素的用量在术前25%以下，并能维持正常血糖和C肽水平，则属移植满意。胰岛素用量超过术前25%者被认为移植失败。

2.胰岛移植

胰岛移植较胰腺移植简单，是符合生理的一种较为先进的治疗方法。不仅能治疗T1DM，而且能防止DM性各种微血管病变的发生、发展并纠正糖代谢紊乱。供胰主要来源于成人或胎儿胰岛。胚胎胰腺内胰岛组织含量丰富，外分泌组织较少，且其免疫源性可能较成人胰腺组织低。选择胰岛移植的部位的原则是简单、安全和有效。目前有门静脉内、脾内、肾包膜内、腹腔内和肌内注射等方法。经门静脉移植入肝内是比较理想和方便的方法，比较接近生理状态下的胰岛素代谢途径，但操作相对较复杂。脾内移植的效果与肝内相似，但后者在移植后1天血糖即恢复正常，而前者约晚1周。一般肾包膜内移植效果差，血糖始终未达正常。腹腔网膜血管丰富，有利于移植物生长与发育，胰岛素吸收后进入门静脉系统，也较符合生理情况，且操作简便、安全。缺点是胰岛需要量大，为脾内移植的2.5倍。影响移植效果的因素主要有：①移植胰岛的数量；②移植胰岛的质量，包括分离、培养、提纯等的质量；③移植部位；④免疫排斥，预防免疫排斥的措施主要是应用免疫抑制剂、降低移植物的免疫原性、利用免疫隔离系统等。目前对排斥反应尚缺乏快速有效的诊断方法，下列情况提示有排斥反应：FBS>11.1mmol/L(200mg/dL)，血清胰岛素和C肽水平下降，临床症状复发等。移植效果的评估是指对移植物功能的评估：移植术后1个月至1年以上，受者的基础C肽水平阳性(≥1μg/mL)或不需胰岛素治疗。

3.微囊胰岛移植

微囊胰岛移植利用免疫隔离技术，预防胰岛移植中的免疫排斥反应。基本原理是通过人工屏障将移植物与宿主的免疫系统隔离开来。胰岛组织被包裹在人工合成的具有选择通透性的膜(半透膜)囊中，此膜可以阻止宿主对移植物的免疫排斥。小分子量的物质如营养物质、电解质、氧和分泌的生物活性物质可以通过此膜交换，而免疫细胞和其他产生排斥作用的代谢物则被隔离或被清除。免疫隔离作用有以下3个方面:①对免疫活性细胞的屏障作用;②对细胞因子的隔离作用;③对自身抗体的作用。微囊的理想要求是体积小、光滑、圆形,膜具有一定强度。微囊移植后可出现移植后的囊周纤维化,其原因不明,可能与下列因素有关:①补体的活化,凋亡细胞因子释放和囊周细胞黏附;②微囊的长期稳定性、完整性及影响微囊膜的理化特性的海藻钠单体的异物刺激作用。

目前胰岛移植的难点是供体不足和移植后免疫排异,为了解决供体问题,组织细胞工程已研究发现骨髓、导管细胞、外分泌细胞、肝、胚胎等可分化为胰岛细胞,利用这些干细胞有望解决移植的难题。

(十)糖尿病并发症和合并其他代谢异常的控制

研究表明,控制血糖并不能减少大血管并发症,在控制血糖的同时严格控制血脂、血压、肥胖,可使大血管并发症减少。

1.糖尿病高血压的治疗

糖尿病高血压的治疗首选血管紧张素转换酶抑制剂(ACEI)和AT-2受体拮抗剂,钙通道阻断剂、α受体拮抗剂、β受体拮抗剂、利尿剂均可应用。

(1)ACEI:ACEI除有效地降低血压外,对糖尿病肾病也有保护作用,尚有阻滞肾内AT-2的生成,相对优势地扩张肾小球出球小动脉,降低肾小球内高压,减低肾小球滤过膜孔径,减少血浆大分子物质滤出,防止毛细血管基底膜增厚的作用。在微量清蛋白尿阶段,控制血压可完全阻止部分患者糖尿病肾病的进展。即使是正常血压者,ACEI也可能有效地延缓其进程。而在临床蛋白尿阶段,抗高血压治疗则不能减慢其恶化的进程。因此,有学者提倡,糖尿病肾病一旦确诊,就应给予一定量的ACEI保护肾脏。也有报道ACEI尚能改善胰岛素敏感性。

ACEI较为常见的不良反应为持续干咳,停药可消失,偶可出现高血钾、粒细胞减少、皮肤红斑和味觉异常、直立性低血压等。当肾衰竭进入终末期时,ACEI易积蓄于体内,使血钾和血肌酐升高,有时需要停药。但一般血肌酐增加不超过20%,如升高十分明显,往往提示有血容量不足、肾灌注减少或肾动脉狭窄等器质性病变存在。

(2)钙通道阻滞剂:尽管理论上CA^{2+}通道阻滞剂可抑制CA^{2+}通过细胞膜进入胰岛B细胞而影响胰岛素的分泌。但实际应用中,该药小剂量即能起降压作用,而不影响胰岛素分泌和糖代谢。与ACEI合用时,有更明显降压效果和减少蛋白尿。常用药物有尼群地平、氨氯地平、硝苯地平等。

(3)AT-2受体拮抗剂:AT-2受体阻滞剂(ARB)对肾脏的影响更小,高血钾的发生率和程度更低。ARB选择性阻滞AT-2受体的Ⅰ型受体,因此血浆中的AT-2增加。AT-2又刺激AT-2的Ⅱ型受体兴奋,其结果是使AT-2受体Ⅱ型受体调节的组织出现继发性血管扩张和抗增生作用,这一方面加强了ARB的降压作用,另一方面又获得了其他治疗作用。ARB除对糖尿病肾病的治疗有优势外,对充血性心力衰竭有特别疗效,但对糖尿病肾病的疗效是否比ACEI更佳,尚待进一步观察。目前的资料显示,与ACEI比较,ARB对心血管的血流动力学影响小于ACEI,达到与ACEI相同降压效应所引起的不良反应比ACEI少。如两药合用,可收到更好的疗效。现用的制剂有氯沙坦(科素亚)、厄贝沙坦(安博维)、替米沙坦(美卡素)和缬沙坦。科素亚成人通常起始和维持剂量为50mg,每天1次,可与或不与食物同时服用,治疗

3～6周后达到最大抗高血压效应。在部分患者中,每天剂量可增加到100mg。

血容量不足的患者(例如应用大量利尿剂)起始剂量应为25mg,每天1次。老年人或有肾功能损害的患者,包括透析的患者不必调整起始剂量。不良反应轻微而短暂,不足1%的患者发生与剂量有关的直立性低血压,少数可出现胃肠道反应和过敏、头晕、偏头痛等。肝功能不全者慎用,孕妇、哺乳期妇女不用。缬沙坦每天用量80mg,如果血压降低不理想,可将剂量增加至160mg,或与其他抗高血压药合用;安博维150mg/d,QD,最大量可用到每天900mg;美卡素80mg/d,QD。肾功能不全或无胆道梗阻及胆汁淤积性肝硬化的患者无须调节剂量。可与食物同服,亦可空腹时服用。突然停用不会出现血压反跳或其他临床不良反应。已知对该类产品各种成分过敏者、孕妇禁用。

由于部分糖尿病肾病患者存在肾动脉狭窄,因此在用ACEI或ARB的开始2～3个月应定期检查肾功能和血钾。

(4)β受体阻滞剂:可降低DM患者高血压,并降低心肌耗氧量,治疗心绞痛,但由于可抑制胰岛素分泌,使血糖升高;而且由于对交感神经有阻断作用,可掩盖低血糖的症状,延迟低血糖的恢复,因此,限制了在DM人群的使用。选择性β受体阻滞剂如倍他乐克不良反应远比普萘洛尔(心得安)少,可在DM者适当选用,它不掩盖低血糖症状,也在某种程度上推迟低血糖恢复且不利于脂代谢。但UK-PDS报道ACEI与β受体阻滞剂的降压效果基本相同,对DM相关死亡、心肌梗死和所有微血管并发症的影响无优劣之分,两种药物对微蛋白尿和显性蛋白尿的影响亦无差别。

(5)噻嗪类利尿剂:由于可使脂代谢恶化,影响糖代谢,使血尿酸增高等不良反应,限制了在DM患者中的使用,DM肾病合并水肿时可间断使用,可选用呋塞米,注意监测电解质。如患者确有水肿、尿少、血压高,也可少量、短期使用或选用吲达帕胺(寿比山)或保钾利尿剂。

(6)α受体阻滞剂:哌唑嗪、酚妥拉明对糖及脂类代谢无不利影响,可用于治疗重症高血压,但此类药有反射性心动过速及直立性低血压不良反应,而且DM常合并自主神经病变,易出现直立性低血压,因此应用此类药物时应注意。

2.调脂治疗

STENO-2研究发现控制血糖、血压、血脂多种代谢紊乱后大量蛋白尿的发生减少了61%,视网膜病变的危险性减少了58%,自主神经病变减少63%。因此在糖尿病也应严格控制血脂紊乱,对于以胆固醇和低密度脂蛋白升高为主的血脂紊乱首选他汀类降脂药,辛伐他汀每天20～40mg,睡前口服或阿托伐他汀每天10mg,睡前口服等,如果以三酰甘油升高为主(TG>5.6mmol/L)可首选贝特类降脂药,力平之200mg,每天口服。其他降脂药也可选用,如缓释烟酸,浓缩ω-3脂肪酸。

3.抗血小板聚集

患1型、2型糖尿病,年龄>40岁,有心血管危险因素或心血管疾病者(包括心血管疾病家族史、高血压、吸烟、血脂紊乱、蛋白尿)建议每天口服阿司匹林75～162mg;年龄在30～40岁有心血管危险因素存在时,可考虑用阿司匹林;年龄小于21岁者由于有增加Reye综合征的危险所以不建议用阿司匹林,年龄在21～30岁者无研究结果。伴有严重、进展性心血管疾病者阿司匹林可与其他抗血小板聚集药合用,有出血倾向、近期胃肠道出血、活动性肝病者不建议使用阿司匹林。

4.糖尿病酮症酸中毒治疗

DM 酮症酸中毒(DKA)是 DM 最常见的急性并发症,T1DM 易发生,T2DM 在有诱因时可发生。临床以发病急、病情重、变化快为特点,是由胰岛素缺乏所引起的以高血糖、高酮血症和代谢性酸中毒为主要生化改变的临床综合征。血糖明显升高,多在 16.7mmol/L(300mg/dL)以上,血酮强阳性,定量>5mmol/L 有诊断意义,尿糖强阳性,可伴酸碱平衡紊乱和电解质紊乱。

(1)治疗原则。DKA 一经确诊,即应立即进行治疗。治疗的目的在于加强肝、肌肉及脂肪组织对葡萄糖利用,逆转酮血症和酸中毒,纠正水和电解质失衡。治疗措施应根据病情严重程度不同而定。对于仅有酮症,无明显脱水及酸中毒,神志清楚,能进食的患者,可只皮下给予普通胰岛素治疗。对有脱水、酸中毒等危重患者应紧急处理。

(2)治疗方法。

补液:DKA 常有严重脱水,血容量不足,组织微循环灌注不良,补液后胰岛素才能发挥正常的生理效应。最常用的液体是生理盐水,有休克可补给胶体液如右旋糖苷、血浆等。当血糖下降至 13.9mmol/L(250mg/dL),应给予 5%葡萄糖水或糖盐水。补液速度应根据患者心功能及脱水情况而定,若心功能正常,补液速度应快,在 2h 内输入 1 000~2 000mL,尽快补充血容量,改善周围循环和肾功能。以后根据血压、心率、每小时尿量、末梢情况而定,必要时监测中心静脉压调节输液速度和量。第 2~6h 输入 1 000~2 000mL,第一天的总量为4 000~6 000mL,严重脱水者日输液量可达到 6 000~8 000mL。

胰岛素治疗:DKA 是胰岛素治疗的绝对适应证。DKA 的治疗一律选用短效胰岛素,一般主张用小剂量静脉滴注法,每小时每千克体重 0.1U 胰岛素。其优点为简单易行,不易发生低血糖和低血钾反应,脑水肿发生率低。具体的应用方案一般为开始每小时 0.1U/kg 体重,加入生理盐水中持续滴注。一般每小时使血糖下降 5~6mmol/L,如血糖下降的幅度小于滴注前的 30%,则胰岛素的用量应加倍。如血糖的下降幅度>30%,则按原剂量继续滴注到血糖下降为≤13.9mmol/L(250mg/dL)时改输 5%葡萄糖水或糖盐水(视血 NA 水平而定)。如观察 β-OHB,则治疗后每小时 β-OHB 应下降 1mmol/L。胰岛素的用量则按葡萄糖与胰岛素之比 2∶1~6∶1(即 2~6g 糖给 1U 胰岛素,如在 5%葡萄糖 500mL 中加入普通胰岛素4~12U)的浓度继续静脉滴注,使血糖水平维持在 11.1mmol/L 左右,酮体阴性。当患者饮食恢复,神志清醒,脱水、酸中毒及电解质紊乱纠正后,可改为皮下胰岛素治疗。如果胰岛素治疗有效,一般在 7~10h 可纠正 DKA。对于极少数需大剂量胰岛素应用的患者要考虑胰岛素抵抗,可考虑使用浓缩胰岛素或肾上腺皮质激素治疗。由于个体对胰岛素的敏感性不同,胰岛素的应用剂量也应个体化。

CSII 能使病情平稳,最适应于 DKA 的抢救,并可避免严重的血糖波动,使严重高血糖控制在安全的范围内,也防止了黎明现象等并发症的发生。此外,CSII 治疗还可用于儿童 DM 合并生长迟滞、妊娠 DM 和高渗性非酮症性昏迷的治疗。但有发生泵衰竭、感染和低血糖等危险。可仅在夜间或反复发作性 DKA 时使用。新一代 CSII 装置的葡萄糖感受器部分有很大改正,在加强监护和对使用者教育的前提下,CSII 可明显提高 DKA 的抢救成功率。可植入性胰岛素泵将作为人工胰岛更普遍使用。

纠正电解质及酸碱失衡：对于轻症的DKA，经胰岛素治疗及补液后，钠丧失和酸中毒可逐渐得到纠正，不必补碱。补碱的指征为：①血pH＜7.0或HCO_3^-＜5.0mmol/L；②血K^+＞6.5mmol/L的严重高血钾症；③对输液无反应的低血压；④治疗过程中出现严重高氯性酸中毒。补碱量：首次给5%碳酸氢钠100～200mL，用注射用水稀释成等渗（1.25%），以后再根据pH及HCO_3^-决定用量，当pH恢复到7.1以上时，停止补碱。

补钾：DKA时体内总钾量明显减少，平均总失钾3～5mmol/（L·kg）。开始由于脱水、酸中毒，血钾水平可升高，也可正常或降低，因此DKA初期的血钾水平不能真实地反映体内钾的情况。经过补液和胰岛素的应用等治疗，血钾可出现变化，一般为降低，因钾向细胞内转移，所以在治疗过程中，患者常在1～4h后发生低血钾。因此在治疗过程中，应预防性补钾，尽可能使血钾维持在正常水平，至少应为3.5mmol/L。如患者有尿（＞40mL/h），肾功能尚好，治疗前血钾降低或正常，则在输液和胰岛素治疗的同时即开始补钾；若治疗前血钾增高或每小时尿量少于30mL，宜暂缓补钾，待尿量增加，血钾不高时再开始补钾。补钾量：开始2～4h通过静脉输液，每小时补钾13～20mmol/L（约1.0～1.5g氯化钾），为防止高氯血症，可用氯化钾和枸橼酸钾等，待病情稳定，患者能进食后，则改为口服补钾，3～6g/d。为补充细胞内缺钾，口服补钾需维持1周以上。

补磷、补镁：DKA时体内可缺磷，但补磷的指征一般不很明确，而且对磷的需要量小，6h内约需元素磷2～5mg/kg，每毫升磷酸钾中含元素磷3mmol/L（90mg）及钾4mmol/L。使用时成人1 000mL生理盐水中加磷酸钾不能超过2mL，6h内输完为合适剂量。有学者报道，DKA补磷期间可引起血钙降低应予注意。DM患者呈负镁平衡，并发DKA时更甚，要注意补充。

消除诱因、防止并发症：DKA最常见的诱因是感染，因此应注意抗生素的应用。补液过速过多，尤其是老人，心功能不全者易并发肺水肿，应注意防止。这些患者最好能在中心静脉压的监测下调整输液速度和输液量。由于脱水易并发急性肾衰竭，经补液脱水纠正后无尿，血尿素氮、肌酐继续升高，应注意急性肾衰竭发生，必要时需透析治疗。降糖过快，补碱过快、过多可诱发脑水肿（死亡率、致残率达50%），应注意避免，必要时可用脱水剂治疗。

5.高渗性非酮症高血糖性昏迷（HNKHC）

是一种较少见的、严重的糖尿病急性并发症，常见于老年患者，最早于1886年描述，其临床特点为严重的高血糖、脱水、血浆渗透压升高但无明显的酮症酸中毒，血糖明显升高，常常在33mmol/L（600mg/dL）以上，尿常规尿糖阳性，尿酮体阴性，可有蛋白尿和管型。血钠可正常、增高或降低，血钾多正常。血磷和镁可因尿中丢失增多而降低。由于肾功能减退，血中尿素氮和肌酐均升高，以尿素氮增高更明显。血浆渗透压可用渗透压计（根据冰点下降原理）直接测量，也可根据血浆渗透压计算公式计算。血浆总渗透压（mmol/L）＝2（NA^+＋K^+）＋血浆糖＋血浆尿素氮，如果式中渗透溶质所测结果有以mg/dL表示的，则式中血糖和尿素氮都应以各自的分子量除之才转为mmol/L。

血浆总渗透压（mmol/L）＝2［NA^+（mmol/L）＋K^+（mmol/L）］＋（血浆糖mg/dL）/18＋（血浆尿素氮mg/dL）/2.8血浆有效渗透压计算只要去掉血浆尿素氮就是，即血浆总渗透压（mmol/L）＝2（NA^+＋K^+）＋血糖（mmol/L）。

（1）治疗原则。积极寻找并消除诱因，严密观察病情变化，并根据不同个体采用不同有效的治疗方法,治疗方法主要包括补液、小剂量胰岛素使用、纠正电解质紊乱和酸中毒等。

(2)治疗方案。

补液:HNKHC 患者的失水程度多比酮症酸中毒严重,可达发病前体液的 1/4 或体重的 1/8,但由于高血糖的扩容作用,其失水体征常不能充分反映失水的严重程度。本综合征威胁患者生命的病变是高渗透状态引起脑细胞脱水,因此补液在本综合征的治疗中至关重要。补液不仅可使血糖下降,而且使血渗透压下降,减轻脑细胞内脱水。

补液速度应先快后慢,一般在前 2h 可每小时补 1 000mL,以后视病情变化而定,可每 4~6h 补 1 000mL,失水应在 24~48h 纠正。但需视患者的心功能状况决定补液速度。

补液种类首选生理盐水,其渗透压为 308mosm/(kg·H_2O),相对患者血渗透压而言是低渗溶液,故可降低渗透压。如果血钠高于 150mmol/L,血压正常者可输半渗量盐水(0.45%),待血浆渗透压降至 330mosm/(kg·H_2O)时,再改输生理盐水,但也有学者认为大量输入低渗溶液可使血浆渗透压过度降低,又不能有效维持血容量,还有引起溶血、脑水肿和延迟休克纠正的危险,因此应慎用;如果血压低或有休克,则仍以输生理盐水为首选,或输血浆。在补充生理盐水过程中应密切监测血清钠和钾的变化,严防高钠和低钾血症的发生。

补液途径为静脉输注和口服。昏迷者主要采取静脉途径;神志清醒者则采取静脉途径与口服相结合,口服可以减少输液量及速度,特别对合并有心脏病的患者有利。

胰岛素:现主张采用小剂量静脉胰岛素治疗方法,即经静脉滴入普通胰岛素 0.1U/(kg·h),加入灭菌生理盐水中。对病情严重者,有学者主张静脉滴注胰岛素之前静脉推注 20U 剂量的胰岛素。也可采用肌内注射,首次剂量为 20U,以后每 2h 注射 4~6U。静脉滴注胰岛素对比肌内注射胰岛素的优点如下。①血浆胰岛素水平更为平稳。②消除每次肌内注射胰岛素剂量选择时的犹豫。③消除肌内注射时胰岛素吸收的变异。④减少低血糖发生危险。在静脉滴注胰岛素时最好采用滴注泵以控制滴速。当血糖降至 13.9mmol/L(250mg/dL)时,则将生理盐水换为 5%葡萄糖注射液,同时将胰岛素剂量减为每小时 2~3U。应当注意的是血糖不宜下降过快,以每小时下降不超过 5.6mmol/L 为宜。血糖下降过快会导致脑细胞内液与细胞外液渗透压不平衡而引起脑水肿,因为脑细胞中糖下降慢。判断补液和胰岛素用量是否足够的指标为:①血糖低于 14mmol/L(250mg/dL);②尿量至少为每小时 50mL;③血浆渗透压低于 320mosm/(kg·H_2O)。如果治疗后头 4h 内每小时血糖下降少于 2mmol/L(36mg/dL),则应将胰岛素剂量增加 50%~100%;相反,如果在前两 h 内血糖下降超过 5.5mmol/L,则将胰岛素剂量减半。患者高渗状态已经解除,患者又能进食,则可停止静脉输液,胰岛素改为餐前皮下注射,或改为病前所用的口服降糖药。

补钾,纠正酸中毒:见酮症酸中毒的处理。

其他治疗:包括去除诱因、输氧。尿少者可静脉注射呋塞米,特别是有高钠血症者。对昏迷者应加强护理,无呕吐者可放置胃管抽吸胃液,通过胃管,可给患者口服补液和补钾;插留置导尿管以观察尿量变化,并选用适当抗生素以预防感染。密切观察病情变化。开始治疗的前 4h 可每小时测血糖 1 次,以后可改为 2~4h 检测 1 次或每次换液前检测 1 次,根据血糖结果决定输液的种类和胰岛素的剂量。如有渗透压计,可每 4h 测血浆渗透压 1 次,否则每天应抽血查血清钠、钾、血糖 2 次,以便计算血浆渗透压。完善各项护理记录,包括体温、尿量等。

HNKHC 有发生血栓形成的危险因素存在，但对是否常规应用肝素抗凝治疗，尚有不同意见。

6.糖尿病与妊娠

在妊娠妇女中，DM 的分类是：①在妊娠前已知有 T1DM；②在妊娠前已知有 T2DM；③妊娠 DM(GDM)，在妊娠期间发生或第一次发现有葡萄糖耐量减少或糖尿病前两者称为糖尿病合并妊娠。

(1)治疗原则。对于 GDM 和 DM 合并妊娠处理的目标需达到：①维持血糖正常；②预防并发症的发展；③稳定所存在的并发症；④保证足月妊娠(最少 38 周)。对于不同情况的 DM 可采取不同的治疗模式，T1DM 者可根据血糖监测结果调整胰岛素剂量，以继续强化胰岛素治疗。T2DM 者应终止口服降糖药物，开始胰岛素治疗。GDM 者可开始饮食治疗，如果饮食治疗失败，应改用胰岛素治疗。

(2)治疗方案。

a.一般治疗。

饮食治疗：见糖尿病的饮食治疗。

药物治疗：妊娠期间禁止使用一切口服降糖药。因为口服降糖药可能有致畸的作用。应选用胰岛素治疗，最好用人胰岛素，避免动物胰岛素结合抗体的产生，从而避免对胎儿的不良影响。胰岛素使用方法如下。①1 天 2 次注射。②1 日多次注射(三餐前及睡前中效胰岛素治疗)。③胰岛素泵治疗。妊娠早期多数患者空腹血糖较妊娠前降低，妊娠期前 20 周胰岛素用量为非妊娠期的 70%左右，妊娠后 20 周由于胎盘分泌抗胰岛素激素增多，胰岛素用量较非妊娠期增加 2/3。临产后由于子宫强烈收缩，能量需要增加，加上进食减少，极易引起低血糖。产后则因胎盘排出，绝大多数抗胰岛素因素迅速消失，而抑制尚未解除，因此对胰岛素较敏感，胰岛素的需要量减少 1/3～1/2。停用他汀类药物。严格将血压控制在<130/80mmHg。将控制高血压的 ACEI 替换为甲基多巴或钙通道阻滞剂。

b.产期处理。

定期产前检查：根据 WHITE 分级选择不同的监测时间。A 级者与一般孕妇相同，28 周前每月 1 次，28～36 周每 2 周 1 次，36 周后每周 1 次。B 级以上者，28 周前每 2 周查 1 次，28 周后每周 1 次。如需终止妊娠，应提前 1 周入院观察。

监测内容主要包括：①FBS、PBS、HBA1C、尿糖、尿酮、血酮、血压、尿蛋白、眼底、心电图等；②胎动、胎心、子宫增长情况，妇科 B 超；③血、尿、雌三醇(E3)；④36 周后可经羊水检查卵磷脂/鞘磷脂以了解胎儿肺的成熟程度；⑤缩宫素(催产素)应激试验：可观察胎儿对宫缩的耐受力。

分娩期处理：DM 合并妊娠者，在妊娠 36 周以前早产儿死亡率较高，36 周以后逐渐下降。但 36 周以后死胎发生率明显增加，38 周后急剧上升，故选择适宜的分娩时间较为重要。一般应在妊娠 35 周左右住院待产。如果缩宫素应激试验阴性，即使鞘磷脂/卵磷脂达到 2，仍可维持妊娠，尽可能延缓到 36 周后分娩。如果缩宫素试验阳性，下降达 50%左右，卵磷脂/鞘磷脂达到 2，则应立即引产。卵磷脂/鞘磷脂<2，除非缩宫素应激试验明显阳性；迅速下降，否则不考虑终止妊娠。如果无条件监测上述指标，可根据 WHITE 分级来决定分娩时间。A 级不伴其他并发症者于 39 周开始引产，不宜妊娠过期，有并发症者适当提前引产；B－D 级者应于

36～37 周时引产,B 级者不应在 38 周后分娩,D 级者应于 37 周左右分娩;F 级及 R 级者更应根据情况分别处理。

分娩前后注意事项:①在剖宫产前 3h 应停止单独使用胰岛素,以免胎儿出生后发生低血糖。②血糖宜控制在接近正常水平,代谢紊乱基本纠正,尿酮体阴性,无低血钾,无失水征。③分娩时间过长,血糖波动较大,可静脉补充葡萄糖,按 4～6g 糖加 1U 胰岛素比例补液,勿使血糖低于 5.5mmol/L(100mmoL/dL)。④分娩后因胎盘激素下降,故产后 24h 内胰岛素用量减为原用量的一半,第二天后为原用量的 2/3。3～6 周后应根据血糖值再调整胰岛素用量。⑤胎儿生出后不论体重大小都应按早产儿处理,应注意低血糖、呼吸窘迫综合征等。为防止低血糖,应在产后 20 分钟开始定期喂 50%葡萄糖,多数在产后 6h 内恢复正常,提倡母乳喂养,哺乳期母亲不应口服降糖药,而应用胰岛素控制血糖。

产后追踪:妊娠 DM 的妇女在以后发生 DM 的风险增加,所以至少在产后 6 周应进行诊断性试验。并按照 DM 诊断和分类专家委员会的报告,将患者重新分类。如果正常,每 3 年检查 1 次。对空腹血糖异常(IFG)和糖耐量异常(IGT)的患者应经常检查。如嫌 OGT 太麻烦,亦可用 HBA1C 和果糖胺代替,追踪病情或筛查高危人群。应对患者进行 DM 知识和计划生育的教育,告诉患者通过调整生活方式如饮食、锻炼,保持正常体重,从而减少胰岛素抵抗,尽量避免使用损害糖耐量的药物。

7.糖尿病患者围术期管理

(1)术前管理。

手术时机的选择:术前尽量使血糖达到良好控制。术前检查发现 HBA1C>9%,或空腹血糖>10.0mmol/L(>180mg/dL),或餐后 2h 血糖>13.0mmol/L(>230mg/dL)者的非急诊手术应予推迟。

并发症的筛查:了解有无心脏和肾脏损害、自主和外周神经损伤、增生期视网膜病变。

(2)手术日的处理。

饮食或口服药物控制血糖良好的患者接受小手术治疗。①手术日早晨停止原有的口服降糖药。②术中避免静脉输入含葡萄糖的液体,必要时可使用葡萄糖加胰岛素治疗方案。③恢复进食后再恢复原治疗。

接受胰岛素治疗或血糖控制不满意或接受大手术治疗患者。①手术当日早晨停用皮下胰岛素。②手术当天早晨开始输液,可采用含葡萄糖-胰岛素-钾(GIK)的液体静脉输液。③输液可持续到恢复正常饮食和皮下胰岛素注射时,餐前皮下注射胰岛素 1h 后可停用输液。④血糖及尿酮体的监测:大手术或血糖控制不好的患者术中应每小时测毛细血管葡萄糖 1 次,血糖应控制在 110～180mg/dL,应监测尿酮体。

术后管理:术后要尽早对心功能、肾功能状态和感染状况进行评估。

第五节　代谢综合征

一、概述

代谢综合征(MS)是一类以高血糖、肥胖、血脂异常和高血压等集簇存在为标志的临床综合征。其临床重要性在于与之相关的高危心血管疾病和糖尿病等。中心性肥胖和胰岛素抵抗是被公认的重要致病因素。目前关于MS及其各个组分的发病机制复杂,尚没有被充分认识。可能的机制有糖脂代谢和胰岛素生物效应、作用途径及信号转导异常,以及下丘脑-垂体-肾上腺轴调控异常、神经体液调节异常、炎症反应或氧化应激等。代谢综合征目前包括《1999年世界卫生组织指南》《2001年美国胆固醇教育计划成人治疗专家组第三次报告指南》《2004年中国糖尿病学会指南》《2005年国际糖尿病联盟指南》《2007年中国成人血脂异常防治指南及2007年欧洲心脏病学学术大会指南》所制定的标准。

二、诊断

(一)临床表现

1.症状

体胖腹满、食多、气短、容易疲劳,或胸胁闷胀、头晕目眩、头痛、烦躁易怒、口渴喜饮等。

早期:体型偏胖,偶感头晕、心悸、腹胀,伴有代谢综合征的多种危险因素。

中期:形体肥胖,倦息乏力,脘腹胀满,胸闷,气短,伴有代谢综合征的多靶器官损害。

后期:形体肥胖,重度乏力,心慌,气促,动则喘甚,伴有严重的心、脑、肾病变。

2.体征

中心性肥胖、体重超重、血压偏高等。

(二)辅助检查

三酰甘油(TG)偏高,和(或)低密度脂蛋白胆固醇偏高,和(或)需服用降血脂药物;高密度脂蛋白胆固醇偏低;和(或)血糖偏高,和(或)血尿酸偏高,和(或)血液聚集性和黏滞性指标升高。

(三)诊断标准

关于代谢综合征的诊断标准,目前包括《1999年世界卫生组织指南》《2001年美国胆固醇教育计划成人治疗专家组第三次报告指南》《2004年中国糖尿病学会指南》《2005年国际糖尿病联盟指南》《2007年中国成人血脂异常防治指南》《2007年欧洲心脏病学会(ESC)年会指南》。随着在代谢综合征人群中以干预心血管疾病为目标的各种降压、调脂或综合治疗临床试验结果的出现,代谢综合征人群中的血压和血脂的控制目标可能还会重新被确定。相信在今后相当长的时间内,代谢综合征的概念和定义都将处在变动和完善之中。

1.国际糖尿病联盟2005年诊断标准

一个个体在具有必备指标的基础上至少还具有其他指标中的任何2项可被诊断为代谢综合征。目前多以此标准为准。

(1)必备指标。中心性肥胖(不同种族腰围有各自的参考值,推荐中国人腰围切点:男性≥

85cm;女性≥80cm)。值得一提的是,中国人群腹围的确定,主要基于中国上海市和香港的流行病学资料;而采纳空腹血糖作为高血糖的诊断标准,并非排除负荷后血糖的重要性,只是为了简化临床操作,更有利于标准的执行,因此在空腹血糖≥100mg/dL(5.6mmol/L)的人群强烈推荐进行 OGTT。

(2)其他指标。①TG 水平升高>1.7mmol/L(150mg/dL),或已接受针对性治疗。②高密度脂蛋白-胆固醇(HDL-C)水平降低,男性<0.9mmol/L(40mg/dL),女性<1.1mmol/L(50mg/dL),或已接受针对性治疗。③血压升高,收缩压≥130mmHg 或舒张压≥85mmHg,或已接受降压治疗,或此前已被诊断为高血压。④空腹血糖(FPG)升高,FPG≥5.6mmol/L(100mg/dL),或此前已被诊断为 2 型糖尿病。如果 FPG≥5.6mmol/L(100mg/dL),强烈推荐进行 OGTT,但是 OGTT 在诊断代谢综合征时并非必要。

2.中华医学会糖尿病学分会 2004 年诊断标准

具有以下 4 项中的 3 项或全部者即可确诊。

(1)超重或 BMI≥25kg/m^2。

(2)FPG≥6.1mmol/L(110mg/dL)和(或)75g 葡萄糖负荷后 2h 血糖(2h PG)≥7.8mmol/L(140mg/dL)和(或)确诊为糖尿病并治疗者。

(3)血压≥140/90mmHg 和(或)已确诊为高血压并治疗者。

(4)TG≥1.7mmol/L(150mg/dL)和(或)HDL-C 中男性<0.9mmol/L(35mg/dL)、女性<1.0mmol/L (38.9mg/dL)。

(四)鉴别诊断

皮质醇增多症患者的肥胖呈向心性分布,同时伴有满月脸、高血压、多血质外貌、痤疮等。单纯性肥胖与皮质醇增多症的实质区别是有无皮质醇分泌过多。实验室检查:24h 尿游离皮质醇测定、皮质醇昼夜节律测定、过夜 1mg 地塞米松抑制试验。

三、治疗

(一)改善生活方式,整体改善代谢状况

改善生活方式(治疗性生活方式改变)应贯穿于 MS 治疗的全过程,是防治 MS 的基础。饮食和运动等非药物干预措施是防治 MS 的基本手段。

(二)增加运动量,控制体重

运动治疗的原则是适量、经常性和个体化,同时要注意其安全性。每天至少 30 分钟中等强度的活动,如慢跑、快走、骑自行车、游泳等,在运动中将心率维持在最高心率的 60%~70%(最高心率=220-年龄)。要经常参加运动,切不可一劳永逸。中等强度的运动有加重潜在心血管疾病的危险性,在运动之前应做相应的检查以排除潜在的危险疾病。要选择自己喜欢的运动方式。可以结伴运动,以互相鼓励、互相监督。对糖尿病患者,运动的时间应在餐后 1h 开始。

(三)改变饮食结构

饮食治疗应尽可能做到个体化,达到平衡膳食。

(1)控制体重在正常范围内。

(2)饮食治疗应个体化。即在制订饮食计划时,除了要考虑到饮食治疗的一般原则外,还要考虑到生活方式、文化背景、社会经济地位、是否肥胖、治疗情况、并发症和个人饮食的喜好。

(3)膳食总热量的20%～30%应来自脂肪和油料,其中少于1/3的热量来自饱和脂肪,单不饱和脂肪酸与多不饱和脂肪酸之间要达到平衡。如患者的低密度脂蛋白胆固醇水平≥100mg/dL(2.6mmol/L),应使饱和脂肪酸的摄入量少于总热量的10%。食物中的胆固醇含量应<300mg/d。如患者的低密度脂蛋白胆固醇水平≥100mg/dL(2.6mmol/L),食物中的胆固醇含量应减少至200mg/d以下。糖类所提供的热量应占总热量的55%～65%,应鼓励患者多摄入复合糖类及富含可溶性食物纤维素的糖类和富含纤维的蔬菜。对糖类总热量的控制比控制种类更重要。在糖类总热量得到控制的前提下,没有必要严格限制蔗糖的摄入量。

(4)蛋白质不应超过需要量,即不多于总热量的15%。有微量清蛋白尿的患者,蛋白质的摄入量应限制在0.8～1.0g/kg体重之内。有显性蛋白尿的患者,蛋白质的摄入量应限制在低于0.8g/kg体重。

(5)限制饮酒,特别是肥胖、高血压和(或)高三酰甘油血症的患者。

(6)可用无热量非营养性甜味剂。

(7)食盐限量在6g/d以内,尤其是高血压患者。

4.控制代谢指标

包括降糖、降压、调脂等治疗。

(1)降压治疗:治疗高血压的药物种类很多,有的药物在降压的同时有其不利的一面,如利尿剂和β受体阻滞剂,可能会引起血脂、血糖、尿酸等代谢的异常。

(2)降糖治疗:研究发现曲格列酮能显著改善单纯性肥胖、糖耐量减低患者,以及2型糖尿病患者的胰岛素抵抗状态和IGT,并呈剂量依赖性降低空腹血糖和血浆胰岛素水平,但不引起体重增加和低血糖反应。该药对IRS患者中脂质代谢异常和动脉性高血压也有明显的改善作用,能降低血浆TG利FFA水平,提高HDL-C水平,并有降低血压和对抗脂质过氧化作用。

(3)纠正血脂紊乱:针对高胆固醇和高LDL-C血症首选他汀类药物,高三酰甘油血脂首选贝特类。

代谢综合征的治疗是一项长期的过程,降压、降糖等治疗均需终身服药,饮食控制及运动也需长期坚持方能见效。因此,加强对患者的教育,提高患者对疾病的认识,从而提高其依从性尤其重要。

第六章　肿瘤内科疾病

第一节　胶　质　瘤

概述：神经系统肿瘤年发生率约为每年14.8/10万，患病率130.8/10万。在颅内肿瘤中以神经上皮肿瘤发生率最高，约占颅内肿瘤中的40%。其中最常见的是胶质瘤。胶质瘤是一组具有向胶质细胞分化特征的神经上皮肿瘤的总称。根据WHO(2007)的分类，神经胶质瘤分为7类。

(1)星形细胞来源肿瘤。

(2)少突胶质细胞瘤。

(3)混合性胶质瘤。

(4)室管膜肿瘤。

(5)脉络丛肿瘤。

(6)其他神经上皮来源肿瘤(包括星形母细胞瘤、三脑室脊索样胶质瘤)。

(7)神经元及混合性神经元神经胶质起源肿瘤(包括小脑发育不良性神经节细胞瘤，婴儿促纤维增生性星形细胞瘤/神经节细胞胶质瘤，胚胎发育不良神经上皮肿瘤，神经节细胞胶质瘤，神经节细胞瘤，中枢神经细胞瘤，脑室外神经细胞瘤，小脑脂肪神经细胞瘤，乳头状胶质神经元肿瘤，四脑室形成菊形团的胶质神经元肿瘤，副节瘤)。

在判断肿瘤的恶性程度方面，以下7项是胶质瘤分级的基本原则，已被广大神经病理医师所接受。①瘤细胞密度；②瘤细胞的多形性或非典型性；③瘤细胞核的高度异形性；④具有高度的核分裂活性；⑤血管内皮增生；⑥坏死(假栅状坏死)；⑦KI-67增生指数升高。如判定WHOⅣ级则需具备以上6项，MIB-1增生指数＞10%。一般将WHOⅢ级及WH(Ⅳ级胶质瘤称为高级别胶质瘤，或恶性胶质瘤；而将WHOⅠ级、WHOⅡ级胶质瘤称为低级别胶质瘤；结合其患者年龄、病理类型、病灶累及范围大小、是否存在神经系统功能障碍等将低级别胶质瘤分为高风险组和低风险组。在下列5项中，如果符合3项则认为属于高风险组：年龄≥40岁，病理诊断为星形细胞瘤，病灶最大径大于等于6cm，影像学提示病灶侵袭范围过中线，术前存在神经功能障碍。

影像学诊断原则：高级别脑肿瘤通常会在增强MRI上有异常发现，因此增强MRI应成为诊断金标准；MRS能够评价肿瘤及正常组织的代谢，其最佳用途是区分放射性坏死抑或肿瘤复发，另外利用MRS对肿瘤分级或评价治疗效果可能有帮助，MRS显示最异常的区域是进行活检的最佳靶点。因为磁共振灌注成像(PWI)能够测量肿瘤内脑血流容积，对肿瘤分级确定、区分肿瘤复发及放射性坏死有价值；灌注最强部位作为指导临床。活检的最佳靶点。如存在幽闭恐惧症及体内植入物则利用增强CT；PET或SPECT扫描能够评估肿瘤及正常组织代谢情况，其最佳用途是区分放射性坏死抑或肿瘤复发，亦有助于肿瘤分级以及提供肿瘤活检的最佳靶区。鉴别肿瘤放射性坏死还是有肿瘤生长，多采用MRS、PWI、PET。推荐在胶质瘤切除术后24～72h进行MRI增强术后复查。

手术原则：恶性胶质瘤首选治疗策略为手术切除，循证医学证据表明，在患者神经系统功能不损害的前提下，最大可能地切除肿瘤，是患者具有相对较好预后的因素（循证医学IC证据）。在恰当情况下进行最大范围的肿瘤切除，最大化地保留神经系统功能；不能实施最大范围安全切除肿瘤者，酌情采用肿瘤部分切除术、开颅活检术或立体定向（或导航下）穿刺活检术，以明确肿瘤的组织病理学诊断。手术方式包括对可切除的区域做病灶大块全切除、立体定向活检、开放活检以及肿瘤的大部切除。影响手术疗效因素包括：年龄大小；临床表现的轻重；手术是否减轻了肿瘤占位效应；肿瘤是否具有可切除性[包括病灶数目、病灶位置以及距前次手术的时间（在复发患者）]；肿瘤是新发抑或复发肿瘤等。由于神经系统肿瘤存在异质性，为做出准确的病理诊断，除了进行病理诊断的医生应具有较丰富的经验，神经外科医生应为病理诊断医生提供尽可能多的病变组织。为明确了解手术切除范围，应在术后24～72h进行MRI检查。

放射治疗原则：局部分割放射治疗（总剂量60GY，每次分割剂量1.8～2GY，30～33次分割）是胶质瘤术后或活检术后标准放疗方案（循证医学Ⅰ，A证据）。在放射剂量已达60GY后增加放射剂量并未显示出其优势。对于老年患者或一般条件不好的患者，快速低分割方案（如放射剂量40GY，15次分割）是经常考虑采用的（循证医学Ⅱ，B证据）。随机对照的Ⅲ期临床试验（循证医学Ⅱ，B级证据）证实给予70岁以上患者放射治疗（总剂量50GY，每次分割剂量1.8GY，共28次分割）要优于单纯支持治疗。

低级别胶质瘤（Ⅰ/Ⅱ级）：利用术前及术后MRI的FLAIR及T_2像所显示的异常区域勾画出放疗中的大体肿瘤GTV，然后将GTV放大成临床靶区CTV（GTV并加其边界以外1～2cm），在放射治疗中应对CTV给以45～54GY放射量，每次分割量1.8～2.0GY。

室管膜瘤：局部照射利用术前及术后MRI的T增强像，FLAIR/T_2像确定肿瘤病灶。利用术前肿瘤体积加上术后MRI的异常信号确定病灶所在解剖区域的GTV。临床靶区CTV（GTV加1～2cm的边界）应接受给以54～59.5GY放射量，每次分割量1.8～2.0GY。

全脑全脊柱：整个全脑和脊柱（至骶管硬膜囊底）给以36GY放射量，每次分割量1.8GY，之后给以脊柱病灶45GY局部照射。脑原发灶应接受放疗处方为54～59.5GY，每次分割量1.8～2.0GY。

高级别胶质瘤（Ⅲ/Ⅳ级）：利用术前及术后MRI的T_1增强像，FLAIR/T_2像确定肿瘤病灶大小。注意应包括可能含有肿瘤的解剖扩展区域。以肿瘤切除后残腔＋MRI的T_1增强像所勾画的GTV以及外缘3cm为放射靶区CTV。另外利用“收缩野SHRINKINGFIELD”技术确定GTV1（FLAIR相及T_2像所显示的病灶区域），GTV2（手术切除后残腔＋T_1增强像所显示病灶区域）。GTV2应接受放射治疗处方为54～60GY，每次分割量1.8～2.0GY。

胶质瘤化疗原则：新诊断的多形性胶母细胞瘤（GBM，WHOⅣ级）。①强烈推荐替莫唑胺（TMZ）同步放疗联合辅助化疗方案。化疗的整个疗程应同步化疗，口服TMZ 75mg/m^2，疗程42天。放疗结束后，辅助TMZ治疗，150mg/m^2，连续用药5天，28天为1个疗程，若耐受良好，则在以后化疗疗程中增量至 200mg/m^2，推荐辅助 TMZ 化疗 6 个疗程。②无条件用 TMZ 的胶母细胞瘤患者建议尼莫司汀（ACNU）[或其他烷化剂药物 BCNU（卡莫司汀），CCNU（洛莫司汀）]90mg/m^2，DI，VM 2660mg/m^2，D1～3，1～6 周为 1 周期，建议 4～6 周期。化疗失败者，推荐改变化疗方案和（或）包括分子靶向治疗的研究性治疗。

新诊断的间变性胶质瘤（WHOⅢ级）。①推荐放疗联合 TMZ（同多形性胶母细胞瘤）或应用亚硝脲类化疗药物。②PCV（洛莫司汀＋丙卡巴肼＋长春新碱）。③ACNU 方案。化疗失败者，推荐改变化疗方案和（或）包括分子靶向治疗的研究性治疗。

对于新诊断的低级别胶质瘤的高风险人群，辅助化疗可以使得患者受益。化疗方案：对新诊断低级别胶质瘤患者以 5/28 标准替莫唑胺（TMZ）方案进行化疗。对于复发或进展性低级别胶质瘤的治疗如下。

一线化疗方案：对未用过 TMZ 者，用 5/28 替莫唑胺（TMZ）标准方案治疗。

二线化疗方案：①亚硝脲类药物单药化疗，卡莫司汀（BCNU）210mg/m^2，静脉滴注，每 6 周 1 疗程；或每天 80mg/m^2，3 天，每 6 周 1 疗程。罗莫司汀（CCNU）110mg/m^2 静脉滴注，每 6 周 1 疗程。②PCV 联合治疗方案：罗莫司汀（CCNU）＋丙卡巴肼＋长春新碱。③铂类药物化疗。

一、星形细胞来源肿瘤

（一）定义

星形细胞来源肿瘤是由星形细胞衍化、分化比较成熟的肿瘤。

（二）概述

星形细胞来源肿瘤是原发性颅内肿瘤中最常见的组织学类型，将近 75％的肿瘤属于恶性程度比较高的间变性星形细胞瘤或多形性胶母细胞瘤。根据 WHO 关于神经系统肿瘤的分类，星形细胞来源肿瘤通常分为星形细胞瘤、间变性星形细胞瘤、多形性胶母细胞瘤、毛细胞性星形细胞瘤、多形性黄色星形细胞瘤和室管膜下巨细胞星形细胞瘤。

二、低级别（低度恶性）星形细胞肿瘤

（一）定义

低级别（低度恶性）星形细胞瘤包括一组星形细胞肿瘤，其组织学上表现为肿瘤细胞具有较好的分化程度（Ⅰ～Ⅱ级）。

（二）概述

占全部星形细胞来源肿瘤的 1％～15％。低级别星形细胞肿瘤包括弥散性星形细胞瘤、毛细胞性星形细胞瘤、多形性黄色星形细胞瘤和室管膜下巨细胞星形细胞瘤，有时亦把混合有少突胶质细胞瘤的肿瘤划入此类。

（三）病理

大体标本：就实质性星形细胞瘤而言，纤维性星形细胞瘤色泽为白色；肿瘤质地较硬或呈橡皮样，甚至质地呈软骨样，纤维型星形细胞瘤在肿瘤中央常发生囊性变；而肥胖细胞性和原浆性星形细胞瘤的质地则较软，可呈半透明胶冻状，也可发生囊性变。从肿瘤大体外观看，有些肿瘤边界清楚，而另一些则为弥散浸润性生长。

镜下细胞分化较好，异型核细胞较少，有丝分裂少，血管内皮增生和出血坏死罕见。

(四)诊断依据

1.临床表现

20～40 岁为发病高峰,也可见于儿童,但老年少见。病程长短不等,1～10 年。患者就诊时所表现的症状和体征取决于肿瘤的部位和肿瘤的大小。幕上低级别星形细胞瘤如在大脑半球,其最常见的症状是癫痫,多数患者服用抗癫痫药物能够控制癫痫发作,患者还可能出现头痛,视力、视野改变,精神改变和运动感觉障碍。发生于中线者早期可引起颅内压增高;发生于脑干者主要症状为头晕、复视、后组脑神经和锥体束损害引起的声音嘶哑、吞咽困难、眼球外展麻痹、角膜发射消失和肌力减退等;小脑低级别星形细胞瘤容易使脑脊液循环受阻,从而出现颅内压增高的相关症状,同时也常发生小脑症状和视功能障碍。

2.辅助检查

(1)X 线平片:可存在颅内压增高征象,部分病例有肿瘤钙化和松果体钙化移位。

(2)CT:典型的低级别星形细胞瘤 CT 平扫常表现为低密度为主的混合病灶,亦可表现为等密度病灶,与脑实质分界不清,肿瘤质地大多不均匀,肿瘤的占位效应及瘤周水肿多为轻至中度。CT 增强扫描时可增强亦可不增强,而毛细胞性星形细胞瘤边界清楚,增强扫描时均匀强化。

(3)MRI:病灶呈圆形和椭圆形,多表现为低和等 T 信号,T_2 高信号,多数病例边缘不清,少数轮廓清楚;肿瘤内囊性变时,T_1 加权像上为与脑脊液相似的低信号;肿瘤出血时表现为与出血时相一致的信号变化,一般为高信号多见;瘤内钙化影 T 加权像呈极低的信号。病灶中囊性变多见而出血坏死较少见。TZ 加权像显示瘤周水肿和占位效应较 T 加权像更明显,但多为轻至中度。增强扫描后,多数低级别星形细胞瘤无或轻度强化,仅少数可见中度强化。若肿瘤信号强度极不均匀,增强明显,应考虑到可能有恶性变。

(五)鉴别诊断

低级别星形细胞瘤应与其他脑肿瘤如脑膜瘤、肉瘤、少数转移瘤相鉴别。如临床症状不典型,应与胆脂瘤、脑穿通畸形、脑软化灶等影像学上与低级别星形细胞瘤类似的疾病相鉴别。

(六)治疗原则

1.手术治疗

手术是治疗低级别星形细胞瘤的最主要的手段,其治疗原则是在保存神经功能的前提下尽可能地争取全切除。

(1)如肿瘤较小,特别是位于非功能区者应争取行显微外科全切除。

(2)位于额极、颞极、枕极者可行肿瘤包括部分脑叶切除。

(3)肿瘤较大、浸润范围较广时,尽量多切除肿瘤,减少肿瘤残留,为有效地进行放疗及化疗打下基础。

(4)肿瘤位于功能区者而尚无偏瘫失语者,应注意保存神经功能,选择非功能区脑皮质切开达到肿瘤并行分块适当切除,以免发生严重并发症。

(5)脑室肿瘤可从非功能区皮质切开进入脑室,妥善保护脑室内结构,尽可能切除肿瘤解除脑室梗阻。

(6)位于丘脑、脑干的肿瘤,病灶较小呈结节性或囊性者可行显微外科切除。

(7)对侵犯一侧大脑多个脑叶致该侧功能完全丧失者,若未侵及中线及对侧,可考虑行大脑半球切除术。

(8)对于典型低级别星形细胞瘤行手术全切除者,术后放疗仍是有益的;手术未能全切除者,应尽早实施放疗。放疗剂量45～54GY,每次分割剂量1.8～2.0GY。

2.化疗

对于手术不能切除的低级别星形细胞瘤或低级别星形细胞瘤的高风险人群可以考虑替莫唑胺化疗,替莫唑胺以5/28周期辅助化疗,TMZ 150～200mg/m^2。对于复发或进展性病例:未用TMZ治疗者,(5/28)TMZ标准方案治疗;亚硝脲类药物化疗,PCV联合方案[PROCARBAZINE(丙卡巴肼)+CCNU(洛莫司汀)+VINCRITINE(长春新碱)];基于铂类药物的化疗。

3.预后

低级别星形细胞瘤患者的预后根据肿瘤的位置和组织学的不同而不同。除了幕上和幕下等位置关系外,毛细胞性星形细胞瘤的预后最好,国外文献报道,对于幕上者其5年和20年的生存率分别为85%～86%和79%～82%,幕下者也达到66%和69%。典型的低级别星形细胞瘤的预后并不乐观,国外文献报道,幕上肿瘤5年和10年生存率分别为51%～56%和23%～39%;小脑的星形细胞瘤预后较差,5年生存率仅为7%。

三、多形性胶母细胞瘤

(一)定义

多形性胶母细胞瘤是分化程度最低和恶性程度最高的星形细胞瘤。在所有的原发性脑内肿瘤中占15%～23%,多形性胶母细胞瘤占胶质瘤的35%,占高度恶性星形细胞瘤的55%～87%,同时占所有星形细胞瘤的50%。新诊断的多形性胶母细胞瘤患者的中位年龄是64岁,本病年轻人少见,儿童罕见。大脑半球是最常见的好发部位,约2.3%～9%的患者表现为多发病变。

(二)病理

肿瘤切面呈灰白色,广泛出血、坏死为最突出的特征,呈棕红色或黄色地图状。大多数病例中,肿瘤与正常脑组织界限不清。显微镜下为明显的细胞密度增大、多形性、核异型性和有丝分裂;肿瘤细胞坏死、内皮增生和坏死灶内假栅状细胞排列。肿瘤细胞坏死和内皮增生常用来鉴别多形性胶母细胞瘤和其他低级别星形细胞瘤。认为在血管内皮增生的情况下,是否合并肿瘤细胞坏死是判断预后的重要因素。

(三)诊断依据

1.临床表现

多形性胶母细胞瘤起病较急,症状发展较快,早期即可出现头痛、恶心、呕吐等颅内压增高的症状,而局灶性症状体征因肿瘤所在部位不同而有所差异。

2.辅助检查

(1)CT:平扫表现为略高或混杂密度病灶,边缘不规则,占位表现及瘤周水肿更为明显。增强扫描显示病灶较低级别星形细胞瘤及间变性星形细胞瘤增强更为明显,形态更不规则。

(2)MRI:平扫T_1加权像显示多为不规则形态,少数为圆形或椭圆形,边界不清,多数呈不均匀信号(以低、等、混合信号为主),肿瘤内部坏死、囊变和出血多见,瘤周水肿多为中重度,占位征象明显。肿瘤可穿越中线,侵犯胼胝体和对侧半球,也可形成多发的病灶。平扫 T_2 加权像较 T_1 像能更明显地显示瘤周水肿,肿瘤侵犯范围及多发病灶。GDGTPA 增强后显示病灶呈不均匀强化,其强化形式多样。但影像与病理对照观察发现增强后强化的边缘并非肿瘤真正的边界。在非增强区、水肿区甚至 MRI 显示的正常脑组织内显微镜下均可见成簇或孤立的肿瘤细胞浸润。

(四)鉴别诊断

需要进行鉴别诊断的肿瘤和非肿瘤性疾病同间变性星形细胞瘤。

肿瘤复发与假性进展的鉴别:恶性胶质瘤患者在放疗后很快出现原有影像学增强病灶面积变大的现象,甚至出现新的影像学增强病变,但未经任何进一步治疗即可逐渐减退,这一表现酷似肿瘤进展,被称为假性进展。假性进展是亚急性放射反应和治疗相关性坏死的过渡;由明显的局部组织反应(包括炎性组分、水肿和血管渗透性异常)所致,引起影像学增强区域的出血和扩大。目前主要依靠密切临床观察及影像学随访来鉴别假性进展,若放化疗停止后异常增强灶逐渐消退,可不予处理,若增强灶进行性增大甚至出现颅内高压症状,则需要再次手术以明确病理。另外,目前已有较多报道提出用 PET、MRS 等影像学手段进行鉴别,但仍有一定的假阳性和假阴性。

(五)治疗原则

治疗原则:以手术为主,辅以放疗、化疗在内的综合治疗。

1.手术

多数作者目前主张扩大切除。肿瘤全切除者较次全切除和仅行活检者能够获得较高的生存率,因此术中应尽可能在保障神经系统功能前提下多切除肿瘤。有时因患者一般情况差或治疗累及重要结构,如运动区、基底节、下丘脑和脑干等,此时需调整手术策略。对于复发的多形性胶母细胞瘤,如果首次手术疗效好和病变局限于原发部位,可以考虑再次手术。

2.放射治疗

根据术前/后 T_1 增强像,FLAIR/T_2 像确定肿瘤病灶大小。以肿瘤切隙后残腔和 MRI 的 T_1 增强像所勾画的 GTV 以及外缘 3cm 为放射靶区 CTV,CTV2 应接受放射治疗处方为54～60GY,每次分割 1.8～2.0GY。

3.化疗

对于初治胶母细胞患者,应用 STUPP 标准方案,先行放疗+同步化疗,TMZ75mg/m^2(放疗期间每天),然后行辅助化疗,以 5/28 标准方案进行,TMZ 150～200mg/m^2。复发/补救治疗:美国 FDA 批准对于 GBM 复发者可采用贝伐单抗单药化疗;贝伐单抗+细胞毒化疗药物联合化疗[IRINOTECAN(伊立替康),BCNU(卡莫司汀),TMZ(替莫唑胺)];替莫唑胺(TMZ);亚硝脲;PCV 联合治疗方案;环磷酰胺铂类化疗药(二线或三线疗法)。

4.预后

与预后相关的因素包括患者年龄、KPS 评分、肿瘤部位和大小、手术时是否完全切除肿瘤。06-甲基鸟嘌呤-DNA 甲基转移酶(MGMT)启动子甲基化的病例对烷化剂类化疗药物的敏感性较高因而预后较好。另有报道指出,GBM 出现 EGFR 扩增伴 PTEN 完整,能对 EGFR

抑制剂有效，有望获得较好的预后。应用STUPP方案治疗，GBM的中位生存期为14.6个月，5年生存率为9.8%。最常见的死亡原因是肿瘤原发部位复发。

四、间变性星形细胞瘤

(一)概述

间变性星形细胞瘤占脑肿瘤的4%，占全部星形细胞肿瘤的35%，占高度恶性星形细胞瘤的12%～34%，其发病高峰在40～50岁，其恶性程度介于低级别星形细胞瘤和多形性胶母细胞瘤之间，2007年WHO分级将其归为Ⅲ级。将Ⅲ～Ⅳ级星形细胞瘤称为高度恶性星形细胞瘤。

(二)病理

肿瘤多位于大脑半球内，好发于额叶、颞叶、额顶及颞顶的脑白质区，有时也累及顶叶、下丘脑和脑桥，累及小脑者罕见。瘤体较大，有时侵犯几个脑叶或越过中线侵犯对侧大脑半球，肿瘤色灰红，质地较软，有囊性变和小灶性出血坏死灶。一般来说，良性肿瘤多半界限清楚，有包膜；而恶性肿瘤多半边界不清，无包膜。然而，这一规律在脑肿瘤的肉眼病理学中却不尽然如此。低级别星形细胞瘤(尤其是纤维型和毛细胞性星形细胞瘤)界限多不清楚，无包膜，而间变性星形细胞瘤的边界却较低级别星形细胞瘤明显，甚至有假包膜，但实际上这种边界是不可靠的，因为肿瘤细胞已经浸润到周边组织中。在组织学上，间变性星形细胞瘤介于低级别星形细胞瘤和多形性胶母细胞瘤之间。比低级别星形细胞瘤细胞密度大，核异型性和有丝分裂程度高；又缺少多形性胶母细胞瘤的血管内皮细胞增生和坏死的特点。在瘤周水肿区及正常脑组织内仍可见孤立或成簇肿瘤细胞散在分布。

(三)诊断依据

1.临床表现

主要表现为癫痫发作和所累及区域出现的局部神经元损害或刺激症状，病程进展快。

2.辅助检查

(1)X线平片：可显示颅压高征象，但间变性星形细胞瘤的钙化率较低。

(2)CT：平扫显示病灶较大，形态可不规则，多以低密度为主或以等密度为主的低、等混杂密度病灶，并有不少病灶含高密度成分(与肿瘤内出血有关)，但出现钙化者少见；绝大多数病灶存在中、重度瘤周水肿，占位效应明显。CT增强扫描见边界较清楚的不均匀增强病灶，部分病灶呈不规则环形或花圈形增强，累及胼胝体及其附近脑白质的肿瘤常侵及两侧，呈蝴蝶状生长，具有特征性。

(3)MRI：在平扫T_1加权像上，肿瘤边界不清，但较低级别星形细胞瘤明显，肿瘤多呈低等混杂信号；T_2加权像为等、高混杂信号，肿瘤中心常为高信号区周围绕以等信号环，环周可见高信号的指样水肿征象。肿瘤高信号区在病理学上为肿瘤坏死和囊性变，T_2加权像上两者不能区分，但质子密度像可能有所鉴别。瘤周中重度水肿，占位效应明显。增强后间变性星形细胞瘤多呈不规则环形或花圈形强化，可见附壁结节。肿瘤可沿白质放射纤维、联合纤维发展及沿着联络纤维扩展，以及沿室管膜、软脑膜和脑脊液种植。增强后可见这些沿白质纤维或室管膜、软脑膜种植的异常强化区。对于间变性星形细胞瘤进行放疗/同步放化疗后，亦可出现影像学假性进展，诊断同胶母细胞瘤。

(四)鉴别诊断

与脑肿瘤性疾病如转移瘤、不典型的脑膜瘤、肉瘤、多形性胶母细胞瘤等相鉴别,特别是后者,有时只能通过病理检查才能相鉴别。与非肿瘤疾病如脑脓肿、结核球反应性胶质增生、血管瘤、血肿环状强化等相鉴别。

(五)治疗原则

1.手术治疗

星形细胞瘤的手术治疗适用于间变性星形细胞瘤,肿瘤全切除者较次全切除和仅行活检者能够获得较高的生存率,因此术中应尽可能在保障神经系统功能前提下多切除肿瘤。

2.放射治疗

同胶母细胞瘤。

3.化疗

新诊断间变性星形细胞瘤。

推荐1:应用STUPP标准方案,先行放疗+同步化疗,TMZ 75mg/m^2(放疗期间每天),然后行辅助化疗,以5/28标准方案进行,TMZ150～200mg/m^2。

推荐2:应用亚硝脲类化疗药物。

(1)PCV(洛莫司汀+丙卡巴肼+长春新碱)。

(2)ACNU方案。复发/补救治疗:替莫唑胺[TMZ];亚硝脲;PCV联合治疗方案;美国FDA批准对于复发间变性星形细胞病患者可进行贝伐单抗单药化疗;贝伐单抗+细胞毒化疗药物联合化疗[IRIRIOTECAN(伊立替康),BCNU(卡莫司汀),TMZ];伊立替康;环磷酰胺;铂类化疗药(二线或三线疗法);依托泊苷。

4.预后

间变性星形细胞瘤确诊后平均生存时间是15～28个月,1年、2年、5年生存率分别为60%～80%、38%～64%、35%～46%。与其他星形细胞瘤一样,最常见的致死原因是原发部位肿瘤复发。

五、少突胶质细胞瘤

(一)定义

是少突胶质细胞衍化、分化成的比较成熟的肿瘤。少突胶质细胞瘤占所有原发性脑内肿瘤的4%～5%,占所有胶质瘤的5%～10%。中年人多见,成人与儿童之比为8∶1。

(二)病理

大体标本:肿瘤开始生长于皮质灰质内,部位表浅,局部脑回扁平而弥散性肿大,脑沟变浅,切面见肿瘤与周围脑组织界限不清,较正常脑灰质更加灰暗或灰红。

镜下:瘤细胞呈特征样的“煎鸡蛋样”改变,中心为细胞核,周边为清亮的胞质,同时见到鸡蛋丝样的微血管生长方式。间变性(恶性)少突胶质细胞瘤内钙化较少突胶质细胞瘤少见,镜下可见多形细胞核和丰富的有丝分裂相。

(三)诊断依据

1.临床表现

本病好发部位为额叶和顶叶,次之为颞叶和枕叶。由于肿瘤生长缓慢,病程较长,可达数年之久；临床症状取决于肿瘤部位。50%～80%患者的首发症状为癫痫，其他症状颅内压增高症状晚期出现，并可逐步发展为病灶所在区域神经功能受损症状，如偏瘫及偏身感觉障碍。间变性(恶性)少突胶质细胞瘤则起病较急，病程发展迅速。

2.辅助检查

(1)X线平片：可显示肿瘤病灶异常钙化影及慢性颅内压增高征象。

(2)CT平扫：表现为幕上略高密度肿块，如囊性变则出现边界清楚的低密度区。钙化发生率为50%～80%，常见弯曲条带状钙化，具特征性。瘤周水肿及占位效应较轻。增强扫描病变呈轻度强化，边界清楚，轮廓不规则。

(3)MRI平扫：T_1加权像显示肿瘤为低或等信号，肿瘤边界多清楚，瘤周水肿及占位效应较轻，具有少突胶质细胞瘤的条带状、斑片状钙化在T_1加权像上呈低信号。平扫T_2加权像显示肿瘤为高信号，信号不均匀，钙化在T_2加权像也呈低信号。增强后少突胶质细胞瘤多数强化不明显，少数有不均匀强化。发生在脑室的少突胶质细胞瘤多有较明显强化。

间变性(恶性)少突胶质细胞瘤的MRI表现特点主要为特征性的钙化不多见，瘤周水肿较重，水肿带与肿瘤组织之间边界不清，常有明显占位征象；因肿瘤血脑屏障破坏较严重，增强扫描多呈明显均匀或不均匀强化，该类型肿瘤常与间变性星形细胞瘤难以区分。

(四)鉴别诊断

无明显钙化的少突胶质细胞瘤与星形细胞瘤相鉴别，而有钙化的肿瘤则要与动静脉畸形相鉴别。

(五)治疗原则

(1)以手术治疗为主，术中应尽量切除肿瘤，如果肿瘤呈弥散性生长，累及重要结构，可行肿瘤部分切除或大部切除。其他原则同星形细胞瘤手术治疗原则。

(2)少突胶质细胞瘤的放疗及化疗原则同低级别星形细胞瘤，间变性少突胶质瘤的放化疗原则同间变性星形细胞瘤。

(3)预后。少突胶质细胞瘤的5年生存率在34%～83%，通常在50%～65%。与预后好有关的因素有肿瘤恶性程度低、第一次手术全切除率高和早期诊断。而间变性(恶性)少突胶质细胞瘤的5年生存率为41%，10年生存率为20%。近年来大量的分子病理学研究证实，少突胶质细胞瘤或间变性少突胶质细胞瘤的异柠檬酸脱氢酶1及异柠檬酸脱氢酶2(IDH1/2)突变及染色体1P和19Q的杂合性缺失与较好的预后相关。

六、室管膜瘤

(一)定义

室管膜瘤是由室管膜上皮细胞发生的肿瘤。室管膜瘤和间变性室管膜瘤是脑室内的肿瘤，占颅内肿瘤的20%～9%，约占神经上皮肿瘤的18%。肿瘤3/4位于幕下，1/4位于幕上，位于幕下者多见于青年人。本病主要在儿童期发病，占儿童颅内肿瘤的10%，排在星形细胞瘤和髓母细胞瘤之后，居第三位。本病好发部位是第四脑室，其次为侧脑室和第三脑室。

(二)病理

大体标本：肿瘤多呈结节状、分叶状或绒毛状，肿瘤呈淡红色，较脆软，触之易碎，瘤内血管及纤维组织较多，较硬。

镜下检查：室管膜瘤有3种组织学类型。①乳头型和黏液乳头型；②上皮型；③多细胞型。肿瘤分型与预后关系不大。组织学上室管膜瘤的特点是包绕在血管周围形成“假玫瑰状”或“真玫瑰状”改变，电子显微镜可见血管周围包绕着无细胞区。间变性室管膜瘤细胞表现为多形性、细胞密度增大和有丝分裂相增多。

(三)诊断依据

1.临床表现

肿瘤的病程和临床表现与肿瘤的部位不同而异。常见的症状为平衡障碍、恶心、呕吐、头痛等。常见的体征为共济失调和眼球震颤。发生于第四脑室的肿瘤病程较短，早期可出现颅内压增高，也可造成第四脑室底部脑神经损害，如耳鸣、视力减退、吞咽困难、声音嘶哑等；发生于侧脑室者，病程较长，因病变位于静区，肿瘤较h可无任何症状，当肿瘤增大阻塞孟氏孔时可出现梗阻性脑积水、颅压高等症状。肿瘤侵犯相邻脑组织，可出现相应症状，如偏瘫、偏身感觉障碍、癫痫等。

2.辅助检查

(1)CT：平扫示病变位于脑室周围或脑室内，呈分叶状等或略高密度病灶，肿瘤内囊性变表现为小的低密度；增强扫描显示肿瘤多呈均一强化，强化后边界清楚，囊性变区不强化。

(2)MRI：平扫T_1加权像显示肿瘤呈等信号分叶状，边界清楚，囊性变区域为低信号，肿瘤位于脑室内，肿瘤一般不伴有瘤周水肿，如肿瘤位于脑实质的室管膜可伴有轻度水肿。平扫T_2加权像显示肿瘤以高信号为主，但MRI对钙化不甚敏感。增强后肿瘤常呈不均匀强化，其中以环形增强最常见。

(四)鉴别诊断

与脑室系统其他常见肿瘤性疾病相鉴别，如脉络丛乳头状瘤、脑室星形细胞瘤、脑膜瘤以及髓母细胞瘤。

(五)治疗原则

手术切除肿瘤和术后放疗是治疗室管膜瘤的主要方法。

1.手术治疗

为肿瘤治疗的主要手段。位于第四脑室者，肿瘤是否能够全切取决于肿瘤与脑干粘连程度。经颅后窝中线入路，保护枕大池后，切开小脑下蚓部显露肿瘤，保护好四脑室底部后分块切除肿瘤；如肿瘤从第四脑室底部长出者，则在切除时，可在四脑室底留一薄层以保安全。四脑室底避免放置吸收性明胶海绵，以免引起术后脑室通路梗阻和长时间发热。位于侧脑室者选邻近肿瘤的非功能区，切开皮质进入脑室切除肿瘤，若肿瘤较大，可部分切除皮质以利肿瘤显露及切除。注意点：①术中勿损伤丘脑、中脑、延髓及大脑内静脉；②切除肿瘤同时尽量解除脑脊液循环障碍。

2.放疗

室管膜瘤是中度敏感的肿瘤，关于术后放疗方案尚存在争议，应在术后2～3周进行腰穿了解脑脊液细胞学情况，如果没有蛛网膜下隙弥散而仅有局部残留，则低级别室管膜瘤术后可行局部放疗；如果已有脊髓弥散或幕下间变性室管膜瘤患者都应行全脑全脊髓放疗及局部照射：术前/后T_1增强像，FLAIR/T_2像确定病灶。确定病灶所在解剖区域的GTV。临床靶区

CTV(GTV 加 1～2cm 的边界)应接受给以 54～59.4GY,每次分割量 1.8～2.0GY。全脑全脊柱:整个全脑和脊柱(至骶管硬膜囊底)给以 36GY 放射。婴幼儿进行脑部放疗时可有较多的并发症,可以考虑应用其他方法如化疗等治疗。

3.化疗

对于手术+放疗治疗后复发患者可采用:①铂类单药或联合化疗;②依托泊背;③亚硝脲类化疗药物;④贝伐单抗(美国 FDA 推荐)。

4.预后

5 年生存率为 37%～69%。分化较好的室管膜瘤、手术全切均能提高生存率;而间变性室管膜瘤和手术后影像学仍显示肿瘤残余者易复发。

七、脉络丛肿瘤

一、定义

脉络丛肿瘤是由脉络丛细胞发生的肿瘤。脉络丛肿瘤起源于脉络丛上皮细胞,发病率较低,在颅内肿瘤中所占比例不足 1%,占神经上皮肿瘤的 1.7%～2%。按照 WHO 分类,脉络丛肿瘤由两类肿瘤构成,一为脉络丛乳头状瘤,另一为脉络丛乳头状癌。

本病发生于任何年龄,但以儿童多见,占儿童颅内肿瘤的 3%,在儿童脉络丛肿瘤中,约 40%发病在 1 岁,86%发病在 5 岁以下。儿童脉络丛肿瘤 60%～70%位于侧脑室,20%～30%位于第四脑室,其余位于第三脑室及桥小脑角。成人脉络丛肿瘤多位于第四脑室。

二、病理

大体标本:最大的特点是乳头状,乳头长者似绒毛,短者似颗粒;肿瘤界限清楚,多呈膨胀性生长,压迫周围脑组织,不常浸润脑组织,虽较硬,但质脆易撕裂。

镜下检查:似正常脉络丛,但乳头更密集,上皮细胞增生活跃,排列密集,乳头覆盖以单层立方上皮。在此基础上脉络丛癌的 3 条诊断标准是:①邻近的脑组织有瘤细胞浸润;②瘤的规则乳头状结构消失,至少有一处发生浸润,瘤细胞有明显的恶性改变;③见到正常的脉络丛结构过渡到低分化状态。

三、诊断依据

(一)临床表现

病程长短不一。脉络丛乳头状瘤最常见的好发部位是侧脑室,亦有可能发生在脑室系统的其他部位。临床症状和体征主要与脑积水引起的颅内压增高和局灶性神经系统损害有关,前者包括头痛、恶心、呕吐、共济失调和精神淡漠、反应迟钝;而后者则因肿瘤所在部位而异。位于侧脑室者半数有对侧轻度锥体束征;位于第三脑室后部者出现双眼上视困难;位于颅后窝者表现为步态不稳、眼球震颤及共济功能障碍,少数患者出现 Bruno 征。

(二)辅助检查

1.腰椎穿刺

所有的梗阻性脑积水患者均有颅内压增高,脑脊液蛋白含量明显增高。

2.X 线平片

显示颅内压增高的征象,在成人表现为指压迹增多,儿童则表现为颅缝分离,15%～20%

的患者可见病理性钙化。脑室造影的共同特点为脑室扩大及肿物不规则的充盈缺损。

3.CT 平扫

显示肿瘤多位于脑室内，呈高密度，增强扫描呈均匀强化。肿瘤边界清楚而不规则，可见病理性钙化，同时可见梗阻性脑积水征象。

4.MR1 平扫

T_1加权像显示肿瘤以等信号为主，信号不均匀，内有因钙化或出血所致的低信号和高信号。肿瘤一般位于脑室内形成脑室内充盈缺损，常呈分叶状和菜花状；病变可引起梗阻性脑积水。平扫 T_2加权像肿瘤为等或略高信号，信号不均匀。脑室内因阻塞而不能流动的脑脊液在质子密度加权像即为高信号。增强扫描后肿瘤常呈明显强化。

四、鉴别诊断

因为肿瘤多位于脑室内，故脉络丛乳头状瘤应与脑室旁星形细胞瘤、脑室脑膜瘤、室管膜瘤相鉴别。

五、治疗原则

(一)手术

脉络丛乳头状瘤以手术切除为主，应尽量做到全切除。根据肿瘤所在不同位置而选用不同入路，但注意如瘤体过大不必强求完整切除，以防止损伤深部结构；因肿瘤血供非常丰富，切除肿瘤前注意阻断肿瘤供血动脉，包括中心部血管，以减少出血。对于肿瘤未能全部切除而不能缓解脑积水者，可行分流手术治疗。

(二)放疗

因为本病可出现脑脊液弥散，对这类患者可进行全脑及全脊髓放疗，但效果不佳。

(三)预后

脉络丛乳头状瘤是良性肿瘤，如获得全切除，则长期存活率非常高，几乎达 100%，即使是脉络丛乳头状癌 5 年生存率也可达 50%。

八、髓母细胞瘤

(一)定义

髓母细胞瘤是发生于小脑的原始神经外胚层肿瘤，多数学者认为其来源胚胎残余组织，一种为胚胎期小脑外颗粒细胞层，另一种可能起源于后髓帆室管膜增生中心的原始细胞。

(二)概述

本病属于 WHOⅣ级，是恶性度最高的神经上皮肿瘤之一。本病好发于儿童，本病约占所有年龄段脑肿瘤的 4%，占小儿脑肿瘤(小于 15 岁)的 18%，占儿童后颅窝肿瘤的 29%，儿童髓母细胞瘤占髓母细胞瘤的 94%。成人髓母细胞瘤较少见，占成人颅内肿瘤的 1%。目前将小儿髓母细胞瘤分为高风险及一般风险人群，如存在以下任意一点，则认为属于高风险人群：年龄小于 3 岁，肿瘤残留大于 1.5cm，脑脊液细胞学提示存在弥散，病理提示为大细胞/间变性髓母细胞瘤。

(三)病理

大体标本：肿瘤界限较清楚，肿瘤因富于细胞及血管，呈紫红色或灰红色，质地较脆，较少发生大片坏死，囊变及钙化更少见，肿瘤有侵犯软脑膜的倾向，又可以借此进行蛛网膜下隙和脑室系统转移。

镜下检查:细胞很丰富,呈长圆形或胡萝卜形,细胞核多而细胞分化不良。在2007年WHO神经系统肿瘤分类中,髓母细胞瘤有5种组织学类型:经典型、促结缔组织(纤维)增生型、大细胞型、肌母型、黑色素型。

(三)细胞及分子遗传学

近年对髓母细胞瘤的细胞及分子遗传学研究取得许多进展。本病最常见的细胞遗传学异常为17号染色体短臂的丢失(17P)。代表细胞增生性癌基因C-MYC扩增非常常见,CDK6扩增多见。

(四)诊断依据

1.临床表现

因髓母细胞瘤90%发生于小脑蚓部,并且多向Ⅳ室及小脑半球浸润,约5%病例会出现肿瘤自发性出血。主要症状为:①颅内压增高症状(头痛、恶心呕吐、视神经盘水肿);②小脑症状(躯干性共济失调,眼震、四肢性共济失调);③小脑危象,急性脑脊液循环受阻,小脑扁桃体下疝,压迫脑干时,出现呼吸循环系统功能异常,意识障碍,锥体束征及去皮质强直;④常出现颈部抵抗及强迫头位;⑤肿瘤转移症状,髓母细胞瘤在蛛网膜下隙转移后,可出现相应的脑和脊髓受累症状,如癫痫、神经根刺激,以及偏瘫、截瘫等症状。

2.辅助检查

(1)CT:平扫示病灶位于颅后窝中线,为均一略高密度,边界清楚;周围有瘤周水肿,第四脑室受压变扁且向前移位,可出现梗阻性脑积水征象。增强扫描显示肿瘤多呈均一强化,边界更清楚,脑室室管膜下转移也可明显强化。

(2)MRI:T_1加权像显示肿瘤为略低信号,信号较均匀;T_2加权像显示肿瘤为等或高信号区。若病灶信号不均匀,提示有坏死囊变或出血。增强扫描可见肿瘤实质部分明显强化,强化较均匀,增强扫描对发现有无椎管内蛛网膜下隙的转移灶有意义,显示为条状或结节状增强灶,如转移到脊髓还可见脊髓的点片状增强。

(五)鉴别诊断

第四脑室室管膜瘤,小脑星形细胞瘤,脉络丛乳头状瘤。

(六)治疗原则

髓母细胞瘤治疗主要是手术治疗为主辅以放疗,部分病例辅以化疗的综合治疗。

1.手术治疗

枕下开颅,尽量切除肿瘤,保护四脑室底部,尽量打通四脑室,解除脑脊液循环障碍。目前多数学者不主张术前进行分流术,可以在术前2~3天进行脑室外引流,待手术切除肿瘤后再去除外引流;如术后1~2周影像学检查未见脑室明显缩小,可进行脑室,腹腔分流术,由此是否会造成肿瘤弥散,目前仍有争论。

2.放射治疗

肿瘤对放疗敏感,是治疗髓母细胞瘤的必要措施。应行病灶局部及全脑和全脊髓放疗(全脑+全脊髓为30~40GY,后颅窝总剂量不低于50GY)。

3.化疗

对于高危人群或者不适合放疗的婴幼儿,可进行联合化疗。目前推荐的针对儿童髓母细胞瘤患者化疗方案为:CCNU(洛莫司汀)+CCNU(顺铂)+VCR(长春新碱)。有一定循证医学证据证明成人髓母细胞瘤术后化疗能提高患者生存率。

4.预后

影响髓母细胞瘤患者的预后影响因素较多,C-MYC 扩增明显者预后不佳,年龄小的患者不及年龄大的患者。随着手术技术及放化疗策略的进步,儿童髓母细胞瘤患者 5 年生存率已由 20 世纪 70 年代的约 20%上升到 70%以上。

九、神经节细胞瘤

(一)定义

神经节细胞瘤是在中枢神经系统由神经节细胞而产生的肿瘤。按照 WHO 中枢神经系统肿瘤分类,神经节细胞瘤是神经源性肿瘤中的一种。根据神经节细胞含有其他细胞的多少分为 5 种类型:①神经节胶质细胞瘤;②神经节神经鞘瘤;③神经节细胞瘤;④神经节神经母细胞瘤;⑤副神经节胶质瘤。神经节细胞瘤占脑肿瘤的 0.3%~1.3%,占小儿原发脑肿瘤的 4.3%~10.7%。

(二)病理

神经节细胞是一种大型细胞,亦可见椭圆形的胶质细胞混合存在,呈肿瘤性改变时,即可诊断为神经节细胞瘤。神经节细胞瘤中发生退行变者约为 4%~33%,退行变时,神经元细胞和星形细胞都会发生恶变(间变性)。

(三)诊断依据

1.临床表现

本病颞叶多发,其次是脊髓及脑干。先天性畸形如胼胝体发育不良和 DOWN 综合征患者中发病率更高。90%以上患者的首发症状是癫痫,中线部位肿瘤常出现神经功能障碍和脑积水。

2.辅助检查

(1)CT 平扫:显示大脑半球低或等密度区,25%~50%伴有钙化,囊性变也是常见 CT 表现。CT 增强扫描显示肿瘤轻度增强,但很少出现占位效应。

(2)MRI:T_1加权像示等或低信号;T_2加权像为高信号。增强后可以有不同程度的强化。

(四)鉴别诊断

与侧脑室少突胶质细胞瘤、脑膜瘤、室管膜瘤、室管膜下巨细胞型星形细胞瘤及星形细胞瘤相鉴别。

(五)治疗原则

不管是低度恶性还是间变性神经节细胞瘤,手术切除是最主要的治疗方法。放疗的作用目前有争议。神经节细胞瘤的预后相当好,有报道 10 年生存率达 90%;中线部位肿瘤的手术并发症发生率较高,如肿瘤侵犯重要结构,手术切除程度有限,则预后不良。

十、松果体细胞肿瘤

(一)定义

起源于松果体实质细胞的肿瘤,包括松果体细胞瘤和松果体母细胞瘤。

松果体区肿瘤病理组织学类型达10余种,常见的松果体区肿瘤类型有生殖细胞瘤、畸胎瘤、松果体细胞瘤、松果体母细胞瘤、表皮囊肿、胶质瘤及转移瘤等。起源于松果体实质细胞的肿瘤包括松果体细胞瘤、松果体母细胞瘤和两者的混合瘤,这也是松果体区的代表性肿瘤病变。松果体细胞瘤及母细胞瘤占所有松果体区肿瘤的15%～20%(在松果体实质细胞肿瘤中,松果体细胞瘤占45%,松果体母细胞瘤占45%,混合瘤占10%)。

原发性松果体实质肿瘤(PPT)是一种少见的肿瘤,属于神经上皮肿瘤,由松果体腺的神经分泌细胞衍生而来。松果体细胞瘤多发生于成人,而松果体母细胞瘤多发生于儿童。

(二)病理

松果体细胞瘤大体标本:肿瘤为边界清楚,有灰色颗粒均质切面,可见退行变,如囊变、出血。

显微镜下见松果体细胞瘤构成自松果体腺的松果体细胞。瘤细胞小而圆,大小一致,弥散或巢状分布,分化良好;间质以血管为主,瘤细胞多半朝向这些血管排列,围绕成血管性假菊花团,类似正常松果体细胞的排列方式。松果体细胞瘤为WHOⅠ级。

松果体母细胞瘤大体标本:质软,边界不清,瘤内常见出血或坏死,钙化少见,常浸润临近结构,并可沿脑脊液循环途径弥散。显微镜下见瘤细胞较小,圆或卵圆形,细胞核质比例高,核分裂象多见,可见颗粒状染色质,形态学上与其他神经外胚层肿瘤如髓母细胞瘤难以鉴别,都可出现Homer-Wright菊形团、Flexner Wintersteiner菊形团。松果体母细胞瘤为WHO Ⅳ级。

(三)诊断依据

1.临床表现

像其他松果体区肿物引起脑积水一样,患者主要症状为:①颅内压增高症状(如头痛、恶心呕吐、共济失调、视神经盘水肿、意识障碍);②肿瘤压迫中脑四叠体之上丘出现Parinaud综合征,即向上凝视障碍,少数有下视障碍,双侧瞳孔对光反射迟钝或消失;③影响下丘及内侧膝状体可出现耳鸣、双侧听力减退;④压迫小脑上蚓部和结合臂可出现眼球震颤和小脑性共济失调;⑤脊髓及马尾神经根损害,为肿瘤弥散所致;⑥内分泌系统紊乱,如性发育异常、糖尿病及尿崩症。

2.辅助检查

(1)X线平片:一般显示颅内压增高征象;在儿童出现钙化,或在成人出现钙化超过1cm者均为病理性钙化。

(2)CT:典型的松果体细胞瘤表现为平扫为低密度到等密度肿物,增强后多数为均匀增强,而松果体母细胞瘤增强扫描为不均匀增强。

(3)MRI:T_1加权像显示松果体细胞瘤为低信号,边界清楚,如瘤内有钙化时可见低信号;而松果体母细胞瘤则以等低混合信号为主,信号不均匀,肿瘤较大呈不规则浸润生长,肿瘤内部可见坏死、囊性变和出血区。T_2加权像示松果体细胞为略高信号;而松果体母细胞瘤为不均匀高信号,瘤周水肿和占位征象明显。增强扫描显示松果体细胞瘤均匀增强;而松果体母细胞瘤为明显不均匀强化,并可发现肿瘤弥散征象,在脑膜和室管膜的强化灶及脑内其他部位的转移。值得注意的是由于松果体腺缺乏血脑屏障,能被造影剂强化,因此强化的松果体结构并不一定异常。

(4)血管造影:主要用于术前了解松果体肿瘤的供血和周围血管情况,特别是静脉回流,包括大脑大静脉、Rosenthal 基底静脉、大脑内静脉以及小脑中央静脉等,有利于手术入路的选择。

(5)脑脊液检查:恶性松果体母细胞瘤有可能沿脑脊液弥散。

(四)诊断和鉴别诊断

松果体肿瘤的定位诊断主要依赖临床表现及影像学检查。Parinaud 综合征和 sylvian 导水管综合征以及内分泌功能障碍的出现,应考虑该部位病变可能。头颅 CT 和 MRI 检查是明确肿瘤位置的有效方法。结合临床表现和辅助检查,特别是脑脊液、血清中肿瘤标志物的检测,可对有松果体肿瘤的性质做出初步判断。松果体细胞瘤应与起源于松果体区的除生殖细胞瘤以外的肿瘤和瘤样肿块相鉴别。

(1)神经外胚层肿瘤。星形细胞瘤亚型——少突胶质细胞瘤、室管膜瘤、胶质母细胞瘤、髓上皮瘤、副神经节瘤(化学感受器瘤)、节细胞神经瘤、黑色素瘤。

(2)非神经外胚层肿瘤。血管瘤、脑膜瘤、血管外皮细胞瘤、颅咽管瘤。

(3)其他类型病变。松果体囊肿、蛛网膜囊肿、表皮样囊肿、皮样囊肿、淋巴瘤、浆细胞性白血病。

(4)转移癌。

(五)治疗原则

1.一般原则

由于目前影像学检查常不能准确定性诊断松果体区肿瘤,各种获得病理的方法各有利弊,目前对于松果体肿瘤的处理一直有争论。

(1)立体定性穿刺活检,明确诊断后给予相应治疗;大组病例结果表明,诊断有效性达94%,不能确诊者5%。出现并发症者约占10%。避免并发症的主要关键在于穿刺针道设计,避免损伤静脉系统,另外并发症的产生与肿瘤质的也直接相关。

(2)试验性放疗 20GY,然后复查 MRI 或 CT,如果肿瘤缩小可继续全脑和脊髓放疗 30GY,否则改变治疗策略进行手术治疗。反对意见:无病理学诊断者难以判断疗效,放疗后复发率高且复发后处理更加困难。

(3)手术治疗,术后放化疗。手术可以获得足够多病理,以明确诊断;但由于松果体区肿瘤位置深在,手术技术难度大,除了畸胎瘤,能够彻底切除的机会较少,有与手术相关的死亡率和病残率。

(4)合并脑积水和颅内压增高者,应在治疗肿瘤时辅以脱水、脑脊液分流或开颅减压等,并需注意沿脑室腹腔分流管弥散可能。

2.手术治疗

最好行肿瘤全切除。手术入路有多种,目前最具有代表性的如下。①Poppen 入路:枕后开颅切开部分小脑幕，沿大脑镰到达肿瘤。②Krause 入路：枕下开颅在小脑幕和小脑表面之间到达并切除肿瘤。术中一定要注意尽量减轻对脑组织的压迫和牵拉，尤其是剥离肿瘤与深部静脉（大脑大静脉、大脑内静脉）时应格外小心。对于肿瘤未能全切且脑脊液循环梗阻未能解除者，可行侧脑室腹腔分流术。不行直接手术而只行分流术者，术后颅内压虽不高，但中脑受压体征更明显，只有直接手术切除肿瘤才能解除肿瘤对脑干的压迫。

3.松果体母细胞瘤

除局部放疗外，还需行全脑、全脊髓放射；松果体细胞瘤或较低恶度的松果体区肿瘤未能全切或手术后复发的患者应进行放疗。对于怀疑有肿瘤弥散者更应行全脑、全脊髓放疗。

4.化疗

松果体细胞瘤属于良性肿瘤，不需要化疗。松果体母细胞瘤处于原始未分化状态，对化疗敏感。常用的药物有顺铂、长春新碱、洛莫司汀以及环磷酰胺、卡铂、VP-16 等，目前尚未确定最有效方案。

5.预后

中枢神经系统转移时松果体实质细胞肿瘤患者死亡的最主要原因，目前，各种治疗松果体母细胞瘤术后中位存活时间在 24～30 个月。

第二节　脑　膜　瘤

一、总论

（一）定义

脑膜瘤为典型的脑外生长的肿瘤，起源于蛛网膜的内皮细胞，尤其是有蛛网膜颗粒的部位发生较多，其次为硬脑膜及软脑膜、脉络膜。脑膜瘤生长缓慢，一般呈膨胀性生长，有完整的包膜，病程长，早期因症状不明显容易被延误诊治。多数为良性，但某些组织类型如血管外皮细胞型脑膜瘤因生长活跃有恶性倾向，恶性脑膜瘤少见。

常见的发病部位主要有矢状窦旁、大脑凸面、鞍结节、蝶骨嵴、嗅沟、大脑镰、侧脑室、小脑幕、中颅窝、脑桥小脑角区等。

常见的病理组织学类型包括内皮型、纤维型、血管型、砂粒型、混合型、微囊型、分泌型、化生型、透明细胞型、间变型等不同类型。

（二）诊断依据

1.临床表现

（1）病史。①患者多有长期慢性头痛及反复癫痫发作病史，癫痫可以是局灶性发作或大发作。②颅内压高的症状，包括头痛、恶心、呕吐、视神经盘水肿。③局灶性神经系统症状如偏瘫、失语、视力障碍、精神症状、有听力下降、面部感觉迟钝或痛觉过敏、肢体感觉障碍、步态不稳等小脑症状。④颅骨受侵犯的表现。

（2）体征。①神经系统全面检查，重点了解有无视神经盘水肿、有无脑神经障碍、运动感觉长束征、有无小脑共济运动障碍、病理反射。②检查颅骨有无局部骨性隆起。

2.辅助检查

(1)颅骨X线平片:主要表现为颅内压增高的征象;颅骨局限性增生或破坏,病理性钙化。骨质增生是脑膜瘤的一种特征性表现,但颅底部的脑膜瘤在颅骨平片上多显示不清,仅表现为局部密度增高。因供应脑膜瘤的脑膜血管扩张可以显示动脉沟增宽和增多。肿瘤钙化表现为结节状、球状、片状、斑点状或放射状。

(2)颅脑CT:肿瘤为均匀等密度或略高密度,肿瘤内部可有钙化,边缘光滑并与颅骨内板关系密切。颅骨内板可有局限性骨质增生和(或)破坏。增强扫描肿瘤强化。

(3)MRI:多表现为信号均匀的等T_1信号,少数为低信号;T_2像为等信号或高信号,也可为混杂信号。增强扫描显示肿瘤强化,肿瘤基底部脑膜可有尾征,肿瘤周围可有不同程度水肿带。肿瘤可有囊性变,但甚少见。

(4)脑血管造影:对脑膜瘤不但能做出定位诊断,也有助于做出定性诊断。肿瘤邻近血管可发生受压移位,肿瘤多由多支血管供血,颈外动脉分支供血多见,同时可有颈内动脉分支供血。动脉分支扩张迂曲,产生多支细小的分支走向肿瘤表面,表现为丛状、毛刷状或喷射状。在动脉期出现“抱球状”征象,即肿瘤邻近动脉扩张并包绕在肿瘤周围。静脉期肿瘤呈“雪球状”染色,边缘清楚,密度均匀,有时可见透亮区,为肿瘤囊性变或坏死所致,这种致密影如果与静脉窦相连则可诊断为脑膜瘤。造影中对于有明显颈外动脉供血者,可用微粒等栓塞剂栓塞,以减少肿瘤血供,减少术中出血。

(5)腰椎穿刺:肿瘤巨大或影响脑脊液循环的患者可有颅内压增高,脑脊液蛋白含量增高。

(6)PET:可作为检查手段之一,但非必需的检查手段。

(7)脑电图:巨大的肿瘤压迫邻近脑组织,影响到局部血液循环时可出现改变。典型的脑电图改变为肿瘤区出现局限性低电压慢波,有时可出现棘波或其他癫痫波。

(三)鉴别诊断

主要与相应部位的胶质瘤、转移癌、脑脓肿、海绵状血管瘤、生殖细胞瘤等相鉴别。

(四)治疗原则

脑膜瘤以手术治疗为主。对于能完全切除肿瘤的患者,多数能治愈,对已经受肿瘤侵犯的脑膜和颅骨,也应一起切除。超声刀、激光刀等有助于术中切除肿瘤。

(1)颅底脑膜瘤按照其部位不同,各有其手术适应证。对于肿瘤基底部有重要的神经、血管等结构,特别是与肿瘤包膜粘连紧密而难以全切除的患者,可做姑息性切除,术后辅助放疗。

(2)在颅底的脑膜瘤多数能全切除,应早手术为宜。

(3)片状生长的脑膜瘤可手术治疗,但难以根治。

(4)对硬膜或颅骨因肿瘤侵袭而手术切除后造成缺损者,可用颅骨外衣或颞筋膜等白体材料,亦可选用人工硬膜或钛板、钛夹等其他材料修补。

(5)术前行脑血管造影并对供瘤血管,特别是颈外动脉的供瘤分支行动脉栓塞,有利于减少术中出血。

(6)肿瘤处的骨瓣定位要准确,最好使肿瘤位于手术切口的中心位置。术中神经导航定位有助于判断肿瘤位置和选择手术切口。

二、不同部位脑膜瘤的诊疗要点

(一)矢状窦旁和大脑镰旁脑膜瘤

1.定义

矢状窦旁脑膜瘤是指肿瘤起源于或基底附着于上矢状窦,大脑镰旁脑膜瘤的基底粘连部位在大脑镰,按照肿瘤的起源部位分为矢状窦前、中、后 1/3 脑膜瘤。

2.诊断依据

(1)临床表现:①局灶症状,包括精神症状、运动和感觉异常、癫痫发作,后 1/3 者有枕叶症状如视物模糊或视野缺损;②颅内高压的症状;③局部颅骨骨性隆起。

(2)辅助检查:①参见脑膜瘤的辅助检查;②DSA,主要了解胼周动脉、胼缘动脉和桥静脉有无受压移位,上矢状窦是否通畅,有无侧支回流静脉。

3.鉴别诊断

需要与脑转移癌、胶质瘤、淋巴瘤、海绵状血管瘤等鉴别。

4.治疗原则

肿瘤位于前 1/3 矢状窦,必要时可以结扎并切断上矢状窦;肿瘤位于中、后 1/3 上矢状窦旁,术中勿损伤上矢状窦,窦内尚未完全堵塞者,宁可保留部分瘤组织,也不能结扎矢状窦。只有在造影显示上矢状窦完全闭塞的情况下才可结扎切断。术中尤其应保护中央静脉。

(二)大脑凸面脑膜瘤

1.定义

脑膜瘤起源于大脑半球表面的脑膜,向脑表面压迫性生长,肿瘤基底部与颅底硬膜或静脉窦无关的脑膜瘤。

2.诊断依据

(1)临床表现:①颅内高压症状,如头痛、恶心呕吐、视神经盘水肿等;②局部症状,如癫痫、运动、感觉障碍、精神障碍、失语和视觉障碍;③查体主要了解视神经乳头有无水肿或萎缩;④颅骨受侵犯症状,如头部的骨性包块。

(2)辅助检查:①参见脑膜瘤的辅助检查;②DSA,主要了解供血动脉的来源、血运情况、引流静脉情况,对主要供血为脑膜中动脉者,术前可行该动脉和肿瘤血管栓塞。

3.鉴别诊断

需要与脑转移癌、胶质瘤、淋巴瘤、海绵状血管瘤等鉴别。

4.治疗原则

手术治疗,大多疗效较好。术后处理要点如下。

(1)防止继发血肿或水肿。

(2)抗癫痫治疗、抗感染治疗。

(3)对已经出现肢体运动障碍者,应早期进行被动活动,防止关节失用性僵直和下肢深静脉血栓形成。

(三)蝶骨嵴脑膜瘤

1.定义

脑膜瘤起源于蝶骨嵴表面的脑膜,按照其基底部粘连部位分为 3 种:蝶骨嵴内 1/3(床突型)、蝶骨嵴中1/3(小翼型)、蝶骨嵴外1/3(大翼型)。形态上有球形和片状生长。

2.诊断依据

(1)临床表现。

床突型脑膜瘤的临床表现:①肿瘤压迫同侧视神经、眶上裂和海绵窦内的脑神经、颞叶内侧的嗅脑、大脑脚等,产生相应的症状,如视力下降或完全丧失、原发性视神经萎缩、偏盲、Foster Kennedy综合征表现;②幻嗅、幻味及其他颞叶癫痫的表现;③嗅觉丧失、偏瘫、失语及精神障碍;④垂体功能低下表现;⑤眼眶组织充血,突眼。

小翼型、大翼型脑膜瘤的临床表现:①颅内压增高的症状;②局灶症状,如偏盲、癫痫发作、嗅觉丧失、面瘫、失语、智力下降。

蝶骨嵴片状脑膜瘤的临床表现:①女性多见;②局部颅骨增生,颞部隆起;③病程长,缓慢进行性单侧突眼和眼睑肿胀;④视力下降或丧失;⑤复视,眼球运动障碍;⑥癫痫、嗅觉减退、智力减退;⑦颅内高压症状出现较晚。

(2)辅助检查。①参见脑膜瘤的辅助检查;②头颅平片可见局部骨质破坏或增生、钙化,骨质稀疏,颅底骨缝、骨孔增生或变得狭小。

3.鉴别诊断

需要与垂体腺瘤、颅咽管瘤、生殖细胞瘤、胶质瘤等鉴别。

4.治疗原则

(1)球状脑膜瘤需手术切除。

(2)片状脑膜瘤不急于手术,当合并颅内高压症状时有手术指征。但突眼症状难以改善或术后加重。

(3)多采用以翼点为中心的额颞入路,术中注意保护颈内动脉、大脑前动脉、大脑中动脉、动脉交通支、视神经、视交叉及海绵窦内的脑神经。

(四)嗅沟和前颅窝底脑膜瘤

1.定义

肿瘤与硬脑膜的粘连部位在前颅窝底,嗅沟脑膜瘤自筛板及其后方的硬膜长出;前颅窝底脑膜瘤自筛板外侧的眶顶处的硬膜长出。

2.诊断依据

(1)临床表现:①嗅觉丧失,但早期不易发现;②颅内压增高症状;③视力下降、视神经萎缩或视神经盘水肿、Foster Kennedy综合征;④额叶症状,主要表现为精神症状如抑郁、兴奋、欣快感、缄默等。

(2)辅助检查:①参见脑膜瘤的辅助检查;②头颅平片有筛板向下移位的表现。

3.鉴别诊断

参见脑膜瘤的鉴别诊断。

4.治疗原则

大多能手术切除,但要注意保护大脑前动脉、颅底动脉环及其重要的穿通支,鞍区的神经和血管,防止脑脊液鼻漏和感染。

(五)鞍结节脑膜瘤和鞍膈脑膜瘤

1.定义

起源于鞍结节或鞍膈硬膜的脑膜瘤。

2.诊断依据

(1)临床表现:①视功能症状,如视力下降、视野缺损、视神经萎缩、失明。②内分泌功能障碍,表现为性欲下降、阳痿或闭经、尿崩、肥胖等;③头痛;④邻近结构受累的表现,如额叶、嗅束、海绵窦受累的表现;⑤颅内高压症状,肿瘤增大压迫第三脑室导致脑脊液循环障碍。

(2)辅助检查:①参见脑膜瘤的辅助检查;②颅骨平片见前床突骨质吸收、蝶骨平面不平或隆起。

3.鉴别诊断

主要与鞍区其他肿瘤如垂体腺瘤、颅咽管瘤、生殖细胞瘤等鉴别。

4.治疗原则

手术治疗为主,手术的目的是切除肿瘤和视神经减压,同时防止出现脑脊液漏,术中注意保护视交叉、颈内动脉分支、大脑前动脉及其分支、动眼神经、垂体柄和下丘脑。

(六)颅中窝脑膜瘤和鞍旁脑膜瘤

1.定义

按照肿瘤与脑膜粘连部位分为4种:鞍旁脑膜瘤、眶上裂脑膜瘤、岩尖脑膜瘤和颅中窝外侧脑膜瘤。前三种也合称为鞍旁脑膜瘤。

2.诊断依据

(1)临床表现:①鞍旁脑膜瘤的临床表现与床突型脑膜瘤相似,眶上裂脑膜瘤症状与小翼型脑膜瘤相似;②岩尖脑膜瘤常有患侧三叉神经分布区感觉异常、疼痛和感觉减退;眼肌麻痹、眼睑下垂、突眼、听力下降、耳鸣、小脑和脑干症状、颅内压增高症状;③颅中窝外侧脑膜瘤,缺乏局灶症状。

(2)辅助检查:①参见脑膜瘤的辅助检查;②电测听和听觉诱发电位。

3.鉴别诊断

需要与三叉神经鞘瘤、听神经鞘瘤、垂体腺瘤、生殖细胞肿瘤、脊索瘤等鉴别。

4.治疗原则

有颅内压增高症状者,应手术切除;肿瘤侵袭海绵窦者,手术全切除的机会较小。

第三节 垂体腺瘤

一、总论

(一)定义

垂体腺瘤是起源于腺垂体细胞的良性肿瘤。垂体腺瘤是常见的颅内肿瘤,人群发生率1/10万~7/10万,尸检发现率可高达26%;是颅内仅次于胶质细胞瘤和脑膜瘤的第三位常见肿瘤。本病以青壮年多见，儿童仅占10%。

目前国际上将垂体腺瘤分为激素分泌性和无功能型两类。激素分泌性垂体腺瘤中主要类型又有：①垂体泌乳素(PRL)腺瘤；②垂体生长激素(GH)腺瘤；③垂体促肾上腺皮质激素(ACTH)腺瘤；④垂体促甲状腺激素(TSH)腺瘤；⑤促性腺激素腺瘤。

根据肿瘤的大小，将垂体腺瘤分为3类：微腺瘤≤1cm，大腺瘤1～3cm，巨大腺瘤≥3cm。有作者认为大于4cm才为巨大腺瘤。

(二)病理

大体标本：垂体瘤常为灰红色或紫红色，质软，有的呈烂泥状。

镜下检查：根据肿瘤细胞染色分类如下。①嫌色细胞腺瘤；②嗜酸性腺瘤；③嗜碱性腺瘤。

根据免疫组化检查结合临床可进一步明确垂体腺瘤病理类型。

垂体腺瘤有边界但无包膜，部分垂体腺瘤向邻近的正常垂体组织浸润生长。一般来说，垂体腺瘤细胞与正常垂体细胞有区别，腺瘤细胞形态较一致，呈卵圆形，细胞核圆形，有明显的核仁，染色质丰富，细胞丧失正常的排列，细胞的基膜发生变化。

(三)诊断依据

主要依据不同类型腺瘤的临床表现，视功能障碍及其脑神经和脑损害，以及内分泌检查学和放射学检查，做出诊断。

1.临床表现

激素分泌性垂体腺瘤表现相应激素分泌过度，各类垂体腺瘤还可出现以下症状：①头痛；②视力视野障碍；③其他神经和脑损害，如下丘脑功能障碍，但由于垂体腺瘤导致的尿崩症罕见；④肿瘤累及第三脑室、室间孔、导水管可导致梗阻性脑积水；⑤肿瘤向侧方侵袭海绵窦可发生第Ⅲ、Ⅳ、Ⅴ、Ⅵ脑神经损害表现，突入中颅窝可引起颞叶癫痫。

2.内分泌学检查

根据不同类型垂体腺瘤可有相应激素水平增多，如血ACTH、血F、PRL、GH、TSH等增多。

3.影像学检查

(1)头颅X线拍片：垂体微腺瘤蝶鞍大小正常，而大腺瘤多呈球形扩大，鞍底下陷，鞍底骨质变薄，鞍底倾斜呈双鞍底，后床突、鞍背骨质吸收、竖起后移或破坏。

(2)蝶鞍多轨迹断层像：避免了颅底骨质厚薄不均、形态不整所致重叠影像，可发现鞍底局部骨质吸收、变薄、鞍底倾斜、骨质破坏等微小改变，对早期诊断有帮助。

(3)鞍区CT：作鞍区冠状位扫描和矢状重建可提高垂体微腺瘤的发现率。

垂体微腺瘤征象：①直接征象为鞍内低密度区>3mm，少数为高密度；而表现为等密度的微腺瘤则需结合间接征象进行诊断；②间接征象为垂体高度>7mm，鞍膈饱满或膨隆，不对称；垂体柄偏离中线>2mm意义更大。

垂体大腺瘤多为高密度信号占据鞍内并可向鞍上发展；肿瘤内部可有低密度信号，为肿瘤软化坏死、囊性变所致。垂体卒中可见出血灶。如肿瘤向鞍上发展影响室间孔、第三脑室，可出现梗阻性脑积水征象。增强CT扫描示肿瘤呈均一或周边强化，边界更清楚。

4.垂体微腺瘤的 MRI 表现

T_1加权像显示多数垂体微腺瘤为低信号,少数为等或高信号,并可见垂体柄偏移、鞍底下陷等间接征象。T_2加权像以高或等信号较多见。伴有出血时,T_1和 T_2加权像均为高信号。增强后显示垂体组织与腺瘤强化不同步,一般垂体组织强化峰早于垂体微腺瘤,故正常垂体明显增强,而微腺瘤增强不明显,从而显示出微腺瘤的大小和位置。应用动态增强扫描诊断效果更好。

垂体大腺瘤 MRI 表现:T_1加权像呈等或低信号,T_2加权像呈等、高混合信号。增强后肿瘤有不同程度强化,边界清楚,多数强化不均。可有肿瘤内囊性变、坏死、出血信号。

垂体卒中 MRI 表现:T_1、T_2加权像呈高信号,提示肿瘤出血;若 T_1加权像为低信号,T_2加权像为高信号,提示肿瘤内梗死伴水肿。

5.脑血管造影

脑血管造影对早期垂体微腺瘤多无异常发现,如肿瘤向鞍上、鞍旁发展,可见大脑前动脉 A 段弧形上抬,颈内动脉向外移,虹吸部张开。DSA 有助于明确或排除鞍内动脉瘤。对于垂体 ACTH 微腺瘤可采用经股静脉插管岩下窦取血测 ACTH 水平以协助垂体 ACHT 微腺瘤的诊断。

(四)鉴别诊断

应与颅咽管瘤、脑膜瘤、异位松果体瘤、脊索瘤、视神经或视交叉胶质瘤、胆脂瘤等发生于鞍区的肿瘤相鉴别。同时又要与空泡蝶鞍、垂体脓肿、Rathke 囊肿、垂体炎、颅内动脉瘤、交通性脑积水等非肿瘤性疾病鉴别,另外也需与由于内分泌靶腺功能障碍负反馈作用于垂体,导致垂体增生的疾病如原发性甲低相鉴别。

(五)治疗原则

1.手术治疗

对大多数垂体腺瘤而言,手术仍为首选的治疗方法。垂体腺瘤的手术治疗有不同的手术入路,归结起来主要分为以下几种。

(1)经颅垂体腺瘤切除术:经额叶、经颞叶、经翼点入路。经颅入路手术适用于向鞍上、鞍旁、额下和斜坡等生长的肿瘤。

(2)经蝶垂体腺瘤切除术:大多数采用经蝶垂体腺瘤切除术已占 90%以上。经蝶手术适应证有:各种类型的垂体微腺瘤;各种类型的垂体大腺瘤或垂体巨大腺瘤主要向鞍上或鞍后上伸展,轻度向鞍上前方及轻度向鞍上两侧者。对于晚期巨大肿瘤侵入海绵窦甚至累及海绵窦侵入中颅窝者亦可行一期经蝶部分或大部切除,以改善视力,为二期开颅手术做准备;肿瘤向蝶窦生长、向后生长侵入鞍背斜坡者;伴发脑脊液鼻漏者。

2.放射治疗

对手术切除不彻底或术后复发者,可采用放疗;注意对术前有明显视功能障碍者,提倡术后观察 3～6 个月,行增强 MRI,了解术后鞍区情况及视力视野恢复情况后,综合判断是否需要放疗。放疗总剂量 45GY,每次剂量为(1)8GY;如总剂量大于 50GY,及每次剂量大于 2GY,既不增强疗效,还会增加放疗的并发症。γ 刀和 X 刀治疗垂体腺瘤取得了一定疗效,一般适用于术后肿瘤复发或残留肿瘤再生长又不适宜再次手术的病例。

二、垂体腺瘤各论

(一)垂体泌乳素腺瘤

垂体泌乳素腺瘤是激素分泌性垂体腺瘤中最常见的一种，占分泌性垂体腺瘤的40%～60%。

1.诊断依据

(1)临床表现：①女性患者出现泌乳素增高，雌激素减少所致的闭经、泌乳、不育(又称Forbis-Albright综合征)。不孕患者中约1/3为高泌乳素血症所致；②男性患者出现性欲减低、阳痿、男性乳房发育、溢乳、胡须稀少、生殖器萎缩、精子减少、活力低下、男性不育；③泌乳素大腺瘤或侵袭性腺瘤压迫周围组织产生相应症状，见垂体腺瘤总论。

(2)内分泌学检查：如泌乳素大于100ng/mL则可能为垂体腺瘤所致；如大于200ng/mL则诊断泌乳素瘤较肯定。对于无功能腺瘤，GH腺瘤、ACTH腺瘤、TSH腺瘤，血清PRL 30～100ng/mL不能轻易诊断为泌乳素腺瘤或混合性腺瘤。溴隐亭泌乳素抑制试验可用来判断肿瘤是否对溴隐亭敏感。

(3)影像学检查：见垂体腺瘤总论。

2.治疗原则

(1)药物治疗：所有垂体泌乳素腺瘤都可首选多巴胺激动剂药物治疗。溴隐亭泌乳素抑制试验提示对溴隐亭敏感者，可首选溴隐亭治疗。部分对溴隐亭不敏感的患者也可选用卡麦角林等其他多巴胺激动剂治疗。约10%的病例对溴隐亭不敏感或者难以耐受药物的不良反应。

3.手术治疗

以下泌乳腺瘤患者可首选手术治疗：垂体PRL微腺瘤、囊性PRL腺瘤、局限于鞍内的PRL腺瘤和肿瘤形态规则的非侵袭型PRL大腺瘤。对多巴胺激动剂不敏感或者因为药物不良反应大、难以坚持药物治疗者，也可选择手术治疗。手术治疗方法首选经蝶手术。

4.放射治疗(包括伽马刀)

原则上不作为垂体泌乳素腺瘤的一级治疗方法，详见垂体腺瘤总论。

综合文献报道和北京协和医院神经外科的治疗经验，在有经验的神经外科医师，垂体PRL微腺瘤、囊性PRL腺瘤和局限于鞍内的PRL腺瘤经蝶手术治疗后的长期治愈缓解率可高达80%～92%，非侵袭型垂体PRL腺瘤经蝶手术治疗后的治愈缓解率可达85.5%，因垂体PRL腺瘤而致不育的女性，手术后只要血PRL恢复正常，其怀孕生育的概率可达90%。女性垂体PRL大腺瘤患者在受孕前如果接受了手术治疗，其怀孕期间引起临床意义肿瘤体积显著增大的概率可由30%降为5%。男性垂体PRL腺瘤单纯经蝶手术治疗后的长期治愈缓解率仅为23%～35%，侵袭型垂体PRL腺瘤单纯手术治疗难以达到内分泌学治愈。泌乳素腺瘤术后5年复发率为7%～50%。

(二)垂体生长激素腺瘤

垂体生长激素腺瘤是激素分泌性垂体腺瘤中常见的一种，约占激素分泌性垂体腺瘤的20%～30%。在男性和女性的发病率相似，多见于40～50岁患者。

1.诊断依据

(1)临床表现。①肢端肥大：临床上表现为骨骼和软组织的过度生长，面部皮肤粗糙，嘴唇变厚，鼻唇肥大，鼻部肉质肥厚，头皮高度起皱，形成沟槽。额部隆起，下颌前突，腭骨变宽，牙齿咬合不正。②代谢改变：主要表现在GH过多对糖代谢的影响和对胰岛素的拮抗作用，导致糖耐量异常、糖尿病；高三酰甘油血症，骨质增生，骨密度高，血钙、血磷增多，尿钙增高。③呼吸道改变：出现呼吸睡眠暂停综合征、气道狭窄等。④心血管改变：左心室肥大、心脏扩大、高血压等。⑤垂体功能低下表现：疾病晚期出现垂体功能低下表现，其中以性腺功能受损明显。⑥垂体腺瘤增大导致压迫症状：见垂体腺瘤总论。

(2)辅助检查。①内分泌学检查：应检测GH基础值和葡萄糖抑制试验。GH基础水平正常值2～4ng/mL，GH葡萄糖抑制试验GH应被抑制到1ng/mL以下；约90%GH腺瘤患者GH基础值高于10ng/mL，葡萄糖抑制试验提示GH分泌不被抑制。血浆胰岛素样生长因子(IGF-1)浓度测定可反映24hGH的分泌情况和GH腺瘤的活动性。②影像学检查：见垂体腺瘤总论。

2.鉴别诊断

血GH升高者中99%以上来源于垂体生长激素腺瘤，由分泌性下丘脑肿瘤(分泌GHRH)和异位GH分泌的肿瘤所致者不足1%，前者如神经节细胞瘤，后者如支气管类癌、小细胞肺癌、胃肠道肿瘤、肾上腺肿瘤等。

3.治疗原则

(1)手术治疗：对多数出现肢端肥大症的患者来说，首选手术切除。手术方式主要是经蝶窦手术。手术的有效性取决于下列因素：肿瘤大小，侵袭程度，术前患者的生长激素水平。蝶鞍内非侵袭性微腺瘤，若基础生长激素水平小于50ng/mL，单纯手术可以治愈。在其他的情况下，例如某些侵袭性大腺瘤和术前生长激素水平超过50ng/mL的垂体生长激素腺瘤，仍把手术完整切除作为目标，必要时需要进行其他辅助治疗。在最复杂的情况是肿瘤的体积非常大，侵袭明显，手术切除的主要目的是减小肿瘤的占位效应，同时减少瘤负荷，可增加辅助性药物治疗及放射治疗的效果。

(2)放射治疗：放疗仅作为术后复发或术后效果不佳的辅助治疗。生长激素腺瘤的放疗疗效较为稳定。在等待放疗起效时，可使用生长抑素类似物和多巴胺激动剂，间断控制生长激素分泌过多。在多数病例中，放疗可有效阻断肿瘤的进展。手术后3～6个月的GH仍大于10ng/mL，症状不缓解者应行放疗。放射治疗剂量40～50GY/4～5周。

(3)药物治疗：两类可用来降低肢端肥大症的生长激素水平，即生长抑素类似物和多巴胺激动剂。生长抑素类似物有兰瑞坦、奥曲肽等。若手术治疗效果不佳，奥曲肽是辅助治疗的首选。多巴胺激动剂也已经被用作肢端肥大症的首选和辅助治疗，但是最佳的治疗效果也只是中度的。只有很少患者用药后生长激素水平正常，肿瘤体积缩小的则更少。有人报道溴隐亭治疗肢端肥大症，只有20%的患者的生长激素＜5ng/mL，只有10%患者IGF-1正常。对单药反应不佳的患者而言，联合应用生长抑素类似物和多巴胺激动剂可能效果更好。

(三)垂体促肾上腺皮质激素(ACTH)腺瘤

库欣病是垂体ACTH腺瘤或ACTH细胞增生所致，分泌过多ACTH及有关的多肽，引起肾上腺皮质增生，而导致血皮质醇含量增多，造成体内多种物质代谢紊乱而表现出来的一组综合征。

1.诊断依据

(1)临床表现。①女性多于男性,青壮年起病较多。②脂肪代谢紊乱、蛋白质代谢紊乱、糖代谢紊乱、水代谢紊乱,表现为向心性肥胖、多血质、满月脸、水牛背、锁骨上脂肪垫、痤疮、紫纹、多毛、皮肤变黑、多饮多尿、类固醇性糖尿病、糖耐量降低等。③骨质疏松,常合并骨折,低钙引起抽搐。④内分泌紊乱症状,如性欲下降、月经紊乱、闭经、泌乳、不孕、阳痿,女性长胡须及喉结。⑤邻近结构受压表现少见,包括视力下降、视野缺损、视神经萎缩、海绵窦神经麻痹症状。⑥电解质紊乱,可表现为低血钾、低氯、高血钠、低钙等。⑦糖尿病、高血压、精神障碍。⑧高血压。⑨精神症状,如失眠、情绪不稳、记忆力减退。⑩抵抗力下降。

(2)辅助检查。①内分泌检查:血皮质醇、24h尿游离皮质醇(UFC)及血ACTH水平增高;地塞米松抑制试验测血或UFC,小剂量不能抑制,大剂量能抑制;血浆皮质醇昼夜节律消失。②血清学检查:肝肾功能、血钙、血糖等。③头颅X线片:蝶鞍大小多数正常,少数增大。④鞍区MRI:微腺瘤占多数,少数为大腺瘤或巨大腺瘤,应作鞍区平扫和增强,必要时行动态增强扫描。⑤岩下窦静脉取血测ACTH:需经过导管取血,为有创检查,技术难度大,仅在库欣综合征患者定位诊断困难时采用。⑥PET:有助于发现影像学不典型的或异位的ACTH腺瘤,但不作为必须检查。

2.鉴别诊断

本病需与引起库欣综合征的其他病变如异位ACTH腺瘤、肾上腺腺瘤鉴别。

3.治疗原则

(1)手术治疗:经蝶窦垂体腺瘤切除是首选治疗,治愈率可达90%左右。

(2)放射治疗:因不能完全避免放射性损伤和垂体功能破坏,一般作为辅助治疗,可采用普通放疗、X刀、γ刀等。

(3)药物治疗:效果不理想,多作为辅助治疗,可选用的药物包括丙戊酸钠、赛庚啶、溴隐亭、氨鲁米特生长抑素等。

(4)肾上腺切除术:适用于术后复发,放疗后临床和内分泌学检查皮质醇增多症状仍未能缓解的病例。

(四)NELSON综合征

NELSON综合征是垂体依赖性库欣综合征(库欣病)行双侧肾上腺切除后,由于缺乏皮质醇对下丘脑CRF(ACTH释放激素)的负反馈作用,导致CRF分泌过多,长期刺激原来存在的垂体ACTH腺瘤所致的综合征。

1.诊断依据

(1)临床表现。①有垂体依赖性库欣综合征经双侧肾上腺切除或一侧肾上腺全切、一侧大部切除的病史。②肾上腺皮质功能低下症状,包括消化系统症状(食欲减退、体重减轻、恶心、呕吐等)、神经系统症状(乏力、淡漠、嗜睡、精神失常等)、代谢障碍(稀释性低钠血症、空腹低血糖等)。③皮肤黏膜色素加深,主要表现为黏膜、齿龈、皮肤掌纹和关节皱褶处色素沉着。④大腺瘤或巨大腺瘤可出现肿瘤占位症状,如视力下降、视野缺损、海绵窦神经受累症状等。

(2)辅助检查。①蝶鞍平片、CT或MRI既可有垂体肿瘤征象,亦可正常。②血ACTH水平绝大多数显著升高,少数亦可正常。

(五)垂体无功能腺瘤

垂体无功能腺瘤约占垂体腺瘤的30%。由于这类肿瘤没有激素过多导致的临床表现,加之病程隐匿,因此常常是肿瘤长大引起神经损害症状,尤其是视力障碍时,才会引起患者注意。无功能垂体腺瘤包括裸细胞腺瘤,嗜酸细胞瘤,静止促皮质激素细胞腺瘤亚型1、2、3和罕见的静止促生长激素细胞腺瘤。习惯上为方便起见将促性腺激素细胞腺瘤也归为此类。尽管后者实际上是激素分泌性病变,可以促使性腺激素分泌增高,但是这种分泌与临床明确的高分泌状态无关。多数裸细胞腺瘤患者在中年或以后发病;男性似乎更易发病。

1.诊断依据

临床表现:无明显内分泌相关症状,常继发于肿瘤实质压迫邻近组织,表现为视力障碍、头痛和垂体功能低下。由于没有内分泌功能,垂体无功能腺瘤的早期症状常不明显。因此多数垂体无功能腺瘤被诊断时体积已经较大,常超出蝶鞍以外,按其生长方向不同,可以分别压迫到垂体周围正常垂体组织、视交叉、视束、下丘脑、第三脑室,一些肿瘤还可以浸润性生长,侵犯颅内、筛窦、蝶窦和海绵窦,从而导致相临床症状。视力、视野障碍最常见。垂体功能低下的相关症状也较常见,并可由内分泌检查证实。垂体柄受压导致的中度高泌乳素血症也可出现。

2.鉴别诊断

①与激素分泌性垂体腺瘤相鉴别;②与颅咽管瘤、鞍区脑膜瘤、RATHKE囊肿、皮样囊肿、上皮样囊肿、畸胎瘤、蛛网膜囊肿、异位松果体瘤、胶质瘤、转移瘤、脊索瘤等鞍区非垂体病变相鉴别;③与少见病如垂体脓肿、结核球、淋巴细胞垂体炎、真菌性炎症相鉴别。

3.治疗原则

(1)手术治疗:无功能垂体腺瘤的首选治疗。手术目标包括降低占位效应、重获神经和视力功能,及保留或重获垂体功能。

显微外科手术:治疗垂体腺瘤的主要手段,主要为经蝶窦入路手术。除了可以彻底切除肿瘤外,还具有明显降低了术中对脑组织、脑神经和血管的损伤,耗时短、不影响外貌、患者容易接受以及并发症少、死亡率低等优点。

经颅入路手术:常用的是经额下入路和经翼点入路。优点是肿瘤及周围结构显露清楚,缺点是完全切除肿瘤困难,而且手术并发症及死亡率相对较高,患者难以接受。对于那些肿瘤质地坚硬、血运丰富或呈哑铃状生长的肿瘤以及鞍外扩展明显的巨大肿瘤常需要经颅入路手术治疗。

(2)放射治疗:无功能垂体腺瘤由于发现较晚,常侵袭周围组织,手术很难全切除,术后易复发。放疗可以抑制肿瘤细胞生长,同时减少分泌性肿瘤激素的分泌。

常规放射治疗:用线性加速器产生的光子外照射实现。垂体腺瘤实施分次放射治疗,每天1次,1周5次,45GY分割25~30次。更高剂量的辐射在控制肿瘤以及提高生存率方面没有更多效果,相反带来更多的不良反应。

立体定向放射外科治疗:应用立体定向三维定位方法,把高能射线准确地汇聚在颅内靶灶上,可以在较短时间和有限范围内使辐射线达最大剂量,一次性或分次毁损靶灶组织,而对靶灶周围正常组织影响很小。常用的方法是γ刀和X刀。由于X刀是直线加速器作放射源,其准确性和疗效较γ刀差。放疗一般起效慢,治疗后至少1~2年才能达到满意效果,对需要迅速解除对邻近组织结构压迫方面效果不满意。不良反应有急性脑水肿、脑组织放射性坏死、肿瘤出血、脱发和垂体功能减退等。尽管曾普遍对所有不能完全切除的肿瘤患者施行术前放疗，现在这一做法作为常规策略已被废除。目前放疗适应证的选择严格得多，通常用于明确存在肿瘤快速进展的患者。对于较为缓和、生长较慢的病变，症状复发可能发生在数年以后，再次手术通常比放疗更可取。对于更为恶性，看起来注定要快速再生长的肿瘤类型，推荐应用辅助放疗。在这种情况下立体定向放射线手术可能有效。

(3)药物治疗：无功能垂体腺瘤细胞膜上有和生长激素腺瘤和泌乳素腺瘤相似的生长抑素受体和多巴胺受体。生长抑素和多巴胺激动剂有治疗无功能垂体腺瘤的作用，能够使患者改善视野缺损和肿瘤体积缩小。生长抑素主要有奥曲肽等。多巴胺激动剂有溴隐亭、培高利特、卡麦角林等。此外，生长抑素类似物治疗、促性腺激素释放激素(GNRH)类似物、GNRH 拮抗剂可能有一定的效果。

(六)垂体促甲状腺激素(TSH)腺瘤

垂体 TSH 腺瘤是由于垂体肿瘤分泌过多 TSH 所致的中枢性甲亢。

1.诊断依据

(1)临床表现：①不同程度的甲状腺增大和甲亢症状，如怕热、多汗、心悸、手抖、多食、消瘦、脾气急躁、大便次数增加或腹泻等；②视功能障碍症状，表现为视力下降、视野缺损、眼外肌麻痹等；③其他症状包括性欲下降、头痛、低钾血症、精神症状等。

(2)内分泌学检查：有血浆游离 T_3、游离 T_4、总 T_3、总 T_4 增高，多数 TSH 增高，但也可在正常范围。甲状腺球蛋白抗体和甲状腺受体抗体正常。

(3)影像学检查：多为垂体大腺瘤或巨大腺瘤，侵袭性腺瘤比例较高。甲状腺彩超显示甲状腺弥散性肿大。

2.治疗原则

治疗目的是切除肿瘤，抑制 TSH 分泌，建立正常的甲状腺功能。

(1)手术：为首选治疗，根据肿瘤大小、位置选择经蝶入路或经额开颅手术。由于 TSH 腺瘤多为大腺瘤，易复发，故多提倡综合治疗。放疗可作为手术的辅助治疗，当手术未能完全切除肿瘤，或术后影像学未见肿瘤残留，但是甲亢仍存在时，应尽早放疗。

(2)药物治疗：由于患者存在甲亢，术前常短期使用抗甲状腺药物使基础代谢率正常。抗甲状腺药物治疗易使肿瘤呈侵袭性生长，因此，长期使用抗甲状腺药物，以及甲状腺手术或同位素治疗是有害的。奥曲肽为生长抑素类似物，可抑制垂体 TSH 和 α-TSH 水平长期治疗可降低甲状腺素水平。其不良反应为腹部不适、腹泻，长期治疗可产生胆囊结石。奥曲肽非常昂贵，且需长期使用，尚难广泛采用，它可作为术前准备以及手术和放疗后甲状腺功能仍不正常患者的首选药物治疗。

(七)垂体卒中

1.定义

垂体卒中即垂体腺瘤卒中，是指垂体腺瘤生长过程中突发瘤内出血或坏死致瘤体突然膨大引起的并发症，多急性起病。垂体卒中典型的临床表现主要为突发性鞍旁压迫综合征和(或)脑膜刺激征。轻者于数日后自行缓解，重者可迅速出现严重的神经系统症状、昏迷，甚至死亡。

2.发病机制

垂体卒中的确切原因尚不清楚，目前认为可能与以下因素有关。

(1)缺血因素。①当垂体腺瘤的生长速度超过血液供应能力时，瘤组织内出现缺血坏死区，继而发生出血。②垂体有独特的血管供应。当垂体腺瘤向鞍上生长时，可以嵌入鞍膈切迹和垂体柄的中间狭窄部位，阻断了肿瘤的营养血管，导致肿瘤缺血、坏死和出血；垂体腺瘤向侧方生长压迫海绵窦，外因使海绵窦压力增加，引起肿瘤内静脉压增高，使肿瘤供应动脉受损而梗死。

(2)血管因素。垂体腺瘤内血管丰富，形成不规则血窦，血窦壁菲薄，肿瘤体积增大引起局部压力增高导致血管破裂出血。

(3)肿瘤类型。文献报道认为泌乳素腺瘤多见。以往认为垂体卒中多见于体积较大的腺瘤，但目前认为小腺瘤亦可发生，许多微小腺瘤卒中后，临床症状不显著，称为亚临床垂体卒中。

(4)诱发因素。①外伤：在患垂体腺瘤时，若头部受到外力作用，由于头颅与脑运动速度不一致，肿瘤与脑颅在运动的瞬间发生挤压或牵拉，导致或促进供瘤血管出血，尤其是肿瘤病理血管。②放疗：垂体腺瘤放射治疗可以使得瘤体内血管增加，增加出血的机会。③雌激素：有实验表明，雌激素能导致垂体充血，易出现垂体卒中。④上呼吸道感染、喷嚏使海绵窦内压力增高：如腺瘤长入海绵窦内，则瘤内静脉回流压力剧增，引起瘤内血供不足或动脉栓塞。⑤其他：如溴隐亭、氯丙嗪、抗凝治疗、酗酒、血管造影、垂体功能动态检查、外科手术后以及蝶窦炎、动脉粥样硬化栓塞、血小板减少等也能诱发垂体卒中。

3.临床表现

根据垂体腺瘤卒中出血量的不同，患者的临床表现亦不同。垂体卒中主要表现为严重的出血所致的脑膜刺激症状，及对周围组织的压迫症状。患者可能的症状为突然头痛、恶心、呕吐、复视、视力下降甚至失明、视野缺损，查体发现单个或多个海绵状窦内脑神经功能障碍，可为单侧或双侧。

根据肿瘤卒中后对周围结构的影响和病情缓急及严重程度，将垂体卒中分为4种类型。

暴发性垂体卒中(Ⅰ型)：指出血迅猛，出血量大，直接影响下丘脑，此时患者均伴有脑水肿及明显颅内压增高，出血后3h内即出现明显视力视野障碍，意识障碍进行性加重，直至昏迷甚至死亡。

急性垂体卒中(Ⅱ型)：指出血比较迅猛，出血量较大，已累及周围结构，但未影响下丘脑，也无明显脑水肿及颅内压增高，临床表现为头痛、视力视野障碍、眼肌麻痹或意识障碍，在出血后24h达到高峰，在观察治疗期间症状和体征无继续加重倾向，但占位效应明确。

亚急性垂体卒中(Ⅲ型)：出血较缓慢，患者出现视力障碍或眼肌麻痹，原有垂体腺瘤症状轻度加重，无脑膜刺激征及意识障碍，常被患者忽略。

慢性垂体卒中(Ⅳ型)：出血量少，尤周围组织结构受压表现，临床上除原有垂体腺瘤的表现外，无其他任何症状，往往是CT、MRI或手术时才发现。

4.诊断依据及鉴别诊断

对于垂体卒中前即存在垂体腺瘤症状的患者较易诊断，对于以前无症状的患者易被误诊为动脉瘤、脑膜炎或球后视神经炎。

诊断标准如下。

(1)突然头痛并伴有呕吐和脑膜刺激征。

(2)有鞍内肿瘤证据,伴有或不伴有鞍上侵犯。

(3)突然视力下降、视野障碍。

(4)眼肌麻痹。

如果仅符合前两点,出血来源不明确时,应行血管造影排除颅内动脉瘤。

鉴别诊断包括脑动脉瘤破裂、脑膜炎、中脑梗死和(或)出血、其他鞍区肿瘤的出血等。

5.辅助检查

(1)X线检查:蝶鞍扩大,前床突消失,鞍底骨质破坏。

(2)CT:蝶鞍区呈圆形,边界清楚的高密度病变,有时为低密度影,增强扫描强化不明显。

(3)MRI:能较好显示鞍区周围的结构,分辨出垂体腺瘤、梗死灶和出血灶。

(4)脑血管造影或磁共振脑血管重建:不是必需的检查,可用以鉴别鞍上动脉瘤;血管造影可观察鞍区病变对海绵窦段血管的影响,可为术者判断手术风险提供重要的信息。

(5)腰穿检查:一般可根据影像学检查确诊,若需鉴别严重脑膜炎可行腰穿,垂体卒中患者脑脊液可为清亮或血性,早期可发现颅压及脑脊液蛋白增高。

6.治疗原则

(1)不同类型患者的处理原则。Ⅰ型患者在确诊后应立即给予脱水药物及激素治疗,并尽早手术以减轻对下丘脑及视神经、视交叉的压迫;Ⅱ型患者可首先采用保守治疗措施,等患者一般状况好转后,限期手术治疗;对Ⅲ、Ⅳ型患者,如已有视力视野障碍,观察治疗一段时间无好转,应手术治疗。如无视力、视野障碍,可以在严密观察、定期随访的基础上采取保守疗法,适当补充激素。在此期间如果占位效应明确,应考虑手术治疗。手术治疗方式可为经鼻-蝶显微手术或神经内镜手术,若肿瘤明显侵犯鞍上,可行根据肿瘤部位行开颅手术治疗。

(2)激素替代治疗。垂体卒中患者一经确诊可及时行激素替代治疗,以增强应激能力和减轻视神经、视丘下部的急性水肿,使临床症状趋于稳定,降低手术病死率;所有患者均应监测卒中急性期和恢复期垂体前叶功能,若出现垂体前叶功能低减,应根据检查结果进行相应的激素替代,并规律随访。

(3)严密监测患者出入量及血电解质,维持水电解质平衡。

(4)其他药物治疗:少数症状轻微的泌乳素腺瘤患者可不采用手术治疗,而应用溴隐亭或卡麦角林药物治疗。

第四节　听神经鞘瘤

一、定义

听神经鞘瘤多起源于第Ⅷ对脑神经的前庭支Schwann细胞,又称前庭神经鞘瘤,少数起自耳蜗部。多数为单侧性,少数为双侧性,本病为良性肿瘤,不会发生恶变和转移。

二、诊断依据

(一)临床表现

(1)前庭及耳蜗神经的症状:眩晕、耳鸣、耳聋、听力减退和听力丧失。

(2)头痛:主要表现为额枕部。

(3)邻近神经受损症状:三叉神经、后组脑神经及面神经受累症状,患侧面部麻木、声音嘶哑、咳嗽、疼痛、面肌抽搐、感觉迟钝、周围性面瘫。

(4)脑干和小脑受累症状:肢体共济失调、肢体力弱、动作不协调。

(5)晚期症状:如吞咽困难、饮食呛咳,出现梗阻性脑积水症状、脑干受压症状和对侧脑神经症状,有些患者出现精神和意识障碍如淡漠、嗜睡、痴呆、昏迷。肿瘤巨大的晚期患者有时被误认为小脑、脑干肿瘤。

(二)辅助检查

1.听力试验

普通听力检查和电测听、听觉诱发电位等,听力减退常常为感音性耳聋。

2.前庭功能试验

冷热水试验,患侧可部分或完全消失。

3.头颅 X 线片(汤氏位或斯氏位)

患侧内听道口扩大、骨质吸收或破坏。

4.脑脊液检查

蛋白含量增高。

5.脑血管造影

较大的肿瘤在患侧椎动脉造影可见小脑上动脉和小脑前下动脉移位和肿瘤染色。

6.头颅 CT

小脑脑桥角区局限性低密度、等密度或高密度病灶,增强扫描后肿瘤强化,头颅骨窗位 CT 显示内听道扩大。

7.MRI

可显示肿瘤大小,与脑干的关系。肿瘤突入内听道内,可与脑膜瘤相鉴别。

三、鉴别诊断

听神经鞘瘤需与该部位的其他肿瘤如脑膜瘤、上皮样囊肿、蛛网膜囊肿、三叉神经鞘瘤、小脑和脑桥的胶质瘤等相鉴别。

四、治疗原则

(一)手术治疗

听神经鞘瘤是良性肿瘤,应用显微外科技术力争全切除,但肿瘤巨大,特别是包膜与脑干或主要供血动脉粘连紧密以及高龄患者,也可次全切除或包膜内切除。大型肿瘤力争保留面神经功能,小型肿瘤同时保留听神经功能。术中应用神经电生理监测技术有助于保留面神经功能。

主要手术入路:经枕下乙状窦后入路、经颅中窝入路、经迷路入路、经耳入路、经岩骨乙状窦后入路、经岩骨部分迷路切除入路、经岩骨乙状窦前入路等。主要手术并发症:面瘫、饮水呛咳、吞咽困难。脑干损伤或缺血性损害是术后死亡的主要原因。

(二)放疗

包括γ刀及X刀等治疗。对于年老体弱,或者全身其他器官系统功能较差、难以耐受手术者也可选择伽马刀治疗。伽马刀治疗只适用于直径3cm以下的听神经瘤,其起效时间较慢,需1～2年。

第五节　皮　肤　癌

皮肤癌在我国发病率较低。在皮肤癌中以基底细胞癌最多见,占60%以上。

一、病因

(一)化学致癌物质

经常接触砷化物、焦油、沥青、苯并芘或二甲基苯甲蒽类化学物。

(二)紫外线照射

皮肤癌多见于长期从事野外工作的人群,且好发于头面、手背等易受阳光照射的暴露部位。

(三)电离辐射

长期从事放射工作并忽视防护措施易导致辐射性皮肤干燥,在此基础上易发生皮肤癌。少数接受放射治疗的患者,能在若干年后于放射野内发生皮肤癌。

(四)癌前病变

烧伤瘢痕、经久不愈的皮肤慢性溃疡、瘘管及慢性炎症等在长期刺激下均易恶变为皮肤癌。

(五)遗传因素

某些基因缺陷性疾病伴发皮肤癌的危险性增高,如患有白化病、着色性干皮病和痣样基底细胞癌综合征,但关于癌基因与皮肤癌发生的关系日前尚未不十分清楚。研究发现基底细胞癌的发病与Hedgehog信号通路所涉及的多个基因变异有关,其中最常见的是PTCH1基因。此外,P53肿瘤抑制基因突变及RAS、FOS等癌基因突变现象也常在皮肤癌中发生。

二、病理

(一)基底细胞癌

基底细胞癌是皮肤癌最常见的类型之一,发展慢,主要呈局部浸润性生长,一般不发生区域淋巴结转移。基本病理特点,肿瘤细胞成巢状聚集,细胞形态大小均匀,细胞核异型性少见,胞质少,嗜碱性蓝染,类似于基底细胞;周边细胞呈栅栏状排列,肿瘤团块与周围基质间常有裂隙。

(二)鳞状细胞癌

鳞状细胞癌可浸润至真皮层或真皮下层。真皮内可见浸润性鳞状细胞团块,伴有不同比例的非典型细胞及角化不良细胞。按细胞分化程度可分为Ⅰ～Ⅳ级。鳞状细胞癌易转移至区域淋巴结，发生血道转移者罕见，肺为最常见的转移部位。

(三)皮肤原位癌

皮肤原位癌癌灶局限于表皮层内，基底膜完整无损。

(四)乳腺外佩吉特(Paget)病

表皮内可见细胞体积较大，呈网形或椭圆形、胞质丰富而透亮、核大而染色深的特殊细胞，它可散在分布亦可聚集成巢状。目前多数学者认为本病原发于大汗腺癌，癌细胞在基层和基底膜间向表皮浸润，形成 Paget 细胞，故本病实系大汗腺癌向表皮内扩散的结果，并非属皮肤原位癌。

三、诊断

(一)临床表现

1.基底细胞癌

基底细胞癌常发生于面部尤其是上唇部，也可发生于任何其他部位，但多发生在头面等光暴露部位。此病早期表现为淡黄色或粉红色略高出皮面的小结节，表面光滑，伴有毛细血管扩张，质地硬，常有疼痛和压痛。病灶部位较深者，其表面皮肤略呈凹陷，失去正常皮肤的色泽和纹理，后表面出现鳞状脱屑片，反复结痂，表面出现糜烂、渗血。中央可形成溃疡，似虫蚀样。根据皮损颜色为皮色或黑色，可以分类为色素型和非色素型。结合病理，较为公认的临床分型有结节型、浅表型、硬斑病样型、囊肿型、基底鳞癌性、微结节型、Pinkus 纤维上皮瘤。结节型最常见，常中央有溃疡，多见于头面部。微结节型和硬斑病样型相对少见，但也多见于头面部。浅表型多发生于躯干。

2.鳞状细胞癌

常见于 50 岁以上的老年人，多发生于皮肤黏膜交界处。早期鳞状细胞癌与基底细胞癌相似，一般为红斑样皮损，伴有不同程度的鳞形脱屑和痂皮形成，临床上常难以鉴别。但鳞状细胞癌常在老年性角化过度、慢性溃疡及烧伤瘢痕等病变的基础上发展而来，表现为红色、坚硬、高出皮面的结节；当其表面角质层脱落后即出现红色的糜烂面，伴有渗液、渗血，起初糜烂面可愈合结痂，但不久痂皮脱落而再出现糜烂面；当病灶向深部浸润形成边缘略隆起的溃疡，基底高低不平，呈红色颗粒状，常伴有坏死组织及肉芽样增生。肿瘤质脆，有继发性感染时常伴有恶臭的分泌物。其恶性程度较基底细胞癌者高，发展较快，向深处浸润可达肌肉和骨骼。易发生区域淋巴结转移，如耳前及(或)颌下淋巴结，晚期可发生内脏转移。

3.皮肤原位癌

又称 Bowen 病，30 岁之前少发，好发年龄 60 岁以上，女性更多见，部位以下肢更常见，占 60%～85%。发生在受阳光照射的暴露部位者多为单发，亦可有 2～3 个病灶，表现为淡红色或暗红色稍隆起的皮损，表面有少许脱屑及痂皮，病灶逐渐扩大呈边缘清楚的圆形成环状丘疹，覆以棕色或灰色厚痂，很少发生溃疡。病程发展缓慢，可持续数年，若未经治疗，可最终演变成浸润癌，继而发生区域淋巴结转移。

4.乳腺外 PAGET 病

一种少见的以表皮内具有透明胞质的 PAGET 细胞为特征的皮肤恶性肿瘤。好发于肛周、会阴、外生殖器等部位，个别发生在腋窝。病灶多为单个，少数为多发。病灶边界清楚，直径大小0.5～10cm不等，呈褐色或淡褐色，中央潮红、糜烂，其表面覆以少许鳞屑或痂皮。发生于肛周及会阴部者可呈疣状或乳头状瘤样突起，患者常感局部瘙痒、刺痛或灼痛，溃破后并发出血。

（二）特殊检查

进行组织病理学、细胞学、X线摄片或核素扫描、B超或CT等检查，以明确病理类型及病变范围。

（三）诊断要点

早期皮肤癌多表现为红斑或高出皮面的丘疹样皮损，表面常伴有鳞形脱屑或痂皮形成。局部刮片或印片经细胞学初步诊断，最后确诊需行活体组织病理学检查。

（四）鉴别诊断

结节型基底细胞癌最常见，要与色素痣、脂溢性角化、毛发上皮瘤等鉴别诊断。躯干最常见的浅表型基底细胞癌要与皮炎湿疹、硬斑病鲍温病等鉴别诊断。鳞状细胞癌要注意和慢性肉芽肿、非特殊性溃疡、光线性角化病、角化棘皮瘤及基底细胞癌区别。特别是癌前皮肤病有恶化成鳞状细胞癌的可能性时，要做组织病理学检查。

（五）分期

美国癌症联合会（AJCC）皮肤癌分期（2010）如下（适用于基底细胞和鳞状细胞癌）。

（1）T 原发肿瘤。

TX 原发肿瘤无法评估。

T_0无原发肿瘤证据。

TIS 原位癌。

T_1肿瘤最大径≤2cm且少于2个高危特征。

T_2肿瘤最大径＞2cm或肿瘤任何大小但具有2个或2个以上高危特征。

T_3肿瘤侵犯上颌骨、下颌骨、眼眶、颞骨。

T_4肿瘤侵及骨骼（中轴骨或四肢骨）颅底神经受侵。

注意：如多个肿瘤同时发生，T分期时以最大径者为准，但要在括号内标明分散的肿瘤数目。

（2）N 区域淋巴结。

NX 区域淋巴结无法评估。

N_0无区域淋巴结转移。

N_1 单个同侧淋巴结转移，且最大径≤3cm。

N_2。

N_{2A}单个同侧淋巴结转移，最大径＞3cm但＜6cm。

N_{2B}多个同侧淋巴结转移，最大径＜6cm。

N_{2C}双侧或对侧淋巴结转移，最大径＜6cm。

N_3转移淋巴结＞6cm。

T分期高危特征：浸润深度＞2mm；CLARK分级≥Ⅳ；周围神经侵犯。

解剖部位：耳、无毛发被覆的唇。

分化：分化差或未分化。

(3)M 远处转移。

MX 远处转移无法评估。

M_0无远处转移。

M_1有远处转移。

0 期 TXN_0M_0。

Ⅰ期 $T_1N_0M_0$。

Ⅱ期 $T_2N_0M_0$。

Ⅲ期 $T_3N_0M_0$、$T_1N_1M_0$、$T_2N_1M_0$、$T_3N_1M_0$。

Ⅳ期 $T_1N_2M_0$、$T_2N_2M_0$、$T_3N_2M_0$。

任何 TN_3M_0。

T_4任何 NM_0。

任何 T 任何 NM_1。

四、治疗

(一)治疗原则

治疗皮肤癌的方法较多,包括药物、冷冻、激光、电灼、外科手术及放射治疗等。选择治疗方法取决于肿瘤的病理类型、部位和侵犯的广泛程度及以往治疗的情况。头面部皮肤对放射线耐受量较高,血运丰富。鳞状细胞癌和基底细胞癌较敏感,早期病变,尤其是生长在鼻、眼、睑附近时,广泛手术易导致功能缺损,故适于放射治疗。在远离重要器官的早期皮肤癌,应采取手术切除法。晚期病变,对放疗抗拒性较高,尤其侵犯深层的骨骼或软组织时,单纯放射治疗难以根治,必须与手术综合治疗。

(二)治疗方法

基底细胞癌的治疗目的是治愈肿瘤以及最大限度地保留功能及外观。首选手术切除。由于基底细胞癌是连续性侵袭,性生长的肿瘤,是 MOHS 显微描记手术的适应证。如果基底细胞癌发生在躯干、四肢且面积较小,可以考虑外扩 4～6mm 切除肿物,躯干部位的皮损且大于 2cm,切缘可外扩 10mm,术后全面病理检测切缘。如果患者由于各种客观原因无法接受手术,可以选择放射治疗。小于 2cm 的肿瘤推荐放射量为 64GY/32F、55GY/20F、50GY/15F、35GY/5F,大于等于 2cm 的病变推荐 66CGY/33F、55GY/20F。对于硬斑病样型或微结节型等易复发、侵袭性强的基底细胞癌,建议术后追加放射治疗。对于不适合手术及放疗的患者可考虑冷冻疗法及光动力疗法,也可使用氟尿嘧啶、咪喹莫德、乙酰丙酸等外用。

皮肤鳞状细胞癌尚未发生转移,且分化较好者,首选手术治疗,切除组织应送病检,判断是否切除完全,必要时加淋巴结清扫;对于年老体弱者,或有手术禁忌,或癌已侵犯软骨或骨骼或有淋巴结转移的患者可予以放射治疗。

皮肤原位癌首选手术治疗(MOHS 手术效果最好);皮损较小,可用冷冻治疗;不宜采取手术治疗的患者和部位可行放疗;老年患者或不宜手术的部位,可用氟尿嘧啶软膏外用。

Paget 病应做彻底的根治手术,常规手术方法是在距病灶外缘 1～2cm 处的正常皮肤做切口,尽可能彻底切除。本病对放射治疗效果差。有报告用氟尿嘧啶治疗对某些病例有效。

皮肤癌一般不采用全身化疗,但 Khansur 等认为对在原有瘢痕基础上发生鳞状细胞癌、皮肤与黏膜交界处的鳞状细胞癌、免疫功能低下患者以及发生区域淋巴结及远处转移者需用全身化疗、联合化疗方案。

1.DF 方案

DDP:100mg/m^{2}静脉注射,第 1 天;

5-FU:每天 1G/m^{2}静脉注射,第 1～4 天;

每 3 周为 1 个周期,共用 3 个周期,总有效率约为 85.3%。

2.DFB 方案

DDP:100mg/m^{2}静脉注射,第 1 天;

5-FU:650mg/m^{2}静脉注射,第 1～5 天;

BLM:15mg/m^{2}静脉注射,第 1 天;16mg/m^{2}静脉注射,第 2～5 天;

每 3～4 周为 1 个周期,有效率约为 84%。

五、预后

皮肤癌中基底细胞癌及皮肤原位癌的预后良好,皮肤鳞状细胞癌其次,乳腺外 Paget 病预后较差。

第六节 汗 腺 癌

汗腺癌是比较少见的皮肤附件恶性肿瘤,占皮肤恶性肿瘤的 2.2%～8.4%。汗腺癌好发年龄为 40～60 岁,女性较男性多见。

一、病理类型

根据瘤细胞在汗腺的发生位置,有大汗腺癌和小汗腺癌之分。

(一)大汗腺癌

系发生于大汗腺处,常为实质性、浸润性和转移性的恶性肿瘤。根据组织病理特点分为 5 型。

1.未分化型

癌组织由胞质透亮红染的小多边形、卵圆形细胞和胞质深染的小梭形细胞组成,细胞排列成条索状或片块状,有形成腺腔的倾向。细胞异型性明显,癌组织中无 PAS 阳性物质。

2.结节型(分化型)

癌组织由胞质透亮或红染的大多边形、立方形细胞和胞质深染的梭形细胞形成,细胞相互交织成结节状排列,有形成腺腔或囊腔的倾向,网状纤维呈巢状分布。部分癌组织细胞中含 PAS 弱阳性物质。

3.腺型

癌细胞呈立方形柱状、排列成腺腔状,腺上皮及腔内均可见 PAS 阳性物质,核分裂象多见,有时可见多量黏液分泌。

4.黏液表皮样型癌

组织由间变的鳞形细胞巢及含有透明黏液的或富含颗粒的粒状细胞组成，两种细胞间有移行，癌组织与周围组织无明显分界。

5.Paget 病型

为汗腺癌累及表皮的结果，表现为表皮基底层内出现胞质透亮或淡染的大卵圆形细胞，即 Paget 细胞，表皮下可见癌变的汗腺导管或癌巢。

(二)小汗腺癌

系发生于小汗腺处，常为实质性的、具有浸润性的恶性肿瘤。依据其组织病理特点分为 4 型。

1.汗管样小汗腺癌

瘤细胞累及整个真皮甚至皮下组织，有开口于皮面的扩大导管腔隙，与棘层肥厚或疣状增生的表皮相连。内有彼此相连的导管腺样囊状结构，并可见角质囊肿。

2.透明细胞小汗腺癌

又称恶性透明细胞汗腺瘤、透明细胞汗腺癌、恶性透明细胞末端汗管瘤，由良性透明汗腺细胞癌变而来。组织病理示瘤内见实质性腺样和导管囊性区域和瘤透明细胞和不典型细胞。

3.黏液性小汗腺癌

瘤实质为小基底样细胞组成的小巢或腺样结构。导管和微小囊状结构除大小和形状不一外，似小汗腺。细胞明显不典型，彼此融合或由硬化胶原隔开。间质有明显黏液坑是其特点。

4.小汗腺腺癌

系典型小汗腺癌，生长快，高度转移。组织病理示同一瘤内除见实质性、导管、基底样细胞和鳞状细胞样团块外，主要为腺囊性结构瘤细胞特别是透明细胞内有小汗腺型酶和糖原。

二、诊断

(一)临床表现

汗腺癌，男女皆可患病。多为单发性皮下结节或肿块，直径多在 2cm 以上，可达 20cm 或更大，常与表面皮肤粘连，表面肤色正常或略红，有时有毛细血管扩张，可破溃成菜花状。增长缓慢，但可突然增大切除后易复发，常有区域性淋巴结转移，血道弥散以肺转移为最多见。小汗腺癌常为单个浸润性斑块，在头皮可引起秃发。除黏液性小汗腺癌外，其他各型均生长快，具有高度转移性。

(二)特殊检查

X 线胸片、B 超、核素扫描或 CT 等影像检查，有助于明确肿瘤的范围及邻近组织的受累程度。

(三)鉴别诊断

由于汗腺癌位于真皮层内，故早期汗腺癌多表现为表面皮肤完好的皮下结节，这与早期皮肤癌所表现的红斑或丘疹(其表面常有鳞屑和痂皮等征象)不难做出鉴别。但与皮下的某些良性肿瘤(如纤维瘤、神经纤维瘤等)甚难区分，故位于会阴、腋窝、头面等汗腺癌好发部位发现皮下结节时，应及时做活检以明确诊断。对生长迅速的巨大汗腺癌有时与软组织肉瘤难以鉴别。

汗腺癌发生区域淋巴结转移比软组织肉瘤多见。

三、治疗

(一)治疗原则

治疗汗腺癌的方法主要包括外科手术、放射治疗、药物化疗。手术是汗腺癌的主要治疗方法。

(二)治疗方法

1.手术治疗

手术治疗是汗腺癌的首选治疗方法。切除范围根据肿瘤的大小而异,对病灶较小、边界清楚的汗腺癌,切缘距肿瘤边缘3cm;对巨大肿瘤,特别是边界不清者距肿瘤边缘≥5cm切开皮肤后再潜行分离皮瓣2～3cm后做广泛切除。基底切除范围需根据肿瘤浸润深度而定,累及邻近脏器时,常需将受累器官一并切除。

2.放射治疗

汗腺癌对放射治疗不敏感,但对病灶较晚无法手术切除者,可试行姑息性放疗,有时亦可获得较好的疗效。

3.化学治疗

汗腺癌对化疗药物多不敏感,采用联合用药化疗有时可暂时缓解症状。常用药物有CTX、5-FU、VCR、BLM、MTX、ACT-D等。

四、预后

汗腺癌预后不良。

第七节　黑色素瘤

恶性黑色素瘤好发于白色人种。我国恶性黑色素瘤的发病率不高。恶性黑色素瘤发病率有逐渐增高的趋势。2000年发病率统计仅为0.2/10万,2005—2007年我国发病率约1/10万,每年新发病例约2万人。

一、病因

皮肤黑色索瘤的病因目前唯一有证据的就是与过度接受紫外线照射相关。日光中的紫外线灼伤皮肤并诱导DNA突变。紫外线中的UVA和UVB都能诱导黑色素瘤的发生,其中UVB是诱导发病的主因。光敏型皮肤易生雀斑,有大量普通痣或发育异常的痣以及皮肤癌家族史等,通常被认为是发病的高危人群。外伤对一些先前存在的黑痣,某些外伤或不良刺激可促使其恶变。另外,位于会阴、足底等经常受摩擦的部位黑痣有容易发生恶变的事实,均提示外伤与恶性黑色素瘤的发生有一定关系。

二、病理

皮肤的原发性黑色素瘤主要有表浅扩散型、结节型、雀斑型以及肢端雀斑型四种病理类型，少见类型包括上皮样、促纤维增生性、恶性无色素痣、气球样细胞、梭形细胞和巨大色素痣恶性黑色素瘤等。

表浅扩散型黑色素瘤，占黑色素瘤的70%，在白种人中以此型最多见，通常由痣或皮肤的色素斑发展而来，好发于背部和下肢，以水平生长期为特点，表现为大的肿瘤性色素细胞在鳞状上皮之间呈铅弹样或派杰样弥散。多见于年轻患者，预后相对较好。结节型黑色素瘤，约15%，多发生于接受间歇性日光照射部位，表现为快速生长的色素性结节，可以出血或形成溃疡，侵袭性最强，预后差。雀斑型黑色素瘤，约占10%，表现为非典型性黑色素瘤细胞沿真皮表皮交界处呈线状或巢状增生，下延至毛囊壁和汗腺导管，同时有真皮内非典型性黑色素细胞浸润，多发生于老年人的手臂和面部等常暴露于日光下的部位，生长相对缓慢，预后相对较好。肢端雀斑型黑色素瘤，占5%，黏膜黑色素瘤也常归于此类。黄色人种和黑色人种以该类型最为多见。发病部位特殊隐匿，好发于手掌、足跟、指趾、甲床和黏膜（鼻咽、口腔和女性生殖道等），易被忽视。

近年国际上倾向于根据基因型采用新的分类法，主要分为4种基本类型：肢端型、黏膜型、慢性日光损伤型（CSD）和非慢性日光损伤型（NON-CSD，包括原发病灶不明型）。其中日光损伤型主要包括头颈部和四肢黑色素瘤，日光暴露较多，高倍镜下可观察到慢性日光损伤小体，20%～30%发生C-KIT基因突变基因变异（突变或拷贝数增多），10%发生BRAF变异，5%发生NRAS变异；肢端型和黏膜型发生KIT基因变异较多（分别为36%和39%），其次为BRAF突变；非慢性日光损伤型，如躯干黑色素瘤，大部分发生BRAF基因V600E突变（60%）或NRAS突变（20%），较少发生KIT基因突变。

三、诊断

（一）临床表现

早期可总结为“ABCDE法则”，即A.非对称；B.边缘不规则；C.颜色改变；D.直径，色素斑直径＞6mm或色素斑明显长大时要注意，必要时需活检评估；E.隆起。进一步发展可出现卫星灶、溃疡、反复不愈，继而出现区域淋巴结转移和移行转移。晚期容易转移至肺、肝、骨、脑等。

（二）特殊检查

(1)X线、超声波、CT、MRI、骨扫描以及PET-CT等影像学检查，有助于确诊肿瘤有无淋巴结和内脏转移。

(2)组织病理学检查以明确肿瘤病理类型。必要时需行免疫组织化学染色检查，如S-100、HMB-45和波形蛋白等是诊断黑色素瘤的较特异指标。HMB-45比S-100在诊断恶性黑色素肿瘤方面特异性更高。

(3)实验室检查包括血常规、肝肾功能和LDH等，其中LDH高者预后较差。

（三）分期

按照AJCC第7版分期（TNM分期），除了来源于眼的黑色素瘤（结膜、眼睑和脉络膜），黏膜黑色素瘤没有统一的明确分期。

1.2010 年皮肤恶性黑色素瘤 AJCC 第 7 版分期

(1)T 原发肿瘤。

TX 原发灶无法评估。

T_0无肿瘤证据。

TIS 原位癌。

T_{1A}厚度≤1.0mm,无溃疡,有丝分裂率<1/mm^2。

T_{1B}厚度≤1.0mm 有溃疡有丝分裂率≥1/mm^2。

T_{2A} 1.01～2.0mm 不伴溃疡。

T_{2B} 1.01～2.0mm 伴溃疡。

T_{3A} 2.01～4.0mm 不伴溃疡。

T_{3B} 2.01～4.0mm 伴溃疡。

T_{4A}>4.0mm 不伴溃疡。

T_{4B}>4.0mm 伴溃疡。

(2)N 区域淋巴结。

NX 区域淋巴结无法评价。

N_0无淋巴结转移。

N_1 1 个淋巴结转移。

N_{1A}隐性转移(病理诊断)。

N_{1B}显性转移(临床诊断)。

N_2 2～3 个淋巴结转移。

N_{2A} 隐性转移(病理诊断)。

N_{2B}显性转移(临床诊断)。

N_{3C}移行转移或卫星灶(但无移行转移)。

N_3≥4 个淋巴结转移,或簇样转移结节/移行转移,或卫星灶合并区域淋巴结转移。

(3)M 远处转移。

Mx 远处转移无法评估。

M_0无远处转移。

M_{1A}皮肤、皮下组织或远处淋巴结转移。

M_{1B}肺转移。

M_{1C}其他内脏转移或任何远处转移伴 LDH 升高。

2.临床分期

0 期 $TISN_0M_0$。

Ⅰ$_A$期 $T_{1A}N_0M_0$。

Ⅰ$_B$期 $T_{1B}N_0M_0$、$T_{2A}N_0M_0$。

Ⅱ$_A$期 $T_{2B}N_0M_0$、$T_{3A}N_0M_0$。

Ⅱ$_B$期 $T_{3B}N_0M_0$、$T_{4A}N_0M_0$。

Ⅱ$_C$期 $T_{4B}N_0M_0$。

$Ⅲ_A$期 $T_{1\sim4A}N_{1A}M_0$、$T_{1\sim4A}N_{2A}M_0$。

$Ⅲ_B$期 $T_{1\sim4B}N_{1A}M_0$、$T_{1\sim4B}N_{2A}M_0$；$T_{1\sim4A}N_{1B}M_0$、$T_{1\sim4A}N_{2B}M_0$；$T_{1\sim4A}N_{2C}M_0$。

$Ⅲ_C$期 $T_{1\sim4B}N_{1B}M_0$、$T_{1\sim4B}N_{2B}M_0$、$T_{1\sim4B}N_{2C}M_0$；任何 TN_3M_0。

Ⅳ期 任何 T 任何 NM_1。

（四）鉴别诊断

普通痣常呈圆形或卵圆形，将其一分为二，两边对称；边缘规则光滑完整，与周围皮肤分界清楚；颜色为棕黄色、棕色或黑色，恶性黑色素瘤常在棕黄色或棕褐色的基础上掺杂粉红色、白色、蓝黑色等多种色彩；普通痣直径一般都＜5mm，恶性黑色素瘤则为不规则形状，边界参差不齐呈锯齿状，直径常超过 5mm；恶性黑色素瘤还应与其他含有色素的皮肤病损（如老年性色素性疣、硬化性血管瘤、甲下血肿以及色素性基底细胞上皮瘤等）鉴别。

四、治疗

治疗恶性黑色素瘤的方法有外科手术、放射治疗、化疗等。选择治疗方法取决于原发灶的部位、病灶浸润的深度及范围、淋巴结转移的状况及临床分期的情况。

（一）活检手术

对疑为恶性黑色素瘤者，应将病灶连周围 1cm 的正常皮肤及皮下脂肪整块切除后做病理检查，如证实为恶性黑色素瘤，则根据其浸润深度，再决定是否需行补充广泛切除。

（二）扩大切除术

应根据肿瘤浸润深度决定原发灶切除的安全切缘。当病灶厚度≤1.0mm 时，安全切缘为 1cm；厚度在 1.01～2mm 时，安全切缘为 1～2cm；厚度在＞2mm 时，安全切缘为 2cm。

（三）淋巴结清扫

对厚度≥1mm 或有溃疡的患者推荐做前哨淋巴结活检，可与完整切除的同时或分次进行。若前哨淋巴结阳性或临床诊断为Ⅱ期的患者除扩大切除外还应行区域淋巴结清扫，要求受累淋巴结基部完全切除，腹股沟淋巴结清扫要求至少应在 10 个，颈部及腋窝淋巴结应至少清扫 15 个；在腹股沟区，如临床发现股浅淋巴结转移数≥3 个，应行髂窝和闭孔区淋巴结清扫。如果盆腔影像学提示 Cloquet 淋巴结阳性则应当行髂窝和闭孔区淋巴结清扫。一般不建议行预防性淋巴结清扫。

（四）干扰素治疗

$Ⅰ_B$期及以上的患者，大剂量干扰素（α-2B）能延长患者的无复发生存期和总生存期。因此对高危复发的黑色素瘤患者，应连续 1 年使用高剂量 IFN-α（2 000WIU/m^2 第 1～5 天×4W，1 000WIU/M^2 TIW×48W）作为辅助治疗。对ⅢP～ⅢC 期和转移淋巴结≥3 个的极高危肢端黑色素瘤患者，也可选择 1 年方案（1500WIU/m^2 第 1～5 天×4W，900WIU TIW×48W），对ⅡB～ⅢA 期的高危肢端患者还可使用 1 月方案（1500WIU/m^2 第 1～5 天×4W）。长效 IFN-α 组（治疗 5 年）也可作为高危黑色素瘤患者的推荐。

（五）放疗

黑色素瘤对放疗不敏感，特殊情况下仍然使用。辅助放疗指征包括：原发灶由于特殊部位无法手术切净（如鼻咽、食道黏膜原发黑色素瘤）；淋巴结囊外侵犯；淋巴结直径≥3cm；淋巴结受累＞3 个；颈部淋巴结转移≥2 个，直径≥2cm；淋巴结清扫后局部再次复发。姑息放疗的原则包括：骨转移的放疗（止痛或预防病理性骨折）；脑转移（首选立体定向治疗，如转移灶＞5个，直径≥3cm，可考虑全脑放疗）；脑转移灶切除后可行全脑放疗。

（六）全身治疗

（1）Ipilimumab（易普利姆玛，商标名 Yervoy）：一种人源化单克隆抗体，能有效阻断细胞毒性 T 淋巴细胞相关抗原-4（CTLA-4）与其配体结合，从而调动特异性抗肿瘤免疫反应，延长晚期黑色素瘤患者生存。目前推荐剂量为 3mg/kg，90 分钟内滴注完毕，每 3 周重复，连续 4 个周期。

（2）Vemurafenib（BRAFV600E 抑制剂）：欧美白种人中 BRAFV600E 突变的黑色素瘤约占 50%，有效率 60%～80%。中国黑色素瘤中 BRAFV600E 变异率虽较白种人低，但仍接近 26%，因此这个药物可能对我国 1/4 黑色素瘤患者有效。

（3）伊马替尼（CKIT 抑制剂）：可用于 KIT 突变或扩增的晚期黑色素瘤患者（Ⅱ类证据推荐）。

（4）化疗：化疗药物是重要的治疗手段。一线治疗推荐达卡巴嗪（DTIC）单药、替莫唑胺（TMZ）或 TMZ/dTIC 单药为主的联合治疗（如联合顺铂或福莫斯汀）；二线治疗一般推荐紫杉醇联合卡铂方案。替莫唑胺和福莫斯汀虽然在疗效上并未明显超越 DTIC，但两者能透过血-脑屏障。

（5）其他：推荐参加临床试验。

（七）灌注治疗及其他

肢体移行转移是Ⅲ期患者的一种特殊类型，表现为一侧肢体原发灶和区域淋巴结之间的皮肤、皮下和软组织的广泛转移，手术难以切除干净。推荐肢体隔离热灌注化疗（ILP）或者肢体隔离热输注化疗（ILI）。常用药物美法仑、顺铂、TNF-α 等。如移行转移灶数目有限，特别是皮肤病灶，不易完全切除的可以在病灶内注射卡介苗或 IFN-α 或局部咪喹莫特；激光消除对部分患者有效。

五、预后

原发肿瘤部位、分期、肿瘤浸润深度等因素影响患者的预后。

第八节　急性白血病

一、临床表现

（一）贫血

急性白血病患者贫血的症状常出现得早而严重，呈进行性发展，确诊时约 60%以上患者血红蛋白＜60g/L。贫血发生的机制与下列因素有关。①红细胞生成减少。白血病细胞可抑制正常多能干细胞和红系祖细胞，并可破坏红系诱导微环境，导致红细胞生成减少。②无效性红细胞生成。Di Guglielmo 综合征和某些 AML 白血病可见幼红细胞增生，其发生贫血机制与无效性红细胞生成有关。③溶血。某些急性白血病可存在隐性溶血，Di Guglielmo 综合征的红细胞寿命缩短，由于造血代偿能力降低，也会发生溶血性贫血。④失血。⑤化疗药物引起的贫血包括抗代谢药产生药物性巨幼细胞性贫血。总之，急性白血病发生贫血的原因是综合性的，但主要原因是红细胞生成减少。

（二）出血

血小板减少是急性白血病出血的最重要原因，95％患者有血小板减少。急性白血病还有平均血小板体积变小、形态变异的血小板增多、血小板黏附和聚集功能异常、血小板第3因子有缺陷；凝血因子和抗凝血因子异常，包括纤维蛋白原含量异常，凝血酶原和凝血因子Ⅴ、Ⅶ、Ⅸ、Ⅹ减少，凝血因子Ⅷ复合物异常，凝血因子Ⅷ减少和抗凝血酶Ⅲ异常；纤维蛋白溶解亢进，包括组织纤溶酶原激活物增多、纤溶酶原异常、纤维蛋白原降解产物增高、α_2纤溶酶抑制物及CT灭活异常；血循环中抗凝物质增多，包括肝素和类肝素物质增多。白血病细胞的浸润、化疗药物和感染毒素的破坏均可损伤血管内皮细胞，导致广泛局部出血。

（三）感染和发热

成人急性白血病以发热为早期表现者占52％，发热常伴感染。以口腔炎最多见，齿龈炎或咽峡炎严重时可发生溃疡，甚至坏死；肛周炎或肛旁脓肿及肺部感染也甚常见，严重感染常导致败血症和菌血症。有时出现高热而感染灶却不易发现，但急性白血病发热常提示有感染。

（四）淋巴结和肝脾肿大

淋巴结肿大以ALL发生率最高，初诊时可达80％，尤见于T细胞、B细胞和前B细胞型，常有淋巴结显著肿大；AML者较少见，成人有10％，但儿童可达60％；T细胞ALL和非霍奇金淋巴瘤细胞白血病常有纵隔淋巴结肿大，前者60％～80％有此症状，甚至可导致上腔静脉压迫综合征。

（五）骨和关节表现

CML急变常有显著骨痛，剧烈者可呈持续性有炸裂感。胸骨下端压痛也甚常见。骨痛原因系髓腔内白血病细胞异常增生致压力增高、骨膜下浸润、骨髓网硬蛋白变性、骨梗死及罕见的溶骨性粒细胞肉瘤。伴骨髓坏死者也不少见，易发生于儿童ALL。以关节肿为起病症状者多见于小儿，常误诊为风湿性或类风湿关节炎，也可发生继发性痛风性关节炎。

（六）眼部表现

白血病的眼部表现常由浸润或出血引起。白血病细胞可直接浸润视神经、脉络膜、视网膜及供应眼的血管，引起相应的症状。出血比浸润常见。由于抗白血病药物难以进入眼部，因此眼的浸润并不少见。绿色瘤或粒细胞肉瘤好发部位为眼眶，可致突眼。

（七）口腔表现

急性白血病的口腔表现可由浸润、感染和出血引起。白血病细胞浸润可引起巨舌或齿龈增生，以后者常见，尤多见于AMOL和AMMOL。出血与黏膜溃疡甚为常见。口咽部淋巴组织、扁桃体及唾液腺均可因浸润或炎症而肿大，有时可见继发性口干燥症与Mikulicz综合征，后者常有腮腺累及。

（八）肺部表现

急性白血病的肺部表现可由感染、浸润及白细胞淤滞等引起。浸润多位于肺泡间隔，尤其位于血管和小支气管周围，引起肺动脉栓塞导致肺梗死者罕见，极少数可出现空洞。急性白血病因浸润并发渗出性胸膜炎及血性胸腔积液者多见于ALL，亦可见于AMOL，并可与结核或化脓性炎症并存。肺部浸润的X线表现可呈弥散性网状结节样改变，也可散在分布，与感染并存可呈片状阴影。肺部血管的白细胞淤滞可导致呼吸窘迫综合征，主要见于高白细胞急性白血病，以CML急变和AML多见，病死率较高。

(九)心脏表现

以心肌浸润为主，偶有心包炎，亦可有出血而无浸润者。但有心脏方面临床表现者不到5%，可表现为心肌炎、心律失常、心力衰竭，偶有心包炎表现。

(十)胃肠道表现

白血病本身可导致胃肠出血、腹泻、黏膜炎和肠梗阻等。腹痛可因白血病浸润、炎症、肠梗阻及肝脾包膜胀痛等引起。

(十一)泌尿生殖系统表现

受累睾丸呈弥散性肿大，质软，浸润常为双侧性，但体检时可能仅有单侧睾丸肿大，可借局部穿刺或活检获得诊断。阴茎异常勃起偶见于急性白血病，与海绵体内白血病细胞栓塞有关。白血病肾脏浸润率可达52%。卵巢白血病发生率低且很难诊断。

(十二)皮肤表现

白血病的皮肤表现分特异性皮损和非特异性皮损两类。特异性皮损系由白血病细胞浸润所引起，典型的称白血病疹，常见于AMOL和AMMOL。绿色瘤和粒细胞肉瘤的白血病疹可发生于皮肤和乳腺部位。非特异性皮损系由皮肤感染和出血所致。所谓Sweet综合征，又称急性发热性中性粒细胞性皮病，发生率约为10%，可能为白血病细胞抗原在皮肤沉积所致。

(十三)神经系统表现

轻者可无症状或仅有轻微头痛、脑脊液压力增高，重者呈典型脑膜炎表现，但不发热。脑脊液检查可见压力增高，细胞数增多甚至发生混浊、蛋白增多、糖降低，利用细胞离心沉淀涂片染色检查可检出白血病细胞。白血病细胞浸润蛛网膜可影响脑脊液循环，造成颅内高压、交通性脑积水、视神经盘水肿和展神经麻痹。脑神经根周围浸润可导致第Ⅲ、第Ⅶ对脑神经麻痹，直接压迫和浸润视神经可致失明和视盘水肿。白血病细胞栓塞性出血常发生在大脑半球内，患者迅速进入昏迷致死。白血病引起脊髓硬膜外压迫甚罕见，因为白血病很少形成肿块，但粒细胞肉瘤可导致脊髓压迫症。

(十四)内分泌系统表现

白血病细胞常浸润甲状腺，但引起甲状腺肿大及功能改变者罕见。白血病可累及下丘脑和垂体后叶，并导致尿崩症。

(十五)代谢紊乱表现

最常见的代谢紊乱是高尿酸血症，白血病尿路结石发生率为5%，高尿酸肾病发生率可达10%，严重者可出现尿痛、少尿、尿流中断、蛋白尿，甚至急性肾衰竭。急性白血病还可因脱水致血液渗透压升高。白血病患者可有高血糖，也可有假性低血糖，后者系外周血液大量白血病细胞"窃取"血糖所致。急性白血病发生脱水和尿崩症可引起高钠血症；伴有抗利尿激素分泌异常时或继发于抗白血病治疗及白血病细胞释放的排钠物质，均可引起低钠血症。高钾血症是细胞崩解所致常见表现；低钾血症常见于AMOL和AMMOL，系因尿溶菌酶增高引起肾小管损害，使排钾增多。急性白血病患者如白血病细胞数异常增多，对化疗又非常敏感，常可导致化疗后急性溶瘤综合征，临床上有高尿酸血症、高钾血症、高磷血症和低钙血症，甚至发生急性肾衰竭。代谢性酸中毒常因乳酸过多引起，可能是由于白血病细胞过度淤滞，引起无氧糖酵解所致。

二、实验室检查

(一)血常规

急性白血病初诊时，多数病例外周血有不同程度的血红蛋白及红细胞减少，据统计血红蛋白测定的范围为17～147g/L。白血病可引起红细胞血型抗原减弱，造成血型鉴定困难。急性白血病初诊时外周血白细胞计数可降低、正常、增高或显著增高。约50%的AML和30%的ALI患者白细胞计数可$<5\times10^9/L$，甚至可$<1\times10^9/L$；也有$>100\times10^9/L$，称为高白细胞急性白血病，占所有急性白血病的8.5%。急性白血病患者初诊时均有不同程度血小板减少，据统计血小板计数范围为$(8\sim175)\times10^9/L$，有52.4%患者$<60\times10^9/L$。

(二)骨髓象

急性白血病初诊时骨髓象绝大多数呈增生活跃、明显活跃或极度活跃，分类中最主要的特征是被累及的血细胞系列有原始和幼稚(早幼)细胞大量增生，而正常造血细胞如幼红细胞和巨核细胞则明显受抑制。

(三)细胞化学染色

细胞化学染色在急性白血病的分型诊断中有重要意义。

(四)电镜检查

白血病的诊断目前主要依靠光镜水平的细胞形态学和细胞化学染色技术，但是一些无明显分化特征的急性白血病细胞在光镜下不易鉴别，须借助于白血病细胞的超微结构诊断。

白血病细胞在透射电镜下具有下列特征：细胞大小差别较大，外形不规则；细胞核形状不规则，常有深浅不等凹陷及畸形；细胞核内可出现核泡、核内小体、假包涵体和核环等结构；细胞质内线粒体和内质网可出现不正常的集中，线粒体和高尔基复合体可出现肿胀和髓鞘样变等；细胞质内微丝可明显增多，常呈束状出现在细胞核周围，在细胞核凹陷处更多；部分细胞质内可出现一些特殊结构，如AUER小体、板层小体等，还可看到一些聚集成团的小管状结构，其性质未明。

电镜细胞化学检查，目前主要有髓过氧化物酶(MPO酶)、血小板过氧化物酶(PPO酶)及胞嘧啶-5'-单核苷酸酶(CMP酶)三种。MPO酶阳性反应的白血病细胞见于AML和AMOL，阴性反应见于ALL和巨核细胞白血病；PPO酶是巨核细胞系统和血小板标记酶，定位于巨核细胞的内质网和核膜中，有助于巨核细胞白血病的诊断；CMP酶有助于鉴别AML和AMOL，前者反应较弱，后者反应较强。

(五)细胞遗传学检查

多数急性白血病都有染色体数量和结构上的异常，表现为染色体数量增加或丢失，染色体结构改变如易位、缺失和倒位等。白血病完全缓解后染色体异常可消失，复发时再次出现。

三、诊断和鉴别诊断

急性白血病时白细胞显著增高，外周血液有大量白血病细胞，一般血涂片检查即可明确诊断;但对白细胞不增多性白血病则必须借助骨髓检查才能明确诊断。在未进行骨髓象检查之前,某些临床表现常易造成误诊。如儿童急性白血病常因发热、关节肿痛、心动过速而误诊为风湿热;有全血细胞减少的临床表现易误诊为再生障碍性贫血;某些急性白血病初起时可单系血细胞减少,如以粒细胞减少或血小板减少为首起表现的急性白血病常易误诊为粒细胞缺乏症或血小板减少性紫癜。上述情况只要及时进行骨髓象检查即可明确诊断。

ALL须注意与传染性单核细胞增多症及传染性淋巴细胞增多症相鉴别。传染性单核细胞增多症可有发热,淋巴结和肝脾大,外周血常规和骨髓象中出现大量不典型淋巴细胞,易误诊为ALL,但传染性单核细胞增多症常无贫血和血小板减少,噬异凝集试验及EB病毒血清试验有助于鉴别;传染性淋巴细胞增多症虽有显著淋巴细胞增多,但均为成熟淋巴细胞,形态正常,且无贫血和血小板减少。儿童的神经母细胞瘤和横纹肌肉瘤及青少年和成年人的Ewing肉瘤及小细胞肺癌,有骨髓浸润时呈小圆细胞形态,如不注意时易误诊为ALL,须注意鉴别。肿瘤细胞的免疫表型和基因重排的类型有助于鉴别。药物引起粒细胞缺乏症的恢复期,骨髓可有早幼粒细胞显著增多,须注意与AML相鉴别,前者常无贫血和血小板减少,且早幼粒细胞形态正常,存在环核浅染带,无Auer小体。粒细胞类白血病反应白细胞可$>50\times10^9/L$且有核象左移,须注意与AML相鉴别。

类白血病反应的骨髓象原粒细胞极少$>2\%$且NAP积分增高。低增生性急性白血病要注意与急性再生障碍性贫血相鉴别,只要仔细检查骨髓象不难鉴别,因为前者原始细胞百分比已达诊断急性白血病的标准。

四、治疗

(一)支持疗法

1.控制感染

白血病患者本身可有发热,但大部分患者都是由于继发感染而发热,主要有皮肤、黏膜、软组织感染,上、下呼吸道感染,消化道和尿路感染等。随着第3代头孢类抗生素的广泛应用,白血病患者的细菌感染出现新的特点:①革兰氏阳性球菌逐步呈上升趋势,其中主要是凝固酶阴性的葡萄球菌和金黄色葡萄球菌,肠球菌、草绿色链球菌感染也有所增多;②致病菌出现耐药趋势,特别是产新型耐药酶如超广谱β内酰胺酶(ESBL)的细菌和新出现的耐药菌株感染明显增加。对产ESBL细菌的治疗可参考以下原则:①如怀疑产ESBL菌感染时,不管体外药敏结果是否敏感,应避免使用青霉素类、头孢类抗生素;②选择使用碳青酶烯类抗生素、加酶抑制剂抗生素(头孢派酮/舒巴坦、帕拉西林/三唑巴坦等)、氨基糖苷类及头孢霉素类抗生素。

如果是真菌感染,局限在口腔或咽部,可涂搽制霉菌素。深部真菌感染以念珠菌最常见。

常用的抗真菌药有三唑类(氟康唑、伊曲康唑、伏立康唑)、吉他霉素类(卡泊芬净、米卡芬净)、大环内酯多烯类(两性霉素B及两性霉素B脂质体)等。

急性白血病患者的病毒感染以单纯疱疹病毒(HSV)、水痘-带状疱疹病毒(VZV)和巨细胞病毒(MCV)感染为多见。阿昔洛韦(无环鸟苷)为病毒DNA多聚酶抑制剂,对HSV、VZV及CMV感染都有预防和治疗作用。更昔洛韦是目前最有效的抗MCV药,但有导致粒细胞减少的不良反应。阿糖腺苷亦可用于HSV、VZV感染的治疗,但对MCV感染无效。此外,可用于预防和治疗病毒感染的药物还有干扰素、膦甲酸钠、大蒜素等。

由于急性白血病患者机体免疫功能低下,对严重细菌和病毒感染疗效不佳者可静脉滴注大剂量丙种球蛋白,每天20g,共5天。

2.纠正贫血

纠正贫血最有效的方法是积极缓解白血病。有显著贫血可酌量输注红细胞或输全血。自身免疫溶血性贫血可用肾上腺皮质激素。病情开始缓解,但血红蛋白恢复不满意,可加丙睾酮注射,司坦唑口服或红细胞生成素皮下注射。

3.防治出血

使疾病缓解是纠正出血的最有效方法。有严重出血时可用肾上腺皮质激素,输新鲜血或输血小板。急性白血病(尤其是AML-M3型)易并发DIC,一经诊断,应迅速给予肝素治疗,持续至凝血现象好转。当DIC并发纤维蛋白溶解症,可在肝素治疗同时并用抗纤溶药物(如对羧基苄胺、氨甲环酸等)。局部出血(如鼻咽部)用填塞或吸收性明胶海绵止血。

4.纠正高尿酸血症

大量白血病细胞破坏分解时血尿酸增高,有时尿路为尿酸结石梗阻,引起少尿等急性肾衰竭。别嘌醇为黄嘌呤氧化酶抑制剂,能阻断次黄嘌呤和黄嘌呤变为尿酸,可纠正尿酸过高。剂量为10mg/kg体重,每天3次口服,共5～6天。当血尿酸＞595μmol/L(10mg%),应大量输液和碱化尿液。

(二)化疗

目前治疗急性白血病的常用化学药物有以下几类:①直接与DNA发生共价结合的药物,如环磷酰胺、卡莫司汀脲;②干扰DNA生物合成药物,如二氢叶酸还原酶抑制剂(氨甲蝶呤)、抗嘌呤药(6-巯基嘌呤及6-硫代鸟嘌呤)、DNA聚合酶抑制剂(阿糖胞苷及安西他滨)、核苷酸还原酶抑制剂(羟基脲)及门冬酰胺酶;③插入DNA双螺旋,与其形成非共价结合物,如柔红霉素、多柔比星等;④抑制有丝分裂期活动药物,如长春新碱等。

急性白血病化疗可分成诱导缓解和缓解后继续治疗两大阶段。①诱导缓解:所谓缓解,即指白血病细胞减少到一定程度,正常造血功能得以恢复,患者症状消失,一般检查方法血片中不能找到白血病细胞。目前ALL的诱导缓解方案是以长春新碱加泼尼松为基础加用蒽环类药物,AML以阿糖胞苷加柔红霉素或三尖杉为基本方案。对此类患者必须反复检查骨髓,随时调整剂量。②缓解后继续治疗:虽然疾病已进入缓解期,但体内仍残留一定数量白血病细胞,必须继续应用抗白血病药物,并间歇使用大剂量巩固强化,以消灭尽可能多的残留白血病细胞,从而取得长期无病存活期。缓解后继续治疗期药物要求耐药性出现缓慢,且与诱导缓解药物无交叉耐药性。对继续治疗时间目前尚无统一意见,大多主张AML在完全缓解后巩固强化6～8个月即停药;ALL患者经巩固强化后,尚须维持治疗3年之久。

1.AMI的治疗

(1)诱导缓解治疗:柔红霉素与阿糖胞苷联合的DA方案是AML最常用的诱导治疗方案。

(2)缓解后治疗:诱导完全缓解后的治疗方案和强度直接影响患者的长期生存率。

大剂量和中剂量阿糖胞苷单用或联合蒽环类、鬼臼类等药物是当前广泛使用的完全缓解后的强化巩固治疗方案。

2.PL的治疗

(1)诱导缓解治疗:采用全反式维A酸诱导分化是目前国际上公认的APL的首选诱导缓解方案。

(2)缓解后的治疗:在全反式维A酸(或AS2O3)+DNR(或IDA)双诱导治疗后,用DNR或IDA至少2个疗程巩固治疗已经成为缓解后治疗的常规方法。

全反式维A酸的应用使APL患者生存期显著延长,但中枢神经系统白血病的发生率也随之多见,其原因是否与全反式维A酸治疗使白血病细胞的黏附分子表达增高有关尚不清楚。临床上应将中枢神经系统白血病的预防作为API患者缓解后治疗的一项常规措施。

3.ALL的治疗

(1)诱导缓解治疗:泼尼松与长春新碱联合的VP方案,可使标危儿童ALL的完全缓解率达95%,是ALL的基本诱导治疗方案。

地塞米松与泼尼松比较,用于ALL的治疗主要有两方面的优势。①抗白血病作用更强,体外实验证明地塞米松对ALL细胞的作用较泼尼松强16倍。②更容易渗透进入中枢神经系统,在脑脊液中药物浓度更高,半衰期更长。

(2)缓解后治疗:与AML的治疗策略一样,成人ALL取得完全缓解后必须进行强化巩固治疗,时间应坚持3年以上。前6个疗程的强化治疗对于提高患者的长期尢病存活率尤为重要。国内贵阳会议曾建议完全缓解后的前6个疗程强化治疗方案为:第1、4个疗程为VDCP-L,第2、5个疗程为依托泊苷+阿糖胞售(EA)方案,第3、6个疗程为大剂量氨甲蝶呤。每疗程之间间隔期一般为2~3周,不宜过长。对于高危患者可采用HYPER-CVAD与HD-氨甲蝶呤-阿糖胞苷交替方案强化治疗。

(三)中枢神经系统白血病的预防与治疗

确诊为中枢神经系统白血病,治疗方法有以下几种。

1.肾上腺皮质激素

主要控制中枢神经系统白血病的症状。地塞米松10mg静脉注射2~3天,可使头痛、呕吐等症状减轻,但脑脊液、脑神经瘫痪及神经盘水肿无明显改善。

2.氨甲蝶呤鞘内注射

以10~15mg,每2~3天或4~5天鞘内注射1次,直至脑脊液细胞数恢复正常。本法能较快控制中枢神经系统白血病,但缓解期短,容易复发。

3.阿糖胞苷鞘内注射

氨甲蝶呤鞘内注射有抗药者,可试用阿糖胞苷25mg/m^2,每周2次,鞘内注射;也可采用氨甲蝶呤、阿糖胞苷与地塞米松联合鞘内注射,其疗效与头颅放疗+鞘内注射氨甲蝶呤相似。

4.脊髓照射

仅用颅脑^{60}CO或直线加速器照射(5~10GY)只能缓解症状,不能使脑脊液恢复正常,缓解率也低。如果加用脊髓照射10GY,效果较好,但对骨髓抑制作用比较明显。以往已用过放疗作为中枢神经系统白血病预防措施者,应避免脑部再照射。

(四)造血干细胞移植

1.异基因造血干细胞移植

AML 和 ALL 均为异基因造血干细胞移植的适应证。

首次完全缓解期的 AML 患者,应当根据疾病细胞遗传学的特征以决定缓解后的继续治疗措施。对预后好的患者,可采用足够强度的化疗作为巩固治疗,5 年总生存率可达 50%以上。也可考虑自体造血干细胞移植。风险更大的异基因造血干细胞移植一般不作为患者的首选,可作为复发早期或第 2 次缓解期的治疗策略。

成人 ALL 复发率高,异基因造血干细胞移植在成人 ALL 的治疗中占据重要地位。目前较为一致的观点是对于 pH^{+} ALL 患者,尽可能争取在首次缓解后实施异基因造血干细胞移植。

2.自体造血干细胞移植

自体造血干细胞移植与异基因造血干细胞移植比较,主要优势在于:①不受 HLA 配型的限制;②不会发生移植物抗宿主病;③年龄限制相对较宽。其缺点主要有:①移植物中可能存在白血病细胞;②无移植物抗白血病作用(GVL);③由于患者经历了多次化疗,其造血干细胞的数量和质量受到不同程度的影响。

(五)急性白血病疗效标准

1987 年全国白血病化学治疗讨论会提出的急性白血病疗效标准如下。

1.完全缓解

(1)骨髓象:原粒细胞Ⅰ型+Ⅱ型(原单+幼单或原淋+幼淋巴细胞)≤5%,红细胞及巨核细胞系正常。

M_{2B}型:原粒Ⅰ型+Ⅱ型≤5%,中性中幼粒细胞比例在正常范围。

M_3型:原粒+早幼粒≤5%。

M_4型:原粒Ⅰ、Ⅱ型+原单及幼单细胞≤5%。

M_6型:原粒Ⅰ、Ⅱ型≤5%,原红、幼红以及红系细胞比例基本正常。

M_7型:粒、红二系比例正常,原、幼巨核细胞基本消失。

ALL:原始淋巴细胞+幼稚淋巴细胞≤5%。

(2)血常规:血红蛋白 100g/L(男)或≥90g/L(女及儿童),中性粒细胞绝对值≥1.5×10^9/L,血小板≥100×10^9/L,外周血分类中无白血病细胞。

(3)临床表现:无白血病浸润所致的症状和体征,生活正常或接近正常。

2.部分缓解

骨髓原粒细胞Ⅰ型+Ⅱ型(原单+幼单或原淋+幼淋)>5%,但≤20%,或临床表现、血常规两项中有 1 项未完全达到标准者。

3.未缓解

骨髓象、血常规及临床表现三项均未达上述标准者。

4.白血病复发

有下列三者之一称为复发:①骨髓原粒细胞Ⅰ型+Ⅱ型(原单+幼单或原淋+幼淋)>5%,但≤20%,经过有效抗白血病治疗 1 个疗程仍未能达到骨髓完全缓解标准者;②骨髓原粒细胞Ⅰ型+Ⅱ型(原单+幼单或原淋+幼淋)>20%者;③骨髓外白血病细胞浸润者。

5.持续完全缓解

指从治疗后完全缓解之日起计算,其间无白血病复发达3~5年以上者。

6.长期存活

白血病自确诊之日起,存活时间(包括无病或带病生存)达5年或5年以上者。

7.床治愈

指停止化疗5年或无病生存达10年者。

第九节　慢性粒细胞白血病

慢性粒细胞白血病(CML)是一种起源于多能干细胞的肿瘤性增生疾患,其临床特点是粒细胞显著增多、脾脏明显肿大,绝大多数具有相对特异的pH标记染色体及Berabl融合基因,病程较缓慢,大多以急性变而死亡。

一、临床表现

各种年龄均可发病,但以中年最常见,男性较女性为多。早期多无症状,偶然因发现粒细胞增多或脾大而被确诊。患者除有低热、消瘦及乏力症状外,可有脾大压迫胃肠而引起食欲减退、左上腹坠痛等消化道症状。疾病早期已可触及脾脏,晚期病例几乎都有脾大,甚至可占满全腹而入盆腔,质地坚硬而表面光滑。脾栓塞或脾周围炎并发症较其他白血病为多见。约40%病例有肝脾大,约75%病例有胸骨压痛,但淋巴结大以及皮肤、眼眶和骨组织浸润很少见,除非患者有急变倾向。当外周血白细胞>$60\times10^9/L$时可有视网膜静脉扩张、增粗及出血,伴渗出物及结节等,当白细胞计数>$200\times10^9/L$时常发生白细胞淤滞症,可导致中枢神经系统出血、阴茎异常勃起,甚至骨髓坏死。

二、实验室检查

(一)血常规

白细胞数可高达$100\times10^9/L$或更多,主要为中性中幼粒、晚幼粒和杆状核细胞,原粒细胞≤5%,嗜酸性和嗜碱性粒细胞增多,血中偶见幼红细胞。红细胞及血小板数早期多正常,少数可以增多,血小板可高达$1\ 000\times10^9/L$。随着病程进展,红细胞及血小板逐渐减少,发生贫血和出血。

(二)骨髓象

粒细胞增生明显至极度活跃,中、晚幼粒和杆状核粒细胞增多,原粒细胞≤10%。粒细胞大小不一,核与胞质成熟不平衡。粒细胞核分裂象相对多见。嗜碱和(或)嗜酸粒细胞增多。幼红细胞和巨核细胞早期增生活跃,晚期则增生被抑制。中性粒细胞碱性磷酸酶活性降低或消失。骨髓细胞培养,CFU-GM集落或集簇较正常明显增多。

(三)染色体检查

pH染色体被认为是CML多能干细胞的肿瘤性标记。pH染色体常为22号染色体长臂部分缺失，约有90%患者此缺失可易位至9号染色体的长臂上(标准易位)，另有10%则随机易位至其他染色体上(变异易位)。现已明确，染色体断裂点的精确位置是T(9;22)(Q34.1;Q11.21)。

三、分期和诊断标准

1989年召开的第二届全国白血病治疗讨论会，对CML诊断标准提出如下建议。

(一)慢性期

1.临床表现

无症状或有低热、乏力、多汗、体重减轻等症状。

2.血常规

白细胞计数增高，主要为中幼粒、晚幼粒和杆状核粒细胞，原始细胞(Ⅰ型+Ⅱ型)=5%～10%，嗜酸粒细胞和嗜碱粒细胞增多，可有少量幼红细胞。

3.骨髓象

增生明显至极度活跃，以粒系增生为主，中幼粒、晚幼粒和杆状核粒细胞增多，原始细胞(Ⅰ型+Ⅱ型)≤10%。

4.染色体

有pH染色体。

5.CFU-GM培养

集落或集簇较正常明显增加。

(二)加速期

具下列2项者，可考虑为本期。

(1)不明原因的发热、贫血、出血加重和(或)骨骼疼痛。

(2)脾脏进行性肿大。

(3)非抗肿瘤药物引起的血小板进行性减少或增高。

(4)原始细胞(Ⅰ型+Ⅱ型)在血中和(或)骨髓中>10%。

(5)外周血嗜碱粒细胞>20%。

(6)骨髓中有显著的胶原纤维增生。

(7)对传统的抗CML药物治疗无效。

(8)出现pH染色体以外的其他染色体异常。

(9)CFU-GM增生和分化缺陷，集簇增多，集簇和集落的比值增高。

(三)急变期

具下列1项者，可诊断为本期。

(1)原始细胞(Ⅰ型+Ⅱ型)或原淋+幼淋或原单+幼单在外周血或骨髓中≥20%。

(2)外周血中原始粒+早幼粒≥30%。

(3)骨髓中原始粒+早幼粒≥50%。

(4)有髓外原始细胞浸润。

此期比加速期更为恶化，CFU-GM培养呈小簇生长或不生长。

四、治疗

(一)慢性期治疗

1.羟基脲

本药是一种核糖核酸还原酶抑制剂,系细胞周期特异性药物,抑制脱氧核糖核酸的合成。对慢性期CML有效。常用剂量为每天3g,分2次服用,可使白细胞数迅速减少;以后可用维持剂量,每天1~1.5g。

2.α-干扰素

α-干扰素可减少肿瘤基因表达,促进淋巴细胞的细胞毒性,所以在白血病治疗方面,有抑制肿瘤细胞增生及分裂作用。

初治患者如白细胞数增多,可先用羟基脲,待白细胞低至(10~20)×10^9/L,改用干扰素治疗;待pH染色体阴性后,继续用干扰素治疗2年左右。停用干扰素后仍可复发,且不能防止急变。

3.伊马替尼

伊马替尼即甲磺酸伊马替尼又称STI571,商品名格列卫,是第一个取得临床成功疗效的分子靶向治疗药物。伊马替尼易溶于水及pH5.5的缓冲液,因此口服易吸收。最小的有效治疗剂量为300mg/d,口服。目前对于慢性期患者,建议从400mg/d开始治疗,晚期患者也可从600mg/d开始。

4.异基因造血干细胞移植

异基因造血干细胞移植是目前唯一能根治CML的方法。目前主张年龄<55岁且有HLA匹配的同胞供体的患者,1年内应进行移植。3~5年生存率为38%~77%,复发率通常<20%。无关供体造血干细胞移植由于免疫排斥所致的移植死亡率高,但移植物抗白血病效应较强,5年生存率为56%,无病生存率约50%,5年复发率约19%,10%的患者可在无病生存5年后复发。非清髓造血干细胞移植可用于老年患者。

5.自体造血干细胞移植

由于体外净化方法尚不成熟,预处理的化疗及放疗常又不足以清除pH染色体阳性白血病细胞,因此复发率很高,目前不作为首选推荐。

6.白消安

白消安用于慢性期,对大多数患者有效。给药剂量为每天口服2~4mg。对白细胞显著增多者(>100×10^9/L),可1次大剂量服用1~2mg/kg。当外周血白细胞减少至20×10^9/L应暂停服药。初次治疗过程需4~6周。停药后6~8个月,白细胞又可增至>50×10^9/L。所以,大多数患者需要维持治疗,维持量为2mg隔日1次,或2mg每天1次。长期口服白消安者要定期随查血常规,以防骨髓衰竭。

7.放疗

在白消安应用以前,以脾区放疗作为标准治疗方法。脾区放疗后虽然可使脾缩小,白细胞数减少,但疗效短暂,一般6个月后症状重现,必须重复治疗。脾区放疗的作用机制尚有争论,可能是多因素的综合。由于放疗的作用不及白消安,现已很少使用。

8.胞分离术

采用白细胞分离机，一次分离去除 10^{11} 或更多的白细胞，以减少白细胞数量和解除脾区疼痛。连续进行多次血细胞分离，脾脏也可缩小。优点是粒细胞体积减少后，可防止患者过多接触有诱导变异性能的细胞毒药物。进行白细胞分离的指征有以下 3 点：①出现威胁生命的白细胞或血小板极度增多；②急需及时治疗的孕妇；③以备日后自体干细胞移植用。

(二)加速期治疗

慢性期原先应用 α-干扰素和羟基脲治疗的患者进入加速期，加大 α-扰素和羟基脲剂量可能有效。也可采用干扰素联合小剂量阿糖胞苷治疗，能使部分患者达到血液学缓解。伊马替尼用于加速期治疗的剂量一般为 600～800mg/d。效果要优于 α-干扰素加化疗药。

(三)急变期治疗

至今尚无有效的治疗措施。

伊马替尼对急变期患者有一定疗效，常用剂量 600～800mg/d，持续完全缓解率 5%，MCR 率 14%，18%的患者进入稳定的慢性期，12 个月时预期总生存率为 32%。加速期和急变期患者，病情一旦得到控制，应尽快行异基因造血干细胞移植。

第十节　慢性淋巴细胞白血病

一、临床表现

确诊时 50%患者无症状，多数系在常规体检中发现淋巴细胞增多，伴或不伴有淋巴结肿大和(或)脾大。临床表现呈异质性，可从无症状惰性淋巴细胞增多，到累及全身淋巴组织伴全血细胞减少，呈进展型。存活期可从 2 年至 20 年。

B-CLL 于确诊时常伴免疫异常，20%～70%病例具有低丙种球蛋白血症，15%病例伴丙种球蛋白增高，并伴单克隆 IgM 升高(亦可是 IgG 和 IgA)，10%～20%病例伴 COOMBS 阳性自身免疫性溶血性贫血，2%病例伴免疫性血小板减少。CLL 伴免疫缺陷机制除低丙种球蛋白血症，还有 T 细胞功能异常，补体及中性粒细胞减少和功能异常加上化疗等因素，因此 80%病例反复发生感染，并且是致死的主要原因。

二、诊断和鉴别诊断

1988 年美国国立癌症研究所(NCI)CLL 协作组提出的诊断标准：①外周血淋巴细胞绝对值≥5×10^9/L，形态成熟，持续 4 周；②骨髓增生活跃或明显活跃，淋巴细胞＞30%；③外周血淋巴细胞主要为单克隆 B 细胞表型，同时表达 CD5，SIG 低水平表达。

诊断低淋巴细胞 CLL 要慎重，外周血淋巴细胞＜5×10^9/L，要求骨髓淋巴细胞≥40%，持续≥2 个月，要有克隆性增生证据，并除外反应性淋巴细胞增多症。

CLL 与小淋巴细胞淋巴瘤(SLL)的关系：CLL 与 SLL 两者系同一疾病的不同临床表现。诊断 SLL 限于组织形态学和免疫学与 CLL 相同，而无白血病者；如确认时主要累及外周血的骨髓，淋巴细胞＞10×10^9/L 应诊断 CLL。15%SLL 病程中出现外周血淋巴细胞增多，形态同 CLL,1/3 病例有骨髓浸润,均为结节型,淋巴结活检 CLL 与 SLL 相同。有时两者难以区别,则称 CLL/SLL。

以外周血淋巴细胞增多为主要表现的 CLL 应与意义不明单克隆 B 细胞增多症(B-MLUS)和持续性多克隆 B 细胞增多症相鉴别。B-MLUS 有克隆性 B 细胞增生证据,但无症状,无脏器肿大,无贫血和血小板减少,免疫表型为 $CD19^-$、$CD20^-$、$CD5^-$、$CD23^-$,随年龄增长,3.5%老年人有 B-MLUS。B-MLUS 和持续性多克隆 B 细胞增多症均认为是良性增生。CLL 和其他慢性淋巴细胞增生性疾病的鉴别主要借助于淋巴细胞的免疫表型和 CLL 诊断评分系统。

三、治疗

NCI 推荐的治疗指征为:①进行性骨髓衰竭,出现贫血或血小板减少(但属并发免疫性血细胞减少,可治疗并发症,不一定需要治疗白血病);②进行性淋巴结肿大(>10cm)或(和)脾大(>6cm);③进行性淋巴细胞增多(2 个月内增加>50%,倍增时间<6 个月);④出现全身症状。

化疗首选苯丁酸氮芥(瘤可宁,CB1348),有两种给药方法:①小剂量连续每天 0.1mg/kg;②大剂量间歇 0.4mg/kg,每 2 周 1 次;有学者认为后者骨髓抑制轻,但疗效相同。

第十一节 鼻 咽 癌

鼻咽癌是指鼻咽黏膜被覆上皮(鳞状、柱状和移行上皮)发生的恶性肿瘤。鼻咽位置较深且隐蔽,早期症状不典型,容易误诊。放疗是鼻咽癌的主要治疗手段,细胞毒药物和新靶点药物可作为重要的补充;而手术仅作为放疗后肿瘤未控或复发的补救手段。鼻咽癌患者放化疗后可获得长期生存,生活质量和放疗的副反应特别是远期副反应值得重视。

一、检查

临床上凡有原因不明的涕血、鼻塞、一侧听力减退、中耳积液、颈部肿块、偏头痛、脑神经麻痹等均应仔细检查鼻咽部。常规检查包括全面体检、实验室检查(全血细胞计数、肝肾功能)、鼻咽镜、胸部 X 片或 CT、颅底至颈部的 CT 或 MRI 等。

(一)基本检查

1.鼻咽镜

可以直视下观察病灶情况,有利于发现早期微小病变,并能准确活检。同时结合 CT 及 MRI 能更好地指导靶区的勾画,对于放疗后复查亦有帮助。前鼻镜主要用于观察鼻腔;间接鼻咽镜可观察整个鼻咽部,但部分患者因咽反射过于敏感、张口受限、咽腔狭小、悬雍垂肥大或过长及镜面视野较小等原因,使鼻咽暴露不良,活检困难。

2.MRI/CT

MRI 因其软组织分辨率高,判断咽旁软组织侵犯范围,了解海绵窦、脑桥小脑角、硬脑膜及脑实质侵犯及早期发现骨质破坏均较 CT 敏感,是精确放疗靶体积确定和勾画的基础。对于脑和脊髓的放射性损伤，MRI 较 CT 更可靠。CT 也有其独特优势，即在发现黄骨髓少或缺乏的较小骨性结构（茎突、翼板等）的破坏方面较 MRI 敏感。一般认为，按 MRI 成像勾画 GTV 比 CT 成像勾画 GTV 大，而且不能完全包括 CT 所显示的病灶范围，MRI 与 CT 结合进行靶体积的勾画是较为理想的方法。

3.胸部平片/CT

主要用于排除肺转移和纵隔淋巴结转移。也是随访的方法之一。

4.超声检查

主要用于排除肝脏、腹主动脉旁和盆腔淋巴结转移，必要时需要 CT 或 PET/CT 证实。

5.病理活检

无论是初诊初治还是复发再治，治疗前都应争取病理证实。鼻咽及颈部都有肿块时，活检部位应首选鼻咽，若一次活检阴性，还可重复再取。鼻咽重复活检阴性或鼻咽镜未见病变的才做颈部淋巴结的活检。颈部淋巴结活检应取单个的、估计能完整切下的，病理确诊的鼻咽癌患者需进一步行影像学检查指导分期。

(二)可选检查

1.骨扫描

对高危患者如淋巴结阳性，尤其是 N3，以及临床及实验室检查有异常情况时，尚需行骨扫描，可疑骨转移者需要 X 线平片或 CT 或 MRI 检查确认。

2.PET-CT

在诊断远处转移方面优于 CT，对鉴别病灶残留和(或)复发有帮助，但要注意检查时机。Greven 等认为，放疗后 4 个月如果病灶没有 FDG 摄取，则强烈提示良性病灶可能。放疗后早期 FDG 摄取可能增加，与放疗后的炎性反应有关。

3.EB 病毒血清学检测

EB 病毒感染是鼻咽癌发生及发展的重要环节。在鼻咽癌中常用的指标有 EBV 壳抗原 IgA 抗体（VCA-IgA），早期抗原 IgA 抗体（EA-IgA）和 EB 病 DNA（EBV DNA），其中 EBV DNA 较前两者能更早地反映肿瘤消长及疾病进展。一项 META 分析纳入了 15 项关于血浆及血清 EBV DNA 水平与鼻咽癌相关性的研究，证实了 EBVDNA 在鼻咽癌诊断上有良好的灵敏度（89.1%）和特异度（85%）。治疗前的血清 EBV DNA 基线浓度与肿瘤负荷密切相关，而治疗后的 EBV DNA 含量则与肿瘤复发转移关系更密切。治疗后持续血清 EBV DNA 阳性较阴性患者，无复发生存期，总生存期缩短，复发率明显升高。

二、诊断及鉴别诊断

鼻咽癌多表现为回吸性涕血、鼻塞、单侧持续性头痛，70%的患者初诊时伴有双颈部淋巴结肿大，临床诊断一般并不困难，但最终确诊仍需要依靠病理检查。根据有无病理证实及病理诊断的可靠性，鼻咽癌常需与下述疾病相鉴别。

(一)鼻咽部占位的鉴别

1.鼻咽恶性淋巴瘤

多发于青少年。发病较急，病变可累及整个鼻腔，可累及腭扁桃体、上颌窦、咽鼓管等周围组织，表现为鼻塞、涕血、鼻出血、分泌物增多等症状。常见双侧颈部或全身淋巴结普遍肿大，质地较转移性淋巴结有弹性感。鼻腔镜检查可见鼻腔息肉样肿块，质脆易出血。

2.鼻咽结核

较少见，好发年龄为20～40岁。多见鼻咽顶部黏膜糜烂，伴有肉芽样隆起，有颈部淋巴结结核时，与鼻咽癌很难区分。如患者伴有结核中毒症状，如低热、畏寒、乏力、盗汗、食欲缺乏，以及其他器官结核，则诊断较为容易。

3.鼻咽纤维血管瘤

常发生于10～25岁男性青少年。病变主要在顶部和鼻后孔，肿块多呈椭圆形或分叶状，表面光滑，血管清晰可见，触之质韧实。病灶可向鼻腔或颅内发展，破坏相应的组织，无颈部淋巴结转移。主要症状为鼻塞和反复鼻出血。鼻咽部的纤维血管瘤虽然是良性肿瘤，但具有局部侵袭性生长特性，约有20%的患者在首次诊断后2年内出现复发。临床主要参照影像学资料，确定分期，治疗首选外科手术，术前可选择性血管栓塞或激素治疗，对巨大肿瘤或侵及颅内及复发的肿瘤可进行放疗。

4.鼻咽脊索瘤

发病高峰年龄为30～40岁，男性与女性比例为3∶2，属低度恶性肿瘤。多起自斜坡中线部位，呈缓慢浸润性生长，向前可生长到鞍旁，向下可突入鼻咽。也可向后颅窝生长压迫脑干。肿块多在黏膜下，黏膜光滑。病程相对较长，多以头痛、鼻塞为首发症状。脑神经损害以后组为主，颈淋巴结多不肿大。脊索瘤增强扫描多为非均匀性强化，常伴有点、片状钙化。

5.鼻咽黏膜增生性结节

好发年龄为20～40岁。鼻咽顶前壁孤立性结节，亦可为双结节或多个结节。结节直径一般为0.5～1cm，表面覆盖一层淡红色黏膜组织，与周围黏膜的色泽大致相似；往往与癌变不易区别，活检病理为鼻咽淋巴组织增生，有时可发生癌变。

6.鼻咽腺样体残留

鼻咽腺样体在6～8岁时最显著，左右对称伴数条纵行沟把整个腺样体分成橘瓣状，与周围黏膜色泽一致。青春期后逐渐萎缩，因萎缩程度不同，形成各种形状，如条状、块状和节状等。触诊或活检时其质地十分柔软，组织疏松，出血少。

7.鼻咽淋巴组织增生

鼻咽淋巴组织增生时鼻咽部变窄，黏膜呈水肿样改变，色泽变淡，有透亮感。淋巴组织可呈弥散性增生，有时累及咽淋巴环。活检易咬取，出血很少。

(二)颈部肿块的鉴别

1.慢性淋巴结炎

常伴有各种头面部的慢性感染。如牙源性感染、口腔黏膜感染、溃疡扁桃体炎、咽炎，以及耳鼻喉眼及皮肤涎腺等的感染。

2.颈淋巴结核

多见于青壮年，伴或不伴发热、多汗、乏力、血沉增快、肺结核。淋巴结质地不均匀，并和皮肤粘连，所以活动度差。结核菌素实验和血中结核抗体检查有助于鉴别诊断。

3.恶性淋巴瘤

可见于任何年龄，淋巴结肿大常为无痛性进行性肿大，可从黄豆大到红枣大，中等硬度，一般与皮肤无粘连。在初、中期相互不融合可活动，到了后期淋巴结可长到很大也可融合。确诊需做活体组织病理检查。

(三)与颅内疾病鉴别

1.听神经瘤

多见于成年人，20岁以下者少见，性别无明显差异，临床以桥小脑角综合征和颅内压增高征为主要表现。发病初期出现耳鸣症状，一般具有单侧性特征，音调高低不等，渐进性加剧，多与听力减退同时开始，但也可能是早期唯一症状。

2.颅咽管瘤

可见于任何年龄，但以6～14岁最多见，是儿童最常见的先天性肿瘤。主要表现有视力障碍、视野缺损、尿崩、肥胖、发育延迟等。成年男性有性功能障碍，女性有月经不调。晚期可有颅内压增高。CT扫描为鞍区肿瘤改变，可有囊变，增强后不均匀强化，多伴有钙化。

鼻咽部占位时有病理不能明确诊断的情况，此时还应考虑鼻咽部其他肿瘤的可能，WHO病理分类可提供重要的鉴别诊断线索。

当鼻咽部影像学无或可能有或明确有鼻咽癌表现但多次活检不能证实，临床有颈部肿大淋巴结经病理切片证实为转移癌，全面检查未发现其他部位有可疑肿瘤病灶，在满足下述情况时可按鼻咽癌治疗：①颈深上组的淋巴结转移癌，位置在乳突尖前下方及下颌角后下方者；②病理类型属低分化或未分化者；③来自鼻咽癌高发地区，年龄在中年以上者。但在治疗后必须按月严密随诊，以便发现另有原发病灶者再修正治疗方案。

在临床实际工作中，鼻咽癌颈淋巴结转移难以逐一病理证实，此时影像学的判定标准为：在鼻咽癌的淋巴引流区，淋巴结最小直径≥10mm，咽后淋巴结最小直径≥5mm；淋巴结伴有坏死或环形强化；同一高危区域≥3个淋巴结，其中一个最大横断面的最小直径≥8mm；淋巴结包膜外侵犯(淋巴结边缘不规则强化、周围脂肪间隙部分或全部消失及淋巴结相互融合)。

三、病理类型及临床分期

(一)病理类型

2005年WHO分类将鼻咽癌分为非角化性癌、角化性鳞状细胞癌和基底样鳞状细胞癌三型。

(1)非角化性癌占鼻咽癌的95%以上，根据细胞的分化程度可再分为分化型和未分化型，两型在临床表现、预后上均无明显差异。一般而言，未分化型更多见，约占70%，分化型约占10%，混合型占20%。当同一张切片出现了两种形态时，以占优势的一型为主，或注明两种成分的比例。

(2)角化性鳞状细胞癌占鼻咽癌的3%～5%，细胞分化程度较非角化性癌高，但与非角化性癌相比，角化性鳞癌局部浸润性生长更占优势(76%:55%)，颈部淋巴结的转移率则较非角化性癌明显低(29%:70%)。有研究显示，角化性鳞癌对放疗的敏感性较低，预后也较非角化性癌更差。

(3)基底样鳞状细胞癌是新加入的一型，即同时具有鳞状细胞和基底细胞样分化两种成分癌的结构。与头颈部其他部位的基底细胞样鳞癌比较，表现出较低的侵袭性生长的特性。

WHO所指的鼻咽癌不包括发生在该部位的其他恶性肿瘤，如腺癌，而国内病理组织学分类则包括所有发生于鼻咽黏膜上皮和小涎腺的恶性肿瘤，应予注意。

二、临床分期

鼻咽癌由于位置特殊，手术治疗困难，通常采用的是临床分期。对鼻咽癌局部肿瘤侵犯范围的评价主要依赖于CT或MRI，而MRI具有软组织分辨率高、多参数、多方位成像的优点，能更好地显示鼻咽癌侵犯的范围，并能准确评价颈部淋巴结转移的情况，是目前分期的首选方法。

鼻咽癌常用分期方法有中国鼻咽癌08分期和国际抗癌联盟（UICC）/美国癌症联合会（AJCC）2010年第7版分期。我国为鼻咽癌高发地区，且绝大部分为非角化癌，与国外大多为角化癌不同，中国鼻咽癌08分期能更准确地体现我国鼻咽癌的预后因素。但为了方便国内外的学术交流，目前建议同时使用两种分期。

上述两种分期中，对某些相关解剖部位的定义有所不同，如在08分期中鼻咽和口咽以第2颈椎下缘为界，而第7版AJCC分期则以软腭的鼻腔面为鼻咽和口咽分界。两者对颈部淋巴结分区的定义也不相同，08分期采用RTOG（2006年版）颈部淋巴结分区法，即咽后区、ⅠA、ⅠB、ⅡA、ⅡB、Ⅲ、Ⅳ、ⅤA、ⅤB区。而第7版AJCC分期中淋巴结位置仅分为锁骨上窝以上和锁骨上窝。

鼻咽癌淋巴结转移路径系由上而下，跳跃性转移率＜5%。咽后淋巴结被认为是鼻咽癌转移的首站淋巴结，以往鼻咽癌分期均未明确咽后淋巴结的地位，主要是因为CT图像上咽后淋巴结难以与鼻咽原发灶分开而常常被判断为咽旁间隙侵犯。新版分期将MRI作为分期的主要手段，明确将咽后淋巴结归为N_1。

四、治疗原则

鼻咽癌具有沿黏膜下浸润并向周围深层重要结构如咽旁间隙（包括咽后间隙和茎突前、后间隙）、颅底、蝶窦、翼腭窝、鼻腔、口咽等侵犯的特点，手术无法保证切缘的安全性，且手术难度大，功能损伤较为明显，故极少用于初始治疗。放疗是鼻咽癌的主要治疗手段，细胞毒药物和新靶点药物可作为重要的补充。

（一）Ⅰ期

（$T_1N_0M_0$）单纯放疗即可很好地控制病情。

（二）Ⅱ～ⅣB

（T_1，$N_{1\sim3}$；$T_{2\sim4}$，$N_{1\sim3}$）以同步放化疗为标准治疗，同时加用诱导或辅助化疗。

（三）ⅣC

对于有单发远地转移，尤其是骨和肺单发转移患者，根据其一般情况，可以考虑给予鼻咽及转移灶的高姑息放疗和化疗。对于合并广泛远地转移患者，以化疗为主，必要时给予姑息放疗。化疗应该考虑患者的健康状况，PS0～1分者可联合或单药化疗，PS2分者仅单药化疗或最佳支持治疗；PS 3分者行最佳支持治疗。

常规根治量放疗后鼻咽局部残留/复发病灶，有条件的可选择手术切除，无手术指征者可考虑再程放疗。调强适形放疗可最大限度降低周围正常组织的剂量。若鼻咽部病变局限，可在体外放疗50～60GY后补充高剂量率腔内近距离照射2～3次，也可补充立体定向放疗。如果没有颈部淋巴结转移，再程放疗时一般不常规做颈部淋巴结的预防照射。

五、治疗方法

(一)放疗

1.放疗技术

鼻咽癌放射技术包括常规放疗、三维适形放疗(3D-CRT)、调强放疗(IMRT)、立体定向放疗(SRT)、后装治疗等。

(1)常规放疗:鼻咽癌放射治疗所涵盖的靶区应包括原发病灶区(临床检查及影像学所见的鼻咽肿瘤区域)、亚临床病灶区(鼻咽癌可能扩展、侵犯的区域如鼻咽、咽旁间隙、颅底、鼻腔、上颌窦后1/3,后组筛窦、蝶窦、颈动脉鞘区),颈淋巴结应超出转移部位1～2个颈区。目前大多以面颈联合野+颈前切线野作为鼻咽癌常规照射野,病灶范围可加用鼻前野、咽旁野、颅底野和颈部小野等进行局部加量。鼻咽根治性放疗剂量70～72GY,颈部淋巴结转移灶60～70GY,颈淋巴结阴性及预防照射区域50GY。常规分割,1.8～2GY/次,1次/d,5次/周;非常规分割的方法有很多类型,如超分割、加速超分割,可根据病情选择使用。分段照射法已不建议使用。

(2)3D-CRT:其通过调整照射野形态、角度及照射野权重,使得高剂量区剂量分布的形状在三维方向上与病变(靶区)的形状一致,从而在提高靶区照射剂量的同时减少周围正常组织的受照剂量,减少放疗并发症,提高患者的生活质量。但其又有一定的局限性,主要表现在当靶区立体形状很不规则,或病灶包绕脑干、颈髓,肿瘤压迫眼球、腮腺等重要器官时,3D-CRT难以同时获得既能很好地适形又能保护重要组织的满意的剂量分布。

(3)IMRT:其优点主要体现在使用逆向计划的优化系统和治疗中可同步加速推量放疗,使剂量分布与靶区形态一致,并采用逆向放疗计划,使靶区内剂量能按处方剂量要求分布,在不降低肿瘤剂量甚至提高肿瘤剂量的同时,使脑干及腮腺等功能器官得到较好的保护,对鼻咽癌尤为合适。

(4)近距离放射治疗:近距离放疗(后装治疗)空间剂量分布不均匀,只能治疗比较小且表浅的肿瘤,或作为外照射的补充治疗手段。与外照射配合主要用于以下3个方面:①早期鼻咽癌的鼻咽病灶外照射55～60GY后,加后装治疗10～20GY;②常规外照射66～70GY后,鼻咽局限残留病灶者,加后装治疗10～15GY;③常规外照射放疗后鼻咽局部复发的病例,再程外照射50～54GY后,加后装治疗20GY。

(5)SRT:SRT采用立体定位框架进行摆位固定、定位、治疗,放疗计划高剂量线区域主要集中于靶区,定位准确,可避开重要组织结构给病灶加量,使局控率提高。尤其适用于颅底骨质破坏、肿瘤包绕颈动脉鞘。其中颅底骨质破坏是最主要的适应证,而肿瘤包绕颈动脉鞘仍可考虑治疗,但要求未侵及血管壁。这是后装放疗所不具有的,而后装放疗最适合鼻咽腔内残存表浅病灶的治疗。鼻咽腔大出血是SRT最严重的并发症,如残存肿瘤位于咽隐窝、咽旁间隙、岩尖或破裂孔,特别当肿瘤侵及颈内动脉颈段血管外膜的患者接受SRT推量时,一旦肿瘤消退可致血管穿孔,从而导致大出血危及生命。同时对海绵窦受侵的患者也要高度警惕大出血倾向;若患者有肿瘤坏死和伴有恶臭,也不宜选择SRT的推量治疗。另外,SRT有一定程度的脑神经损伤,故当有些情况难以避开脑神经时应采用小分割,以尽量降低对血管、神经的损伤。一般建议单次剂量3～6GY,总剂量15～20GY。

2.再程放疗

鼻咽癌放疗后1年以上复发者，可做再程放疗(小野，多野，不做颈部预防照射)，可用单纯体外照射和体外＋近距离照射、适形调强放疗或适形放疗，回顾性研究认为其效果和手术基本相似。再程放疗的剂量是影响放疗效果最主要的因素，一般认为再程放疗有效剂量应≥60GY，并且每增加1GY，治疗失败的风险降低1.7％。但较高的放疗剂量所带来的严重晚期反应也应该高度重视。

3.放疗不良反应

鼻咽癌照射范围广且剂量高，不良反应的发生不可避免。急性反应多发生在放疗期间及放疗结束后的3个月内，主要有皮肤、黏膜损伤，放射性腮腺炎。晚期反应如鼻窦炎、口腔干燥症、分泌性中耳炎、张口困难等常发生在放疗结束3个月后。放疗反应的发生受多种因素影响，同步化疗可能明显增加皮肤反应的发生率和严重程度，对晚期反应的影响则不明显。放疗疗程的长短及放疗后体重指数则主要与放疗晚期反应相关。常见放疗反应及其处理如下。

(1)急性放射性皮肤、黏膜反应：多发生在放疗开始后的1～2周，多表现为受照射区域黏膜充血，味觉改变，并伴有疼痛。随后可出现点状或小片状假膜，疼痛加重，严重者有大片假膜形成并剧烈疼痛，因咽痛而进食困难，需要静脉营养支持。治疗方法多为对症处理，放疗期应注意保持口腔清洁，选择合适的漱口水，如有真菌感染者用5％碳酸氢钠250mL＋制霉菌素100mg混合液含漱；如口腔溃疡形成，可给予复方氯己定含漱，必要时给予庆大霉素16万U＋B族维生素125mg＋地塞米松10mg＋α-糜蛋白酶4 000U漱口以促进炎性反应消退，创面愈合。若症状严重且合并感染者，可暂停放疗，并静脉使用抗生素和营养支持治疗。

皮肤放射性反应主要表现为照射区内皮肤的红斑、色素沉着、瘙痒、脱皮等干性皮炎，严重时可出现水疱、溃疡、渗液、糜烂，导致湿性皮炎，与照射野内的剂量有关。研究显示，采用面罩固定可提高皮肤量23％～40％，放疗期间应尽量保持局部皮肤清洁干燥；穿柔软、宽松、吸水性强的棉质内衣；防止日光暴晒；禁用肥皂擦洗照射部位；禁止在照射部位粘贴胶布及涂擦刺激性药物，避免用手指挠痒及撕剥皮肤；放疗期间使用比亚芬乳膏有利于减少皮肤反应发生率及严重程度。Ⅰ度放射性皮肤反应可不处理，若出现瘙痒可用3％薄荷淀粉局部使用，Ⅱ～Ⅲ度皮肤反应可用氢地油外用，同时局部使用促进表皮生长的药物，安徽医科大学第二附属医院肿瘤科研究显示，四黄汤有很好的缓解皮肤反应的功效。

(2)急性放射性腮腺炎：一般出现在放疗开始后的1～3天，主要表现为一侧(个别为双侧)的腮腺区肿胀、疼痛，严重者局部皮肤红，皮温增高，并伴有发热。该反应关键在预防，放疗前几次尽量不要吃任何可能导致唾液分泌增加的食物，即可避免。

(3)口腔干燥症：最常见的后期毒性，发生率高达92％，是射线损伤唾液腺所致，主要表现为口干，虽不危及生命，但由此引起的味觉、咀嚼、吞咽障碍及龋齿等严重影响患者的生活质量。氟化物、毛果芸香碱等药物有一定作用，但疗效不满意。部分患者随放疗后时间的延长，唾液腺功能可逐步恢复，口干症状可缓解或消失。

(4)鼻窦炎：多发生在放射治疗末期至放射治疗后1年内，1年以后发生率仅5.5％，上颌窦、前组筛窦及窦口鼻道复合体是最易受累的区域。表现为鼻塞、多脓涕等症状，亦可伴有长期低热和头面部疼痛，结合影像学改变基本可以明确诊断。随着放疗水肿的消退及对症治疗，鼻窦炎可好转或治愈。若症状和体征持续1年以上,合并鼻腔粘连、鼻咽闭锁持续半年以上,保守治疗无效则考虑手术治疗,但术前需排除肿瘤复发。

(5)张口困难:颞颌关节损伤引起的张口困难是鼻咽癌放疗后的最常见后遗症之一,最初表现为张口时颞颌关节发紧、疼痛,如果继续发展则颞颌关节活动受限,张口门齿距日渐缩小,讲话口齿不清,严重者甚至牙关紧闭,进食困难,导致患者营养不良甚至恶病质。其发生率和颞颌关节受照剂量呈线性关系。无特殊治疗,使用IMRT技术尽量减少两侧颞颌关节受照剂量及张口锻炼是预防的主要方法。

(6)分泌性中耳炎:发生率为68.5%,鼓膜穿刺抽液、鼓膜切开引流或鼓室置管虽能缓解鼻咽癌患者的耳闷、耳鸣,并可一过性地提高患者的听力,但远期疗效不佳。中耳腔放射剂量<34GY,峡部剂量<53GY,可明显降低放射性中耳炎的发生概率。

(7)鼻及鼻咽出血:鼻咽癌放疗后鼻及鼻咽大出血虽然发生率低,但病情危重,病死率高。主要是由于肿瘤组织浸润了大血管的管壁,放疗后肿瘤组织坏死、溃烂,大血管壁破裂而引起。前后鼻孔填塞、鼻咽鼻腔气囊填塞、颈动脉结扎等可局部止血,动脉栓塞对其效果确切。

下颌骨坏死、颞叶坏死及脑神经坏死并不常见,一旦发生,严重影响生活质量。目前尚无特效治疗,关键在于预防。

(二)化疗

1.适应证

早期鼻咽癌($T_1N_0M_0$)单纯放疗即可取得较好的疗效,无须化疗。局部晚期(T_1,$N_{1\sim3}$和$T_{2\sim4}$ANYN)鼻咽癌的标准疗法为同步放化疗+辅助化疗。但同步放化疗加辅助化疗或诱导化疗能否进一步提高生存率及降低远处转移率仍有争议,既往大多数研究之所以得出结论一同步放化疗+辅助化疗能显著延长生存期,有可能是由于对照组为单纯放疗而非同步放化疗,因此不能排除同步放化疗本身已经明显提高了生存率。前瞻性多中心随机对照临床试验发现同期放化疗加3个周期的顺铂+氟尿嘧啶(PF)辅助化疗,未能带来进一步的生存获益。

鼻咽部肿瘤较大,颈部淋巴结>4cm,或颈部淋巴结位置较低等远处转移风险大的患者,可予诱导化疗即新辅助化疗。尤其是对于肿瘤较大浸润脑干的情况,出于对重要脏器的保护,放疗往往无法达到有效根治剂量,诱导化疗可使肿瘤缩小从而CTV减少放疗反应。其疗程一般不超过2~3个周期,在患者身体情况可以耐受的前提下,建议在化疗反应消退后立即开始放疗,以免化疗造成肿瘤细胞加速再增生。但有人认为,诱导化疗虽可降低局部复发率及无疾病生存时间,但未能提高总生存率。

远处转移患者仍有可能从姑息化疗中获益,化疗方案取决于上次化疗距离转移的时间及PS评分,若时间>6个月,仍推荐二线含铂方案的化疗;时间<6个月或PS≤2分则考虑单药吉西他滨或多西他赛化疗。合并骨转移时,可在姑息化疗的基础上加用放疗减轻疼痛,但化疗和(或)放疗转化为生存获益仅见于单纯骨转移,且转移部位不超过4个的患者。至于肺转移、双侧肺转移、肺多发转移,末次治疗到进展的时间≤24个月,均提示预后不良。

2.化疗方案

铂类+5-氟尿嘧啶是传统的联合治疗方案,但有报道,以铂类为基础再联合一种新药如吉西他滨和紫杉醇的两药联合方案,较传统及多药联合方案具有更好的耐受性及有效率。异环磷酰胺、阿霉素、卡培他滨、长春瑞滨及伊立替康也已被证明单药或联合治疗具有一定的抗瘤活性，客观有效率在15%～50%，反应持续时间为6～9个月。西妥昔单抗联合化疗可能提高疗效。常用的化疗方案如下。

(1)同步放化疗方案。

顺铂+放疗：顺铂100mg/m^2，静脉滴注，d1、22、43；或40mg/m^2，持续静脉滴注，每周1次，至少8周。和单纯放疗相比，加入顺铂同步放化疗能显著提高局部晚期(尤其是T_3)鼻咽癌的2年无进展生存率(46%：68%)。而对早期患者($T_{1\sim2}$)未见生存获益。Ⅲ～Ⅳ级黏膜炎的发生率与单纯放疗相仿，但恶心、呕吐、骨髓抑制及体重减轻的发生率则显著增高。

(2)诱导/辅助化疗+同步放疗。

CP(紫杉醇+顺铂)：紫杉醇175mg/m^2，静脉滴注3h，d1；顺铂75mg/m^2，静脉滴注，d1，每3周重复。Ⅲ期研究显示，该方案无论从效率、无进展生存、总生存，乃至毒性反应发生率和DF方案均无明显差异，其中Ⅲ～Ⅳ度的口腔炎(31%：0%)、腹泻(6%：1%)，以及白细胞减少(63%：35%)、粒细胞减少(67%：55%)在DF方案中更为常见，神经毒性在两组中发生率无差异。可为临床选择化疗方案提供参考。

NF(奈达铂+5-氟尿嘧啶)：奈达铂100mg/m^2，静脉滴注2h，d1；5-氟尿嘧啶700mg/m^2，持续静脉滴注，d1～4，每3周重复。

DF(顺铂+5-氟尿嘧啶)：顺铂100mg/m^2，静脉滴注，d1；5-氟尿嘧啶1 000mg/m^2，持续静脉滴注，d1～4，每3周重复。

上述两种方案有效率相似，约84%，白细胞减少及血小板减少等不良反应的发生率基本相同，但奈达铂较顺铂在恶心及呕吐方面的反应有明显优势。

TP(多西他赛+顺铂)：多西他赛75mg/m^2，静脉滴注，d1；顺铂75mg/m^2，静脉滴注，d1，每3周重复。该方案有效率为87%，3年其进展生存(PFS)和总生存(OS)分别为94.9%和84.7%，耐受性较好，仅2%的患者发生Ⅲ度的恶心/呕吐反应。

TPF(多西他赛+顺铂+5-氟尿嘧啶)：多西他赛75mg/m^2，静脉滴注，d1；顺铂75mg/m^2，静脉滴注，dL；5-氟尿嘧啶500mg/m^2，静脉滴注，d1～5，每3周重复。三药联合化疗方案能进一步提高客观有效率，颈部淋巴结及原发灶分别为100%和94.9%，但该方案不良反应较大，主要表现为重度骨髓抑制(55.9%)及消化道反应(16.9%)。

紫杉醇+卡铂：紫杉醇175mg/m^2，静脉滴注3h，dL；卡铂AUC=6，静脉滴注30～60min，d1，每3周重复。此方案尤其适用于因肾功能差不能耐受含顺铂方案化疗者，客观有效率达100%，3年及5年PFS分别为80%和75%，3年及5年OS分别为85%和80%。

(3)姑息化疗。

多西他赛：多西他赛30mg/m^2，静脉滴注，d1、8、15，每4周重复。用于复发或转移鼻咽癌的二线治疗，客观有效率为37%，中位PFS 5.3个月，中位OS 12.8个月。Ⅲ～Ⅳ度不良反应的发生率分别为疲劳(13%)、贫血(10%)和腹泻(3%)。

吉西他滨：吉西他滨1.0g/m^2，静脉滴注>30min，d1、8、15，每3周重复。主要用于复发或转移性鼻咽癌经铂类药物治疗失败后的二线化疗方案，单药总有效率43.8%，中位PFS 5.1个月，中位OS16个月。主要不良反应为血液学毒性。

卡培他滨：卡培他滨1 000～1 250mg/(m^2·D)，口服，BID，D1～14，每3周重复。用于铂类治疗后复发或转移的鼻咽癌患者，总有效率为37%，中位PFS5个月，中位OS 14个月。该方案手足综合征反应发生率高达86%，其次为3级血液学毒性，发生率为6%。

替吉奥：替吉奥40mg/m^2，口服，BID，D1～28，休息2周重复。单药替吉奥治疗复发和转移的头颈部肿瘤中位PFS为3个月，不良反应轻微，适合体质较弱的老年人使用。它可以与铂类、紫杉醇等联合使用。

伊立替康：伊立替康100mg/m^2，D1、8、15，每4周重复。用于以铂类和(或)紫杉类为基础化疗失败的鼻咽癌患者，有效率为14%，中位PFS 3.9个月，中位OS 11.4个月。＞3级的不良反应包括中性粒细胞减少(17%)、贫血(17%)和腹泻(14%)。

(三)手术

手术一般作为鼻咽癌放疗后未控或复发的补救手段。

1.原发灶

首次放疗失败后可考虑挽救手术，二程或多程治疗后复发者往往病变较广泛，组织创伤重，且常伴有骨坏死，使手术难以实施。手术适应证：①全身状况良好，无严重并发症及远处转移；②放疗后鼻咽部局部未控或复发(病理证实)，病灶较局限；③咽旁间隙虽受侵但没有包绕或侵及颈动脉鞘，无后组脑神经损伤；④无颅底骨破坏或颅内受侵。禁忌证为：①肿瘤侵犯颈动脉鞘区及其内容；②肿瘤侵犯颅底/脑神经；③广泛的颅底或椎体骨质破坏；④已发生远处转移；⑤年老体弱，全身情况欠佳，或肝肾功能不全。

术后切缘阳性或切缘距肿瘤＜2mm加用放疗。手术路径主要包括经腭入路、经下颌骨径路、经上颌骨径路或颞下窝径路等。经内镜手术可以达到与开放手术相似的生存，且并发症较少，但因为该术式对病灶的暴露有限，应严格掌握适应证：肿瘤的最远端距颈内动脉＞1cm，距蝶窦＞0.5cm。手术效果与复发后T分期密切相关，Fee等研究显示，手术后5年的无病生存分别为RT1：73%，RT2：40%，RT3：14%，RT4：0%。

2.颈部淋巴结残留或复发

放疗后有3%～10%的颈淋巴结残留或复发，如果用PET-CT确认，应在放疗结束后12周时进行；如果用增强CT或MRI，应在放疗结束后6～8周进行。颈部淋巴结转移灶放疗后残留或复发的标准以及处理原则如下：无淋巴结转移或淋巴结＜1cm，PET-CT阴性，或增强CT或MRI阴性，观察；淋巴结＜1cm，PET-CT阳性，观察或颈清扫，考虑细针细胞学穿刺；淋巴结＞LCM，PET-CT阴性，可观察或颈清扫，考虑细针细胞学穿刺；淋巴结＞1cm，PET-CT阳性，或增强CT或MRI临床阳性，颈清扫。

颈清扫的前提条件是原发病灶已控制且无颈总动脉侵犯及无远处转移。手术的原则是完整切除转移病灶，单个淋巴结转移行局部淋巴结切除术，多个淋巴结转移则根据肿块所处的部位，主要清扫Ⅱ、Ⅲ、ⅤA区，一般不清扫Ⅳ区和ⅤB区。若转移淋巴结＞6cm或固定或淋巴结包膜外侵，软组织粘连，癌生长活跃或颈清扫淋巴结转移率＞30%，应补充术后放疗DT 50～60GY。

(四)新靶点药物治疗

新靶点药物首先应用于复发或转移的晚期肿瘤治疗。Chan等对60例经多程铂类药物治疗后进展或远处转移鼻咽癌患者应用西妥昔单抗和卡铂联合化疗，11.7％的患者达到 PR，48％的患者达到 SD，且毒副反应可以耐受。3～4 级白细胞减少和血小板减少的发生率分别为 5％和 10％。因新靶点药物毒副作用相对较轻，与放疗结合有更好的耐受性。Bonner 等报道了西妥昔单抗联合放疗治疗局部晚期头颈部鳞癌的Ⅱ期临床研究。结果显示，西妥昔单抗联合放疗的疗效显著优于单独放疗，且并不增加放疗相关的常见毒性反应。然而，回顾性研究显示，西妥昔单抗＋放疗在 2 年 PFS(87.4％ ：44.S％)及 OS(92.8％ ：66.6％)方面仍远不及顺铂＋放疗。进一步研究显示，在以顺铂为基础的同步放化疗中加用西妥昔单抗也并未进一步提高局部控制率及总生存率(2 年 PFS 为 63％ ：64％，2 年 OS 为 83％ ：80％)。由此可见，西妥昔单抗尚不能取代顺铂在同步放化疗中的作用。

尼妥昔单抗联合放疗用于晚期鼻咽癌Ⅱ期临床研究结果初步显示出其优势。联合放疗组在放疗结束、放疗后 5 周和放疗后 17 周的完全缓解率均明显高于单纯放疗组，分别为 65.6％ ：27.3％、87.5％ ：42.4％和 90.6％ ：51.5％。近期疗效较好，远期疗效尚需进一步观察。

血管内皮生长内子是鼻咽癌治疗的另一个靶点，一项多中心临床研究显示贝伐珠单抗联合 IMRT 治疗局部区域晚期鼻咽癌安全性较好，20％的患者发生 1～2 级出血事件，并未见 3～4级出血事件，并有可能延缓疾病的发展。2 年局部无进展生存，PFS 及 OS 分别为83.7％、74.7％和 90.9％。

具体治疗方案如下。

1.同步放疗

西妥昔单抗＋放疗：西妥昔单抗 400mg/m^2，静脉滴注(2H)，第 1 周；250mg/m^2，静脉滴注(LH)，第 2～8 周。西妥昔单抗用药 1 周后开始放疗。中位 PFS 及中位 OS 均显著优于单纯放疗(24.4 个月对比 14.9 个月，49 个月对比 29.3 个月)，并可避免常规化疗药物带来的不良反应，除了有轻微痤疮样皮疹及罕见过敏反应外，≥3 级的毒性作用，包括黏膜炎，并不高于单纯放疗。西妥昔单抗＋顺铂＋放疗：西妥昔单抗 400mg/m^2，静脉滴注(2h)，第 1 周；250mg/m^2，静脉滴注(1h)，第 2～8 周。西妥昔单抗用药 1 周后开始放疗；顺铂 30mg/m^2，每周 1 次，至少 8 周。总有效率为 96％，2 年 PFS 及 OS 分别为 86.5％和 89.9％。

尼妥珠单抗＋放疗：尼妥珠单抗 100mg，静脉滴注，每周 1 次。

2.姑息治疗

卡铂＋西妥昔单抗：西妥昔单抗 400mg/m^2，静脉滴注(2h)，第 1 周，以后每周 250mg/m^2，静脉滴注(1h)；卡铂 AUC＝5D1，每 3 周重复，最大可达 8 个周期。主要用于对铂类耐药的转移性鼻咽癌，客观有效率为 11.7％。

六、预后及随访

(一)预后

鼻咽癌自然病程因人而异，平均为 18.7 个月，Ⅳ期者平均自然生存时间为 7～9 个月。早期鼻咽癌单纯放疗 5 年生存率可达 95％以上，Ⅲ～Ⅳ期则只有 32％～S2％。近 30 年，由于治疗模式的进步，采用放化疗联合可使局部晚期鼻咽癌 5 年生存率提高到 75％。预后相关因索包括肿瘤分期、分型、年龄、贫血、EB 病毒拷贝数、治疗方式、放疗剂量等。其中治疗前贫血，年龄>50岁,N分期较晚,治疗前肿瘤体积>50mL,提示放疗效果较差,预后不良。

(二)随访

(1)病史和体格检查主要包括鼻咽部及双侧颈部淋巴结检查,脑神经功能的检查等。第1年,每1～3个月1次;第2年,每2～4个月1次;第3～5年,每4～6个月1次;5年后,每6～12个月1次。

(2)$T_{3\sim4}$,$N_{2\sim3}$患者治疗后6个月内行鼻咽部和颈部的基线影像学检查,此后若没有症状,可不需常规行头颈部影像学复查。大部分鼻咽癌的复发或转移发生在治疗结束后2年,也有人推荐治疗结束后2～3个月时行鼻咽及双侧颈部的基线MRI检查,随后每3～6个月复查1次至治疗结束后2年,欧洲肿瘤内科学会则认为6～12个月复查1次即可。

(3)如颈部接受过放疗,每6～12个月检查1次促甲状腺激素。

(4)如有临床指征,给予言语/听力和吞咽功能评估并予康复治疗。

常用洼田饮水试验评定患者的吞咽功能及康复效果。患者于坐位时饮30mL温水,观察全部饮完的状况及时间。评分标准:1分,能1次并在5秒内饮完,无呛咳、停顿;2分,1次饮完,但超过5秒,或分2次饮完,但无呛咳、停顿;3分,能1次饮完,但有呛咳;4分,要分2次饮完,有呛咳;5分,有呛咳,不能全部饮完。

张口受限分级标准:Ⅰ级,张口受限,门齿距2.1～3.0cm;Ⅱ级,进干食困难,门齿距1.0～2.0cm;Ⅲ级,进软食困难,门齿距0.5～1.0cm;Ⅳ级,门齿距<0.5cm,需鼻饲。

(5)可考虑进行EB病毒监测。

参考文献

[1]黄佳滨.实用内科疾病诊治实践[M].北京:中国纺织出版社,2021.
[2]邹琼辉,张雪珍,国常艳.常见内科疾病诊疗与预防[M].汕头:汕头大学出版社,2021.
[3]徐玮,张磊,孙丽君,等.现代内科疾病诊疗精要[M].青岛:中国海洋大学出版社,2021.
[4]王为光.现代内科疾病临床诊疗[M].北京:中国纺织出版社,2021.
[5]刘雪艳,刘娜,沙俊莹,等.内科常见疾病临床诊断与治疗[M].哈尔滨:黑龙江科学技术出版社,2021.
[6]刘一柱,刘伟霞,李杰,等.现代内科常见病诊疗思维[M].哈尔滨:黑龙江科学技术出版社,2021.
[7]张鸣青,李泽,冉颖卓,等.内科诊疗精粹[M].济南:山东大学出版社,2021.
[8]黄峰,任平,张军,等.实用内科诊断治疗学[M].济南:山东大学出版社,2021.
[9]陈晓庆.临床内科诊治技术[M].长春:吉林科学技术出版社,2019.
[10]李春媚.临床疾病内科处置精要[M].北京:中国纺织出版社,2019.
[11]方千峰.常见内科疾病临床诊治与进展[M].北京:中国纺织出版社,2020.
[12]孙久银.临床大内科常见疾病诊治[M].沈阳:沈阳出版社,2020.
[13]李欣吉,郭小庆,宋洁,等.实用内科疾病诊疗常规[M].青岛:中国海洋大学出版社,2019.
[14]冯明臣,金林.新编内科疾病综合治疗学[M].天津:天津科学技术出版社,2020.
[15]王军燕.新编临床内科疾病诊疗学[M].天津:天津科学技术出版社,2020.
[16]周生建.实用临床内科肿瘤学[M].天津:天津科学技术出版社,2020.